LES

GRANDS ÉCRIVAINS

DE LA FRANCE

NOUVELLES ÉDITIONS

PUBLIÉES SOUS LA DIRECTION

DE M. AD. REGNIER

Membre de l'Institut

CHARTRES. — IMPRIMERIE DURAND
Rue Fulbert, 9.

MÉMOIRES

DE

SAINT-SIMON

TOME XXVIII

MÉMOIRES

DE

SAINT-SIMON

NOUVELLE ÉDITION

COLLATIONNÉE SUR LE MANUSCRIT AUTOGRAPHE

AUGMENTÉE

DES ADDITIONS DE SAINT-SIMON AU JOURNAL DE DANGEAU

et de notes et appendices

PAR A. DE BOISLISLE

Membre de l'Institut

AVEC LA COLLABORATION DE L. LECESTRE

ET DE J. DE BOISLISLE

TOME VINGT-HUITIÈME

PARIS

LIBRAIRIE HACHETTE ET Cie

BOULEVARD SAINT-GERMAIN, 79

1916

MÉMOIRES

DE

SAINT-SIMON

(Suite de 1715.) Caractère de Louis XIV. [*Add. StS. 1240*]

Ce[1] fut un prince[2] à[3] qui on ne peut refuser beaucoup de bon, même de grand, en qui on ne peut méconnoître plus de petit et de mauvais[4], duquel il n'est pas possible

1. Toute cette longue digression sur le caractère, le règne et la vie journalière de Louis XIV, qui va composer le présent volume tout entier, avait déjà fait l'objet d'une très longue Addition de Saint-Simon au *Journal de Dangeau*, placée par lui au 13 août 1715 et dont le début, relatif à la maladie du Roi, a trouvé son emploi dans notre précédent volume sous le nº 1236, p. 305. Comme notre auteur a presque toujours reproduit textuellement cette première rédaction, nous y renverrons constamment dans notre commentaire courant ; on en trouvera le texte complet ci-après, p. 383-461, Addition nº 1240. Rappelons que Saint-Simon écrit cette partie de ses Mémoires en septembre 1745, exactement trente ans après la mort du Roi, mais que la rédaction de l'Addition est antérieure d'environ dix ans.

2. Nous avons essayé de dresser dans notre Appendice I une sorte de liste des « portraits écrits ou caractères » de Louis XIV à diverses époques.

3. La préposition *à* corrige *en*.

4. Le jugement porté par Saint-Simon sur Louis XIV a été examiné et contrôlé dès 1865 par A. Chéruel, dans *Saint-Simon considéré comme historien de Louis XIV*, p. 340 et suivantes, et il sera toujours expédient de se reporter à cette judicieuse étude.

de discerner ce qui étoit de lui ou emprunté, et, dans l'un et dans l'autre, rien de plus rare que des écrivains qui en aient été bien informés[1], rien de plus difficile[2] à rencontrer que des gens qui l'aient connu par eux-mêmes et par expérience et capables d'en écrire, en même temps assez maîtres d'eux-mêmes pour en parler sans haine ou sans flatterie, de n'en rien dire que dicté par la vérité nue en bien et en mal. Pour la première partie[3], on peut ici compter sur elle; pour l'autre, on tâchera d'y atteindre en suspendant de bonne foi toute passion.

Il ne faut point parler ici de ses premières années. Roi presque en naissant, étouffé par la politique d'une mère qui vouloit gouverner, plus encore par le vif intérêt d'un pernicieux ministre, qui hasarda mille fois l'État pour son unique grandeur, et asservi[4] sous ce joug tant que vécut ce premier ministre, c'est autant de retranché sur le règne de ce monarque. Toutefois il pointoit sous ce joug[5]. Il sentit l'amour; il comprenoit l'oisiveté comme l'ennemie de la gloire; il avoit essayé de foibles parties de main vers l'un et vers l'autre; il eut assez de sentiment pour

1. L'auteur avait d'abord écrit : *qui l'ayent connu par eux mesmes*; ce qui prouve qu'il avait commencé à copier textuellement la rédaction défectueuse de l'Addition à Dangeau (ci-après, p. 383); il a biffé les cinq derniers mots pour récrire en interligne *en ayent esté bien informés*, mais en oubliant de biffer *l'*, qui se trouvait à la fin d'une ligne.

2. Avant *difficile*, il y a *rare*, biffé, que Saint-Simon avait commencé à surcharger en *di[fficile]*.

3. C'est-à-dire, d'en parler comme bien informé et par expérience personnelle.

4. Avant *asservi*, il a ajouté en interligne un *esté* inutile.

5. Pellisson, dans son *Histoire de Louis XIV jusqu'à la paix de Nimègue* (édition 1749, tome I, p. 13), disait en invoquant le témoignage de l'archevêque de Paris, ancien précepteur du Roi : « Ceux qui connoissoient à fond le jeune roi, parlant peu, pensant beaucoup, et qui l'avoient vu dès l'enfance ne supporter qu'avec peine le seul nom des maires du palais et des rois fainéants (je l'ai ouï dire à Monsieur de Paris, Hardouin de Péréfixe), s'attendoient à quelque révolution. »

se croire délivré à la mort de Mazarin, s'il n'eut pas assez de force pour se délivrer plus tôt. C'est même un des beaux endroits de sa vie, et dont le fruit a été du moins de prendre cette maxime, que rien n'a pu ébranler depuis, d'abhorrer tout premier ministre[1], et non moins tout ecclésiastique dans son Conseil[2]. Il en prit dès lors une autre, mais qu'il ne put soutenir avec la même fermeté, parce qu'il ne s'aperçut presque pas dans l'effet qu'elle lui échappa sans cesse: ce fut de gouverner par[3] lui-même, qui fut la chose dont il se piqua le plus, dont on le loua et le flatta davantage, et qu'il exécuta le moins[4].

1. Louis XIV disait à ce propos dans ses *Mémoires* (édition Dreyss, tome II, p. 385): « J'étois résolu à ne prendre point de premier ministre et à ne pas laisser faire par un autre la fonction de roi pendant que je n'en aurois que le titre. » Il fut très glorieux quand son beau-père Philippe IV, après la mort de don Louis de Haro, déclara vouloir suivre l'exemple de son gendre (*ibidem*, p. 565), et c'était aussi la recommandation qu'il faisait à son petit-fils Philippe V dans ses instructions de 1700 (*Mémoires de Noailles*, édition Michaud et Poujoulat, p. 72). Voyez aussi les *Mémoires de Gourville*, tome II, p. 156, et la *Relation de Spanheim*, éd. Bourgeois, p. 66 et 302. Saint-Simon avait déjà parlé de cette volonté arrêtée du Roi (notre tome IV, p. 77), et il le répétera dans le *Parallèle des trois rois Bourbons*, p. 231.

2. Ce point a déjà été traité dans notre tome IV, p. 276 et note 2.

3. Avant *par*, Saint-Simon a biffé *luy-mesme*, qu'il avait corrigé en *par luy-mesme* par l'addition de *par* en interligne.

4. *Mémoires de Louis XIV*, éd. Dreyss, tome II, p. 386 : « Je voulus partager l'exécution de mes ordres entre plusieurs personnes, afin d'en réunir toute l'autorité en la mienne seule. C'est pour cela que je voulus choisir des hommes de diverses professions et de divers talents, suivant la diversité des matières qui tombent le plus ordinairement dans l'administration d'un État. » Saint-Simon va répéter à diverses reprises (ci-après, p. 39 et 258) que Louis XIV fut gouverné par ses ministres, tout en croyant ne pas l'être, et il l'avait déjà constaté bien des fois (nos tomes XV, p. 369, XVI, p. 487, XX, p. 264 et 278, XXVII, p. 131). La Fare, dans ses *Mémoires* (éd. Michaud et Poujoulat, p. 260), disait aussi : « Le Roi, à la jalousie de son autorité, joignit la jalousie du gouvernement. Il eut peur, sur toutes choses, parce qu'il avoit été gouverné, qu'on ne crût qu'il l'étoi-

Né[1] avec un esprit au-dessous du médiocre[2], mais un esprit capable de se former, de se limer[3], de se raffiner, d'emprunter d'autrui sans imitation et sans gêne, il profita infiniment d'avoir toute sa vie vécu avec les personnes du monde qui toutes en avoient le plus, et des plus différentes sortes, en hommes et en femmes de tout âge, de tout genre et de tous personnages. S'il faut parler ainsi d'un roi de vingt-trois ans, sa première entrée dans le monde fut heureuse en esprits distingués de toute espèce. Ses ministres au dedans et au dehors étoient

encore, et par là ses trois ministres, Le Tellier, Colbert et de Lionne, en lui disant toujours qu'il faisoit tout et qu'il étoit le maître, éloignèrent de lui et ceux qui l'avoient servi et ceux qui étoient capables de le bien servir. Ils le réduisirent, comme il ne parloit qu'à eux, à faire tout ce qu'ils vouloient, soit en accordant aujourd'hui une chose à l'un et demain à l'autre, soit en faisant ce qu'ils vouloient tous trois, quand il leur plaisoit de s'accorder. » La Fare avait encore exprimé une idée analogue dans un autre passage de ses *Mémoires* (p. 298). On a déjà eu l'occasion de signaler que notre auteur a utilisé les *Mémoires de la Fare* et s'en est fréquemment inspiré. Comparez la *Relation de Spanheim* (éd. Bourgeois, p. 71-72).

1. A rapprocher de l'Addition à Dangeau, ci-après : p. 384.

2. Cette opinion de Saint-Simon, qu'il va encore répéter plus loin, p. 25, a été réfutée par Sainte-Beuve (*Causeries du lundi*, tome V, p. 319) et contrôlée par Chéruel (*Saint-Simon historien*, p. 349 et suivantes). Il est curieux de rapprocher de la phrase de notre auteur ce qu'écrivait Spanheim dans sa *Relation* (éd. Bourgeois) à propos du caractère de Louis XIV : après avoir parlé (p. 66) de « son génie, qui naturellement n'a rien de fort brillant ni de fort élevé », et qui est (p. 70) « naturellement borné », il ajoute (p. 71) : « en sorte qu'on peut dire, sans offenser le Roi,... que ce n'est pas un de ces génies de premier ordre qui voit, qui pénètre, qui résout, qui entreprend tout par lui-même, qui en forme le plan et en exécute le projet, ce qui fait le véritable caractère des héros.... » Saint-Simon avait déjà appliqué à l'empereur Joseph Ier cette qualification d' « esprit au-dessous du médiocre » (notre tome XXI, p. 133) ; elle semble plus juste pour Joseph Ier que pour Louis XIV. Il la donnera encore à Dangeau (suite des *Mémoires*, tome XVII de 1873, p. 143).

3. Verbe déjà rencontré dans le tome XX, p. 164, au sens de perfectionner.

alors les plus forts de l'Europe, ses généraux les plus grands, leurs seconds les meilleurs, et qui sont devenus des capitaines en leur école, et leurs noms aux uns et aux autres ont passé comme tels à la postérité d'un consentement unanime[1]. Les mouvements dont l'État avoit été si furieusement agité au dedans et au dehors, depuis la mort de Louis XIII, avoient formé quantité d'hommes qui composoient une cour d'habiles et d'illustres personnages et de courtisans raffinés.

La[2] maison de la comtesse de Soissons[3], qui, comme surintendante de la maison de la Reine[4], logeoit à Paris aux Tuileries, où étoit la cour, qui y régnoit par un reste de la splendeur du feu cardinal Mazarin, son oncle, et plus encore par son esprit et son adresse, en étoit devenue le centre, mais fort choisi. C'étoit où se rendoit tous les jours ce qu'il y avoit de plus distingué en hommes et en femmes, qui rendoit cette maison le centre de la galanterie de la cour, et des intrigues et des menées de l'ambition[5], parmi lesquelles la parenté influoit beaucoup, autant

1. La princesse Wilhelmine de Prusse, margrave de Bayreuth, sœur du grand Frédéric, écrivait à Voltaire, en 1751 : « Vous avez eu de très grands hommes et des rois très ordinaires. Henri IV n'auroit peut-être jamais régné ou ne se seroit pas maintenu sans un Sully, et Louis XIV, sans les Louvois, les Colbert et les Turenne, n'auroit jamais acquis le surnom de grand.... » (Catalogue de vente Étienne Charavay, 17 avril 1880, n° 115).

2. Comparez l'Addition à Dangeau : ci-après, p. 384.

3. Olympe Mancini : tome II, p. 44.

4. Voyez ce qui a été dit de cette charge et de la manière dont Mme de Soissons y fut nommée, dans le tome XI, p. 294-296.

5. Saint-Simon a déjà parlé bien des fois de la cour et de la faveur de la Comtesse, « de chez qui le Roi ne bougeoit » (nos tomes XI, p. 295, XIV, p. 218, XVI, p. 427-428, XVII, p. 329, et XXIV, p. 159). Aux nombreuses références indiquées alors, et notamment tome XVI, p. 427, note 6, on peut ajouter le témoignage des *Mémoires de Primi Visconti*, p. 59, qui remarque la nombreuse société qui continuait à fréquenter chez elle, bien après que le Roi eût cessé d'y aller.

comptée, prisée et respectée lors, qu'elle est maintenant oubliée. Ce fut dans cet important et brillant tourbillon où le Roi se jeta d'abord, et où il prit cet air de politesse et de galanterie qu'il a toujours su conserver toute sa vie, qu'il a si bien su allier avec la décence et la majesté[1]. On peut dire qu'il étoit fait pour elle, et que, au milieu de tous les autres hommes, sa taille, son port, les grâces, la beauté, et la grand mine qui succéda à la beauté[2], jusqu'au son de sa voix[3] et à l'adresse et la grâce naturelle et majestueuse de toute sa personne, le faisoient distinguer jusqu'à sa mort comme le roi des abeilles[4], et que, s'il ne fût né que particulier, il auroit eu également le talent des fêtes, des plaisirs, de la galanterie, et de faire les plus

1. Notre auteur va encore revenir sur ce point ci-après, p. 150.

2. La belle prestance de Louis XIV, sa haute taille, sa grande mine, sa grâce majestueuse ont été célébrées par tous les contemporains. En avril 1658 Guy Patin écrivait (*Lettres*, tome II, p. 386) : « J'ai vu aujourd'hui le Roi ; c'est un beau prince fort et robuste ; il est grand et a bonne grâce ». Au moment de son mariage, à l'île des Faisans, Mme de Motteville (*Mémoires*, tome IV, p. 203) remarquait qu'il dépassait Mazarin et don Louis de Haro. Alvise Grimani, ambassadeur vénitien (*Relazioni*, série *Francia*, tome III, p. 81), parle de sa haute stature et de son aspect majestueux ; Primi Visconti (*Mémoires*, p. 4) de sa belle prestance. Plus tard, c'est Madame Palatine (*Correspondance*, recueil Brunet, tome II, p. 44) : « On trouverait difficilement son pareil » ; ce sont les *Mémoires de Sourches* (tome XIII, p. 332 note) : « Sans le flatter, jamais homme n'a eu une mine si haute que lui ni tant de grâces dans toutes ses actions, et il conservoit encore tous ces avantages dans sa vieillesse » ; c'est enfin Mlle d'Aumale (*Mémoires*, tome II, p. 351) : « Il était grand et bien fait, joignant à une beauté mâle et majestueuse un air de dignité qui brilloit dans toutes ses actions ». Les textes analogues seraient innombrables. Saint-Simon va revenir plus loin (p. 105 et 151) sur cette « grâce naturelle et majestueuse », et il ne manqua pas de la mentionner lorsqu'il écrivit le *Parallèle des trois rois Bourbons*, p. 24 et 85.

3. « Une voix charmante, ni trop forte ni trop faible », disait Madame (*Correspondance*, recueil Brunet, tome II, p. 44).

4. Dans la notice du duché de Montausier (*Écrits inédits*, tome VI, p. 341), Saint-Simon avait écrit que Louis XIV était le « roi des figures autant qu'il l'étoit de la France ».

grands désordres d'amour[1]. Heureux s'il n'eût eu que des maîtresses semblables à Mme de la Vallière[2], arrachée à elle-même par ses propres yeux[3], honteuse de l'être[4], encore plus des fruits de son amour, reconnus et élevés malgré elle[5], modeste, désintéressée, douce, bonne au dernier point, combattant sans cesse contre elle-même, victorieuse enfin de son désordre par les plus cruels effets de l'amour et de la jalousie, qui furent tout à la fois son tourment et sa ressource, qu'elle sut embrasser assez au milieu de ses douleurs pour s'arracher enfin, et se consacrer à la plus dure et la plus sainte pénitence[6] ! Il faut donc avouer que le Roi fut plus à plaindre que blâmable de se livrer à l'amour, et qu'il mérite louange d'avoir su s'en arracher par intervalles en faveur de la gloire.

Mme de la Vallière; son caractère.

Les[7] intrigues et les aventures que, tout roi qu'il étoit, il essuya dans ce tourbillon de la comtesse de Soissons[8],

Le Roi hait les sujets, est petit, dupe,

1. On connaît ces deux vers si souvent cités de la *Bérénice* de Racine, qu'on appliqua dès lors à Louis XIV :

> En quelque obscurité que le sort l'eût fait naître,
> Le monde, en le voyant, eût reconnu son maître.

2. Saint-Simon n'a parlé avec quelque détail de Mlle de la Vallière que lorsqu'il a eu occasion de mentionner sa mort en 1710 (notre tome XIX, p. 386-392).

3. C'est une allusion à l'origine de l'amour de la Vallière, qui aima le Roi d'instinct, avant qu'il l'eût courtisée.

4. Honteuse d'être maîtresse du Roi.

5. Il a déjà remarqué (tome XIX, p. 387) qu'elle avait fait tous ses efforts « pour empêcher le Roi d'éterniser la mémoire de sa foiblesse et de son péché » en légitimant ses enfants.

6. Le dernier ouvrage paru sur Mlle de la Vallière est la quatrième édition (1907) du beau livre de Jules Lair, *Louise de la Vallière et la jeunesse de Louis XIV*, édition remaniée et complétée sur divers points.

7. Tout ce paragraphe est la copie exacte de l'Addition à Dangeau ; ci-après, p. 385.

8. Louis XIV s'était toujours beaucoup plu dans la compagnie de Mme de Soissons. Après son mariage avec Marie-Thérèse et pendant le long voyage de retour de Saint-Jean de Luz à Paris, il quittait souvent le carrosse de la Reine pour aller jouer et se divertir dans celui

gouverné, ou se piquant de tout le contraire.

lui firent des impressions qui devinrent funestes, pour avoir été plus fortes que lui. L'esprit, la noblesse de sentiments, se sentir, se respecter, avoir le cœur haut, être instruit, tout cela lui devint suspect, et bientôt haïssable[1]. Plus il avança en âge, plus il se confirma dans cette aversion. Il la poussa jusque dans ses généraux et dans ses ministres, laquelle dans eux ne fut contre-balancée que par le besoin, comme on le verra dans la suite[2]. Il vouloit régner par lui-même ; sa jalousie là-dessus alla sans cesse jusqu'à la foiblesse. Il régna en effet dans le petit ; dans le grand il ne put y atteindre, et jusque dans le petit il fut souvent gouverné[3]. Son premier saisissement[4] des rênes de l'empire fut marqué au coin d'une extrême dureté et d'une extrême duperie. Foucquet fut le malheureux sur qui éclata[5] la première ; Colbert fut le ministre de l'autre,

de la Comtesse ; quand on séjournait dans quelque ville, il allait volontiers passer la soirée et faire médianoche chez elle (Lettres de Bartet à Mazarin, dans Am. Renée, *Les Nièces de Mazarin*, p. 191-193). A Paris, il rencontrait dans son salon toute la fleur de la cour, Guiche, Vardes, Lauzun, Marcillac, etc., et certainement les intrigues galantes ou autres qui se nouèrent sous ses yeux à cette époque purent contribuer à lui laisser dans l'esprit des « impressions funestes ».

1. Saint-Simon a déjà noté à plusieurs reprises que Louis XIV craignait l'esprit : nos tomes XVI, p. 53, 305, 381 ; XVIII, p. 94, 291, 292 ; XX, p. 49 ; etc. Chéruel, dans *Saint-Simon historien*, p. 349 et suivantes, a examiné cette question. Notre auteur reviendra encore sur cette antipathie, ci-après, p. 29, 88 et 91.

2. Ci-après, p. 91-93.

3. Dans le *Parallèle* (p. 217), il appuiera encore sur ce point : « Comme le petit lui étoit fort homogène, il s'y attacha avec avidité, en prit titre de se persuader qu'il se gouvernoit seul et faisoit tout lui-même, tandis que le grand, que le vaste, que les détails les plus importants demeuroient entre leurs mains (de ses ministres). »

4. Le *Dictionnaire de l'Académie* de 1718 ne donnait pas ce substantif au sens de prise de possession ; il disait au contraire : « *Saisissement* n'est point en usage au propre, mais seulement au figuré, et signifie l'impression que fait un grand déplaisir dont on est saisi. »

5. Avant *eclata*, il a biffé *elle*, qu'il avait, par mégarde, ajouté après coup sur la marge.

en saisissant seul toute l'autorité des finances, et lui faisant accroire qu'elle passoit toute entre ses mains, par les signatures dont il l'accabla à la place de celles que faisoit le surintendant, dont Colbert supprima la charge, à laquelle il ne pouvoit aspirer[1].

L'Espagne cède la préséance ; satisfaction de l'affaire des Corses.

La préséance solennellement cédée par l'Espagne, et la satisfaction entière qu'elle fit de l'insulte faite à cette occasion par le baron de Watteville au comte depuis maréchal d'Estrades, ambassadeurs des deux couronnes à Londres[2], et l'éclatante raison tirée de l'insulte faite au duc de Créquy, ambassadeur de France, par le gouverneur de Rome, par les parents du Pape et par les Corses de sa garde[3], furent les prémices de ce règne par soi-même.

Guerre de Hollande ; paix d'Aix-la-Chapelle ; siècle florissant.

Bientôt après, la mort du roi d'Espagne[4] fit saisir à ce jeune prince avide de gloire une occasion de guerre[5], dont les renonciations si récentes, et si soigneusement stipulées dans le contrat de mariage de la Reine[6], ne purent le dé-

1. Tout cela a déjà été dit dans le tome XVI, p. 50.

2. Notre tome III, p. 240-242. L'affaire s'était passée à Londres le 10 octobre 1661 ; la réparation par l'ambassadeur extraordinaire d'Espagne eut lieu le 24 mars 1662.

3. Déjà racontée dans notre tome V, p. 11 et suivantes.

4. Philippe IV mourut le 17 septembre 1665.

5. Monglat, dans ses *Mémoires* (édition Michaud et Poujoulat, p. 358), a fort bien exposé la transformation qui se produisit dans les idées du Roi au point de vue de la guerre, après la mort d'Anne d'Autriche.

6. Ces renonciations, dont Saint-Simon a déjà parlé dans nos tomes VII, p. 272, et XXIII, p. 152, étaient en effet inscrites dans le contrat de mariage signé le 7 novembre 1659 dans l'île des Faisans par le cardinal Mazarin et don Louis de Haro ; le 2 juin suivant, 1660, à Fontarabie, Marie-Thérèse approuva ces conventions et jura de les observer ; il fut alors dressé deux actes de renonciation : l'un relatif aux droits de succession à la couronne, l'autre à l'héritage de son père et de sa mère par rapport aux droits particuliers et domestiques ; la condition mise à la valabilité de ces deux actes était le paiement de la dot de cinq cent mille écus d'or. Louis XIV, le 6 juin, dans l'île des Faisans, fit serment d'observer ces conventions. Les textes de ces actes ont été

tourner[1]. Il marcha en Flandres ; ses conquêtes y furent rapides ; le passage du Rhin fut signalé[2] ; la triple alliance de l'Angleterre, la Suède et la Hollande ne fit que l'animer. Il alla prendre en plein hiver toute la Franche-Comté, qui[3] lui servit, à la paix d'Aix-la-Chapelle[4], à conserver des conquêtes de Flandres en rendant la Franche-Comté[5].

Tout étoit florissant dans l'État ; tout y étoit riche. Colbert avoit mis les finances, la marine, le commerce, les manufactures, les lettres même, au plus haut point, et ce siècle, semblable à celui d'Auguste[6], produisoit

donnés par Du Mont, *Corps universel diplomatique*, tome VI, deuxième partie, p. 283-293.

1. Il argua du non-paiement de la dot stipulée.

2. Saint-Simon fait ici une erreur chronologique, qu'il avait déjà commise dans l'Addition à Dangeau (ci-après, p. 386) : le célèbre passage du Rhin, chanté par Boileau, n'eut lieu qu'en 1672, au début de la guerre de Hollande, dont il va être parlé un peu plus loin.

3. Avant ce *qui*, Saint-Simon avait écrit, puis biffé *tout estoit florissant dans l'Estat, tout y estoit riche*, qui va se retrouver deux lignes plus bas.

4. Signée le 2 mai 1668 : *Du Mont*, tome VII, première partie, p. 89.

5. Louis XIV dans ses *Mémoires* (éd. Dreyss, tome II, p. 331 et suivantes) a parlé des causes et des résultats de cette « guerre des droits de la Reine » ; voir aussi les *Mémoires de Pomponne*, tome II, p. 408 et suivantes, et les *Lettres de Colbert*, tomes V, p. 642-643, et VI, p. 254-258. P. Dalicourt dédia à Mademoiselle, en 1669, un petit volume de cent soixante pages intitulé *La campagne royale ou le Triomphe des armes de Sa Majesté ès années 1667 et 1668*. Le marquis de Saint-Maurice, ambassadeur de Savoie, a décrit, dans une lettre à sa cour, le costume que le Roi portait à l'armée pendant la campagne de 1667 (*Lettres*, éd. Lemoine, tome I, p. 91). Louis XIV quitta les troupes deux fois pour aller voir Mme de Montespan.

6. Dès 1687, Charles Perrault avait lu à l'Académie française un petit poème intitulé *Le Siècle de Louis le Grand*, où il cherchait à prouver la supériorité des auteurs de son temps sur ceux de l'antiquité, théorie qui souleva les colères de Boileau. Voltaire, lorsqu'il fit paraître en 1752 son *Siècle de Louis XIV*, ne fit donc que répandre une appellation devenue courante depuis longtemps.

à l'envi des hommes illustres en tout genre, jusqu'à ceux mêmes qui ne sont bons que pour les plaisirs. Le Tellier et Louvois son fils, qui avoient le département de la guerre, frémissoient des succès et du crédit de Colbert, et n'eurent pas de peine à mettre en tête au Roi une guerre nouvelle, dont les succès causèrent une telle frayeur à l'Europe, que la France ne l'en a pu remettre, et que, après y avoir pensé succomber longtemps depuis, elle en sentira longtemps le poids et les malheurs.

Conquêtes en Hollande et de la Franche-Comté.

Telle[1] fut la véritable cause de cette fameuse guerre de Hollande à laquelle le Roi se laissa pousser, et que son amour pour Mme de Montespan rendit si funeste à son État et à sa gloire[2]. Tout conquis, tout pris, et Amsterdam prête à lui envoyer ses clefs, le Roi cède à son impatience, quitte l'armée, vole à Versailles, et détruit en un instant tout le succès de ses armes[3]. Il répara cette

1. Comparez l'Addition à Dangeau : ci-après, p. 386.

2. Dans sa lettre anonyme au Roi, Fénelon (*Correspondance*, tome II, p. 335) critiquait vivement sa conduite dans cette circonstance : « On fit entreprendre à Votre Majesté, en 1672, la guerre de Hollande, pour votre gloire et pour punir les Hollandois, qui avoient fait quelque raillerie dans le chagrin où on les avoit mis en troublant les règles du commerce établies par le cardinal de Richelieu. Je cite en particulier cette guerre, parce qu'elle a été la source de toutes les autres. Elle n'a eu pour fondement qu'un motif de gloire et de vengeance, ce qui ne peut jamais rendre une guerre juste.... Une guerre injuste n'en est pas moins injuste pour être heureuse. »

3. C'est le 16 juillet 1672 que Louis XIV, arrêté dans ses conquêtes par l'inondation de la Hollande, quitta l'armée en laissant le commandement des troupes à Turenne et à Luxembourg, Condé ayant été blessé au passage du Rhin. Ce départ, six jours après la proclamation du prince d'Orange comme stathouder et alors que les Hollandais reprenaient courage, étonna non seulement la France, mais les pays étrangers. On en attribua la cause au désir que le Roi aurait eu de se rapprocher de Mme de Montespan, et c'est à cela que Saint-Simon fait allusion. Mais C. Rousset (*Histoire de Louvois*, tome I, p. 380 et suivantes) a montré que Louis XIV, d'une part se trouvait arrêté dans les opérations militaires par les eaux et que sa présence était tout à fait inutile à l'armée, mais surtout qu'il était rappelé à Paris par l'at-

flétrissure par une seconde conquête de la Franche-Comté en personne, qui pour cette fois est demeurée à la France.

Honte d'Urtebise. [Add. SᵗS. 1241]

En 1676, le Roi retourna en Flandres, prit Condé, et Monsieur Bouchain[1]. Les armées du Roi et du prince d'Orange s'approchèrent si près et si subitement, qu'elles se trouvèrent en présence, et sans séparation, auprès de la cense d'Urtebise[2]. Il fut donc question de décider si on donneroit bataille, et de prendre son parti sur-le-champ. Monsieur n'avoit pas encore joint de Bouchain[3]; mais le Roi étoit sans cela supérieur à l'armée ennemie. Les maréchaux de Schönberg, Humières, la Feuillade, Lorge, etc., s'assemblèrent à cheval autour du Roi, avec quelques-uns des plus distingués d'entre les officiers généraux et des principaux courtisans, pour tenir une espèce de conseil de guerre. Toute l'armée crioit au combat, et tous ces Messieurs voyoient bien ce qu'il y avoit à faire; mais la personne du Roi les embarrassoit, et bien plus Louvois, qui connoissoit son maître, et qui cabaloit depuis deux heures que l'on commençoit d'apercevoir où les choses en pourroient venir. Louvois, pour intimider la compagnie, parla le premier, en rapporteur, pour dissuader la bataille. Le maréchal d'Humières, son ami intime et avec grande dépendance, et le maréchal

titude de plus en plus hostile de l'Espagne et de l'Empire. Le Roi ne semble pas avoir jamais regretté la détermination qu'il avait prise : en terminant la relation de la campagne de l'année suivante 1673, il disait : « Je finis cette année ne me reprochant rien et ne croyant avoir manqué aucune occasion de celles qui s'étoient présentées favorables pour assurer et étendre les limites de mon royaume, et avec grande envie de surpasser à l'avenir tout ce que j'avois fait de beau par le passé » (*Œuvres de Louis XIV*, tome III, p. 403).

1. Ce qui suit a déjà été raconté, avec moins de développements, dans notre tome X, p. 341-345, et nous avons donné alors le commentaire nécessaire; nous allons y ajouter ci-après quelques références nouvelles.

2. Saint-Simon écrit *Heurtebise*.

3. Le siège n'était point achevé, la ville tenant encore.

de Schönberg, qui le ménageoit fort, furent de son avis. Le maréchal de la Feuillade, hors de mesure avec Louvois, mais favori qui ne connoissoit pas moins bien de quel avis il falloit être, après quelques propos douteux, conclut comme eux. M. de Lorge, inflexible pour la vérité, touché de la gloire du Roi, sensible au bien de l'État, mal avec Louvois comme le neveu favori de M. de Turenne tué l'année précédente, et qui venoit d'être fait maréchal de France malgré ce ministre, et capitaine des gardes du corps[1], opina de toutes ses forces pour la bataille, et il en déduisit tellement les raisons, que Louvois même et les maréchaux demeurèrent sans repartie. Le peu de ceux de moindre grade qui parlèrent après osèrent encore moins déplaire à Louvois; mais, ne pouvant affoiblir les raisons de M. le maréchal de Lorge, ils ne firent que balbutier. Le Roi, qui écoutoit tout, prit encore les avis, ou plutôt simplement les voix, sans faire répéter ce qui avoit été dit par chacun, puis, avec un petit mot de regret de se voir retenu par de si bonnes raisons, et du sacrifice qu'il faisoit de ses desirs à ce qui étoit de l'avantage de l'État, tourna bride, et il ne fut plus question de bataille[2]. Le lendemain, et c'est de M. le maréchal de Lorge

1. Tout cela a déjà été dit dans le tome X, p. 334, 337 et 339-340.

2. Aux textes cités dans les notes de notre tome X, il faut ajouter ce passage des *Mémoires de Primi Visconti* (p. 151), qui corrobore en gros le récit de Saint-Simon : « Le Roi vouloit combattre. Tout le monde étoit de cet avis, y compris le maréchal de Schönberg ; mais Louvois, s'approchant de Schönberg, lui parla à l'oreille, en lui faisant sentir qu'il ne falloit pas engager la bataille à l'endroit où se trouvoit le Roi. Schönberg changea de tactique et fit valoir qu'il ne falloit pas mettre en péril la vie du Roi, quoique la victoire ne fût pas douteuse, et que Sa Majesté étoit là pour soutenir le siège de Bouchain. » Un peu plus loin le même auteur rapporte ce propos : « L'on disoit que le Roi auroit volontiers donné dix millions pour avoir passé le Rhin en personne ou pour avoir livré bataille à Urtebise ». Enfin voici un témoignage qui ne peut être suspect, puisqu'il émane de l'exact Dangeau (*Journal*, tome VII, p. 66). L'annaliste de la cour raconte à la date du 16 avril 1699 : « Le Roi alla se promener dans ses jardins.

que je le tiens, qui étoit la vérité même, et à qui je l'ai ouï raconter plus d'une fois et jamais sans dépit, le lendemain, dis-je, il eut occasion d'envoyer un trompette aux ennemis qui se retiroient. Ils le gardèrent un jour ou deux en leur armée. Le prince d'Orange le voulut voir, et le questionna fort sur ce qui avoit empêché le Roi de l'attaquer, se trouvant le plus fort, les deux armées en vue si fort l'une de l'autre, et en rase campagne, sans quoi que ce soit entre deux. Après l'avoir fait causer devant tout le monde, il lui dit avec un sourire malin, pour montrer qu'il étoit tôt averti et pour faire dépit au Roi, qu'il ne manquât[1] pas de dire au maréchal de Lorge qu'il avoit grand raison d'avoir voulu, et si opiniâtrément soutenu la bataille; que jamais lui ne l'avoit manqué si belle[2], ni été si aise que de s'être vu hors de portée de la recevoir; qu'il étoit battu sans ressource et sans le pouvoir éviter s'il avoit été attaqué, dont il se mit en peu de mots à déduire les raisons. Le trompette, tout glorieux d'avoir eu avec le prince d'Orange un si long et si curieux entretien, le débita non-seulement à M. le maréchal de Lorge, mais au Roi, qui à la chaude le voulut voir, et de là aux maréchaux, aux généraux et à qui le voulut entendre, et augmenta ainsi le dépit de l'armée et en fit un grand à

Durant sa promenade, on vint à parler du jour qu'il campa à la cense d'Urtebise, près de Valenciennes. Il nous dit tout bas que c'étoit le jour de sa vie où on avoit fait le plus de fautes, qu'il n'y pensoit jamais sans une extrême douleur, qu'il y rêvoit quelquefois la nuit et se réveilloit toujours en colère, parce qu'il avoit manqué une occasion sûre de défaire les ennemis. Il en rejeta la principale faute sur un homme qu'il nous nomma, et ajouta même : « C'étoit un homme insupportable, en ces occasions-là comme partout ailleurs. » Dangeau n'a pas voulu mettre le nom de Louvois ; mais Saint-Simon l'a bien reconnu et a fait à cette occasion l'Addition placée ci-contre, nº 1241. — Ajoutons qu'il est aussi parlé de même de cette affaire d'Urtebise dans l'*Histoire de la guerre de Hollande,* tome I, p. 10-18, et dans l'*Histoire des princes d'Orange,* parue en 1692 à Amsterdam.

1. Avant *manquast,* Saint-Simon a biffé *maq* effacé du doigt.

2. Il vaudrait mieux qu'il y eût : « échappé si belle. »

Louvois. Cette faute, et ce genre de faute, ne fit que trop d'impression sur les troupes et partout, excita de cruelles railleries parmi le monde et dans les cours étrangères. Le Roi ne demeura guères à l'armée depuis, quoiqu'on ne fût qu'au mois de mai ; il s'en revint trouver sa maîtresse.

Le Roi prend Cambray ; Monsieur bat le prince d'Orange à Cassel, prend Saint-Omer et n'a pas depuis commandé d'armée.

L'année suivante[1], il retourna en Flandres, il prit Cambray, et Monsieur fit ce pendant le siège de Saint-Omer[2]. Il fut au-devant du prince d'Orange qui venoit secourir la place, lui donna bataille près de Cassel et remporta une victoire complète[3], prit tout de suite Saint-Omer, puis alla rejoindre le Roi. Ce contraste fut si sensible au monarque, que jamais depuis il ne donna d'armée à commander à Monsieur[4]. Tout l'extérieur fut parfaitement gardé ; mais dès ce moment la résolution fut prise, et toujours depuis bien tenue.

Siège de Gand ; expéditions maritimes ; paix de Nimègue. Luxembourg

L'année d'après, le Roi fit en personne le siége de Gand, dont le projet et l'exécution fut le chef-d'œuvre de Louvois[5]. La paix de Nimègue

1. Comparez l'Addition à Dangeau ; ci-après, p. 387.

2. *Histoire militaire du règne de Louis XIV*, par le marquis de Quincy, tome I, p. 531-533.

3. Notre tome VIII, p. 338 et note 3.

4. Il est probable en effet que le débordement d'éloges hyperboliques qui furent donnés à Monsieur mécontenta le Roi ; mais, au premier moment, le récit de Pellisson (*Lettres historiques*, tome III, p. 230-234) et le passage suivant de la lettre que Louis XIV écrivit au grand Condé, prouvent qu'il fut fier de son frère : « Si je l'avois gagnée en personne, je n'en serois pas plus touché, soit pour la grandeur de l'action, ou pour l'importance de la conjoncture, surtout pour l'honneur de mon frère » (*Œuvres de Louis XIV*, tome IV, p. 117).

5. Le siège de Gand, préparé dans le plus grand secret et avec les soins les plus minutieux par Louvois pendant l'hiver de 1677-1678, ne dura que six jours ; la ville capitula le 9 mars. Voyez la *Gazette*, p. 289-303, et Extraordinaire 24 et 25, le *Mercure* de mars, p. 262-331, et d'avril, tome I, p. 155-181, les *Œuvres de Louis XIV*, tome IV, p. 146-155, les *Mémoires de Feuquières*, tome III, p. 14-16, ceux de *Pomponne*, tome I, p. 528-529, ceux de *Saint-Hilaire*, édition de la *Société de l'histoire de France*, tome I, p. 283, et l'*Histoire de Louvois*, par Camille Rousset, tome II, p. 484-492. Un Journal du siège a été publié en 1881, par le comte de Nettancourt, dans l'*Investigateur*,

pris; Gênes bombardé; son doge à Paris. Fin du premier âge de ce règne. [Add. S^t^S. 1242]

mit fin cette année à la guerre avec la Hollande, l'Espagne, etc., et, au commencement de l'année suivante, avec l'Empereur et l'Empire. L'Amérique, l'Afrique, l'Archipel, la Sicile ressentirent vivement la puissance de la France[1], et en 1684 Luxembourg fut le prix des retardements[2] des Espagnols à satisfaire à toutes les conditions de la paix[3]. Gênes bombardée[4] se vit forcée à venir

tome LII, p. 261-282, d'après les manuscrits du maréchal de Bezons. L'instruction secrète donnée par Louvois au maréchal d'Humières se trouve à la Bibliothèque nationale, mss. Nouv. acq. fr. 3079, fol. 108-124, et 9639, fol. 89-99, et dans les Papiers du Père Léonard aux Archives nationales, carton M 641, n° 6. Bossuet, qui avait reçu à cette occasion une lettre de la main de la Reine (Archives nationales, O[1] 3714, fol. 86), a parlé de ce fait d'armes dans l'Oraison funèbre de Marie-Thérèse.

1. Saint-Simon fait allusion à la victoire de Duquesne sur l'amiral Ruyter aux îles Lipari, aux deux bombardements d'Alger, à la défaite des corsaires de Tripoli dans la rade de Chio, enfin à la conquête du pays des Iroquois par M. de Denonville.

2. *Des retardem^ts^* corrige *du retardem^t^*.

3. Louis XIV, devant le refus des Espagnols d'exécuter les conditions du traité de Nimègue au sujet des bailliages d'Alost et de Gand, avait, dès le mois de mars 1682, fait bloquer Luxembourg par le maréchal de Créquy; mais, ayant appris l'invasion dont les Turcs menaçaient l'Allemagne, il retira ses troupes pour ne pas profiter, dit-il à l'ambassadeur d'Espagne, des malheurs de la chrétienté (*Mémoires de Sourches*, tome I, p. 89-90; lettre de Louis XIV à Créquy dans le ms. Franc. 10265, fol. 7 v°). Mais, deux ans plus tard, il reprit ce projet. Créquy fut encore chargé du siège, et le prince de Chimay, gouverneur de la place, la rendit le 3 juin (*Gazette*, p. 237-240, 261-263, 334-335, et Extraordinaires n°s 22, 25, 27, 30 et 32; Rousset, *Histoire de Louvois*, tome III, p. 246-258; Allent, *Histoire du corps du génie*, p. 180-188; G. Michel, *Histoire de Vauban*, p. 185-190). La relation du prince de Chimay a été publiée dans les *Publications de la section historique de l'Institut grand-ducal de Luxembourg*, tome XLV, 1896, deuxième partie, p. 16-65, et un journal du commencement du siège fut envoyé à Venise par l'ambassadeur P. Venier (Bibliothèque nationale, ms. Italien 1895, p. 436-449). Van der Meulen fit du siège de Luxembourg le sujet d'un tableau qui est encore aujourd'hui à Versailles, n° 2060.

4. Ce bombardement de la ville, accompagné d'un débarquement

demander la paix par son doge en personne accompagné de quatre sénateurs, au commencement de l'année suivante[1]. Depuis, jusqu'en 1688, le temps se passa dans le cabinet, moins en fêtes qu'en dévotion et en contrainte[2]. Ici finit l'apogée de ce règne et ce comble de gloire et de prospérité. Les grands capitaines, les grands ministres au dedans et au dehors n'étoient plus ; mais il en restoit les élèves. Nous en allons voir le second âge, qui ne répondra guères au premier, mais qui en tout fut encore plus différent du dernier.

Guerre de 1688 et sa rare origine.

La guerre de 1688 eut une étrange origine, dont l'anecdote, également certaine et curieuse, est si propre à caractériser le Roi et Louvois son ministre qu'elle doit tenir place ici[3]. Louvois, à la mort de Colbert, avoit eu

aux faubourgs de Saint-Pierre d'Arena et de Saint-Julien, se produisit du 15 au 23 mai 1684. Les motifs qui engagèrent Louis XIV à cette exécution ont été exposés par tous les auteurs qui l'ont racontée ; on peut voir notamment l'*Histoire de Louis XIV*, par Bruzen de la Martinière, tome IV, p. 294-300, l'*Histoire militaire de Quincy*, tome II, p. 86-95, les *Mémoires de Saint-Hilaire*, tome II, p. 30-34, la *Gazette*, p. 237 et 300, et Extraordinaires n°s 28 et 36, l'*Histoire de Louvois*, par C. Rousset, tome III, p. 272 et suivantes, *Abraham Duquesne*, par Jal, tome II, p. 497-501, etc. Divers documents et un journal du bombardement provenant des Papiers de Bonrepaus se trouvent aux Archives nationales, carton K 1355, n°s 2 à 13.

1. Il a déjà été parlé de sa visite à Versailles dans notre tome IX, p. 272 ; aux références indiquées alors, on peut ajouter la *Gazette de Leyde*, 1684, n^os des 7 et 19 décembre, où il est question des premières négociations pour sa venue, et celui du 3 mai 1685, où son arrivée est mentionnée, la *Gazette* (de France), 1685, p. 152 et 176 et suivantes, la Relation de l'ambassadeur vénitien dans le ms. Italien 1897 de la Bibliothèque nationale, p. 140-146, et un article de M. Rodocanachi dans la *Revue d'histoire diplomatique*, 1892. Le doge était accompagné des sénateurs Gianettino Garibaldi, Agostino Lomellino, Paris-Maria Salvago et Marcello Durazzo (Bibl. nat., ms. Clairambault 986, p. 651). Trois médailles commémoratives furent composées par l'Académie des Inscriptions et insérées dans l'*Histoire métallique*.

2. Allusion à la vie nouvelle que mena Louis XIV après son mariage avec Mme de Maintenon.

3. L'anecdote qui va suivre a déjà été racontée en 1709, mais en

sa surintendance des bâtiments. Le petit Trianon de porcelaine[1], fait autrefois pour Mme de Montespan, ennuyoit le Roi, qui vouloit partout des palais. Il s'amusoit fort à ses bâtiments. Il avoit aussi le compas dans l'œil[2] pour la justesse, les proportions, la symétrie ; mais le goût n'y répondoit pas, comme on le verra ailleurs[3]. Ce château ne faisoit presque que sortir de terre, lorsque le Roi s'aperçut d'un défaut à une croisée qui s'achevoit de former, dans la longueur du rez-de-chaussée. Louvois, qui naturellement étoit brutal, et de plus gâté jusqu'à souffrir diffici-

d'autres termes (notre tome XVII, p. 102-106) ; auparavant Saint-Simon l'avait insérée dans la grande Addition à Dangeau, qu'on trouvera ci-après, p. 388-389, et c'est cette rédaction qu'il reproduit presque textuellement ici. En 1709, il avait dit qu'il avait appris cette anecdote « longtemps depuis, bien certainement » ; il est cependant seul à la rapporter. S'il paraît établi par deux passages du *Sourches* (tome II, p. 87) et du *Dangeau* (tome II, p. 75) que la construction du nouveau Trianon ne se fit pas sans incident, il est impossible de voir dans un mécontentement passager du Roi, qui ne semble pas avoir porté sur le ministre, mais sur les seuls entrepreneurs, la cause première de la guerre de 1688. Il convient donc de s'en tenir à la réfutation de Camille Rousset (*Histoire de Louvois*, tome III, p. 406-409). Cependant notre auteur n'est pas seul à reprocher au ministre d'avoir engagé la guerre et de l'avoir mal conduite par intérêt personnel. En dehors de Spanheim (*Relation*, édition Schefer, p. 190-194 et 346-388) et de Bruzen de la Martinière (*Histoire de Louis XIV*, tome IV, p. 405), tous deux protestants, et dont le témoignage, pour cette raison, pourrait être suspecté, la même accusation est portée contre Louvois, avec plus ou moins de précisions, par le jeune Brienne (*Mémoires*, tome II, p. 286-288), par le marquis de la Fare (*Mémoires*, édition Michaud et Poujoulat, p. 296-298), par Saint-Hilaire (*Mémoires*, tomes I, p. 99-100, et II, p. 113, 146 et 200), et surtout par les chansons et couplets de l'époque (*Nouveau siècle de Louis XIV*, tome II, p. 318-326 ; Bibliothèque nationale, ms. Franç. 12689, p. 533-544, et 12690, p. 141 et 331).

1. Tome XVII, p. 102.

2. Locution déjà rencontrée dans le tome XIII, p. 20. En 1709, Saint-Simon avait dit que le Roi « avoit le coup d'œil de la plus fine justesse », et il le répète encore ailleurs : notre tome XXI, p. 113.

3. Ci-après, p. 297.

lement d'être repris par son maître, disputa fort et ferme, et maintint que la croisée étoit bien. Le Roi tourna le dos, et s'alla promener ailleurs dans le bâtiment. Le lendemain, il trouve le Nostre[1], bon architecte, mais fameux par le goût des jardins, qu'il a commencé à introduire en France et dont il a porté la perfection au plus haut point. Le Roi lui demanda s'il avoit été à Trianon ; il répondit que non. Le Roi lui expliqua ce qui l'avoit choqué, et lui dit d'y aller. Le lendemain même question, même réponse ; le jour d'après autant. Le Roi vit bien qu'il n'osoit s'exposer à trouver qu'il eût tort, ou à blâmer Louvois. Il se fâcha, et lui ordonna de se trouver le lendemain à Trianon lorsqu'il y iroit, et où il feroit trouver Louvois aussi. Il n'y eut plus moyen de reculer. Le Roi les trouva le lendemain tous deux à Trianon. Il y fut d'abord question de la fenêtre. Louvois disputa ; le Nostre ne disoit mot. Enfin le Roi lui ordonna d'aligner[2], de mesurer, et de dire après ce qu'il auroit trouvé. Tandis qu'il y travailloit, Louvois, en furie de cette vérification, grondoit tout haut, et soutenoit avec aigreur que cette fenêtre étoit en tout pareille aux autres. Le Roi se taisoit et attendoit ; mais il souffroit. Quand tout fut bien examiné, il demanda au Nostre ce qui en étoit, et le Nostre à balbutier. Le Roi se mit en colère, et lui commanda de parler net. Alors le Nostre avoua que le Roi avoit raison, et dit ce qu'il avoit trouvé de défaut. Il n'eut pas plus tôt achevé, que le Roi, se tournant à Louvois, lui dit qu'on ne pouvoit tenir à ses opiniâtretés ; que, sans la sienne à lui, on auroit bâti de travers, et qu'il auroit fallu tout abattre aussitôt que le bâtiment auroit été achevé ; en un mot il lui lava fortement la tête[3]. Louvois, outré de la sor-

1. André le Nostre : tome VII, p. 190.
2. Le *Dictionnaire de l'Académie* de 1718 ne donnait *aligner* qu'au sens de « ranger, dresser sur une même ligne ; » ici ce verbe signifie plutôt « comparer les lignes ».
3. Tome V, p. 7.

tie, et de ce que courtisans, ouvriers et valets en avoient été témoins, arrive chez lui furieux. Il y trouva Saint-Pouenge, Villacerf[1], le chevalier de Nogent[2], les deux Tilladets[3], quelques autres féaux intimes, qui furent bien alarmés de le voir en cet état. « C'en est fait, leur dit-il ; je suis perdu avec le Roi, à la façon dont il vient de me traiter pour une fenêtre. Je n'ai de ressource qu'une guerre qui le détourne de ses bâtiments et qui me rende nécessaire, et par...! il l'aura. » En effet, peu de mois après il tint parole et, malgré le Roi et les autres puissances, il la rendit générale. Elle ruina la France au dedans, ne l'étendit point au dehors, malgré la prospérité de ses armes, et produisit au contraire des événements honteux.

Honte de la dernière campagne du Roi.

Celui[4] de tous[5] qui porta le plus à plomb sur le Roi fut sa dernière campagne, qui ne dura pas un mois. Il avoit en Flandres deux armées formidables, supérieures du double au moins à celle de l'ennemi, qui n'en avoit qu'une[6]. Le prince d'Orange étoit campé à l'abbaye de Parc[7] ; le Roi n'en étoit qu'à une lieue, et M. de Luxem-

1. Gilbert Colbert, marquis de Saint-Pouenge (tome I, p. 113), était un des premiers commis de la guerre ; son frère, Édouard Colbert, marquis de Villacerf (tome III, p. 27), était depuis 1686 inspecteur général des bâtiments ; tous deux fils d'une le Tellier et cousins germains de Louvois.

2. Louis Bautru : tome XII, p. 283.

3. Jean-Baptiste de Cassagnet, marquis de Tilladet, et son frère le chevalier Gabriel (tome XVII, p. 105), aussi cousins germains de Louvois par leur mère.

4. Comparez l'Addition à Dangeau : ci-après, p. 389.

5. Celui de tous ces événements honteux.

6. Saint-Simon a déjà raconté ce qui va suivre dans le tome I, p. 228 et suivantes.

7. L'abbaye de Parc, ou plutôt de Parck (tome I, p. 228), en latin *Parcum dominorum*, fondée près de Louvain au douzième siècle par le duc Geoffroy le Barbu, appartenait à l'ordre de Prémontré. Il ne faut pas la confondre avec le *Parcum dominarum*, en flamand Vrauwen-Parck, monastère de Cisterciennes, situé plus au nord, entre Louvain et Arschoot.

bourg avec l'autre armée à une demi-lieue de celle du Roi, et rien entre les trois armées. Le prince d'Orange se trouvoit tellement[1] enfermé, qu'il s'estimoit sans ressource dans les retranchements qu'il fit relever à la hâte autour de son camp, et si perdu, qu'il le manda à Vaudémont, son ami intime, à Bruxelles par quatre ou cinq fois, et qu'il ne voyoit nulle sorte d'espérance de pouvoir échapper ni sauver son armée. Rien ne la séparoit de celle du Roi que ces mauvais retranchements, et rien de plus aisé ni de plus sûr que de le forcer avec l'une des deux armées, et de poursuivre la[2] victoire avec l'autre toute fraiche, et qui toutes deux étoient complètes, indépendamment l'une de l'autre, en équipages de vivres et d'artillerie à profusion. On étoit aux premiers jours de juin, et que ne promettoit pas une telle victoire au commencement d'une campagne ! Aussi l'étonnement fut-il extrême et général dans toutes les trois armées, lorsqu'on y apprit que le Roi se retiroit, et faisoit deux gros détachements de presque toute l'armée qu'il commandoit en personne : un pour l'Italie, l'autre pour l'Allemagne sous Monseigneur. M. de Luxembourg, qu'il manda le matin de la veille de son départ pour lui apprendre ces nouvelles dispositions, se jeta à genoux et tint les siens longtemps embrassés pour l'en détourner, et pour lui remontrer[3] la facilité, la certitude et la grandeur du succès en attaquant le prince d'Orange. Il ne réussit qu'à importuner, d'autant plus sensiblement qu'il n'y eut pas un mot à lui opposer. Ce fut une consternation dans les deux armées qui ne se peut représenter. On a vu que j'y étois[4]. Jusqu'aux courtisans, si aises d'ordinaire de retourner chez eux, ne

1. Avant *tellem^t*, Saint-Simon a biffé *si*.
2. Avant ce *la*, notre auteur a biffé *l'au*[*tre*].
3. Saint-Simon avait d'abord écrit *p^r luy monstrer* ; il a ajouté *re* en interligne.
4. Tome I, p. 227 et suivantes. Cette phrase a été ajoutée après coup en interligne.

purent contenir leur douleur. Elle éclata partout aussi librement que la surprise, et à l'une et à l'autre succédèrent de fâcheux raisonnements. Le Roi partit le lendemain pour aller rejoindre Mme de Maintenon et les dames[1], et retourner avec elles à Versailles[2], pour ne plus revoir la frontière ni d'armées que pour le plaisir et en temps de paix. La victoire de Neerwinden[3], que M. de Luxembourg

1. A la réfutation de cette accusation qui a été faite dans notre tome I, p. 234, note 1, il n'y a rien à ajouter. La première rédaction s'en trouvait dans la grande Addition à Dangeau, n° 1240 (ci-après, p. 389), et Saint-Simon a encore répété la même chose dans le *Parallèle*, p. 56-58. L'étonnement qui saisit tout le monde est indiqué dans les *Mémoires de Sourches*, tome IV, p. 210, et dans la lettre suivante, que la reine d'Angleterre, femme de Jacques II, écrivait à la supérieure du couvent de Chaillot (Archives nationales, K 1302, liasse 2, n° 114) : « A Saint-Germain, ce jeudi. M. de Pontchartrain vient de nous envoyer des nouvelles de la part du Roi, qui sont bien différentes de celles que nous attendions, puisqu'il nous mande que M. le Dauphin devoit partir hier pour l'Allemagne avec trente mille hommes et que le Roi revenoit. Je ne doute pourtant pas que ces mesures ne soient les meilleures, puisque le Roi les a prises, qui entend si bien ses affaires et qui juge toujours si bien de ce qu'il y a de meilleur à faire. Je prie Dieu de tout mon cœur qu'il bénisse tous ses conseils et ses résolutions en donnant la victoire à ses armées de tous côtés, et qu'il nous le fasse revenir en bonne santé. On dit qu'il sera ici le 25.... Les nouvelles d'Angleterre sont à cette heure fort sèches ; car on attendoit tout de Flandre. Le prince d'Orange étoit à trois lieues du Roi, avec seulement cinquante mille hommes. Je ne sais quelles résolutions il prendra, à cette heure que le Roi revient.... » Bayle dans ses *Lettres*, édition de 1714, tome II, p. 428 et 455, parle de lardons satiriques publiés contre le Roi à cette occasion.

2. Louis XIV revint par Namur, Givet, Mézières, Rethel, Reims, Soissons, Villers-Cotterets, et arriva à Versailles dans la soirée du 26 juin.

3. Saint-Simon a fait dans le tome I de nos *Mémoires*, p. 240 et suivantes, un récit détaillé de la bataille de Nerwinde à laquelle il assista. On peut compléter les indications bibliographiques données dans la note 7 de la page 239 : *Gazette*, p. 386-388, 393-400, 408 et 409 ; *Mémoires de Sourches*, tome IV, p. 234-238 ; *Mémoires de Feuquières*, tomes II, p. 207 et suivantes, 338 et suivantes, III, p. 291 et suivantes ; *Mémoires de Catinat*, tome II, p. 504-512 ; *Correspondance de*

remporta six semaines après sur le prince d'Orange, que la nature, prodigieusement aidée de l'art en une seule nuit, avoit furieusement retranché, renouvela d'autant plus les douleurs et les discours, qu'il s'en falloit tout que le poste de l'abbaye de Parc ressemblât à celui de Neerwinden, presque tout que nous eussions les mêmes forces, et plus que tout que, faute de vivres et d'équipages suffisants d'artillerie, cette victoire pût être poursuivie. Pour[1] achever ceci tout à la fois, on sut que le prince d'Orange, averti du départ du Roi, avoit mandé à Vaudémont qu'il en avoit l'avis d'une main toujours bien avertie, et qui ne lui en avoit jamais donné de faux, mais que pour celui-là il ne pouvoit y ajouter foi, ni se livrer à l'espérance, et, par un second courrier, que l'avis étoit vrai, que le Roi partoit, que c'étoit à son esprit de vertige et d'aveuglement qu'il devoit uniquement une si inespérée délivrance. Le rare est que Vaudémont, établi longtemps depuis en notre cour, l'a souvent conté à ses amis, même à ses compagnies, et jusque dans le salon de Marly[2].

La paix qui suivit cette guerre, et après laquelle le Roi Paix de Turin,

Madame, recueil Jæglé, tome I, p. 100-101 ; *Mémoires du comte de Mérode-Westerloo* (témoin oculaire), tome I, p. 84-91 ; *Guillaume III*, par le comte de Lort-Sérignan, p. 518-538 ; une relation manuscrite et trois ordres de bataille, dans les manuscrits Mazarine 2280 et 2344, p. 64-74, une relation allemande dans le ms. Franç. 11238, fol. 27 ; un récit par le chevalier Arnauld de Pomponne indiqué dans le *Catalogue de la vente Monmerqué*, 1884, n° 21 ; une lettre de P. Bizeul de la Bignonays, gendarme de la garde, publiée en 1887 par S. de la Nicollière-Teijeiro. Quand, en juin de l'année suivante 1694, le Dauphin vint à passer sur le champ de bataille, il retrouva presque intacts les retranchements de l'armée du prince d'Orange encore remplis de corps morts et plus de trois mille chevaux non enterrés (*Gazette* de 1694, p. 334).

1. Comparez l'Addition à Dangeau, ci-après, p. 390.

2. Ceci avait déjà été dit dans le tome I, p. 235 ; mais ici Saint-Simon ajoute l'indication de sa source, qui serait le prince de Vaudémont.

Paix de Ryswyk. Fin du second âge de ce règne.

et l'État aux abois soupiroient depuis longtemps, fut honteuse. Il fallut en passer par où M. de Savoie voulut, pour le détacher de ses alliés[1], et reconnoître enfin le prince d'Orange pour roi d'Angleterre, après une si longue suite d'efforts, de haine et de mépris personnels, et recevoir encore Portland, son ambassadeur, comme une espèce de divinité[2]. Notre précipitation nous coûta Luxembourg[3], et l'ignorance militaire de nos plénipotentiaires, qui ne fut point éclairée du cabinet, donna aux ennemis de grands avantages pour former leur frontière. Telle fut la paix de Ryswyk conclue en septembre 1697[4]. Le repos des armes ne fut guères que de trois ans, et on sentit ce pendant toute la douleur des restitutions de pays et de places que nous avions conquis, avec le poids de tout ce que la guerre avoit coûté. Ici se termine le second âge de ce règne.

Le troisième s'ouvrit par un comble de gloire et de prospérité inouïe[5]. Le temps en fut momentané. Il enivra, et prépara d'étranges malheurs, dont l'issue a été une espèce de miracle. D'autres sortes de malheurs accompagnèrent et conduisirent le Roi au tombeau, heureux s'il n'eût survécu que de peu de mois l'avénement de son petit-fils à la totalité de la monarchie d'Espagne, dont il fut d'abord en possession sans coup férir. Cette dernière époque est encore si proche de ce temps qu'il n'y a pas lieu de s'y étendre. Mais ce peu qui a été retracé du règne du feu Roi étoit nécessaire pour mieux faire entendre

1. Les « conditions de la paix de Savoie » ont été exposées par notre auteur dans le tome III, p. 132-134 ; mais alors il avait été moins sévère dans ses appréciations.

2. Voyez sur la réception de Portland en France ce qui a été dit dans notre tome V, p. 61 et suivantes.

3. Tome IV, p. 234.

4. Les papiers du plénipotentiaire Callières sur les négociations de ce traité sont dans le ms. Nouv. acq. franç. 3298.

5. L'accession du petit-fils de Louis XIV à la couronne d'Espagne. Dans notre tome XIII, p. 340-344, Saint-Simon a comparé, au point de vue militaire, la première période du règne avec la dernière.

ce[1] qu'on va dire de sa personne, en se souvenant toutefois de ce qui s'en trouve épars dans ces *Mémoires*, et ne se dégoûtant pas s'il s'y en trouve de[2] redites, nécessaires pour mieux rassembler et former un tout.

Vertus de Louis XIV; sa misérable éducation; sa profonde ignorance; il hait la naissance et les dignités; séduit par ses ministres.

Il[3] faut encore le dire. L'esprit du Roi étoit au-dessous du médiocre, mais très capable de se former[4]. Il aima la gloire[5]; il voulut l'ordre et la règle. Il étoit né sage, modéré, secret, maître de ses mouvements et de sa langue[6]; le croira-t-on? il étoit né bon et juste[7], et Dieu lui en avoit donné assez pour être un bon roi[8], et peut-être même un assez grand roi[9]. Tout le mal lui vint d'ailleurs. Sa première éducation fut tellement abandonnée, que personne n'osoit approcher de son appartement. On lui a souvent ouï parler de ces temps avec amertume[10], jus-

1. Avant *ce*, Saint-Simon a biffé *p^r faire mieux entendre*, répété par mégarde.

2. Ce *de* a été mis en interligne, au-dessus de *quelques*, que l'auteur a oublié de biffer.

3. Comparez le texte de l'Addition à Dangeau, ci-après, p. 391.

4. Ci-dessus, p. 4. Mme de Motteville (*Mémoires*, tome I, p. 363) avait parlé de son esprit précoce.

5. Ci-après, p. 30.

6. « Ne vous y méprenez pas, disait à Brienne l'archevêque de Lyon, Camille de Villeroy, fils du gouverneur du jeune Roi; il ne dit pas un mot de ce qu'il pense; mon père le connoît mieux que personne » (*Mémoires du jeune Brienne*, tome II, p. 297). Ci-après, p. 65 et 141) Saint-Simon notera sa dissimulation.

7. Spanheim écrivait aussi (*Relation*, édition Bourgeois, p. 69) : « Pour les inclinations, on peut dire qu'elles sont naturellement portées à la droiture, à la justice et à l'équité, lorsqu'elles ne sont pas détournées ou prévenues par de mauvais conseils et par les motifs d'intérêts, de gloire, ou, en un mot, de grandeur de son règne; qu'il se plaît à faire du bien de son choix ou pur mouvement. »

8. Dans l'Addition (ci-après, p. 391), il avait écrit : « un *très* bon roi. »

9. L'abbé de Voisenon a dit : « Henri IV fut un grand roi; Louis XIV fut le roi d'un grand règne. »

10. Voyez les anecdotes que Mme de Maintenon racontait à ce sujet aux dames de Saint-Cyr, d'après ce que lui en avait dit le Roi (*Entretiens sur l'éducation des filles*, édités par Th. Lavallée, p. 145).

que-là qu'il racontoit qu'on le trouva un soir tombé dans le bassin du jardin du Palais-Royal à Paris[1], où la cour demeuroit alors. Dans la suite, sa dépendance fut extrême[2]. A peine lui apprit-on à lire et à écrire[3]; il demeura tellement ignorant que les choses le plus connues d'histoire[4], d'événements, de fortunes, de conduites, de naissance, de lois, il n'en sut jamais un mot[5]. Il tomba, par ce défaut

1. Saint-Simon est le seul qui nous ait conservé le souvenir de cette aventure, qu'il avait peut-être apprise du Roi lui-même, comme il semble le dire.

2. C'est-à-dire que son éducation fut dirigée de telle façon qu'il ne pouvait jamais agir par lui-même. La chanson que nous donnons ci-après à l'appendice II en accuse « le fourbe Mazarini ».

3. Est-il utile de remarquer qu'il y a dans cette affirmation l'exagération la plus grossière, quoique l'abbé le Gendre (*Mémoires*, p. 45-46) ait précisément apporté la même accusation. Pour la lecture, il est superflu de le réfuter; peut-être cette légende vient-elle de ce que le Roi se faisait lire beaucoup de choses par ses lecteurs en titre; il est cependant curieux de remarquer que Primi Visconti (*Mémoires*, p. 192) rapporte que la seule vue d'un livre fatiguait le Roi. Pour l'écriture, on connaît tant de lettres écrites certainement par Louis XIV, tant d'annotations de sa main sur des mémoires ou des rapports de ses ministres, qu'on ne peut rien retenir du propos de Saint-Simon. Dans une lettre à la reine Christine (*Œuvres de Louis XIV*, tome V, p. 59), le Roi disait cependant : « Je n'ai accoutumé de me donner cette peine (d'écrire de sa propre main) que pour des choses qui me sont extrêmement à cœur. » — Ce qui n'est pas plus exact, c'est le paradoxe de Voltaire que Louis XIV savait moins l'orthographe française que Frédéric-le-Grand. Quoique nous ayons signalé dans son testament (notre tome XXVII, p. 360) des façons étranges d'écrire certains mots, l'examen des autographes que l'on possède de lui ne fait pas rencontrer des défectuosités plus grandes que pour la plupart des gens de son temps ; son orthographe, si elle n'égale pas celle de Mme de Maintenon par exemple, est bien meilleure que celle de presque toutes les grandes dames de sa cour.

4. Le valet de chambre La Porte, dans ses *Mémoires* (édition Michaud et Poujoulat, p. 44), prétend que son éducation en histoire fut entravée par le cardinal Mazarin ; mais on sait que les dires de La Porte ont besoin d'être confirmés par ailleurs.

5. C'est le procès de l'éducation de Louis XIV que Saint-Simon fait ici, et il se contente de répéter ce qu'avaient dit avant lui l'abbé de

et quelquefois en public, dans les absurdités les plus gros-

Choisy (*Mémoires*, tome I, p. 38-39), Madame Palatine (*Correspondance*, recueil Brunet, tome I, p. 273), et même le diplomate allemand Spanheim (*Relation*, édition Bourgeois, p. 66-67), d'autres encore, comme Voltaire (*Siècle de Louis XIV*, chapitre xxv). Ces assertions ont été complètement détruites par les historiens modernes qui ont examiné cette question : MM. Lacour-Gayet, *l'Éducation politique de Louis XIV*, H. Druon, *Histoire de l'éducation des princes dans la maison de Bourbon*, l'abbé Marchand, *Louis XIV était-il ignorant?* (extrait de la *Revue des facultés catholiques de l'Ouest*). Les vrais contemporains de sa jeunesse, comme Mme de Motteville (*Mémoires*, tome I, p. 264-266), le valet de chambre Dubois (*Bibliothèque de l'École des chartes*, deuxième série, tome IV, p. 22-23), le jeune Brienne (*Mémoires*, tome II, p. 297-298), parlent au contraire de l'instruction très suffisante qu'on lui fit donner et dont Mazarin lui exposa à lui-même les raisons dans une lettre du 29 juin 1659 qui n'a pas été insérée dans le recueil des *Lettres* du cardinal, mais dont Chéruel avait donné le principal passage dans son *Histoire de France pendant le ministère de Mazarin*, tome II, p. 99. On a beaucoup argué de ce que lui-même, par coquetterie sans doute, prétendait être un ignorant (*Mémoires de Languet de Gergy*, p. 332), et surtout de ce que, n'ayant pas pu comprendre un bref du Pape en 1662, il s'était remis à apprendre le latin avec l'abbé de Péréfixe (*Lettres de Colbert*, tome VI, p. 469 ; *Relazioni*, série *Francia*, tome III, p. 87 ; notre tome VII, p. 434) ; mais, outre que le style de la chancellerie romaine est particulièrement difficile, on sait très bien qu'il avait appris le latin fort suffisamment, puisqu'en 1651 il traduisait les *Commentaires de César*, comme l'ont dit Mme de Motteville, Dubois et même l'abbé de Choisy dans les citations indiquées ci-dessus, et que cette traduction, faite en cachette du précepteur et pour le surprendre, fut imprimée la même année et a été reproduite dans le tome VI des *Œuvres de Louis XIV*, p. 223 et suivantes. On possède de même des recueils de ses thèmes latins dans le manuscrit Fr. 4926 de la Bibliothèque nationale, et dans le manuscrit 5175 de celle de l'Arsenal. Les défectuosités de son éducation en matière d'histoire et de géographie ont été déjà relevées dans notre tome XX, p. 209 ; étaient-elles plus grandes que pour les autres jeunes gens de son temps ? On peut, semble-t-il, se contenter de ce jugement de Primi Visconti (*Mémoires*, p. 191) : « Le Roi, dit-il, a des connaissances universelles sur toutes choses, ce qui est supérieur à toutes les sciences ; il parle de tout, aussi bien d'affaires que de guerre, mieux qu'un ministre, un architecte, un mathématicien... » Spanheim, dans sa *Relation* (édition Bourgeois, p. 68), donne une appréciation analogue.

sières. M. de la Feuillade plaignant exprès devant lui le marquis de Renel, qui fut tué depuis lieutenant général et mestre de camp général de la cavalerie[1], de n'avoir pas été chevalier de l'Ordre en 1661, le Roi passa, puis dit avec mécontentement qu'il falloit aussi se rendre justice. Renel étoit Clermont-Gallerande ou d'Amboise[2], et le Roi, qui depuis n'a été rien moins que délicat là-dessus, le croyoit un homme de fortune. De cette même maison étoit Monglat, maître de sa garde-robe[3], qu'il traitoit bien et qu'il fit chevalier de l'Ordre en 1661, qui a laissé de très-bons *Mémoires*. Monglat avoit épousé la fille du fils du chancelier de Cheverny[4]. Leur fils unique porta toute sa vie le nom de Cheverny[5], dont il avoit la terre[6]. Il passa sa vie à la cour, et j'en ai parlé quelquefois[7], ou dans les emplois étrangers. Ce nom de Cheverny trompa le Roi; il le crut peu de chose; il n'avoit point de charge, et ne put être chevalier de l'Ordre. Le hasard détrompa le Roi à la fin de sa vie. Saint-Hérem, [qui] avoit passé la sienne grand louvetier, puis gouverneur et capitaine de Fontainebleau[8], ne put être chevalier de l'Ordre; le Roi, qui le savoit beau-frère de Courtin, conseiller d'État[9], qu'il connoissoit, le crut par là fort peu de chose. Il étoit Montmorin[10], et le Roi ne le sut que fort tard par M. de la Rochefou-

1. Louis III de Clermont d'Amboise : tome IX, p. 11, note 9.
2. Il a été parlé de cette maison dans le tome VI, p. 358.
3. François-de-Paule de Clermont, marquis de Monglat : *ibidem*.
4. Cécile-Élisabeth Hurault de Cheverny : *ibidem*, p. 359.
5. Louis de Clermont-Monglat, comte de Cheverny : *ibidem*, p. 358.
6. Cette terre avait été érigée en vicomté en janvier 1577 pour Philippe Hurault (Archives nationales, registres du Parlement, X[1A] 8633, fol. 277); il en est longuement parlé dans les *Mémoires de Dufort de Cheverny*, tome I, p. 278-279, 331, 333-338 et 345-346.
7. Voyez notamment tomes VI, p. 356-370, XIX, p. 188-189, etc.
8. François-Gaspard de Montmorin, marquis de Saint-Hérem : tome III, p. 26.
9. Honoré Courtin : *ibidem*, p. 279.
10. *Ibidem*, p. 25.

cauld[1]. Encore lui fallut-il expliquer quelles étoient ces maisons, que leur nom ne lui apprenoit pas[2]. Il sembleroit à cela que le Roi auroit aimé la grande noblesse, et ne lui en vouloit pas égaler d'autres; rien moins. L'éloignement qu'il avoit pris de celle des sentiments, et sa foiblesse pour ses ministres, qui haïssoient et rabaissoient, pour s'élever, tout ce qu'ils n'étoient pas et ne pouvoient pas être, lui avoit donné le même éloignement pour la naissance distinguée[3]. Il la craignoit autant que l'esprit[4];

1. Saint-Simon a déjà raconté deux fois cette dernière anecdote : dans le tome III, p. 26, et dans le tome IX, p. 64.

2. Ce n'est pas la première fois que notre auteur reproche à Louis XIV d'ignorer les généalogies (voyez les passages cités dans la note précédente). Si le Roi avait réellement cette ignorance, il la partageait avec d'autres, et l'on peut voir dans les *Mémoires de Mademoiselle*, tome II, p. 310, l'aveu qu'elle en fait : « Il seroit assez nécessaire, dit-elle, que les personnes relevées en qualité au-dessus des autres les sussent [les généalogies], pour y mettre la différence qu'il y devroit avoir et qui n'y est pas par l'ignorance que l'on en a. » Cependant nous avons vu le Roi, au témoignage de Saint-Simon lui-même (tome XV, p. 244-245 et 248), très bien renseigné sur les Arnauld, les Colbert, les Duras et les Bournonville, et avoir la curiosité de s'informer de l'extraction du marquis de Rupelmonde (notre tome XII, p. 416) ; de même, les *Mémoires de Sourches* (tome I, p. 248) nous apprennent qu'il sut très bien rendre justice à la naissance du marquis de Pleumartin, et une anecdote du *Segraisiana* (p. 171) nous renseigne sur l'époque tardive à laquelle il s'appliqua à « connoître » les généalogies. Chéruel a critiqué cette allégation de nos Mémoires dans *Saint-Simon considéré comme historien de Louis XIV*, p. 351-353.

3. Notre auteur va revenir sur ce sujet lorsqu'il parlera de l'asservissement de la noblesse (ci-après, p. 106).

4. Il a déjà été noté bien des fois, dans le cours des *Mémoires*, combien le Roi était en garde contre les gens d'esprit et instruits, combien il préférait les courtisans d'une intelligence médiocre (nos tomes XIII, p. 245, XV, p. 403, XVI, p. 53 et 381, et XXIV, p. 166), et aussi dans d'autres écrits de notre auteur (appendices de nos tomes XII, p. 554, et XIII, p. 482, et *Parallèle des trois rois Bourbons*, p. 111, et ci-après, p. 88-89). Duclos a dit de même que Louis XIV craignait les esprits supérieurs et préférait les aplatis (*Mémoires secrets*, édition Michaud et Poujoulat, p. 488).

et, si ces deux qualités se trouvoient[1] unies dans un même sujet, et qu'elles lui fussent connues, c'en étoit fait.

Superbe du Roi, qui forme le colosse de ses ministres sur la ruine de la noblesse.

Ses[2] ministres, ses généraux, ses maîtresses, ses courtisans s'aperçurent, bientôt après qu'il fut le maître, de son foible plutôt que de son goût pour la gloire[3]. Ils le louèrent à l'envi et le gâtèrent[4]. Les louanges, disons mieux, la flatterie lui plaisoit à tel point, que les plus grossières étoient bien reçues, les plus basses encore mieux savourées[5]. Ce n'étoit que par là qu'on s'appro-

1. Avant *trouvoient*, il y a un premier *trou[voient]* biffé à la fin d'une ligne.

2. A rapprocher du texte de l'Addition : ci-après, p. 391.

3. Spanheim (*Relation*, édition Bourgeois, p. 74 ; voyez aussi, p. 93-95) reconnaît de même que le Roi avait « une passion démesurée et sans bornes pour la gloire ». Divers passages des *Œuvres de Louis XIV* montrent à cet égard ses sentiments intimes : « Un cœur bien élevé, dit-il (tome IV, p. 144), est difficile à contenter et ne peut être pleinement satisfait que par la gloire ; mais aussi cette sorte de plaisir le comble de bonheur, en lui faisant croire qu'il n'y avoit que lui capable d'entreprendre et digne de réussir. » Et p. 153 : « Quand on a ces deux objets (la gloire et la réputation) devant les yeux, on ne sent ni fatigues ni peines. » Dans un autre endroit, il écrivait : « L'ambition et la gloire sont toujours pardonnables à un prince et particulièrement à un prince jeune et aussi bien traité de la fortune que je l'étois. » Enfin, à la dernière page d'une version du premier livre de ses Mémoires (Bibliothèque nationale, ms. Fr. 10332, fol. 94), on lit : « La gloire n'est pas une maîtresse qu'on puisse jamais négliger, ni être digne de ses premières faveurs, si l'on n'en souhaite incessamment des nouvelles. » C'est la même idée qui se trouve développée dans cet autre passage (*Mémoires*, édition Dreyss, tome II, p. 396) : « La chaleur que l'on a pour la gloire n'est point une de ces foibles passions qui se ralentissent par la possession. Ses faveurs, qui ne s'obtiennent jamais qu'avec effort, ne donnent aussi jamais de dégoût, et quiconque se peut passer d'en souhaiter de nouvelles est indigne de toutes celles qu'il a reçues. » Il reconnaissait d'ailleurs (*ibidem*, p. 397) que « l'amour de la gloire a les mêmes délicatesses, et, si j'ose dire, les mêmes timidités que les plus tendres passions ».

4. Dès 1660, Mme de Motteville le comparait pour son allure et son habillement à « ces hommes que les poëtes ont divinisés » (*Mémoires*, tome IV, p. 225).

5. Saint-Simon a parlé déjà bien souvent du faible de Louis XIV

choit de lui, et ceux qu'il aima n'en furent redevables qu'à heureusement rencontrer[1], et à ne se jamais lasser en ce genre. C'est ce qui donna tant d'autorité à ses ministres, par les occasions continuelles qu'ils avoient de l'encenser, surtout de lui attribuer toutes choses, et de les avoir apprises de lui[2]. La souplesse, la bassesse, l'air

pour les louanges, notamment dans notre tome XII, p. 84. Dans le *Parallèle*, il appuiera sur ce défaut : « Il avaloit avec délectation les fadeurs les plus vomitives (p. 84) ; il ne fut jamais à l'épreuve des louanges les plus outrées, les plus fades, les plus journalières ; il s'épanouissoit à toutes (p. 108). » Spanheim, de son côté, écrivait (*Relation*, édition Bourgeois, p. 93-94) : « Il s'accoutuma insensiblement à prendre goût à ces éloges et à croire qu'ils n'étoient pas sans fondement. On s'attacha à le faire seul l'auteur et le mobile de tous les heureux succès de son règne, à les attribuer uniquement à ses conseils, à sa prudence, à sa valeur et à sa conduite, bien plus qu'à ses forces, à ses ministres, à ses généraux et aux conjonctures. On ne garda même point de mesures à s'écrier sur toutes ses paroles et sur toutes ses actions, et à ériger des monuments à sa gloire, qui l'élevoient non seulement au-dessus des héros de sa race ou de ceux des autres peuples, mais bien au-delà de la portée et des bornes de la condition mortelle. » Les exemples à citer de l'exagération où fut portée l'adulation pour Louis XIV seraient innombrables et mériteraient une étude spéciale qu'on pourrait appeler « l'idolâtrie » pour le grand roi, et nous y reviendrons ci-après, p. 51. Mme de Sévigné (*Lettres*, tome VII, p. 402) en mentionne par badinage un cas particulièrement curieux. Cependant il semble que, tout en aimant la flatterie, il s'en fatiguait parfois (*Mémoires de Primi Visconti*, p. 246). Lui-même mettait en garde son fils contre ces excès : « Je suis bien aise de vous avertir que c'est une chose fort délicate que la louange, qu'il est bien malaisé de ne s'en pas laisser éblouir, et qu'il faut beaucoup de lumière au rang que nous tenons pour savoir discerner au vrai ceux qui nous flattent de ceux qui nous admirent » (Dreyss, *Mémoires de Louis XIV*, tome II, p. 394, et la variante de la note 2). Et ailleurs (*Œuvres*, tome II, p. 435) : « Quand un roi se contente de s'entendre continuellement louer et qu'il n'a pas le cœur plus délicat que les oreilles, il est souvent tout seul satisfait de lui-même. » Voyez le dixième couplet de la chanson donnée à l'appendice II.

1. Colbert lui-même sacrifia à cette nécessité, et il s'en acquittait fort maladroitement (*Œuvres de Louis XIV*, tome III, p. 412 et 503).

2. Un passage de ses *Mémoires* (édition Dreyss, tome II, p. 436)

admirant, dépendant, rampant, plus que tout l'air de néant sinon par lui, étoient les uniques voies de lui plaire[1]. Pour peu qu'on s'en écartât, on n'y revenoit plus, et c'est ce qui acheva la ruine de Louvois. Ce poison ne fit que s'étendre. Il parvint jusqu'à un comble incroyable dans un prince qui n'étoit pas dépourvu d'esprit et qui avoit de l'expérience. Lui-même, sans avoir ni voix ni musique[2], chantoit dans ses particuliers les endroits les plus à sa louange des prologues des opéras[3]; on l'y voyoit bai-

montre que le Roi ne se croyait pas toujours flagorné par ses ministres quand ils admiraient ses décisions : « Je reconnus fort bien, non seulement aux discours de mes ministres, mais aussi à je ne sais quel air de vérité qui se distingue de la complaisance et de la flatterie,.... qu'ils étoient surpris de me voir, dans les affaires les plus délicates, sans m'attacher précisément à leurs avis et sans affecter aussi de m'en éloigner, prendre facilement mon parti, et presque toujours celui que les suites montroient avoir été le meilleur. »

1. Déjà dit à diverses reprises, notamment tomes VII, p. 159-160, et XVI, p. 381. Un peu plus tard, il écrivait dans le *Parallèle* (*Écrits inédits*, tome I, p. 332 : « Si on vouloit encore mieux réussir [auprès de lui, il falloit] lui persuader une frayeur, une admiration, un anéantissement devant lui, les plus prochains de l'adoration. » Voyez ci-après, p. 392.

2. Saint-Simon ici fait erreur. Louis XIV avait appris la musique de fort bonne heure ; il avait eu des maîtres pour le clavecin, le luth, la guitare (Bibliothèque nationale, ms. Fr. 22641, fol. 194 ; Archives nationales, registre O[1]7, fol. 163 v°) ; il avait l'oreille juste, chantait bien et avait beaucoup de goût pour la musique, témoin les nombreux ballets qu'il dansa et chanta dans sa jeunesse (notre tome XIII, appendice XVIII). S'il ne l'avait point aimée, comment expliquer la place énorme qu'elle tenait dans sa vie, puisque ses musiciens jouaient pendant sa messe à la chapelle et pendant ses repas, et qu'il n'y avait presque pas de jour où il n'assistât à quelque divertissement musical, soit dans ses appartements, soit chez Mme de Maintenon. Celle-ci disait que la musique était « le seul vrai plaisir du Roi » (Geffroy, *Madame de Maintenon d'après sa correspondance*, tome II, p. 189), et elle devait le savoir.

3. A propos de ces prologues d'opéras, Valincour écrivait dans une lettre publiée dans la *Revue d'histoire littéraire* de janvier 1904, p. 140 : « Le *Mercure galant*, les prologues d'opéra et les sottes inscriptions de M. Peletier aux portes de Paris faisoient plus d'ennemis

gné, et jusqu'à ses soupers publics au grand couvert, où il y avoit quelquefois des violons, il chantonnoit entre ses dents les mêmes louanges quand on jouoit les airs qui étoient faits dessus[1].

De là ce desir de gloire qui l'arrachoit par intervalles à l'amour[2]; de là cette facilité à Louvois de l'engager en de grandes guerres, tantôt pour culbuter Colbert, tantôt pour se maintenir ou s'accroître, et de lui persuader en même temps qu'il étoit plus grand capitaine qu'aucun de ses généraux, et pour les projets et pour les exécutions[3], en quoi les généraux l'aidoient eux-mêmes pour plaire au Roi. Je dis les Condé, les Turenne, et[4] à plus forte raison tous ceux qui leur ont succédé. Il s'appro-

au Roi que sa puissance. » Dans une Addition au *Journal de Dangeau*, tome III, p. 401, Saint-Simon avait déjà fait allusion à cet orgueil qui « se nourrissoit des prologues d'opéra et des peintures de la galerie de Versailles ».

1. Il a déjà été dit dans le tome VIII, p. 329, et note 6, que le Roi aimait à chanter ces prologues d'opéra faits à sa louange, et le présent passage n'est que la copie de la grande Addition à Dangeau, ci-après, p. 392. Mme de Maintenon confirme ce travers; mais elle y ajoute un correctif: « Il chante souvent ses propres louanges, sans penser que c'est les siennes, et seulement par goût pour ces chants » (*Lettres historiques et édifiantes*, tome II, p. 366; recueil Geffroy, tome II, p. 189). Madame écrivait que les ministres avaient donné ordre de ne rien imprimer qui ne contînt l'éloge du Roi, mais que celui-ci n'en savait rien, surtout depuis qu'il n'allait plus à l'Opéra (*Correspondance*, recueil Jæglé, tome I, p. 255-256). On a vu dans nos tomes XXIII, p. 121-122, et XXIV, p. 154, que l'abbé Servien fit d'un de ces prologues une parodie publique, qui faillit lui coûter cher.

2. « Le premier mouvement qui m'a fait croire que je pouvois réussir dans la guerre, a été la jalousie que je sentis, dès que j'eus quelque connoissance, pour ceux qui étoient les plus estimés, et sans doute les plus capables » (*Œuvres de Louis XIV*, tome IV, p. 145).

3. Dans certain endroit de ses *Œuvres* (tome II, p. 431), il parle de « cet heureux génie (à la guerre) qui ne m'a encore jamais manqué », et, en plus des autres mérites militaires qu'il se reconnaissait, il voulait avoir celui de la patience (*ibidem*, tome IV, p. 83-84). Voyez aussi Walckenaer, *Mémoires sur Mme de Sévigné*, tome VI, p. 42.

4. Après *et*, il y a *tous ceux*, biffé.

prioit tout avec une facilité et une complaisance admirable en lui-même, et se croyoit tel qu'ils le dépeignoient en lui parlant[1]. De là ce goût de revues[2], qu'il poussa si loin que ses ennemis l'appeloient le roi des revues[3], ce goût de siéges pour y montrer sa bravoure à bon marché[4],

1. Grimoard (*Œuvres de Louis XIV*, tome III, p. 7) a fait ressortir combien, dans les relations que Pellisson et ses autres secrétaires rédigèrent sous ses yeux ou sous sa dictée, il est peu parlé de Condé, de Turenne et des autres généraux; il semble donc juste de penser que le Roi a voulu absorber leur gloire dans la sienne. Comparez la *Relation de Spanheim*, édition Schefer, p. 353-354, et le septième couplet de la chanson de 1708 : ci-après, appendice II.

2. Pour la première partie de son règne, et à partir de 1657, les mentions de revues des troupes ou de la maison militaire insérées dans la *Gazette* sont innombrables, et, dans ses *Mémoires* (édition Dreyss, tomes I, p. 237 et suivantes, et II, p. 127), le Roi a pris soin de montrer quelle importance il y attachait; pour la dernière période, depuis 1684 jusqu'à sa mort, le *Journal de Dangeau* et les *Mémoires de Sourches* fournissent les mêmes renseignements avec une abondance égale. Quant à la minutie qu'il y apportait, voyant tout par lui-même, se montrant plus sévère qu'aucun commissaire, cassant les capitaines dont les compagnies étaient mal tenues, etc., il suffira de citer ce qu'en ont dit Primi Visconti (*Mémoires*, p. 257) et Dangeau (tomes III, p. 428-429, 431, 436, IV, p. 463, V, p. 402, etc.) pour se dispenser d'en relever d'autres exemples.

3. Les étrangers le nommaient le « cadet de la revue », selon le *Journal d'Olivier d'Ormesson*, tome II, p. 453, et, en 1666, parurent deux pamphlets intitulés *Louis XIV donnera les grandes marionnettes dans la plaine de Moret*, et *Parallèle des siéges de la Rochelle et de Moret faits par les rois Louis XIII et Louis XIV*, dont l'un fut affiché et l'autre distribué dans les maisons (Clément, *Lettres de Colbert*, tome II, p. CCXXIV).

4. Notre auteur a déjà accusé incidemment le Roi (notre tome XI, p. 220) d'avoir inauguré l'usage, pour les « premières têtes de l'État », de fuir les hasards des batailles et de se borner à des siéges et à des campements. Bien que le général de Grimoard (*Œuvres de Louis XIV*, tome III, p. 5-13) et Ad. Chéruel (*Saint-Simon considéré comme historien*, p. 357-371) aient étudié précédemment cette question de la bravoure de Louis XIV et de sa préférence pour les siéges, il n'est pas inutile d'y revenir. Il est certain que le Roi n'assista jamais à une bataille et qu'il manqua deux fois, par la faute de ses conseillers (ci-dessus, p. 12-15 et 20-23), l'occasion d'une victoire assurée; par

s'y faire retenir à force, étaler sa capacité, sa prévoyance,

contre, il se trouva à un grand nombre de sièges, dont vingt dirigés sous lui par Vauban (*Histoire généalogique*, tome VII, p. 653); mais, comme le fait remarquer Grimoard, les hasards ne sont pas moins grands dans la tranchée qu'au combat. En outre, suivant notre habitude, examinons les témoignages qui confirment celui de Saint-Simon et ceux qui le contredisent. Les premiers sont peu nombreux : nous ne connaissons guère que la Fare, en deux endroits assez vagues de ses *Mémoires* (édition Michaud et Poujoulat, p. 272 et 299), et nous avons déjà eu occasion de remarquer que notre auteur a fréquemment reproduit ses dires. Il y a aussi le comte de Guiche (*Mémoires du jeune Brienne*, tome II, p. 324-325) ; mais on sait combien, à cause de Madame Henriette, il détestait le Roi, et jusqu'à quel point il poussait à son égard l'insolence et l'esprit de dénigrement. De l'autre côté, si l'on rejette comme suspects les éloges que la *Gazette* fait de la bravoure du monarque aux sièges de Stenay (1654, p. 717-719), de Montmédy (1657, p. 706-708), de Tournay (1667, p. 629-630), et autres, il est difficile de ne pas ajouter foi au témoignage de Pellisson, qui cite nombre d'exemples où Louis XIV s'exposa au feu, non seulement avec courage, mais avec témérité (*Lettres historiques*, tome I, p. 97, 164, 174, 304; II, p. 328-329 et 391; III, p. 15 et 321), à ceux du jeune Brienne (*Mémoires*, tome II, p. 308), de Bussy-Rabutin pour le siège de Bergues (*Mémoires*, tome II, p. 71), de l'abbé de Choisy pour celui de Lille (*Mémoires*, tome I, p. 10-12). Bien plus tard, en 1691, au siège de Mons, alors que le Roi a cinquante-trois ans, les bulletins journaliers reproduits par Dangeau (tome III, p. 304 et suivantes) et les lettres du Dauphin et du duc du Maine à Mme de Maintenon (*Correspondance générale*, tome III, p. 283 et suivantes) le montrent se faisant couvrir de terre par les boulets, ayant dans son entourage des gens tués et blessés par le canon et le mousquet, si bien que le duc du Maine peut écrire à sa « mie » (p. 286) que le Roi « s'expose comme feroit un jeune fou qui auroit sa réputation à établir et à montrer qu'il n'a pas peur ». L'année suivante, au siège de Namur, c'est la même témérité (*Mémoires de Catinat*, tome II, p. 85-86; *Mémoires de Sourches*, tome IV, p. 63 et 81). La question semble donc tranchée, et il importe peu de savoir si c'est l'amour de la gloire qui fut le mobile de sa bravoure, comme l'a pensé Sainte-Beuve (*Causeries du lundi*, tome V, p. 331); il est plus intéressant de connaître le sentiment du Roi lui-même à cet égard. Dans ses *Œuvres*, il a traité ce sujet à diverses reprises : par avance, il s'est justifié d'avoir aimé les sièges (tome IV, p. 145) : « Je sentois quelque plaisir de me voir nécessité.... d'assiéger des places que les plus grands capitaines de

sa vigilance[1], ses fatigues, auxquelles son corps robuste et admirablement conformé[2] étoit merveilleusement propre, sans souffrir de la faim, de la soif, du froid, du chaud, de la pluie, ni d'aucun mauvais temps[3]. Il étoit

notre siècle n'avoient osé regarder ou devant lesquelles ils avoient été malheureux. » Ailleurs (tome V, p. 417-418), il dit son desir d'égaler en courage son grand-père Henri IV ; ailleurs encore (tome IV, p. 318), il s'étonne que le prince d'Orange ait interrompu son repas parce qu'un coup de canon avait emporté un garde derrière lui. Enfin il faut y lire (tome II, p. 421-436) cette curieuse conversation tenue par lui à un confident pendant le siège de Lille, qui se termine par ces mots bien caractéristiques : « [Jusqu'à présent], je me suis contenté d'aller à la tranchée pour faire voir que je ne craignois pas plus les coups de mousquet qu'un autre homme ; mais ici, où toutes les apparences sont que l'on verra quelque belle action,.... j'ai cru que je devois faire voir en plein jour quelque chose de plus qu'une vaillance enterrée. » On peut donc laisser Henri Martin se moquer du vers de Boileau, montrant, au passage du Rhin, Louis XIV se plaindre « de sa grandeur qui l'attache au rivage » ; un contemporain (*Mémoires de Primi Visconti*, p. 37) en avait confirmé l'exactitude lorsqu'il rapportait ce propos du grand Roi disant qu'il aurait volontiers donné dix millions pour avoir passé lui-même le Rhin à la nage. Les pamphlétaires néanmoins ne se gênaient pas pour mettre en doute sa bravoure, si l'on en juge par le cinquième couplet de la chanson de 1705 : ci-après, appendice II.

1. « Tous les détails d'un siège, des vivres, des troupes, une vigilance, une attention à tout, une activité à faire tous les jours des promenades utiles, c'étoient des parties que le Roi possédoit parfaitement » (*Parallèle des trois rois Bourbons*, p. 56). Voyez aussi sur sa minutie dans les marches d'armée et sur ses connaissances topographiques les *Lettres historiques* de Pellisson, tome I, p. 64-65 et 78, et, sur les soins personnels qu'il prenoit des troupes, ses propres *Mémoires*, tome II, p. 110-112, 167 et 305. On trouve dans ses *Œuvres* (tome IV, p. 51 et suivantes) un mémoire écrit par lui-même sur la manière de camper.

2. Avant *conformé*, Saint-Simon a biffé *composé*, surchargé en *conformé*.

3. Pellisson (*Lettres historiques*, tomes I, p. 279, II, p. 257 et 333-334, III, p. 117) ne se lasse pas de répéter que le Roi est infatigable en voyage et à l'armée, qu'il supporte tout, qu'il n'est jamais las. En campagne, il n'hésite pas à dormir sur des manteaux (*Gazette* de 1655, p. 929), quoiqu'il n'ait que dix-sept ans. Spanheim (*Rela-*

sensible aussi à entendre admirer, le long des camps, son grand air et sa grande mine, son adresse à cheval et tous ses travaux[1]. C'étoit de ses campagnes et de ses troupes qu'il entretenoit le plus ses maîtresses, quelquefois ses courtisans[2]. Il parloit bien, en bons termes, avec justesse[3]; il faisoit un conte mieux qu'homme du monde,

tion, édition Bourgeois, p. 61) parle de sa constitution robuste, Primi Visconti (*Mémoires*, p. 35) de sa belle santé, et sur ce point Spanheim insiste à diverses reprises (p. 64, 65 et 70). Dangeau, plus que tout autre, proclame qu'il ne craint ni le froid, ni le chaud, ni le mauvais temps (*Journal*, notamment, tomes XI, p. 448, et XII, p. 304); voyez ci-après, p. 350-351. Outre le *Journal de la santé du Roi*, de 1647 à 1711, rédigé par ses premiers médecins et publié en 1862 par J.-A. Le Roi, on peut consulter sur ce sujet un travail de Daremberg, dans *Histoire et doctrine* (1865), et *Le Monde médical parisien au temps de Louis XIV* par le docteur Le Maguet, p. 192-197. Fagon, dans le *Journal de la santé* (p. 208-211) a donné son sentiment sur le tempérament robuste du Roi; il note cependant « sa peau blanche au-delà de celle des femmes les plus délicates, mêlée d'un incarnat merveilleux ».

1. Au dire de Pellisson (*Lettres historiques*, tome III, p. 58), il haranguait et encourageait volontiers les soldats. L'*État de la France* de 1698 (tome I, p. 545) donne des renseignements sur l'équipement guerrier de Louis XIV : « A l'armée, les armes du Roi sont toujours portées à la suite de S. M., soit sur un chariot, soit sur un cheval de bât, et, s'il y avoit apparence de bataille ou de combat, le doyen des pages de la grande écurie mettroit sur lui les armes du Roi, afin d'être tout prêt à les lui donner dans le moment. Ces armes consistent en un casque, une cuirasse et des tassettes ou demi-brassards », et le cheval qu'on lui tient préparé est harnaché d'une selle d'armes garnie de lames d'acier.

2. Cependant, d'après Spanheim (*Relation*, édition Bourgeois, p. 550-551), il n'aimait pas naturellement la guerre, et de fait, les concessions qu'il fit aux Hollandais en 1704 (notre tome VIII, p. 52-54) montrent bien que, à ce moment au moins, il ne la désirait pas : voir aussi notre tome VII, p. 348, note 1. Néanmoins, dans ses dernières paroles au Dauphin (notre tome XXVII, p. 275), il avoua avoir eu trop de goût pour elle.

3. Comparez *Spanheim* (édition Bourgeois, p. 68), Mlle de Montpensier (*Mémoires*, tome III, p. 352), *Sourches* (tome V, p. 362). Mme de Caylus (*Mémoires*, édition Michaud et Poujoulat, p. 490) est encore plus formelle : « Le Roi, dit-elle, parloit parfaitement bien ; il

et aussi bien un récit[1]. Ses discours les plus communs n'étoient jamais dépourvus d'une naturelle et sensible majesté[2].

Goût de Louis XIV

Son[3] esprit, naturellement porté au petit, se plut en toutes sortes de détails[4]. Il[5] entra sans cesse dans les der-

pensoit juste, s'exprimoit noblement, et ses réponses les moins préparées renfermoient en peu de mots tout ce qu'il y avoit de mieux à dire selon les temps, les choses et les personnes. » Mme de Maintenon (recueil Geffroy, tome II, p. 273) le reconnaît « délicat en style », et Dangeau (tome II, p. 221) le qualifie d' « éloquent » ; mais l'abbé de Choisy exagère en courtisan quand il avance que Louis XIV était « véritablement roi de la langue » et pouvait « servir de modèle à l'éloquence françoise » (*Mémoires*, édition Lescure, tome I, p. 22). Cependant la *Correspondance de Boileau et Brossette* (p. 231-232) nous le montre disputant sur la langue avec le satirique, et Madame (recueil Brunet, tome I, p. 423) nous a conservé ce détail curieux, que le Roi prononçait très nettement, tandis que tous ses enfants grasseyaient. Bossuet n'a donc été que scrupuleusement exact lorsqu'il disait du Roi dans l'*Oraison funèbre de Marie-Thérèse :* « La noblesse de ses expressions vient de celle de ses sentiments, et ses paroles précises sont l'image de la justesse qui règne dans ses pensées. »

1. Ceci est confirmé par Dangeau (tome XI, p. 377) et par les *Lettres historiques et galantes de Mme Dunoyer*, édition 1720, lettre xxxii, tome I, p. 325-327. Des bons mots dits par le Roi nous ont été conservés par l'abbé de Choisy (*Mémoires*, tome I, p. 22-26 et 219), par Racine (*Œuvres*, édition des Grands Écrivains, tome V, p. 123-125), par le président Bouhier (*Souvenirs*, p. 52 et suivantes) ; voyez aussi le mot par lequel il peignit le caractère de son neveu le duc d'Orléans et qui faisait extasier Saint-Simon (notre tome XXV, p. 156).

2. Il va répéter cela plus loin, p. 150. Mlle d'Aumale disait : « La même dignité se faisoit sentir jusque dans tous ses propos, dans lesquels il employoit toujours le style le plus correct et le plus exact » (*Souvenirs sur Mme de Maintenon*, tome II, p. 351).

3. Comparez la rédaction identique de l'Addition, ci-après, p. 392.

4. Déjà dit bien des fois, et en dernier lieu dans nos tomes XXV, p. 3, et XXVII, p. 131-132. On prétendit que Fénelon avait voulu viser le Roi lorsque, dans le livre xxii du *Télémaque*, il blâme Idoménée de s'appliquer trop au détail. Le duc d'Aumale (*Histoire des princes de Condé*, tome IV, p. 3) a noté aussi ce défaut chez Louis XIII.

5. Avant *il*, Saint-Simon a biffé *il croyoit toujours apprendre quelque chose*, qui va se retrouver un peu plus loin.

niers sur les troupes : habillements, armements, évolutions, exercices, discipline, en un mot, toutes sortes de bas détails[1]. Il ne s'en occupoit pas moins sur ses bâtiments, sa maison civile, ses extraordinaires de bouche[2] ; il croyoit toujours apprendre quelque chose à ceux qui en ces genres-là en savoient le plus, qui de leur part recevoient en novices des leçons qu'ils savoient par cœur il y avoit longtemps. Ces pertes de temps, qui paroissoient au Roi avec tout le mérite d'une application continuelle, étoient le triomphe de ses ministres, qui, avec un peu d'art et d'expérience à le tourner, faisoient venir comme de lui ce qu'ils vouloient eux-mêmes et qui conduisoient le grand selon leurs vues et trop souvent selon leur intérêt, tandis qu'ils s'applaudissoient de le voir se noyer dans ces détails[3]. La vanité et l'orgueil, qui vont toujours croissant, qu'on nourrissoit et qu'on augmentoit en lui sans cesse, sans même qu'il s'en aperçût, et jusque dans les chaires par les prédicateurs en sa pré-

pour les détails. Avantages de ses ministres, qui abattent tout sous eux et, lui persuadant que leur puissance et leur grandeur n'est que la sienne, se font plus que seigneurs et tout-puissants.

1. Walckenaer, *Mémoires sur Madame de Sévigné*, tome III, p. 85-87, reconnaît qu'il était parfaitement instruit des détails de l'administration de la guerre, mais qu'il n'avait rien d'un grand général : « S'il n'étoit pas né roi, il auroit pu être un Colbert ou un Louvois ; mais il n'eût jamais pu être un Turenne ni un Condé. »

2. Spanheim (*Relation*, édition Schefer, p. 149-151) vante l'ordre et l'économie de ses dépenses de cour. Deux registres de la comptabilité de la bouche pour 1682 et 1688 sont conservés à la Bibliothèque de Rouen, mss. nos 1164 et 1858.

3. « Vous avez cru gouverner, lui écrivait Fénelon (*Correspondance*, tome II, p. 334), parce que vous avez réglé les limites entre ceux qui gouvernoient. Ils ont bien montré au public leur puissance, et on ne l'a que trop sentie; ils ont été durs, hautains, injustes, violents, de mauvaise foi. Ils n'ont connu d'autre règle, ni pour l'administration du dedans de l'État, ni pour les négociations étrangères, que de menacer, que d'écraser, que d'anéantir tout ce qui leur résistoit. Ils ne vous ont parlé que pour écarter de vous tout mérite qui pouvoit leur faire ombrage. Ils vous ont accoutumé à recevoir sans cesse des louanges outrées qui vont jusqu'à l'idolatrie, et que vous auriez dû pour votre honneur rejeter avec indignation. On a rendu votre nom odieux, et toute la nation françoise insupportable à tous nos voisins. »

sence[1], devinrent la base de l'exaltation de ses ministres par dessus toute autre grandeur. Il se persuadoit par leur adresse que la leur n'étoit que la sienne, qui, au comble en lui, ne se pouvoit plus mesurer, tandis qu'en eux elle l'augmentoit d'une manière sensible, puisqu'ils n'étoient rien par eux-mêmes, et utile en rendant plus respectables les organes de ses commandements qui les faisoient mieux obéir. De là les secrétaires d'État et les ministres[2] successivement à quitter le manteau, puis le rabat, après l'habit noir, ensuite l'uni, le simple, le modeste, enfin à s'habiller comme les gens de qualité[3]; de là à en prendre les manières, puis les avantages, et par échelons admis à manger avec le Roi, et leurs femmes, d'abord sous des prétextes personnels, comme Mme Colbert longtemps avant Mme de Louvois, enfin, des années après elle, toutes, à titre de droit des places de leurs maris, manger et entrer dans les carrosses, et n'être en rien différentes des femmes de la première qualité[4].

[*Add. St-S. 1243*] De[5] ce degré, Louvois, sous divers prétextes, ôta les honneurs civils et militaires dans les places et dans les provinces à ceux à qui on ne les avoit jamais disputés, et à cesser[6] d'écrire *Monseigneur* aux mêmes, comme il avoit toujours été pratiqué. Le hasard m'en a conservé trois[7] de M. Colbert, lors contrôleur général, ministre

1. On pourrait citer de nombreux compliments de prédicateurs, adressés au Roi lors des stations de l'Avent et du carême, qui ne sont que des flatteries fades et hyperboliques de bas courtisans.

2. Les premières lettres de *Ministres* surchargent *au[tres]*.

3. Comparer ce qu'il a déjà dit à ce sujet dans notre tome XI, p. 347.

4. Il y avait cependant quelques mesures d'étiquette à observer par les femmes des ministres, témoin l'aventure arrivée à Mme de Torcy (notre tome XV, p. 244-251).

5. Comparez la rédaction identique de la grande Addition à Dangeau : ci-après, p. 393. Le même sujet avait déjà fait l'objet d'une autre Addition de l'année 1707, que nous indiquons ci-contre.

6. Et en vint à cesser. — 7. Trois lettres.

d'État et secrétaire d'État, à mon père à Blaye, dont la suscription et le dedans le traitent de *Monseigneur,* et que Mgr le duc de Bourgogne, à qui je les montrai, vit avec grand plaisir[1]. M. de Turenne, dans l'éclat où il étoit alors, sauva le rang de prince de l'écriture, c'est-à-dire sa maison, qui l'avoit eu par le cardinal Mazarin, et conséquemment les maisons de Lorraine et de Savoie ; car les Rohans ne l'ont jamais pu obtenir, et c'est peut-être la seule chose où ait échoué la beauté de Mme de Soubise. Ils ont été plus heureux depuis. M. de Turenne sauva aussi les maréchaux de France pour les honneurs militaires ; ainsi pour sa personne il conserva les deux. Incontinent après, Louvois s'attribua ce qu'il venoit d'ôter à bien plus grands que lui, et le communiqua aux autres secrétaires d'État. Il usurpa les honneurs militaires, que ni les troupes, ni qui que ce soit, n'osa refuser à sa puissance d'élever et de perdre qui bon lui sembloit, et il prétendit que tout ce qui n'étoit point duc ni officier de la couronne, ou ce qui n'avoit point le rang de prince étranger ni de tabouret de grâce, lui écrivît *Monseigneur,* et lui leur répondre dans la souscription : *très humble et très affectionné serviteur,* tandis que le dernier maître des requêtes ou conseiller au Parlement lui écrivoit *Monsieur*, sans qu'il ait jamais prétendu changer cet usage[2]. Ce fut d'abord un grand bruit : les gens de la première qualité, les chevaliers de l'Ordre, les gouverneurs et les lieutenants généraux des provinces, et, à leur suite, les gens de moindre qualité et les lieutenants généraux des armées, se trouvèrent infiniment offensés d'une nouveauté si surprenante et si étrange. Les ministres avoient su persuader au Roi l'abaissement de tout ce qui étoit élevé, et que leur refuser ce traitement, c'étoit mépriser son auto-

1. Ceci a déjà été raconté dans nos tomes VI, p. 126-128, et XXII, p. 15-16.

2. Voyez notre tome VI, p. 128-131, où Saint-Simon a déjà exposé tout ce qui précède.

rité et son service, dont ils étoient les organes, parce que d'ailleurs, et par eux-mêmes, ils n'étoient rien. Le Roi, séduit par ce reflet prétendu de grandeur sur lui-même, s'expliqua si durement à cet égard, qu'il ne fut plus question que de ployer sous ce nouveau style[1], ou de quitter le service, et tomber en même temps, ceux qui quittoient, et ceux qui ne servoient pas même, dans la disgrâce marquée du Roi, et sous la persécution des ministres, dont les occasions se rencontroient à tous moments. Plusieurs gens distingués qui ne servoient point, et plusieurs gens de guerre du premier mérite et des premiers grades, aimèrent mieux renoncer à tout et perdre leur fortune, et la perdirent en effet, et la plupart pis encore, et, dans la suite assez prompte, peu à peu personne ne fit plus aucune difficulté là-dessus. De là l'autorité personnelle et particulière des ministres montée au comble, jusqu'en ce qui ne regardoit ni les ordres ni le service du Roi, sous l'ombre que c'étoit la sienne[2] ; de là ce degré de puissance qu'ils usurpèrent ; de là leurs richesses immenses, et les alliances qu'ils firent tous à leur choix[3].

Quelque ennemis qu'ils fussent les uns les autres, l'intérêt commun les ralliait chaudement sur ces matières, et cette splendeur usurpée sur tout le reste de l'État dura

1. On a vu en 1699 (tome VI, p. 124-125) Torcy refuser le *Monseigneur* au prince de Monaco.

2. « Ce que le Roi peut le moins souffrir, c'est qu'on attaque ses ministres ; il punit cela aussi sévèrement que si on l'avait attaqué lui-même » (*Correspondance de Madame*, recueil Jæglé, tome II, p. 130).

3. Qu'il suffise de rappeler que Louvois épousa une Souvré, Barbezieux une Crussol et une Alègre, Seignelay une Alègre, puis une Matignon, Jérôme de Pontchartrain une La Rochefoucauld, La Vrillière une Mailly, le fils de Chamillart une Mortemart. Les filles sont encore mieux partagées : celles de Colbert deviennent duchesses de Beauvillier, de Chevreuse et de Mortemart, celles de Louvois duchesses de la Rocheguyon et de Villeroy, Mlle Foucquet duchesse de Béthune, Mlles de Châteauneuf et le Tellier duchesses de la Feuillade et d'Aumont ; les filles de Barbezieux sont les duchesses d'Olonne, d'Harcourt et d'Albret, et Mlles Chamillart les duchesses de Lorge et de la Feuillade.

autant que dura le règne de Louis XIV. Il en tiroit vanité ; il n'en étoit pas moins jaloux qu'eux ; il ne vouloit de grandeur que par émanation de la sienne. Toute autre lui étoit devenue odieuse. Il avoit sur cela des contrariétés[1] qui ne se comprenoient pas, comme si les dignités, les charges, les emplois avec leurs fonctions, leurs distinctions, leurs prérogatives n'émanoient pas de lui comme les places de ministre et les charges de secrétaire d'État qu'il comptoit seules de lui, lesquels pour cela il portoit au faîte, et abattoit tout le reste sous leurs pieds[2].

Raison secrète de la préférence des gens de rien pour le ministère.

Une[3] autre vanité personnelle l'entraîna encore dans cette conduite. Il sentoit bien qu'il pouvoit accabler un seigneur sous le poids de sa disgrâce, mais non pas l'anéantir, ni les siens, au lieu qu'en précipitant un secrétaire d'État de sa place, ou un autre ministre de la même espèce, il le replongeoit lui et tous les siens dans la profondeur du néant d'où cette place l'avoit tiré, sans que les richesses qui lui pourroient rester le pussent relever de ce non-être[4]. C'est là ce qui le faisoit se complaire à faire

1. Au sens de contradiction, comme dans notre tome XXI, p. 19.

2. Saint-Simon a déjà parlé bien des fois de la faiblesse du Roi pour ses ministres et de sa préférence exclusive pour les roturiers (nos tomes X, p. 352, XI, p. 367, XV, p. 224 et 285-286, XVII, p. 155, 426 et 468 ; *Parallèle des trois rois Bourbons*, p. 111-112 et 232 ; comparer les *Mémoires de l'abbé Le Gendre*, p. 134-135, et Allaire, *La Bruyère dans la maison de Condé*, tome II, p. 441-461). Louis XIV lui-même a pris la peine de spécifier dans ses *Mémoires* (édition Dreyss, tome II, p. 391-392) les raisons qui le guidaient, et ses aveux corroborent assez bien les dires de notre auteur : « Pour vous découvrir toute ma pensée, dit-il à son fils, je crus qu'il n'étoit pas de mon intérêt de chercher des hommes d'une qualité plus éminente, parce qu'ayant besoin sur toutes choses d'établir ma propre réputation, il étoit important que le public connût, par le rang de ceux dont je me servois, que je n'étois pas en dessein de partager avec eux mon autorité, et qu'eux-mêmes, sachant ce qu'ils étoient, ne connussent pas de plus hautes espérances que celles que je leur voudrois donner. »

3. Voir l'Addition à Dangeau : ci-après, p. 394.

4. Dans sa lettre anonyme au Roi (*Écrits inédits*, tome IV, p. 42),

régner ses ministres sur les plus élevés de ses sujets, sur les princes de son sang en autorité comme sur les autres, et sur tout ce qui n'avoit ni rang ni office de la couronne, en grandeur comme en autorité au-dessus d'eux[1]. C'est aussi ce qui éloigna toujours du ministère tout homme qui pouvoit y ajouter du sien ce que le Roi ne pouvoit ni détruire ni lui conserver, ce qui lui auroit rendu un ministre de cette sorte en quelque façon redoutable et continuellement à charge, dont l'exemple du duc de Beauvillier fut l'exception unique dans tout le cours de son règne, comme il a été remarqué en parlant de ce duc, le seul homme noble qui ait été admis dans son conseil depuis la mort du cardinal Mazarin jusqu'à la sienne, c'est-à-dire pendant cinquante-quatre ans; car, outre ce qu'il y auroit à dire sur le maréchal de Villeroy, le peu de mois qu'il y a été depuis la mort du duc de Beau-

Saint-Simon écrivait encore : « Votre Majesté, choquée peut-être du grand nom que s'étoient acquis dans le monde les anciens ministres, n'a pas été insensible à leur donner des successeurs dont la médiocrité reconnue ou par leur génie, ou par leur nouveauté, ou par leur extrême jeunesse, ne pût partager avec elle la gloire du gouvernement. »

1. Fénelon ne parle pas avec moins d'énergie et d'indignation de l'élévation des ministres et de l'écrasement de toute la nation sous leur joug : « Depuis environ trente ans, vos principaux ministres ont ébranlé et renversé toutes les anciennes maximes de l'État pour faire monter jusqu'au comble votre autorité, qui étoit devenue la leur parce qu'elle étoit dans leurs mains. On n'a plus parlé de l'État ni des règles ; on n'a parlé que du Roi et de son bon plaisir. On a poussé vos revenus et vos dépenses à l'infini. On vous a élevé jusqu'au ciel, pour avoir effacé, disait-on, la grandeur de tous vos prédécesseurs ensemble, c'est-à-dire pour avoir appauvri la France entière, afin d'introduire à la cour un luxe monstrueux et incurable. Ils ont voulu vous élever sur les ruines de toutes les conditions de l'État : comme si vous pouviez être grand en ruinant tous vos sujets sur qui votre grandeur est fondée. Il est vrai que vous avez été jaloux de l'autorité, peut-être même trop dans les choses extérieures ; mais, pour le fond, chaque ministre a été le maître dans l'étendue de son administration » (Lettre anonyme au Roi, *Correspondance*, tome II, p. 334).

villier jusqu'à celle du Roi ne peut pas être compté, et son père n'a jamais entré dans le conseil d'État[1].

Nul vrai accès à Louis XIV enfermé par ses ministres.

De là encore la jalousie si précautionnée des ministres, qui rendit le Roi si difficile à écouter tout autre qu'eux, tandis qu'il s'applaudissoit d'un accès facile, et qu'il croyoit qu'il y alloit de sa grandeur, de la vénération et de la crainte dont il se complaisoit d'accabler les plus grands, de se laisser approcher autrement qu'en passant. Ainsi le grand seigneur comme le plus subalterne de tous états parloit librement au Roi en allant ou revenant de la messe, en passant d'un appartement à un autre, ou allant monter en carrosse ; les plus distingués, même quelques autres, à la porte de son cabinet, mais sans oser l'y suivre[2]. C'est à quoi se bornoit la facilité de son accès. Ainsi on ne pouvoit s'expliquer qu'en deux mots, d'une manière fort incommode, et toujours entendu de plusieurs qui environnoient le Roi, ou, si on étoit plus connu de lui, dans sa perruque, ce qui n'étoit guères plus avantageux. La réponse sûre étoit un « je verrai », utile à la vérité pour s'en donner le temps, mais souvent bien peu satisfaisante[3], moyennant quoi tout passoit nécessai-

1. Tout cela a été déjà remarqué par notre auteur, à l'occasion de la mort du duc de Beauvillier : tome XXV, p. 51.

2. Saint-Simon reviendra encore ci-après, p. 350, sur cet usage de parler au Roi, tandis qu'il allait d'un endroit à un autre, ou sur la porte de son cabinet. Molière disait dans son *Remerciement au Roi* :

Dès que vous ouvrirez la bouche
Pour lui parler de grâce et de bienfait :
Il comprendra d'abord ce que vous voudrez dire
Et, se mettant doucement à sourire,
D'un air qui sur les cœurs fait un charmant effet,
Il passera comme un trait,
Et cela doit vous suffire ;
Voilà votre compliment fait.

3. Tous les contemporains ont mentionné que c'était la réponse habituelle de Louis XIV : *Lettres de Mme de Sévigné*, tomes VII, p. 211, et VIII, p. 69 ; *Mémoires de l'abbé de Choisy*, tome II, p. 169 ; *Correspondance de Bussy-Rabutin*, tome V, p. 72 ; *Mémoires de*

rement par les ministres, sans qu'il pût y avoir jamais d'éclaircissement, ce qui les rendoit les maîtres de tout, et le Roi le vouloit bien, ou ne s'en apercevoit pas. D'audiences[1] à en espérer dans son cabinet, rien n'étoit plus rare, même pour les affaires du Roi dont on avoit été chargé. Jamais, par exemple, à ceux qu'on envoyoit ou qui revenoient d'emplois étrangers[2], jamais à pas un officier général, si on en excepte certains cas très singuliers[3],

Primi Visconti, p. 33 ; Chéruel, *Mémoires sur Foucquet*, tome II, p. 504 ; Gallois, *Lettres inédites des Feuquières*, tome III, p. 174 ; *Mémoires de Sourches*, tomes IV, p. 116, et VIII, p. 405 et note ; *Mémoires de Luynes*, tomes X, p. 162, et XIV, p. 363 ; etc. Cependant il disait quelquefois : « Il faudra voir » (*Mémoires de Bussy-Rabutin*, tome II, p. 143). Charles II d'Espagne disait aussi : « Veremos » (*Relation de Mme d'Aulnoy*, p. 208 et 286). Madame (*Correspondance*, recueil Jæglé, tome I, p. 169) rapporte l'anecdote suivante : « A propos de ce « je verrai », il faut que je vous raconte ce que fit un Gascon, il y a quelques mois. C'était un officier réformé, qui, dans la dernière guerre, avait bien fait son devoir et de plus avait perdu un bras. Il vint prier le Roi de lui accorder une pension. A son ordinaire, le Roi lui répondit : « Je verrai ». L'officier lui dit : « Mais, Sire, si j'avais dit à mon général « Je verrai », lorsqu'il m'a « envoyé à l'occasion où j'ai perdu mon bras, je l'aurais encore et ne « vous demanderais rien. » Cela a tellement touché le Roi, qu'incontinent il lui a accordé une pension. »

1. Comparez ci-après, p. 395, l'Addition au *Journal de Dangeau*.

2. Il y a exagération de la part de Saint-Simon. Le Roi, évidemment, ne recevait pas tous les ambassadeurs ou ministres envoyés à l'étranger ou en revenant ; mais il leur donnait audience lorsque les affaires traitées en valaient la peine. C'est ainsi qu'il entend le rapport de M. d'Harcourt revenant de Madrid en 1700 (*Dangeau*, tome VII, p. 321, 390, 396, et 398), qu'il reçoit Bonrepaus à son retour de Hollande (*ibidem*, p. 225), le cardinal de Janson à la suite de sa mission à Rome en 1706 (*ibidem*, tome XI, p. 158), le maréchal d'Huxelles à l'occasion des négociations de Gertruydenberg et d'Utrecht (*ibidem*, tomes XIII, p. 95 et 108, et XIV, p. 54 et 453). Par contre, il se contente de recevoir au passage le salut de Villars revenant de Vienne en 1701-1702 (*ibidem*, tome VIII, p. 174 et 293) ; mais le même Villars obtient une audience à la suite du congrès de Rastadt en mars 1714 (*ibidem*, tome XV, p. 106). On pourrait multiplier ces exemples.

3. Citons notamment l'audience accordée au comte du Bourg reve-

et encore, mais très rarement, quelqu'un de ceux qui étoient chargés de ces détails de troupes où le Roi se plaisoit tant[1] ; de courtes aux généraux d'armées qui partoient, et en présence du secrétaire d'État de la guerre, de plus courtes à leur retour, quelquefois ni en partant, ni en revenant[2]. Jamais de lettres d'eux qui allassent directement au Roi sans passer auparavant par le ministre[3], si on en excepte quelques occasions infiniment rares et momentanées, et le seul M. de Turenne sur la fin, qui, ouvertement brouillé avec Louvois, et brillant de gloire

nant d'inspecter la cavalerie en Allemagne en 1695 (*Dangeau,* tome V, p. 164) ou aux officiers apportant la nouvelle d'une victoire ; mais le cas était certainement rare.

1. Par exemple le major des gardes du corps, ou celui des gardes françaises, les directeurs de la cavalerie ou de l'infanterie, le lieutenant-colonel du régiment du Roi (nos tomes XII, p. 61, XV, p. 447, XVIII, p. 205 et 209).

2. Saint-Simon généralise trop ; ces audiences aux généraux d'armée étaient proportionnées à l'importance de leur commandement et des événements projetés et accomplis. Nous avons relevé dans le *Journal de Dangeau* ce qu'il en advint pour Villars pendant la guerre de la succession d'Espagne ; ce sera un exemple intéressant. Le 4 janvier 1703, avant de partir pour commander l'armée d'Allemagne, travail de deux heures chez le roi avec Chamillart (tome IX, p. 83) ; au retour « assez longue » audience (p. 370). En 1705, audience au départ et au retour (tome X, p. 248 et 499) ; en février 1707, quatre audiences en moins de trois semaines (tome XI, p. 303 et 309), une au retour (tome XII, p. 16). Avant la campagne de 1708, audience de plus d'une heure (p. 34) ; en mai 1709, plusieurs conseils avec lui (p. 412-413). Les années suivantes, audiences et travail avec le Roi les 3 mars, 1er avril et 8 novembre 1711 (ce dernier jour longue audience secrète seul chez Mme de Maintenon), 2 mars, 1er avril et 10 novembre 1712 (*ibidem,* tomes XIII, p. 356 et 371, et XIV, p. 22, 108, 118 et 262). Une enquête semblable sur les autres généraux d'armée donnerait des résultats analogues. Il y aurait d'ailleurs une distinction à faire entre la première partie du règne et les dernières années ; ce que dit notre auteur s'applique surtout à la période de 1700 à 1715.

3. Dans les volumes du Dépôt de la Guerre, les lettres ou rapports adressés au Roi par les généraux sont en effet presque toujours accompagnés d'un billet au ministre le chargeant de remettre la missive à S. M.

et de la plus haute considération, adressoit ses dépêches au cardinal de Bouillon, qui les remettoit directement au Roi[1], qui n'en étoient pas moins vues après par le ministre, avec lequel les ordres et les réponses étoient concertées[2].

Rareté et utilité d'obtenir audience du Roi.

La vérité est pourtant que, quelque gâté que fût le Roi sur sa grandeur et sur son autorité, qui avoit étouffé toute autre considération en lui, il y avoit à gagner dans ses audiences, quand on pouvoit tant faire que de les obtenir, et qu'on savoit s'y conduire avec tout le respect qui étoit dû à la royauté et à l'habitude. Outre[3] ce que j'en ai su d'ailleurs, j'en puis parler par expérience. On a vu en leur temps ici que j'ai obtenu, et même usurpé, et forcé le Roi fort en colère contre moi, et toujours sorti lui persuadé et content de moi, et le marquer après et à moi et à d'autres[4]. Je puis donc aussi parler de ces audiences qu'on en avoit quelquefois par ma propre expérience. Là, quelque prévenu qu'il fût, quelque mécontentement qu'il crût avoir lieu de sentir, il écoutoit avec patience, avec bonté, avec envie de s'éclaircir et de s'instruire ; il n'interrompoit que pour y parvenir. On y découvroit un esprit d'équité et de desir de connoître la vérité[5], et cela quoique en colère quelquefois, et cela jusqu'à la fin de sa vie. Là, tout se pouvoit dire, pourvu,

1. Déjà dit dans notre tome XXVI, p. 143.

2. Saint-Simon ne parle pas des audiences du Roi aux ambassadeurs étrangers, qui étaient relativement fréquentes et dans lesquelles les contemporains ont tous noté, non seulement la dignité, mais la justesse, l'à-propos et la prudence habile de ses réponses ; voir notamment la *Relation de Spanheim,* édition Bourgeois, p. 68.

3. Les six lignes qui vont suivre ne se trouvaient pas dans l'Addition à Dangeau (voyez ci-après, p. 396); on sait que Saint-Simon, dans ces Additions, ne se mettait jamais en scène.

4. Allusion aux deux audiences qu'il avait eues du Roi, en 1699, à propos d'un conflit de préséance entre Mme d'Armagnac et Mme de Saint-Simon (notre tome VI, p. 83-84), et en 1703 pour l'affaire de la quête (tome XI, p. 364 et suivantes).

5. Dangeau dit aussi (tome XII, p. 141) que Louis XIV aimait à connaître la vérité par un examen approfondi.

encore une fois, que ce fût avec cet air de respect, de soumission, de dépendance[1], sans lequel on se seroit encore plus perdu que devant, mais avec lequel aussi, en disant vrai, on[2] interrompoit le Roi à son tour, on lui nioit crûment des faits qu'il rapportoit, on élevoit le ton au-dessus du sien en lui parlant, et tout cela non-seulement sans qu'il le trouvât mauvais, mais se louant après de l'audience qu'il avoit donnée et de celui qui l'avoit eue[3], se défaisant des préjugés qu'il avoit pris ou des faussetés qu'on lui avoit imposées, et le marquant après par ses traitements. Aussi les ministres avoient-ils grand soin d'inspirer au Roi l'éloignement d'en donner, à quoi ils réussirent comme dans tout le reste. C'est ce qui rendoit les charges qui approchoient de la personne du Roi si considérables, et ceux qui les possédoient si considérés, et des ministres mêmes, par la facilité qu'ils avoient tous les jours de parler au Roi seuls[4], sans l'effaroucher d'une audience qui étoit toujours sue, et de l'obtenir sûrement, et sans qu'on s'en aperçût, quand ils en avoient besoin. Surtout les grandes[5] entrées, par cette même raison, étoient le comble des grâces, encore plus que de la distinction, et c'est ce qui, dans les grandes récompenses des maréchaux de Boufflers et de Villars, les fit mettre de niveau à la pairie et à la survivance de leurs gouvernements[6] à leurs enfants tout jeunes, dans le temps que le Roi n'en donnoit plus à personne[7].

Importance des grandes entrées.

1. « Le Roi se plaisoit à la confiance; mais il n'aimoit pas moins à se voir craint, et, lorsque des gens timides qui avoient à lui parler se déconcertoient devant lui et s'embarrassoient dans leurs discours, rien ne faisoit mieux leur cour et n'aidoit plus à leur affaire » (notre tome VII, p. 159-160).
2. Après ce mot, il a biffé un second *on*, répété par mégarde.
3. Voyez notre tome XI, p. 362-363 et 369.
4. *Seuls* a été ajouté en interligne.
5. Ce mot est aussi en interligne.
6. Avant *Gouvernements*, Saint-Simon a biffé *enfans t[out]*.
7. Tomes XVI, p. 485, XVIII, p. 202-203, et XXIV, p. 201.

Ministres causes de la superbe du Roi.

C'est donc avec grande raison qu'on doit déplorer avec larmes l'horreur d'une éducation uniquement dressée pour étouffer l'esprit et le cœur de ce prince, le poison abominable de la flatterie la plus insigne, qui le déifia dans le sein même du christianisme, et la cruelle politique de ses ministres, qui l'enferma, et qui pour leur grandeur, leur puissance et leur fortune l'enivrèrent de son autorité, de sa grandeur, de sa gloire jusqu'à le corrompre, et à étouffer en lui, sinon toute la bonté, l'équité, le desir de connoître la vérité, que Dieu lui avoit donné[1], au moins[2] l'émoussèrent presque entièrement, et empêchèrent au moins sans cesse qu'il fît aucun usage de ces vertus, dont son royaume et lui-même furent les victimes. De ces sources étrangères et pestilentielles[3] lui vint cet orgueil, que ce n'est point trop de dire que, sans la crainte du diable[4] que Dieu lui laissa jusque dans ses plus

1. Spanheim (*Relation*, édition Bourgeois, p. 71 et 72) est d'accord avec Saint-Simon lorsqu'il parle de la « suffisance du Roi assez bornée dans le fond des affaires, qui se contente d'en savoir les dehors sans les approfondir suffisamment, aisée par là à être préoccupée par les personnes où il prend confiance et qu'il en croit aucunement instruites.... Jaloux au dernier point de son autorité, sensible outre mesure à tout ce qui la regarde ou qui la peut blesser, il s'en laisse entraîner aisément à embrasser les conseils qu'on lui donne et les mesures qu'on lui propose pour la soutenir.... » Voltaire, dans le *Siècle de Louis XIV*, chapitre xxv, a appliqué au Roi ces deux vers de Benserade :

Le moyen de s'imaginer
Qu'une femme vous fuie et qu'un homme vous mène !

Quant à notre auteur, il n'a pas manqué une occasion de répéter que le Roi, malgré son horreur d'être gouverné, l'était par tout le monde (nos tomes XI, p. 113, XV, p. 369, et XVI, p. 487); il y reviendra plus loin à propos de Mme de Maintenon, p. 254-259. — Ici, Saint-Simon a écrit *donnée* au féminin, sans doute par erreur.

2. Ces deux mots sont ajoutés en interligne.

3. Saint-Simon avait d'abord écrit: *Des sources pestilentielles ;* il a corrigé *des* en *de,* écrit *ces* en interligne, ainsi que *estrangeres et.*

4. Madame, dans divers passages de sa *Correspondance,* prétend que c'est en faisant peur du diable au Roi que Mme de Maintenon obtenait de lui, soit certaines mesures d'ordre religieux, soit des pra-

grands désordres, il se seroit fait adorer et auroit trouvé des adorateurs[1]; témoin entre autres ces monuments si outrés, pour en parler même sobrement, sa statue de la

tiques de dévotion et une conduite plus régulière. Comparez le onzième couplet de la chanson qu'on trouvera à l'appendice II. On a vu dans notre tome XVI, p. 128, et p. 506, Addition à Dangeau n° 822, que Louis XIV avait la superstition du vendredi. A un point de vue plus général, Madame a encore dit (*Correspondance*, recueil Brunet, tome II, p. 9): « Le Roi n'avait de superstition que dans les choses religieuses, dans les miracles de la mère de Dieu, et autres objets semblables. » Saint-Simon a déjà fait allusion à sa peur du diable dans notre tome XV, p. 90 et 93; voyez ci-après, p. 211.

1. M. A. de Boislisle, — non content d'avoir, dans son étude sur *la Place des Victoires et la place de Vendôme*, relaté les cérémonies qui accompagnèrent la « païenne dédicace » de la statue de la place des Victoires, et, dans nos *Mémoires* même (tome VI, p. 244), fourni divers renseignements sur les « cérémonies imitées de la consécration des statues des empereurs romains » qui se firent à l'inauguration de celle de la place de Vendôme, — avait réuni les éléments d'un travail complet sur les témoignages d'idolâtrie donnés à Louis XIV pendant son règne. Ce travail n'a malheureusement point été rédigé; il sera peut-être possible d'utiliser quelque jour les nombreux documents réunis à cet effet. Nous allons seulement extraire de ce dossier quelques citations particulièrement suggestives. — L' « idolâtrie » en effet n'apparaît que trop patente dans maint document officiel des dernières années du siècle. Lors de l'assemblée du clergé de 1682, l'évêque de Tournay Gilbert de Choiseul disait que la grandeur des rois en fait presque une espèce séparée des autres hommes (*Procès-verbaux du clergé*, tome V, p. 491); en 1685, la Sorbonne est obligée de supprimer une thèse dédiée au Roi par les Minimes de Provence, où ils le comparaient à Dieu, mais comme si Dieu n'eût été qu'une copie (*Lettres de Mme de Sévigné*, tome VII, p. 402); Colbert lui-même semble avoir fait consacrer par la peinture cet excès d'adoration (voyez, sur un tableau du château de Seignelay, le *Bulletin de la Société des sciences historiques de l'Yonne*, tome XXXIII, 1879, p. 125). A l'Académie française, l'abbé Tallemant proclamait Louis le Grand « le plus sage et le plus parfait prince qui soit jamais monté sur le trône », et l'on donnait une récompense à ces vers de la Monnoye :

Sagesse, esprit, grandeur, courage, majesté,
Tout nous montre en Louis une divinité.

Racine, qui cependant n'était pas en retard pour les flatteries hyperboliques, se croyait obligé de faire compliment au président Rose

place des Victoires et sa païenne dédicace, où j'étois[1], où il prit un plaisir si exquis; et de cet orgueil tout le

« d'avoir bien voulu mettre Dieu avant le Roi » (*Œuvres de J. Racine*, tome I, p. 105). Donneau de Visé, dans sa *Lettre sur les affaires du théâtre*, parlait du « demi-dieu qui nous gouverne » et le cardinal de Bonsy, ambassadeur en Espagne, dans une dépêche du 30 avril 1670 (Affaires étrangères, vol. *Espagne* 58), ne craignait pas d'écrire : « Pour un roi adorable comme le nôtre ». L'académicien Paul Hay du Chastelet, dans sa *Politique de la France* (1677), appelait Louis XIV un dieu qui seul méritait de commander à tous les hommes et dont les nations de la terre attendaient impatiemment les oracles et les lois. M. de Lumbres, ambassadeur en Pologne terminait la relation de ses négociations par ces mots : *Regi immortali, soli deo, sit laus, honor et gloria per infinita sæculorum sæcula. Amen.* Les exemples à citer seraient innombrables ; encore laissons-nous de côté toutes les inscriptions des statues et des médailles où les mots *divus, numen, immortalis* et autres analogues étaient d'emploi habituel. Il fallait que les choses fussent allées bien loin pour que le moraliste écrivît dans ses *Caractères* que « l'idolâtrie étoit le seul mal à craindre sous ce règne », et pour que Bourdaloue crût devoir rappeler au prince, en pleine cour, dans son sermon du 2 février 1682, les conditions de la vraie grandeur, pas plus solide ni durable que ne le comporte la condition humaine. Louis XIV aimait certainement sans doute la flatterie et la louange ; mais, outre qu'il dut ignorer la plupart de ces exagérations, il avait de sa grandeur et de sa gloire personnelles un sens plus modéré et plus chrétien : le 19 mai 1676, il écrivait à Bossuet : « Monsieur l'évêque de Condom. Je ne suis point embarrassé des louanges que vous me donnez par votre dernière lettre. Vous m'avez trop bien fait connottre à qui elles sont dues, pour n'en pas tirer plus d'instruction que de complaisance pour moi-même ; je les réfère donc au principe que vous m'avez enseigné.... » Il est certain qu'il n'encouragea pas les témoignages d'une admiration, d'une adoration même, qui peut à la rigueur se comprendre jusqu'à un certain point, lorsqu'on se pénètre bien de la mentalité de son époque ; il les subit plutôt comme une nécessité de son rôle, et, dans son for intérieur, il était plutôt avec les Bourdaloue et les la Bruyère qu'avec les Rose et les la Feuillade. N'est-ce pas lui qui fit supprimer les lanternes placées aux quatre coins de sa statue de la place des Victoires « trouvant, dit Dangeau (*Journal*, tome VII, p. 86) que ces sortes de lampes-là ne devoient être que dans les églises? »

1. Dans aucun autre endroit de ses *Mémoires*, pas plus que dans les Additions à Dangeau, dans le *Parallèle des trois rois Bourbons*, ni

reste[1] qui le perdit, dont on vient de voir tant d'effets funestes, et dont d'autres plus funestes encore se vont retrouver.

Jalousie et ambition de Louvois* font toutes les guerres et la ruine du royaume, et la haine implacable du Roi pour le prince d'Orange. [Add. StS. 1244]

Ce[2] même orgueil, que Louvois sut si bien manier, épuisa le royaume par des guerres et par des fortifications innombrables. La guerre des Pays-Bas, à l'occasion de la mort de Philippe IV et des droits de la reine sa fille, forma la Triple alliance. La guerre de Hollande, en 1670, effraya toute l'Europe pour toujours par le succès que le Roi y eut, et qu'il abandonna pour l'amour[3]. Elle fit revivre le parti du prince d'Orange, perdit le parti républicain, donna aux Provinces-Unies le chef le plus dangereux par sa capacité, ses vues, sa suite, ses alliances, qui, par le superbe refus qu'il fit de l'aînée et de la moins honteuse des bâtardes du Roi[4], le piqua au plus vif, jus-

dans la notice Rouannez de ses *Écrits inédits,* Saint-Simon, ne dit avoir assisté à la dédicace du 28 mars 1686 ; ce renseignement est précieux à noter, quoique, à cette époque, notre auteur n'eût pas encore onze ans.

1. Et de cet orgueil *vint* tout le reste. En se relisant, Saint-Simon n'a plus suivi le sens et a ajouté en interligne après *orgueil* un *en,* qui change le sens et rend cette fin de phrase tout à fait incorrecte ; nous rétablissons le texte primitif, tel qu'il se trouve d'ailleurs dans l'Addition à Dangeau, ci-après, p. 396.

2. Comparez l'Addition à Dangeau, ci-après, p. 396. Nous donnons à l'Appendice, n° III, un mémoire anonyme sur la politique de Louvois, où l'on retrouvera la plupart des critiques que va faire Saint-Simon.

3. La guerre de Hollande ne commença qu'au mois d'avril 1672 ; c'est un lapsus de la part de notre auteur d'avoir mis *1670*; déjà ci-dessus, p. 10, il avait fait une erreur analogue.

4. Saint-Simon a déjà énoncé cette assertion dans le tome IV, p. 242-244, et il a été dit alors qu'aucun document certain ne l'établissait d'une manière formelle ; voyez aussi notre tome XXVII, p. 44. C. Rousset (*Histoire de Louvois*, tome II, p. 68-69) a cité seulement une lettre au comte d'Estrades, ambassadeur en Hollande, du 16 octobre 1674, dans laquelle le ministre l'engageait à diriger discrètement le prince dans la voie d'une alliance avec une princesse française,

* *Louvois* surcharge *Colbert*, effacé du doigt.

qu'à n'avoir jamais pu se l'adoucir dans la suite par la longue continuité de ses respects, de ses desirs, de ses démarches[1], qui, par le désespoir de ce mépris, devint son plus personnel et son plus redoutable ennemi, et qui sut en tirer de si prodigieux avantages, quoique toujours malheureux à la guerre contre lui.

Son coup d'essai fut la fameuse ligue d'Augsbourg[2], qu'il sut former de la terreur de la puissance de la France, qui nourrissoit chez elle un plus cruel ennemi. C'étoit Louvois, l'auteur et l'âme de toutes ces guerres, parce qu'il en avoit le département, et parce que, jaloux de Colbert, il le vouloit perdre en épuisant les finances, et le metttant à bout[3]. Colbert, trop foible pour pouvoir détourner la

mais comme de lui-même et par manière d'entretien : « S'il se trouvoit quelque princesse de mérite qui touchât de près S. M., ce ne seroit pas pour lui un parti désavantageux. » Cette phrase ambiguë visait-elle Mlle de Blois? c'est au moins douteux ; car elle n'avait alors que huit ans et le prince d'Orange vingt environ. Il est à remarquer d'ailleurs que Saint-Simon n'a fait son Addition à l'article de Dangeau du 26 décembre 1699 (notre tome IV, p. 368), où il a émis pour la première fois cette assertion, qu'à propos de cette phrase du *Journal :* « Le Roi nous dit que Mme la princesse de Conti avoit refusé des rois de l'Europe très considérables, et ne nous les voulut pas nommer. » Mais Saint-Simon met le refus au compte du prince d'Orange. Il n'y a pas à faire état de ce que disent à ce sujet les *Mémoires secrets de Duclos*, ni La Place dans ses *Pièces intéressantes et peu connues*, tome I, p. 118, ni Anquetil, *Galerie de l'ancienne cour*, tome I, p. 20, ni le baron Sirtema de Grovestins, *Histoire des luttes*, etc., tome III, p. 32-33 ; ils ont copié notre auteur. D'autre part, nous n'avons trouvé aucun document contemporain qui permette d'élucider la question de savoir de quelle part vint le refus, de la princesse ou du prince d'Orange.

1. Déjà dit dans nos tomes IV, p. 244 et 368, et XIII, p. 37, mais pas mieux établi que ce qui précède.

2. Tome III, p. 126, note 3.

3. Les causes, les incidents et les effets de la rivalité de Colbert et de Louvois ont été étudiés, d'un double point de vue, par Camille Rousset (*Histoire de Louvois*) et par Pierre Clément (*Histoire de Colbert*). Pour ce qui est de l'influence de Louvois sur les guerres entreprises pendant son ministère, la plupart des contemporains sont d'accord pour reconnaître qu'il y engagea le Roi : *Mémoires du jeune*

guerre, ne voulut pas succomber ; ainsi à bout d'une administration sage, mais forcée, et de toutes les ressources qu'il avoit pu imaginer, [il] renversa enfin ces anciennes et vénérables barrières, dont la ruine devint nécessairement celle de l'État, et l'a peu à peu réduit aux malheurs qui ont tant de fois épuisé les particuliers, après avoir ruiné le royaume[1]. C'est ce qu'opérèrent ces places et ces troupes sans nombre qui accablèrent d'abord les ennemis, mais qui leur apprirent enfin à avoir des armées aussi nombreuses que les nôtres, et que l'Allemagne et le Nord étoient inépuisables d'hommes, tandis que la France s'en dépeupla.

Ce[2] fut la même jalousie qui écrasa la marine dans un royaume flanqué des deux mers, parce qu'elle étoit florissante sous Colbert et son fils, et qui empêcha l'exécution du sage projet d'un port à la Hougue[3], pour s'assurer

Brienne, tome II, p. 250 et suivantes; *Mémoires de la Fare*, p. 265 ; *Relation de Spanheim*, édition Bourgeois, p. 332 ; Bruzen de la Martinière, *Histoire de Louis XIV*, tome III, p. 460-461 ; etc. Même pour la guerre de Dévolution, en 1666, le *Testament politique de Colbert*, ouvrage apocryphe paru en Hollande en 1693, prétend (p. 205 et 237) qu'il y poussa de toutes ses forces, et l'abbé de Saint-Pierre le croyait aussi. Dans une dépêche de 1680, l'ambassadeur de Venise, Dominique Contarini, écrivait à la Seigneurie que M. de Louvois désirait toujours la guerre parce qu'elle le rendait nécessaire au Roi et le faisait considérer par la nation. C. Rousset, à propos de la guerre de 1672, a apporté quelques arguments contraires (tomes I, p. 413 et suivantes).

1. Comparez notre précédent volume, p. 36 et 45, où on retrouve les mêmes idées.

2. A rapprocher du texte de l'Addition : ci-après, p. 397.

3. La *Correspondance des contrôleurs généraux* est muette sur ce projet ; mais Nicolas-Joseph Foucault, qui était alors intendant à Caen, en a parlé dans ses *Mémoires* (*Collection des documents inédits*, p. 269), et confirme de tout point les dires de Saint-Simon : « Au mois d'octobre 1690, on a proposé au Roi de faire un port à la Hougue, qui est l'endroit le plus propre des côtes de Normandie pour y tenir un grand nombre de vaisseaux commodément et en sûreté. M. de Combes, ingénieur, a été commis pour examiner la commodité et incommodité, et il a trouvé que c'étoit l'ouvrage le plus facile et le plus nécessaire

d'une retraite dans la Manche, faute énorme qui, bien des années après, coûta à la France, au même lieu de la Hougue, la perte d'une nombreuse flotte[1] qu'elle avoit enfin remise en mer avec tant de dépense, qui anéantit la marine, et ne lui laissa pas le temps, après avoir été si chèrement relevée, de rétablir son commerce éteint dès la première fois par Louvois, qui est la source des richesses et pour ainsi dire l'âme d'un État dans une si heureuse position entre les deux mers. Cette même jalousie de Louvois contre Colbert dégoûta le Roi des négociations, dont le cardinal de Richelieu estimoit l'entretien continuel si nécessaire, aussi bien que la marine et le commerce, parce que tous les trois étoient entre les mains de Colbert et de Croissy, son frère[2], à qui Louvois ne destinoit pas la dépouille du sage et de l'habile Pomponne, quand il se réunit à Colbert pour le faire chasser[3].

Terrible conduite de

Ce[4] fut donc dans cette triste situation intérieure que la

que le Roi pût faire pour le salut de ses vaisseaux dans la Manche; mais l'avis n'a pas été agréable à M. de Louvois. » On trouvera aux Additions et Corrections un autre passage des mêmes *Mémoires* sur la construction des fortifications de Cherbourg, par ordre de Seignelay et de Vauban, et sur leur démolition à l'instigation de Louvois. Il faut se rappeler que Foucault était un ami dévoué des Colbert. Quant au port de la Hougue, Vauban reprit en 1706 l'idée d'en établir un au milieu de la rade, à Quinéville (*Dictionnaire critique* de Jal, p. 1233); mais cela n'eut pas de suite, pas plus qu'en 1756 un projet analogue de M. de Machault (*Mémoires de Luynes*, tome XV, p. 221 et 243).

1. Le 29 mai 1692 (notre tome I, p. 52), et non pas « bien des années après », comme vient de le dire Saint-Simon.

2. Affirmation purement gratuite; la diplomatie française ne fut pas moins active sous Croissy que sous ses prédécesseurs Pomponne et Lionne. Il est à remarquer d'ailleurs que, dès la mort de Louvois, Louis XIV rappela Pomponne, pour le faire ministre d'État sans portefeuille, et qu'il participa grandement jusqu'à sa mort à la direction des affaires étrangères.

3. Saint-Simon a raconté en 1699 la disgrâce de Pomponne et son remplacement par Croissy (tome VI, p. 341-346).

4. Comparer avec la rédaction de l'Addition à Dangeau (ci-après, p. 398), qu'il suit encore pour le début du présent paragraphe.

Louvois pour embarquer la guerre générale de 1688.

fenêtre de Trianon fit la guerre de 1688[1]; que Louvois détourna d'abord le Roi de rien croire des avis de d'Avaux, ambassadeur en Hollande, et de bien d'autres, qui mandoient de la Haye positivement, et de bien d'autres endroits, le projet et les préparatifs de la[2] révolution d'Angleterre, et nos armes[3] de dessus les Provinces-Unies par la Flandre, qui en auroient arrêté l'exécution, pour les porter sur le Rhin, et par là embarquer sûrement la guerre. Louvois[4] frappa ainsi deux coups à la fois pour ses vues personnelles[5] : il s'assura par cette expresse négligence d'une longue et forte guerre avec la Hollande et l'Angleterre, où il étoit bien assuré que la haine invétérée du Roi pour la personne du prince d'Orange ne souffriroit jamais sa grandeur et son établissement sur les ruines de la religion catholique et de Jacques II son ami personnel, tant qu'il pourroit espérer de renverser l'un et de rétablir l'autre[6]; et en même temps il profitoit de

1. Ci-dessus, p. 17-20.

2. *De la* corrige *du p[rince]*.

3. Il veut dire : et détourna nos armes. — Pour l'étude de ce qui va suivre, il faut se rappeler ce qui a déjà été spécifié dans notre tome X, p. 334, note 2, c'est que l'origine de l'hostilité de Saint-Simon contre Louvois doit être recherchée dans les récits que lui fit son beau-père le maréchal de Lorge, grand ennemi du ministre comme son oncle Turenne.

4. A partir d'ici, notre auteur abandonne sa rédaction primitive de l'Addition, dans laquelle il résume brièvement la fin de la carrière de Louvois; il n'en reprendra le texte que ci-après, p. 86.

5. C'est la cinquième fois que, dans ses Mémoires, notre auteur accuse Louvois d'avoir engagé la guerre de 1688 par intérêt personnel : tomes II, p. 46, III, p. 48 et 113, X, p. 348-349, et XVII, p. 105-106, sans compter trois Additions à Dangeau. On ne peut que renvoyer au chapitre de l'*Histoire de Louvois* (tome IV, p. 65 et suivantes), où Camille Rousset a raconté les circonstances qui firent de cette guerre une obligation pour Louis XIV.

6. La Beaumelle (*Mémoires sur Mme de Maintenon,* édition 1757, tome III, p. 247) a prétendu que Louvois s'était opposé à la diversion maritime proposée par Seignelay lors de la révolution d'Angleterre. C. Rousset a établi (tome IV, p. 101-103) que Jacques II l'avait abso-

la mort de l'électeur de Cologne, qui ouvroit la dispute de l'élection en sa place, entre le prince Clément de Bavière son neveu et le cardinal de Fürstenberg son coadjuteur, portés ouvertement chacun par l'Empereur et par la France[1], et sous ce prétexte persuade au Roi d'attaquer l'Empereur et l'Empire par le siège de Philipsbourg[2], etc.; et, pour rendre cette[3] guerre plus animée et plus durable, fait brûler Worms, Spire, et tout le Palatinat jusqu'aux portes de Mayence, dont il fait emparer les troupes du Roi[4]. Après ce subit début, et certain par là de la plus

lument refusée, jusqu'à désavouer l'ultimatum envoyé par Louis XIV à la Hollande.

1. Voyez la note 1 de la page 106 de notre tome XVII.

2. *Histoire de Louvois*, tome IV, p. 106 et suivantes. Il est certain que Louvois et Louis XIV se préparaient depuis longtemps à une nouvelle guerre contre l'Empereur : voyez les *Mémoires de Sourches*, tome II, p. 93 et 113.

3. *Cette* en interligne au-dessus de *la*, biffé.

4. Il a déjà été parlé de la dévastation du Palatinat dans nos tomes II, p. 151-152 et 301, XII, p. 294, et XVII, p. 106. Aux références indiquées alors, on peut ajouter les *Mémoires de Mme de la Fayette*, édition Michaud et Poujoulat, p. 237, ceux *de Sourches*, tome III, p. 140, le *Journal de Dangeau*, tome II, p. 406 et 452, la *Relation de Spanheim*, édition Bourgeois, p. 494-495, le chapitre XVI du *Siècle de Louis XIV*, les *Lettres de Madame*, recueil Jæglé, tome I, p. 86, les *Archives de la Bastille*, tome IX, p. 153-154, l'*Histoire de Louvois*, tome IV, p. 158-169, 175-183, 226-230, 394-395, Gregorio Leti, *La Monarchie universelle de Louis XIV*, tome II, p. 383 et suivantes, Bonnemère, *La France sous Louis XIV*, tome II, p. 167-173, Léo Drouyn, *Mélac*, p. 233-241, etc. Des exemples de destructions systématiques analogues ne sont pas rares d'ailleurs dans l'histoire militaire de l'époque, et le Palatinat lui-même avait souffert des ravages pareils en 1673 et en 1678. On n'entreprendra pas de disculper ces mesures cruelles, qui semblèrent nécessaires pour empêcher que les ennemis ne revinssent se fortifier dans les places. Il semble bien que ce fut Chamlay qui préconisa cette dévastation ; les généraux français ne l'exécutèrent qu'à contre-cœur et sur des ordres formels ; nous donnerons aux Additions et Corrections quelques lettres suggestives à cet égard. Ajoutons encore que, au point de vue strictement militaire, cette dévastation était regardée par Napoléon comme la plus

vive guerre avec l'Empereur, l'Empire, l'Angleterre et la Hollande, l'intérêt particulier de la faire durer lui fit changer le plan de son théâtre.

Pousser sa pointe en Allemagne, dénuée[1] de places et pleine de princes dont les médiocres États dépourvus n'auroient pu la soutenir, le menaçoit de ce côté d'une paix trop prompte, malgré la fureur qu'il y avoit allumée par ses cruels incendies[2]. La Flandre, au contraire, étoit hérissée de places, où, après une déclaration de guerre, il n'étoit pas aisé de pénétrer. Ce fut donc de la Flandre dont il persuada au Roi de faire le vrai théâtre de la guerre[3], ses plus grands efforts, et rien en Allemagne qu'une guerre d'observation et de subsistance. Il le flatta de conquérir des places en personne, et de châtier une autre fois les Hollandois qui venoient de mettre le prince d'Orange sur le trône du roi Jacques, réfugié en France avec sa famille, et engagea ainsi une guerre à ne point finir, tandis qu'elle eût été courte au moins avec l'Empereur et l'Empire, en portant brusquement la guerre dans le milieu de l'Allemagne, et demeurant sur la défensive en Flandres, où les Hollandois, contents de leur succès d'Angleterre, n'auroient pas songé à faire des progrès parmi tant de places[4].

grande action de Louvois : « Il n'y a que Wellington et moi, disait-il, pour faire ces choses-là » (Lord Rosebery, *Napoléon, la dernière phase*, p. 243).

1. *Dénuée* est en interligne au-dessus de *depourveue*, biffé.

2. Il y a dans le manuscrit *cruelles incendies*, et ce n'est peut-être pas un lapsus, quoique tous les lexiques fassent ce mot du masculin ; car on retrouvera dans la suite des *Mémoires* (tome XV de 1873, p. 136) *une incendie*. Cependant, comme nous avons eu de très fréquents exemples du mot *une* employé ainsi par notre auteur devant un nom masculin commençant par une voyelle, on ne peut pas inférer absolument de cet exemple que Saint-Simon crût le substantif *incendie* du genre féminin.

3. Les six mots *le vrai théâtre de la guerre* ont été ajoutés en interligne ; la phrase primitive était donc : *de faire ses plus grands efforts*.

4. Dans l'éloge qu'il a fait en 1702 du maréchal de Lorge (notre

Mais ce ne fut pas tout. Louvois voulut être exact à sa parole : la guerre qu'il venoit d'allumer ne lui suffit pas ; il la veut contre toute l'Europe. L'Espagne, inséparable de l'Empereur, et même des Hollandois, à cause de la Flandre espagnole, s'étoit déclarée : ce fut un prétexte pour des projets sur la Lombardie[1], et ces projets en servirent d'un autre pour faire déclarer le duc de Savoie. Ce prince ne desiroit que la neutralité, et comme le plus foible, de laisser passer à petites troupes limitées, avec ordre et mesure, ce qu'on auroit voulu par son pays en payant. Cela étoit bien difficile à refuser ; aussi Catinat, déjà sur la frontière avec les troupes destinées à ce passage[2], eut-il ordre d'entrer en négociation. Mais, à mesure qu'elle avançoit, Louvois demandoit davantage et envoyoit d'un courrier à l'autre des ordres si contradictoires, que M. de Savoie ni Catinat même n'y comprenoient rien. M. de Savoie prit le parti d'écrire au Roi pour lui demander ses volontés à lui-même et s'y conformer. Ce n'étoit pas le compte de Louvois, qui vouloit forcer ce prince à la guerre. Il osa supprimer la lettre au Roi, et faire à son insu des demandes si exorbitantes, que les accorder et livrer tous ses États à la discrétion de la France étoit la même chose[3]. Le duc de Savoie se récria,

tome X, p. 348-349), Saint-Simon a déjà porté cette accusation contre Louvois ; M. de Boislisle, après Camille Rousset, y a répondu dans l'appendice XXVII du même volume. Remarquons encore que, si ce furent les conseils de Louvois qui déterminèrent le Roi, en 1688, à reporter tous ses efforts en Flandre plutôt qu'en Allemagne, comment se fait-il qu'en 1693 on ait commis la même faute, alors que Louvois n'était plus là pour imposer sa volonté ? Spanheim dans sa *Relation* (édition Bourgeois, p. 338-339, 543 et suivantes) a exposé quelle était la situation en 1689 et semble disposé à attribuer à Louvois un rôle néfaste.

1. Qui appartenait à l'Espagne.

2. Après *passage*, il y a *sous les ordres*, biffé, dans le manuscrit.

3. Camille Rousset (*Histoire de Louvois*, tome IV, p. 329-330), sans relever l'affirmation de notre auteur, a parlé de cette lettre du duc, datée du 20 mai, par laquelle il consentait à livrer aux troupes fran-

et, offensé déjà du mépris de ne recevoir point de réponse du Roi à lui directe, il se plaignit fort haut. Louvois en prit occasion de le traiter avec insolence, de le forcer par mille affronts à plus que de simples plaintes, et là-dessus fit agir Catinat hostilement, qui ne pouvoit comprendre le procédé du ministre, qui, sans guerre avec la Savoie, obtenoit au delà de ce qu'il se pouvoit proposer. Pendant cette étrange manière de négocier, l'Empereur, le prince d'Orange et les Hollandois, qui regardoient avec raison la jonction du duc de Savoie avec eux comme une chose capitale, surent en profiter. Ce prince se ligua donc avec eux par force et de dépit, et devint par sa situation l'ennemi de la France le plus coûteux et le plus redoutable, et c'est ce que Louvois vouloit, et qu'il sut opérer[1].

çaises la place de Verrue et la citadelle de Turin; Louis XIV y répondit dès le 24, ce qui détruit absolument toute hypothèse de suppression de la lettre, ou même de retard voulu dans sa remise au Roi. Le texte de cette lettre du 20 mai a été publié dans *l'Abbé Dubois,* par le comte de Seilhac, tome I, p. 202-203. Dans le Mémoire dont il sera question dans la note suivante et qu'on trouvera à l'appendice IV, Louvois est accusé d'avoir caché au Roi, non pas cette lettre ultime, mais une précédente. On sait d'ailleurs que Louvois ne se gênait pas pour modifier de son chef en les aggravant les instructions diplomatiques; Rousset en cite un exemple (*ibidem,* p. 77-80).

1. La question de la part prise par Louvois à la rupture de la France avec la Savoie est trop complexe pour pouvoir être traitée dans ce commentaire; nous nous contenterons d'indiquer quelques documents qui s'y rapportent. Camille Rousset, dans le chapitre XI du tome IV de son *Histoire de Louvois,* a exposé les faits dans un sens contraire à la thèse de Saint-Simon, en se servant presque exclusivement des correspondances du Dépôt de la guerre. Au contraire, Combes, dans les *Lectures faites à la Sorbonne,* tome I, p. 7-22, a cru pouvoir établir, d'après les archives de Turin et les *Négociations secrètes de Pignerol* (attribuées à Tessé), que ce fut bien le ministre français qui provoqua la rupture et la rendit inévitable. Bien avant ces deux auteurs, Le Dran, un des principaux commis des Affaires étrangères sous la Régence, avait rédigé, en 1726, un historique de cet événement qui est aujourd'hui conservé dans ce dépôt, vol. *Sardaigne* (Mémoires et documents) 4, et, dès 1692, aussitôt après la mort de Louvois,

Tel fut l'aveuglement du Roi, telle fut l'adresse, la hardiesse, la formidable autorité d'un ministre, le plus éminent pour les projets et pour les exécutions, mais le plus funeste pour diriger en premier; qui, sans être premier ministre, abattit tous les autres, sut mener le Roi où et comme il voulut, et devint en effet le maître. Il eut la joie de survivre à Colbert et à Seignelay, ses ennemis et longtemps ses rivaux. Elle fut de courte durée.

L'épisode de la disgrâce et de la fin d'un si célèbre ministre est trop curieuse[1] pour devoir être oubliée, et

Saint-Évremond écrivit un mémoire, qui courut beaucoup et dont on trouvera le texte ci-après, à l'appendice IV; il est sur le fond, d'accord avec Saint-Simon. Nous y joindrons une très curieuse note mise par Gaignières à une pièce de son Chansonnier. Ce ne sont point d'ailleurs les seuls contemporains qui partagent l'opinion de notre auteur: on peut consulter à ce sujet les *Mémoires de Gourville*, tome II, p. 130-131, ceux *de l'abbé de Choisy*, tome II, p. 29, ceux *de la Fare*, p. 289, ceux *de Catinat* lui-même, rédigés par le Bouhier de Saint-Gervais, tomes I, p. 45 et suivantes, 152 et suivantes, et II, p. 12 et suivantes et 374, et Mme de Maintenon elle-même aurait été persuadée de la responsabilité de Louvois (*Revue d'histoire diplomatique*, 1899, p. 350). On trouvera encore d'autres documents relatifs à cette question dans les papiers provenant du maréchal Catinat, à la Bibliothèque nationale, ms. Franç. 7887, dans les volumes 1001 et suivants du Dépôt de la guerre, dans le ms. Franç. 10206, fol. 191-192, dans les notes du P. Léonard aux Archives nationales, K 1327, nos 16 et 17, dans le Recueil Thoisy, à la Bibliothèque nationale, Histoire, vol. 63, fol. 200-235. Saint-Simon a répété son accusation dans le *Parallèle des trois rois Bourbons*, p. 259. Il semble aussi que Languet de Gergy (*Mémoires*, p. 252) y fait une allusion transparente: « Ce ministre avoit maltraité les plus grands princes de l'Europe, et on ne doutoit pas qu'il ne l'eût fait à dessein pour échauffer la guerre et se rendre nécessaire. » On pourrait encore voir un indice de la croyance vaguement répandue dans le peuple que la politique du ministre pouvait être contraire aux intérêts du Roi, dans ce fait que des gens arrêtés par la police en 1688 pour avoir fait des conjurations chez le curé de l'Haÿ, près Bourg-la-Reine, accusèrent Louvois de « travailler contre la personne du Roi » (*Archives de la Bastille*, tome IX, p. 127).

1. Vaugelas disait que le mot *épisode* était masculin ou féminin,

ne peut être mieux placée qu'ici. Quoique je ne fisse que poindre lorsqu'elle arriva, et poindre encore dans le domestique, j'en ai été si bien informé depuis que je ne craindrai pas de raconter ici ce que j'en ai appris des sources, et dans la plus exacte vérité, parce qu'elles n'y étoient en rien intéressées[1].

Catastrophe de Louvois par deux belles actions après beaucoup d'étranges.

La fenêtre de Trianon[2] a montré un échantillon de l'humeur de Louvois[3]. A cette humeur qu'il ne pouvoit contraindre se joignoit un ardent desir de la grandeur et de la prospérité du Roi et de sa gloire, qui étoit le fondement et la plus assurée protection de sa propre fortune et de son énorme autorité. Il avoit gagné la confiance du Roi à tel point, qu'il eut la confidence de l'étrange résolution d'épouser Mme de Maintenon, et d'être l'un des deux témoins de la célébration de cet affreux mariage[4]. Il eut aussi le courage de s'en montrer digne en représentant au Roi quelle seroit l'ignominie de le déclarer jamais, et de tirer de lui sa parole royale qu'il ne le déclareroit en

mais plus souvent masculin. Cependant Richelet, Furetière, l'Académie et le Dictionnaire de Trévoux le font toujours du masculin, et nous ne connaissons aucun exemple du dix-septième siècle où il soit mis au féminin. Dans notre XXI, p. 183, Saint-Simon a dit : « c'étoit un des grands épisodes ». Faut-il donc croire ici à un lapsus de sa plume ?

1. Saint-Simon n'a pas indiqué ici quelles étaient ces « sources » si sûres ; mais à la fin de l'Addition au *Journal de Dangeau* du 16 avril 1699 (ci-après, p. 470, nº 1246), il avait désigné le ministre Chamillart et des personnes de l'entourage de Mme de Maintenon ; plus loin (p. 73 et 78), il parlera de l'abbé de Pomponne, de Chamillart, de la maréchale de Rochefort et de sa fille Mme de Blanzac. Il est probable que le récit qui va suivre est le résultat de ces renseignements de diverses origines, combinés avec les bruits qui coururent à la cour après la mort de Louvois et que le jeune Saint-Simon put connaître par lui-même, puisqu'il avait seize ans lors de cet événement et qu'il fut présenté au Roi le 28 octobre de la même année 1691 (notre tome I, p. 29). Nous le verrons, p. 76-77, se mettre en scène lui-même à cette occasion.

2. *Trianon* est en interligne au-dessus de *Meudon*, biffé.

3. Ci-dessus, p. 17-20.

4. Voyez notre tome VIII, p. 42, et ci-après, p. 212.

aucun temps de sa vie, et de faire donner en sa présence la même parole à Harlay, archevêque de Paris, qui, pour suppléer aux bans[1] et aux formes ordinaires, devoit aussi comme diocésain être présent à la célébration[2].

[Add. St-S. 1245] Plusieurs années après, Louvois, qui étoit toujours bien informé de l'intérieur le plus intime, et qui n'épargnoit rien pour l'être fidèlement et promptement, sut les manèges de Mme de Maintenon pour se faire déclarer; que le Roi avoit eu la foiblesse de le lui promettre, et que la chose alloit éclater. Il mande à Versailles l'archevêque de Paris, et, au sortir de dîner, prend des papiers et s'en va chez le Roi, et, comme il faisoit toujours, entre droit dans les cabinets. Le Roi, qui alloit se promener, sortoit de sa chaise percée[3], et raccommodoit encore ses chausses. Voyant Louvois à heure qu'il ne l'attendoit pas, il lui demande ce qui l'amène[4]. « Quelque chose de pressé et

1. Écrit *banes*.

2. Il faut laisser à Saint-Simon la responsabilité de cette promesse du Roi; nous ne connaissons pas d'autre témoignage qui la confirme. Le récit qui va suivre n'est confirmé aussi que par les *Mémoires secrets de Duclos*, édition Michaud et Poujoulat, p. 486, qui, on le sait, copient souvent Saint-Simon. On peut croire que Mme de Maintenon désira que son mariage fût déclaré, que le Roi n'y fut peut-être pas complètement hostile, mais qu'il en fut empêché par l'opposition qu'il rencontra de divers côtés, soit chez Monsieur (notre tome VIII, p. 346), soit chez Monseigneur (*Journal de P. Narbonne*, p. 10-11, et fragment de l'ambassadeur Erizzo, ci-après, aux Additions et Corrections), soit auprès d'ecclésiastiques, comme Fénelon et Bossuet (ci-après, p. 236), ou sur l'avis de gens doctes et capables consultés spécialement à cet effet (*Correspondance générale de Mme de Maintenon*, tome II, p. 344-345). Selon Madame (*Correspondance*, recueil Brunet, tome II, p. 26), ce fut Louis XIV qui refusa sans rémission. La même princesse, toujours mordante, posait à sa correspondante la question de savoir s'il ne conviendrait pas, en cas où l'union serait déclarée, d'appeler la nouvelle épouse « la reine Scarronique », puisqu'on disait « la reine Britannique » (recueil Jæglé, tome I, p. 93-94).

3. Il a été parlé de la chaise percée du Roi dans notre tome VIII, p. 318, note 2.

4. Dans le récit (antérieur) de l'Addition au *Journal de Dangeau*

d'important », lui répond Louvois d'un air triste qui étonna le Roi, et qui l'engagea à commander à ce qui étoit toujours là de valets intérieurs de sortir. Ils sortirent en effet; mais ils laissèrent les portes ouvertes, de manière qu'ils entendirent tout, et virent aussi tout par les glaces[1] : c'étoit là le grand danger des cabinets. Eux sortis, Louvois ne feignit point de dire au Roi ce qui l'amenoit. Ce monarque étoit souvent faux; mais il n'étoit pas au-dessus du mensonge[2]. Surpris d'être découvert, il s'entortilla de foibles et transparents détours, et, pressé par son ministre, se mit à marcher pour gagner l'autre cabinet, où étoient les valets, et se délivrer de la sorte; mais Louvois, qui l'aperçut, se jette à ses genoux et l'arrête, tire de son côté une petite épée de rien qu'il portoit, en présente la garde au Roi, et le prie de le tuer sur-le-champ s'il veut persister à déclarer son mariage, lui manquer de parole ou plutôt à soi-même, et se couvrir aux yeux de toute l'Europe d'une infamie qu'il ne veut pas voir. Le Roi trépigne, petille[3], dit à Louvois de le laisser. Louvois le serre de plus en plus par les jambes, de peur qu'il ne lui échappe, lui représente l'horrible contraste de sa couronne, et de la gloire personnelle qu'il y a jointe, avec la honte de ce qu'il veut faire, dont il mourra après de regret et de confusion, en un mot fait tant qu'il tire une seconde fois parole du Roi qu'il ne déclarera jamais ce mariage[4]. L'archevêque de Paris arrive le soir; Louvois

(ci-après, p. 469-470, nº 1245), c'est le Roi qui, spontanément, en parle à Louvois dans le « cabinet de sa chaise percée ».

1. Cela pourrait faire croire que Saint-Simon entendit le récit de la scène par quelqu'un de ces valets intérieurs.

2. Ci-après, p. 141, il dira encore que le Roi savait pousser la dissimulation jusqu'à la fausseté, mais jamais jusqu'au mensonge.

3. Pris absolument, *petiller* signifiait s'impatienter, et le *Littré* en cite deux exemples de Mme de Sévigné.

4. Camille Rousset (*Histoire de Louvois,* tome III, p. 356) a discuté ce récit de notre auteur, et il faut reconnaître avec lui que Saint-Simon, dans cette circonstance, parle simplement « sur ouï-dire »,

lui conte ce qu'il a fait. Le prélat courtisan n'en auroit pas été capable, et en effet ce fut une action[1] qui se peut dire sublime, de quelque côté qu'elle puisse être considérée, surtout dans un ministre tout-puissant, qui tenoit si fort à son autorité et à sa place, et, par cela même qu'il faisoit, sentoit tout le poids de celle de Mme de Maintenon, conséquemment tout celui de sa haine, s'il étoit découvert, comme il avoit trop de connoissances pour se flatter que son action lui demeurât cachée. L'archevêque, qui n'eut qu'à confirmer le Roi dans sa parole commune à Louvois et à lui, et qui venoit d'être réitérée à ce ministre, n'osa lui refuser une démarche si honorable et sans danger. Il parla donc le lendemain matin au Roi, et il en tira aisément le renouvellement de cette parole[2]. Celle du Roi à Mme de Maintenon n'avoit point mis de délai ; elle s'attendoit à tous moments d'être déclarée. Au bout de quelques jours, inquiète de ce que le Roi ne lui parloit de rien là-dessus, elle se hasarda de lui en toucher quelque chose. L'embarras où elle mit le Roi la troubla fort. Elle voulut faire effort ; le Roi coupa court sur les réflexions qu'il avoit faites, les assaisonna comme il put ; mais il finit par la prier de ne plus penser à être déclarée et à ne lui en parler jamais. Après le premier bouleversement que lui causa la perte d'une telle espérance, et si près d'être mise à effet, son premier soin fut de rechercher à qui elle en étoit redevable. Elle n'étoit pas de son côté moins bien avertie que Louvois. Elle apprit enfin ce qui s'étoit passé, et quel jour, entre le Roi et son ministre.

et que « son imagination ne fait que broder sur des propos de cour sans autorité, sans valeur, sans contrôle. » L'abbé de Choisy (*Mémoires*, tome II, p. 30-31) rapporte la même scène un peu différemment, mais la place avant le mariage secret. Voir une note de M. Geffroy dans *Madame de Maintenon d'après sa correspondance*, tome I, p. 214.

1. Manuscrit : *un action*.

2. Cette nouvelle démarche de l'archevêque semble encore plus douteuse que l' « action sublime » de Louvois, et de plus complètement inutile après la promesse renouvelée du Roi.

On ne sera pas surpris après cela si elle jura sa perte et si elle ne cessa de la préparer, jusqu'à ce qu'elle en vînt à bout[1]; mais le temps n'y étoit pas propre. Il falloit laisser vieillir l'affaire avec un roi soupçonneux, et se donner le loisir des conjonctures pour miner peu à peu son ennemi, qui avoit toute la confiance de son maître, à qui la guerre le rendoit si nécessaire[2]. Le personnage qu'avoit fait l'archevêque de Paris ne lui échappa pas non plus, quelque léger qu'il eût été, et même après coup, et c'est, pour le dire en passant, ce qui creusa peu à peu la disgrâce qui s'augmenta toujours[3], dont les dégoûts continuels qui succédèrent à une faveur si déclarée et si longue, abrégèrent peut-être ses jours, qui néanmoins surpassèrent de trois ans ceux de Louvois[4].

A l'égard de ce ministre, dont la sultane manquée avoit plus de hâte de se[5] délivrer, elle ne manqua aucune occasion d'y préparer les voies. Celle de ces incendies du Palatinat[6] lui fut d'un merveilleux usage. Elle ne manqua

1. Si l'on en croit Mme de la Fayette (*Mémoires*, édition Michaud et Poujoulat, p. 240), Mme de Maintenon n'aimait pas Louvois parce qu' « il étoit bien avec le Roi sans qu'elle y eût contribué, et bien dans son esprit avant elle ».

2. Saint-Simon, avant la rédaction de ses *Mémoires*, a par trois fois, dans ses Additions à Dangeau, prétendu que la disgrâce de Louvois avait eu pour cause la rancune de Mme de Maintenon, soit à propos de la déclaration de son mariage, soit pour n'avoir pas suivi le Roi au siège de Mons : d'abord dans celle du 16 juillet 1691 (ci-après, n° 1244, p. 466-467) puis dans celle du 16 avril 1699 (ci-après, p. 469 et 470, n°s 1245 et 1246), enfin dans celle du 9 juin 1709 (notre tome XVII, p. 516, n° 886). Il le répètera encore dans le *Parallèle*.

3. Tous les historiens sérieux ont attribué la disgrâce de M. de Harlay à sa conduite scandaleuse bien connue; il est permis de présumer que Mme de Maintenon, ayant amené le Roi à une vie régulière et même dévote, contribua à l'écarter d'un prélat dont les mœurs étaient si répréhensibles.

4. Il mourut le 9 août 1695, quatre ans après Louvois.

5. *Se*, répété à la fin d'une ligne et au commencement de la suivante, a été effacé du doigt la première fois.

6. Ci-dessus, p. 58.

pas d'en peindre au Roi toute la cruauté; elle n'oublia pas de lui en faire naître les plus grands scrupules, car le Roi en étoit lors plus susceptible qu'il ne l'a été depuis. Elle s'aida aussi de la haine qui en retomboit à plomb sur lui, non sur son ministre, et des dangereux effets qu'elle pouvoit produire[1]. Enfin elle vint à bout d'aliéner fort le Roi et de le mettre de mauvaise humeur contre Louvois[2]. Celui-ci[3], non content des terribles exécutions du Palatinat, voulut encore brûler Trèves. Il le proposa au Roi comme plus nécessaire encore que ce qui avoit été fait à Worms et à Spire, dont les ennemis auroient fait leurs places d'armes, et qui en feroient une à Trèves, dans une position à notre égard bien plus dangereuse. La dispute s'échauffa, sans que le Roi pût ou voulût être persuadé. On peut juger que Mme de Maintenon après n'adoucit pas les

1. Languet de Gergy, archevêque de Sens, qui écrivait ses *Mémoires* d'après les renseignements fournis par les dames de Saint-Cyr, ne nie pas (p. 252) que Mme de Maintenon n'ait ruiné Louvois dans l'esprit du Roi, tout en attribuant à sa conduite un motif plus noble qu'une rancune personnelle. Le passage mérite d'être reproduit ici : « Mme de Maintenon, avec toute sa modération, sa patience et son éloignement pour tout ce qui étoit affaire d'État, ne put tenir contre les cris des peuples et l'indignation de toutes les nations. Elle se crut obligée de développer au Roi les mauvais offices que son ministre principal lui avoit rendus sous ombre de le servir. Il n'est pas surprenant qu'elle forçât son caractère dans une occasion si importante à l'État, à la gloire du Roi et au bonheur des peuples : c'étoit Esther qui découvroit à Assuérus les pernicieux desseins de son ministre Aman. » Les *Mémoires de l'abbé de Choisy* (tome II, p. 29) précisent bien davantage.

2. *Louvois* est en interligne, au-dessus de son *ministre*, biffé.

3. Camille Rousset (*Histoire de Louvois*, tome IV, p. 256-259) a réfuté l'anecdote qui va suivre, au moins en ce qui regarde le projet d'incendier Trèves. Des documents qu'il a publiés, il paraît ressortir que le ministre voulait faire croire que les Français étaient décidés à brûler la ville, si les ennemis s'en approchaient, afin que cette opinion engageât l'Électeur à faire tous ses efforts pour écarter de sa ville les armées impériales. Mais l'exécution de cette menace ne semble pas avoir été dans ses intentions.

choses. A quelques jours de là, Louvois, qui avoit le défaut de l'opiniâtreté, et en qui l'expérience avoit ajouté de ne douter pas d'emporter toujours ce qu'il vouloit, vint à son ordinaire travailler avec le Roi chez Mme de Maintenon. A la fin du travail, il lui dit qu'il avoit bien senti que le scrupule étoit la seule raison qui l'eût retenu de consentir à une chose aussi nécessaire à son service que l'étoit le brûlement de Trèves ; qu'il croyoit lui en rendre un essentiel de l'en délivrer en s'en chargeant lui-même ; et que pour cela, sans lui en avoir voulu reparler, il avoit dépêché un courrier avec l'ordre de brûler Trèves à son arrivée[1]. Le Roi fut à l'instant, et contre son naturel[2], si transporté de colère, qu'il se jeta sur les pincettes de la cheminée, et en alloit charger Louvois sans Mme de Maintenon, qui se jeta aussitôt entre deux, en s'écriant : « Ah ! Sire, qu'allez-vous faire ? » et lui ôta les pincettes des mains. Louvois ce pendant gagnoit la porte. Le Roi cria après lui pour le rappeler, et lui dit, les yeux étincelants : « Dépêchez un courrier tout à cette heure avec un contre-ordre, et qu'il arrive à temps, et sachez que votre tête en répond, si on brûle une seule maison. » Louvois, plus mort que vif, s'en alla sur-le-champ[3]. Ce n'étoit pas dans

1. Une note du duc de Luynes dans le *Journal de Dangeau* (tome III, p. 450) applique cette anecdote au bombardement de Liège par Boufflers, exécuté du 4 au 7 juin 1691, sur les ordres personnels du ministre et contrairement aux intentions du Roi. Cela est beaucoup plus croyable que l'incendie projeté de Trèves, qui serait de la fin de 1689. On conçoit très bien que la colère manifestée par le Roi ait déterminé chez Louvois la crise qui l'emporta quelques semaines plus tard; ce serait invraisemblable pour un événement arrivé dix-huit mois auparavant.

2. « Prince si égal à l'extérieur et si maître de ses moindres mouvements dans les événements les plus sensibles », a-t-il dit dans le tome II, p. 321.

3. Cette colère du Roi, qui aurait menacé son ministre d'un soufflet, des pincettes ou de sa canne, suivant les récits, se trouve mentionnée dans plusieurs documents contemporains, avec des motifs différents : *Mémoires de Languet de Gergy*, p. 253 ; note du duc de

l'impatience de dépêcher le contre-ordre ; il s'étoit bien gardé de laisser partir le premier courrier. Il lui avoit donné ses dépêches portant l'ordre de l'incendie ; mais il lui avoit ordonné de l'attendre tout botté au retour de son travail. Il n'avoit osé hasarder cet ordre après la répugnance et le refus du Roi d'y consentir, et il crut par cette ruse que le Roi pourroit être fâché, mais que ce seroit tout. Si la chose se fût passée ainsi par ce piége, il faisoit partir le courrier en revenant chez lui. Il fut assez sage pour ne se pas commettre à le dépêcher auparavant, et bien lui en prit. Il n'eut que la peine de reprendre ses dépêches et de faire débotter le courrier. Il passa toujours auprès du Roi pour parti, et le second pour être arrivé assez à temps pour empêcher l'exécution[1].

Après une aussi étrange aventure, et aussi nouvelle au Roi, Mme de Maintenon eut beau jeu contre le ministre. Une seconde action, louable encore, acheva sa perte. Il
[Add. StS. 1240] fit, dans l'hiver de 1690 à 1691, le projet de prendre Mons à l'entrée du printemps, et même auparavant[2].

Luynes dans le *Journal de Dangeau*, tome III, p. 450 ; *Mémoires de Villars*, tome I, p. 144-145 ; *Mémoires du marquis D****, par Sandras des Courtils, tome I, p. 112-113 ; *Second entretien de M. Colbert avec Bouin*, p. 47-51. Cela prouve au moins que le bruit en courut parmi les courtisans. Madame (*Correspondance*, recueil Brunet, tome I, p. 325-326) en affirme au contraire la fausseté : « Il est vrai que le Roi a dit à Louvois des choses dures ; mais il n'est pas vrai qu'il ait voulu le frapper ; le Roi en était incapable. » Villars et le duc de Luynes disent de même que Mme de Maintenon crut que Louis XIV allait prendre sa canne pour frapper Louvois, mais que ce n'était point l'intention du Roi.

1. De qui Saint-Simon peut-il tenir sur la conduite intime du ministre des détails aussi précis, qu'il est absolument seul à rapporter ?

2. Il a déjà été parlé du siège de Mons au début des *Mémoires* (tome I, p. 27). La ville fut investie le 21 mars et se rendit le 8 avril ; Louvois avait préparé secrètement ce siège pendant l'hiver avec un soin extrême (*Gazette* de 1691, p. 164-168, 176-180 et 188-191 ; Quincy, *Histoire militaire*, tome II, p. 343-371 ; *Journal de Dangeau*, tome III, p. 300-322 ; *Mémoires de Sourches*, tome III, p. 364-406 ; *Mémoires de Saint-Hilaire*, tome II, p. 173-176 ; Rousset,

Comme tout ne se mesure que par comparaison, les finances, abondantes alors eu égard à ce qu'elles ont été depuis, mais fort courtes par l'habitude précédente d'y nager, engagèrent Louvois de proposer au Roi de faire le voyage de Mons sans y mener les dames. Chamlay[1], qui étoit de tous les secrets militaires, même avec le Roi, avertit Louvois de prendre garde à une proposition qui offenseroit Mme de Maintenon, qui déjà ne l'aimoit pas, et qui avoit assez de crédit pour le perdre[2]. Louvois trouva tant de dépense et tant d'embarras au voyage des dames, qu'il préféra le bien de l'État et la gloire du Roi à son propre danger[3], et le siége se fit par le Roi, qui prit la place, et les dames demeurèrent à Versailles[4], où le Roi les revint

Histoire de Louvois, tome IV, p. 459-470, et les correspondances du Dépôt de la guerre, vol. 1043, 1046 et 1057-1059). Deux tableaux du Musée de Versailles, nos 2061 et 2079, représentent des épisodes du siège. Chamlay en tint un journal pour Mme de Maintenon (Lavallée, *Correspondance générale*, tome III, p. 286-289).

1. Jules-Louis Bolé, marquis de Chamlay : tome I, p. 266.

2. En 1708, selon notre auteur, Chamlay mit encore Chamillart en garde contre pareille bévue et lui cita le présent exemple de Louvois (notre tome XVI, p. 492).

3. Camille Rousset (p. 462) dit qu'il est impossible de savoir si ce fut réellement Louvois qui conseilla de ne pas emmener les dames; Dangeau annonce le 11 mars (tome III, p. 298) qu'elles n'iront pas à l'armée.

4. Mme de Maintenon se retira à Saint-Cyr, montrant ainsi, dit Languet de Gergy (*Mémoires*, p. 254) qu'elle « ne songeoit pas à s'emparer des affaires du gouvernement.... Ce temps étoit critique, puisque c'étoit sur les fins du crédit de M. de Louvois. Une personne avide de la fortune et du commandement et qui étoit sûre du cœur du Roi, n'eût pas souffert un éloignement si grand et si long. » Louis XIV partit le 17 mars; la veille, il était allé dire adieu à Mme de Maintenon à Saint-Cyr (*ibidem*, p. 255), et, le 18, l'abbé Gobelin écrivait à celle-ci (*Correspondance générale*, tome III, p. 281-283) : « Il n'y eut jamais, Madame, de douleur plus légitime que la vôtre. Tout Paris, qui a les yeux sur vous, en est d'autant plus édifié qu'on est persuadé qu'il n'a tenu qu'à vous de vous en exempter, ce qui fait qu'elle n'est pas regardée comme l'effet d'une tendresse molle et purement naturelle, mais comme l'effort d'une âme pleine de cou-

trouver aussitôt qu'il eut pris Mons[1]. Mais, comme c'est la dernière goutte d'eau qui fait répandre le verre[2], un rien arrivé à ce siége consomma la perte de Louvois. Le Roi, qui se piquoit de savoir mieux que personne jusqu'aux moindres choses militaires, se promenant autour de son camp, trouva une garde ordinaire de cavalerie mal placée, et lui-même la replaça autrement. Se promenant encore le même jour l'après-dînée, le hasard fit qu'il repassa devant cette même garde, qu'il trouva placée ailleurs. Il en fut surpris et choqué. Il demanda au capitaine qui l'avoit mis où il le voyoit, qui répondit que c'étoit Louvois qui avoit passé[3] par là. « Mais, reprit le Roi, ne lui avez-vous pas dit que c'étoit moi qui vous avois placé ? — Oui, Sire, » répondit le capitaine. Le Roi piqué se tourne vers sa suite, et dit : « N'est-ce pas là le métier de Louvois ? Il se croit un grand homme de guerre et savoir tout ; » et tout de suite replaça le capitaine avec

rage et de raison.... Priez, jeûnez, faites des aumônes et des communions.... C'est ainsi que, dans de pareilles occasions, en ont usé les Clotilde, les Bertilde et les Blanche de Castille ; c'est ce que demande la place où la Providence vous met. » Dangeau ne parle pas de cette retraite ; mais les *Mémoires de Sourches* (tome III, p. 363), en annonçant le 13 mars que la marquise avait eu « une grande colique », ajoute qu' « on en sut le lendemain la véritable cause, aussi bien que des larmes qu'on disoit, deux ou trois jours auparavant, qu'elle avoit versées en abondance », qui était le départ prochain du Roi. Et l'annotateur fait (p. 364) cette remarque, qui n'est pas sans analogie avec les dires de Saint-Simon : « Selon toutes les apparences, elle avoit fait tout son possible pour empêcher cette entreprise, dans laquelle il sembloit que la personne du Roi ne pouvoit pas manquer d'être exposée. D'ailleurs, elle ne devoit pas être bien aise de voir le marquis de Louvois, avec lequel elle n'étoit pas toujours d'accord, faire un si long voyage seul avec le Roi. »

1. C'est à Compiègne qu'on se retrouva le 14 avril ; Mme de Maintenon y était venue seule dans son carrosse, et les princesses et leurs dames ensemble (*Dangeau*, tome III, p. 324 ; *Sourches*, tome III, p. 408-409).

2. Locution proverbiale déjà annotée dans le tome XX, p. 5.

3. Avant *passé*, il y a *placé*, biffé.

sa garde où il l'avoit mis le matin. C'étoit en effet sottise et insolence [à] Louvois[1], et le Roi avoit dit vrai sur son compte. Mais il en fut si blessé, qu'il ne put la lui pardonner, et que, après sa mort, ayant rappelé Pomponne dans son conseil d'État, il lui conta cette aventure, piqué encore de la présomption de Louvois, et je la tiens de l'abbé de Pomponne[2].

De retour de Mons, l'éloignement du Roi pour lui ne fit qu'augmenter, et à tel point que ce ministre si présomptueux, et qui au milieu de la plus grande guerre se comptoit si indispensablement nécessaire, commença à tout appréhender. La maréchale de Rochefort, qui étoit demeurée son amie intime[3], étant allée avec Mme de Blanzac, sa fille[4], dîner avec lui à Meudon, qui me l'ont conté toutes les deux, il les mena à la promenade. Ils n'étoient qu'eux trois dans une petite calèche légère qu'il menoit. Elles l'entendirent se parler à lui-même, rêvant profondément, et se dire à diverses reprises : « Le feroit-il ? Le lui fera-t-on faire ? non; mais cependant... Non, il n'oseroit. » Pendant ce monologue il alloit toujours, et la mère et la fille se taisoient et se poussoient, quand tout à coup la maréchale vit les chevaux sur le dernier rebord d'une pièce d'eau, et n'eut que le temps de se jeter en avant sur

1. La préposition *à* a été oubliée en passant de la page 1649 à la page 1650 du manuscrit.

2. Il y eut certainement, au siège de Mons, un incident qui mécontenta le Roi contre son ministre. Dangeau (tome III, p. 322-323) parle de la désignation du camp de la cavalerie par les commissaires des guerres; le duc de Luynes (note au *Journal de Dangeau*, tome III, p. 449) met en avant l'annonce de l'approche du prince d'Orange malgré l'affirmation contraire de Louvois, ou le mécontentement causé par la levée du siège de Coni sans autre nécessité que l'ordre du ministre (*ibidem*, p. 449-450). La source de Saint-Simon, par l'intermédiaire de l'abbé de Pomponne et de son père le ministre, serait Louis XIV lui-même. Camille Rousset (tome IV, p. 467-470) n'a pas éclairci la question.

3. Notre tome I, p. 85.

4. Marie-Henriette de Rochefort d'Aloigny : tome III, p. 172.

les mains de Louvois pour arrêter les rênes, criant qu'il les menoit nóyer. A ce cri et ce mouvement, Louvois se réveilla comme d'un profond sommeil, recula quelques pas et tourna, disant qu'[en] effet il rêvoit et ne pensoit pas à la voiture[1]. Dans cette perplexité, il se mit à prendre des eaux les matins à Trianon[2]. Le 16 juillet, j'étois à Versailles pour une affaire assez sauvage, dont le Roi avoit voulu donner tout l'avantage à mon père, qui étoit à Blaye avec ma mère, contre Sourdis, qui commandoit en chef en Guyenne[3] et que Louvois avoit inutilement soutenu[4]. Ce nonobstant, je fus conseillé de l'aller

1. L'abbé de Choisy (*Mémoires,* tome II, p. 31-32) raconte une autre anecdote : Louvois aurait avoué à son ami Beringhen qu'il se voyait ruiné dans l'esprit du Roi et qu'il se demandait s'il perdrait seulement ses charges ou serait emprisonné. La Beaumelle (*Mémoires sur Mme de Maintenon,* édition 1757, tome III, p. 288) a donné la même version sous une forme très concise.

2. Les mots *à Trianon* surchargent *en tra[vaillant]*. — Le chirurgien Dionis, qui soigna le ministre, a publié en 1710 une *Dissertation sur la mort subite* dans laquelle il parle de celle de Louvois, et nous utiliserons cet important document. Pour le moment, il faut seulement noter que, ayant fréquemment des oppressions, les médecins lui avaient ordonné de prendre des eaux de Forges, qu'il allait boire tous les matins dans l'Orangerie, « où le suivoient ses commis pour ne pas discontinuer son travail ordinaire ». Ce détail explique que Saint-Simon ait commencé à écrire *en travaillant ;* on s'explique mal qu'il ait remplacé ces deux mots par *à Trianon*.

3. C'est François d'Escoubleau, dont Saint-Simon a fait un portrait si peu flatteur dans le tome X, p. 110-112.

4. Cette « affaire assez sauvage » était un conflit d'attributions entre M. de Sourdis, qui avait le commandement de la Guyenne depuis 1690, et Claude de Saint-Simon, gouverneur de Blaye, qui prétendait n'être pas soumis au commandant de la province ; c'est le même conflit que nous avons vu (tomes XVIII, p. 3-4, 89-90 et 389, XXI, p. 347, 350 et 352, et XXIII, p. 297-304) notre auteur soutenir contre le maréchal de Montrevel. Dans le cas présent, il ne semble pas que la décision ait été favorable aux Saint-Simon, puisque Louvois écrivait au duc Claude le 12 juillet 1691, quatre jours avant sa mort (vol. Guerre 1032, fol. 357) que M. de Sourdis commandait à Blaye comme dans le reste du pays et que son ordre de mettre sur pied les milices bourgeoises devait être exécuté.

remercier, et j'en reçus autant de compliments et de politesses que s'il avoit bien servi mon père[1]. Ainsi va la cour. Je ne lui avois jamais parlé. Sortant le même jour[2] du dîner du Roi, je le rencontrai au fond d'une très petite pièce qui est entre la grand salle des gardes et ce grand salon qui donne sur la petite cour des princes[3]; M. de Marsan lui parloit, et il alloit travailler chez Mme de Maintenon avec le Roi[4], qui devoit se promener après dans les jardins de Versailles à pied, où les gens de la cour avoient la liberté de le suivre. Sur les quatre heures après midi du même jour, j'allai chez Mme de Châteauneuf[5], où j'appris qu'il s'étoit trouvé un peu mal chez Mme de Maintenon, que le Roi l'avoit forcé de s'en aller, qu'il étoit retourné à pied chez lui, où le mal avoit subitement augmenté, qu'on s'étoit hâté de lui donner un lavement qu'il avoit rendu aussitôt, et qu'il étoit mort en le rendant[6], et

1. Ce remerciement semble étrange, étant donné que la décision, comme on vient de le voir, était défavorable.

2. Les mots *le mesme jour* ont été écrits en interligne.

3. Sur le plan inséré dans notre précédent volume, la grande salle des gardes est désignée sous le nº 4, la petite pièce dont parle Saint-Simon y est indiquée *salon*; quant au grand salon donnant sur la cour des princes, on en voit en équerre le commencement. On se rendra mieux compte des dispositions en se reportant au plan de Blondel reproduit dans l'ouvrage de Dussieux.

4. Les mots *avec le Roy* sont en interligne.

5. Marie-Marguerite de Fourcy, femme du secrétaire d'État : tome IV, p. 271.

6. Le récit des *Mémoires de Sourches* (tome III, p. 436) est particulièrement précis : « Le marquis de Louvois travaillant avec le Roi dans son cabinet, le Roi remarqua qu'il avoit le visage changé et lui en parla, à quoi il répondit qu'il se trouvoit mal, et, comme il n'y avoit rien de bien pressé dans sa liasse, il supplia le Roi de lui permettre de s'en aller chez lui et de remettre son travail au lendemain matin. Le Roi le lui accorda facilement, et, comme il achevoit de reprendre ses papiers, le Roi lui demanda s'il se trouvoit toujours mal, et il lui répondit que son mal continuoit. Ensuite il sortit du cabinet du Roi; il traversa les appartements et la galerie, appuyé sur le bras de Chavigny, l'un de ses gentilshommes; il parla en chemin à différentes

demandant son fils Barbezieux, qu'il n'eut pas le temps de voir, quoiqu'il accourût de sa chambre[1].

On peut juger de la surprise de toute la cour. Quoique je n'eusse guères que quinze ans[2], je voulus voir la contenance du Roi à un événement de cette qualité. J'allai l'attendre, et le suivis toute sa promenade. Il me parut avec sa majesté accoutumée, mais avec je ne sais quoi de leste et de délivré[3], qui me surprit assez pour en parler après, d'autant plus que j'ignorois alors, et longtemps depuis, les choses que je viens d'écrire[4]. Je remarquai encore que, au lieu d'aller voir ses fontaines et de diversifier sa promenade, comme il faisoit toujours dans ces jardins, il ne fit jamais qu'aller et venir le long de la balustrade de l'Orangerie[5], et d'où il voyoit, en revenant vers le château, le logement de la Surintendance[6], où Lou-

personnes, et remit même au lendemain un capitaine de cavalerie qui avoit été cassé, pour l'entretenir de son affaire. En entrant dans sa chambre, il envoya chercher Dionis, premier chirurgien de Madame la Dauphine, pour le saigner, ce qu'il fit, et il s'en trouva soulagé; mais, un moment après, il dit qu'il sentoit le mal qui le gagnoit du côté gauche, et qu'on le saignât en diligence de ce côté-là, et, cela ne pouvant se faire si vite, parce que Dionis lui bandoit encore le bras droit, il dit qu'il se sentoit foible et mourut. On lui donna encore mille remèdes; mais il étoit mort. » Nous réunissons ci-après, à l'Appendice, n° V, quelques documents sur ce sujet.

1. Dans la lettre à Tessé qu'on trouvera ci-après à l'Appendice, p. 501, Barbezieux explique que, malade lui-même, il dut se lever pour accourir auprès de son père, mais qu'il arriva trop tard.

2. Il avait seize ans et demi exactement, étant né le 16 janvier 1675.

3. Il va revenir plus loin, p. 90, sur ce point que souvent Louis XIV regarda comme une délivrance la mort de ses ministres et de ses familiers.

4. C'est l'aveu que les sources de son récit sont très postérieures aux événements; cela est à rapprocher des quatre lettres de Madame mises ci-après à l'Appendice, p. 504-505, laquelle, tout en parlant de l'empoisonnement dès 1691, ne donne qu'en 1716 et 1718 des détails dont il y a lieu de remarquer la concordance singulière avec le récit de Saint-Simon.

5. Tome XX, p. 184.

6. Le pavillon occupé par le surintendant des bâtiments et appelé

vois venoit de mourir, qui terminoit l'ancienne aile du château sur le flanc de l'Orangerie, et vers lequel il regarda sans cesse toutes les fois qu'il revenoit vers le château. Jamais le nom de Louvois ne fut prononcé, ni pas un mot de cette mort si surprenante et si soudaine, qu'à l'arrivée d'un officier que le roi d'Angleterre envoya de Saint-Germain, qui vint trouver le Roi sur cette terrasse, et qui lui fit de sa part un compliment sur la perte qu'il venoit de faire. « Monsieur, lui répondit le Roi d'un air et d'un ton plus que dégagé, faites mes compliments et mes remerciements au roi et à la reine d'Angleterre, et dites-leur de ma part que mes affaires et les leurs n'en iront pas moins bien. » L'officier fit une révérence, et se retira, l'étonnement peint sur le visage et dans tout son maintien[1]. J'observai curieusement tout cela, et que les principaux de ce qui étoit à sa promenade s'interrogeoient des yeux sans proférer une parole.

Barbezieux avoit eu la survivance de secrétaire d'État

couramment la Surintendance, formait l'extrémité de l'aile du Midi, ou l'ancienne aile, comme il va être dit, et les fenêtres, qui avaient vue sur le parterre du midi et sur l'Orangerie, donnaient juste en face de la balustrade dont il vient d'être parlé. Nous avons déjà eu occasion de mentionner la Surintendance dans nos tomes V, p. 332, note 6, et VIII, p. 7, note 4.

1. Le *Journal de Dangeau* (tome III, p. 367) dit de même : « Le roi d'Angleterre ayant envoyé faire des compliments sur la mort de M. de Louvois, S. M. a répondu à celui qui venoit de sa part : « Monsieur, « dites au roi d'Angleterre que j'ai perdu un bon ministre, mais que « ses affaires et les miennes n'en iront pas plus mal pour cela » ; notre auteur supprime l'éloge du ministre; voyez aussi les *Mémoires de Catinat*, tome II, p. 42. Bussy-Rabutin répondit de même au marquis de Termes, qui lui avait annoncé la nouvelle : « Il n'y paroîtra pas aux affaires du Roi ; S. M. en aura plus de fatigue » (*Correspondance de Bussy-Rabutin*, tome VI, p. 495). La lettre que Louis XIV écrivit le jour même au maréchal de Luxembourg (*Œuvres de Louis XIV*, tome IV, p. 304) ne manifeste ni émotion ni regret. La Fare (*Mémoires*, p. 298) et une lettre de l'ambassadeur vénitien (*Archives de la Bastille*, tome VII, p. 141) confirment que le Roi ne parut aucunement regretter son ministre.

dès 1685, qu'il n'avoit pas encore dix-huit ans, lorsque son père la fit ôter à Courtenvaux son aîné, qu'il en jugea incapable[1]. Ainsi Barbezieux, à la mort de Louvois, l'avoit faite sous lui en apprentif[2] commis près de six ans, et en avoit vingt-quatre à sa mort, et cette mort arriva bien juste pour sauver un grand éclat. Louvois étoit, quand il mourut, tellement perdu, qu'il devoit être arrêté le lendemain et conduit à la Bastille. Quelles en eussent été les suites? C'est ce que sa mort a scellé dans les ténèbres; mais le fait de cette résolution prise et arrêtée par le Roi est certain : je l'ai su depuis par des gens bien informés; mais ce qui demeure sans réplique, c'est que le Roi même l'a dit à Chamillart, lequel me l'a conté[3]. Or voilà ce qui explique, je pense, ce désinvolte[4] du Roi le jour de la mort de ce ministre, qui se trouvoit soulagé de l'exécution résolue pour le lendemain, et de toutes ses importunes suites.

Grande action de Chamlay;

Le Roi, en rentrant de la promenade chez lui, envoya chercher Chamlay[5], et lui voulut donner la charge de

1. Déjà dit dans le tome XIII, p. 151.
2. Tome X, p. 158.
3. C'est la cinquième fois que, dans les seuls *Mémoires*, Saint-Simon affirme cette disgrâce certaine et cette arrestation résolue du ministre (tomes VI, p. 348, XV, p. 369, XVI, p. 492, et XVII, p. 108 et 416). L'ambassadeur vénitien Pierre Venier (*Relazioni*, série *Francia*, tome III, p. 511) le confirme, et le jeune Brienne (*Mémoires*, tome II, p. 250) prétend tenir la même assurance de Villacerf, qui entendit le Roi le dire à Monsieur accouru pour lui faire ses condoléances; voir aussi le commentaire de Gaignières au Chansonnier, ci-après, p. 506.
4. Tome XXIII, p. 399.
5. Ci-dessus, p. 71. — Le Roi ne put l'envoyer chercher parce qu'il était alors à l'armée d'Allemagne; mais, dès le jour même, il lui écrivit le billet suivant, publié d'après les archives de la Guerre, par M. J. d'Auriac (*Revue historique*, 1899, tome LXX, p. 304): « Je vous fais ce mot pour vous dire de partir aussitôt que vous l'aurez reçu pour vous rendre en poste auprès de moi. Écrit à Versailles, ce 16e juillet 1691. Louis. » L'ambassadeur vénitien Pierre Venier écrivait à la Seigneurie: « On a appelé à la cour Chamlay.... A M. de Barbezieux S. M. a dit... qu'il dépendrait de lui de conserver le poste où il

secrétaire d'État de Louvois, à laquelle est attaché le département de la guerre. Chamlay remercia, et refusa avec persévérance. Il dit au Roi qu'il avoit trop d'obligation à Louvois, à son amitié, à sa confiance, pour se revêtir de ses dépouilles au préjudice de son fils, qui en avoit la survivance. Il parla de toute sa force en faveur de Barbezieux, s'offrit de travailler sous lui à tout ce à quoi[1] on voudroit l'employer, et à lui communiquer tout ce que l'expérience lui auroit appris, et conclut par déclarer que si Barbezieux avoit le malheur de n'être pas conservé dans sa charge, il aimoit mieux la voir en quelques mains que ce fût qu'entre les siennes, et qu'il n'accepteroit jamais celle de Louvois et de son fils[2].

son état, son caractère.

Chamlay étoit un fort gros homme, blond et court, l'air grossier[3] et paysan, même rustre, et l'étoit de naissance[4],

[Add. St-S. 1247]

se trouve ;... il est donc incertain si Barbezieux restera » (*Archives de la Bastille,* tome VII, p. 141) ; et plus loin (p. 142) : « On dit que la personne la plus avant dans la confidence intime du Roi [Mme de Maintenon] insinue qu'il vaut mieux laisser les choses dans l'état actuel, tant par reconnaissance pour la mémoire d'un si grand ministre que pour que, les affaires recevant maintenant l'impulsion directe du Roi, on puisse croire qu'il en était de même par le passé. »

1. La préposition *à* est en interligne, et *quoy* corrige *qu'on.*

2. Ceci dut se passer dans le long entretien que Chamlay eut en tiers avec le Roi et Barbezieux le 24 juillet, jour de son arrivée à Versailles (*Dangeau,* tome III, p. 370).

3. On lirait plutôt *grassier* dans le manuscrit. En 1719, lors de sa mort, Saint-Simon refera ce portrait : « Il étoit extrêmement gros ; sa grande sobriété et un exercice à pied journalier et prodigieux ne purent le garantir de l'apoplexie » (suite des *Mémoires,* tome XVI de 1873, p. 273).

4. Ces cinq derniers mots ont été ajoutés sur la marge du manuscrit. — Son père Simon Bolé avait été procureur au Parlement, puis prévôt général des bandes de l'infanterie française et des gardes (1647) ; il acheta en 1649 une charge de maître d'hôtel du Roi, fut anobli en septembre 1651 (Archives nationales, X^1A 8664, fol. 294 v°) pour avoir fait échouer en 1650 la tentative de Condé sur le Havre, eut le cordon de Saint-Michel en 1665 et acquit en 1670 la charge de maréchal général des logis des camps et armées du Roi. Nous ignorons la date de sa mort, qui est probablement 1672.

avec de l'esprit[1], de la politesse, un grand et respectueux savoir-vivre avec tout le monde, bon, doux, affable, obligeant, désintéressé, avec un grand sens et un talent unique à connoître les pays, et n'oublier jamais la position des moindres lieux, ni le cours et la nature du plus petit ruisseau[2]. Il avoit longtemps servi de maréchal des logis des armées, où il fut toujours estimé des généraux et fort aimé de tout le monde. Un grand éloge pour lui est que M. de Turenne ne put et ne voulut jamais s'en passer jusqu'à sa mort[3], et que, malgré tout l'attachement

1. En 1668, le jeune Chamlay avait dédié à Louvois sa thèse sur l'architecture militaire et les mouvements des corps célestes (Bibliothèque nationale, ms. Nouv. acq. franç. 9657, fol. 97).

2. Dès avril 1672, alors que Chamlay avait à peine vingt-deux ans, le maréchal de Luxembourg écrivait à Louvois : « Voici un mémoire dont je me suis reposé sur le sieur de Chamlay. Je ne le connoissois point ; mais c'est peut-être le garçon le plus propre qu'on pourroit rencontrer pour faire sa charge ; car c'est une carte vivante, et il en fait une juste de ce qu'il n'a vu qu'une fois » (C. Rousset, *Histoire de Louvois*, tome II, p. 172, note).

3. Chamlay, étant né en 1650, n'avait que vingt-cinq ans à la mort de Turenne ; celui-ci ne put donc utiliser ses talents pendant longtemps, de sorte que l'on peut se demander s'il n'y aurait pas eu à ce propos confusion entre le père et le fils. Une lettre publiée par Eugène Gallois (*Lettres inédites des Feuquières*, tome II, p. 221) mentionne un Chamlay comme « quartier maître général » de l'armée de Turenne en 1673. Cependant le billet ci-dessus de M. de Luxembourg semble bien s'appliquer à un jeune homme, et il faudrait en conclure que dès 1672, Chamlay, ayant perdu son père, lui avait succédé, malgré sa jeunesse, dans sa charge de maréchal général des logis. Quoi qu'il en soit, l'extrait suivant du *Carpenteriana* (1724, in-12, p. 456-457) confirme les rapports du fils avec Turenne : « M. de Chamlay, ci-devant maréchal général des logis, rappelé au Conseil depuis la mort de M. de Louvois, est le plus habile homme de France pour la castramétation, c'est-à-dire, savoir camper une armée. C'est M. de Turenne qui l'a produit. Il dit un jour qu'il n'y avoit, pour ainsi dire, buisson, motte, ruisseau ou mare dans le royaume, ou aux environs, même de l'Europe, dont M. de Chamlay n'eût connoissance. M. de Turenne ajouta quelque chose de plus fort que cela : c'est qu'il ne pouvoit camper sans M. de Chamlay, mais que M. de Chamlay pouvoit camper sans lui. »

qu'il conserva pour sa mémoire, M. de Louvois le mit dans toute sa confiance. M. de Turenne, qui l'avoit fort vanté au Roi, l'en avoit fait connoître. Il étoit déjà entré dans les secrets militaires; M. de Louvois ne lui cacha rien, et y trouva un grand soulagement pour les dispositions et les marches des troupes qu'il destinoit secrètement aux projets qu'il vouloit exécuter. Cette capacité, jointe à sa probité et à la facilité de son travail, de ses expédients, de ses ressources, le mirent de tout avec le Roi[1], qui l'employa même en des négociations secrètes et en des voyages inconnus[2]. Il[3] lui fit du bien[4] et lui donna la grand croix de Saint-Louis. Sa modestie ne se[5] démentit jamais, jusque là qu'il fut surpris et honteux de l'applaudissement que reçut la belle action qu'il venoit de faire, que le Roi ne cacha pas, et que Barbezieux, à qui elle valut sa charge, prit plaisir de publier[6]. On sera moins

1. Voyez nos tomes I, p. 266, note 1, et XVI, p. 1, note 3; les archives du Dépôt de la Guerre renferment un nombre très considérable de plans, de mémoires et de projets de Chamlay.

2. En 1680, il avait été envoyé secrètement en Bavière pour le mariage de la Dauphine (*Mémoires de Pomponne*, tome I, p. 251-253); à Rome en 1687-1688 (*Œuvres de Louis XIV*, tome VI, p. 493-506; *Mémoires de Sourches*, tome II, p. 225; Rousset, *Histoire de Louvois*, tome IV, p. 73-87), et sa relation est conservée aux Affaires étrangères dans le volume *Rome* 337; en Savoie en 1691 (*Mémoires de Catinat*, tome II, p. 70). Un mois après la mort de Louvois, Louis XIV l'envoya pour mettre d'accord les généraux de l'armée de Piémont (*Dangeau*, tome III, p. 386 et 394). Notre auteur l'appelle « un échappé de ministre » dans l'Addition n° 1244, ci-après, p. 467.

3. Toute cette phrase a été ajoutée en interligne et sur la marge du manuscrit.

4. Gratification de trente-trois mille livres en juin 1685 (Archives nationales, K 120B, n° 122); autre de dix mille écus en septembre 1692 (*Sourches*, tome IV, p. 125); don du droit de marché à Neuilly en 1699 (Archives nationales, X1A 8693, fol. 140 v°), etc., sans compter sa pension ordinaire qui, en 1688, était de neuf mille livres.

5. Avant *se*, Saint-Simon a biffé *s'eleva*, dans le manuscrit.

6. Les contemporains n'ont point mentionné la proposition faite à Chamlay ni son refus, si ce n'est les auteurs qui dérivent de Saint-

surpris dans la suite, quand le Roi et Mme de Maintenon seront plus développés[1], de leur voir confier à un homme de vingt-quatre ans une charge si importante, au milieu d'une guerre générale avec toute l'Europe, et au fils de ce ministre qu'ils alloient envoyer à la Bastille lorsque sa mort les prévint. Je joins ici le Roi et Mme de Maintenon ensemble, parce que ce fut elle qui perdit le père, elle qui fit donner la charge au fils[2]. Le Roi, à son ordinaire, passa chez elle après la conversation de Chamlay, et ce fut ce soir-là même que la résolution fut prise en faveur de Barbezieux.

Mort et disgrâce de Louvois,

La soudaineté du mal et de la mort de Louvois fit tenir bien des discours, bien plus encore quand on sut par l'ouverture de son corps qu'il avoit été empoisonné[3]. Il

Simon, comme les *Mémoires secrets de Duclos* ou le recueil des *Pièces intéressantes et peu connues* de P.-A. de la Place; mais il fut certainement question de lui pour remplacer Louvois (*Sourches*, tome III, p. 438).

1. C'est-à-dire quand on connaîtra davantage leur caractère et leurs idées.

2. Voyez le passage de la lettre de l'ambassadeur vénitien P. Venier : ci-dessus, p. 78, note 5.

3. La croyance à l'empoisonnement du ministre fut universelle au premier moment: *Dangeau*, tome III, p. 360, 367 et 369, et note du duc de Luynes, p. 460; *Mémoires de Sourches*, tome III, p. 437-439; *Mémoires de la Fare*, p. 298; *Correspondance de Madame*, recueil Jæglé, tome I, p. 86-88; *Mémoires de l'abbé le Gendre*, p. 131; *Mémoires de Villars*, tome I, p. 145; etc. Mme de Maintenon sur le moment ne parla que de son « horrible mort » (*Correspondance générale*, tome III, p. 306); mais, plus tard, elle raconta aux dames de Saint-Cyr (*Lettres historiques et édifiantes*, tome II, p. 278) qu'on lui trouva le cœur « sec et tors ». Les documents donnés ci-après à l'Appendice, n° V (notes de Gaignières et du P. Léonard, lettre de l'ambassadeur de Venise, lettre de Barbezieux lui-même à Tessé) corroborent cette opinion générale. Par extraordinaire, la grande lettre écrite par Mme de Sévigné à Coulanges, alors à Rome (tome X, p. 45-47) ne parle pas de poison; Mme de la Fayette de son côté (*Mémoires*, p. 240) insiste sur ce que la santé de Louvois n'était pas « aussi robuste qu'elle paroissoit; il n'étoit jamais longtemps sans avoir des accès de fièvre et ne savoit ce que c'étoit que de se ménager ». C. Rous-

étoit grand buveur d'eau, et en avoit toujours un pot sur la cheminée de son cabinet, à même duquel il buvoit[1]. On sut qu'il en avoit bu ainsi en sortant pour aller travailler avec le Roi, et que, entre sa sortie de dîner avec bien du monde et son entrée dans son cabinet pour prendre les papiers qu'il vouloit porter à son travail avec le Roi, un frotteur du logis étoit entré dans ce cabinet et y étoit resté quelques moments seul. Il fut arrêté et mis en prison ; mais à peine y eut-il demeuré quatre jours, et la procédure commencée, qu'il fut élargi par ordre du Roi, ce qui avoit déjà été fait jeté au feu, et défense de faire aucune recherche[2]. Il devint même dangereux de parler là-dessus, et la famille de Louvois étouffa tous ces bruits,

et de son médecin cinq mois après celle de Louvois.

set (*Histoire de Louvois*, tome IV, p. 503-505) a réfuté les dires de Saint-Simon, et certains des documents qu'on trouvera plus loin à l'appendice V, comme la relation du chirurgien Dionis, permettent de croire plutôt à une mort naturelle par congestion pulmonaire aiguë. C'est la thèse qu'a soutenue J.-A. Le Roi dans ses *Curiosités historiques*, p. 74 et suivantes, dans son *Histoire de Versailles*, tome II, p. 182 et suivantes, et dans le *Journal de la santé du Roi*, appendice, p. 405-410; Chéruel a également partagé cette opinion (*Saint-Simon considéré comme historien*, p. 467-473), et c'est celle qui semble la plus probable.

1. C'est dans Dangeau (tome III, p. 369) que Saint-Simon prend que Louvois avait l'habitude de boire souvent de l'eau; on a vu ci-dessus, p. 74, note 2, qu'au moment de sa mort il faisait une cure d'eau de Forges.

2. *Dangeau*, tome III, p. 369 ; *Sourches*, tome III, p. 439. On trouvera des renseignements sur l'arrestation de ce frotteur dans les *Archives de la Bastille* par Fr. Ravaisson, tome VII, p. 144-147, 150 et 170. Il s'appelait Claude Bouvard et était né en Savoie, aux environs d'Annecy ; son interrogatoire, pas plus que celui d'une femme avec qui il vivait, ne fournirent de quoi confirmer les soupçons. On le garda cependant en prison et il y était encore en mars 1692 ; enfin, en juillet 1693, on l'expulsa du royaume. Barbier (*Journal*, tome I, p. 247) raconte qu'en décembre 1722 il mourut à la Bastille un prétendu jacobin qu'on avait arrêté lors de la mort de Louvois, et qu'on avait gardé en prison parce qu'il répondait dans une langue inconnue : il y aurait ainsi vécu oublié pendant trente-cinq ans,... si l'histoire est vraie.

d'une manière à ne laisser aucun doute que l'ordre très-précis n'en eût été donné[1]. Ce fut avec le même soin que l'histoire du médecin, qui éclata peu de mois après, fut aussi étouffée, mais dont le premier cri ne se put effacer. Le hasard me l'a très sincèrement apprise; elle est trop singulière pour s'en tenir à ce mot, et pour ne pas finir par elle tout le curieux et l'intéressant qui vient d'être raconté sur un ministre aussi principal que l'a été M. de Louvois. Mon père avoit depuis plusieurs années un écuyer, qui étoit un gentilhomme de Périgord de bon lieu, de bonne mine, fort apparenté et fort homme d'honneur, qui s'appeloit Cléran[2]. Il crut faire quelque fortune chez M. de Louvois; il en parla à mon père, qui lui vouloit du bien et qui

1. Au témoignage du P. Léonard (ci-après, p. 507) et de l'abbé Le Gendre (*Mémoires*, p. 131), le Roi avait dit lui-même à l'archevêque de Reims, frère du ministre, qu'il croyait au poison; mais, en approfondissant, on trouva cette opinion sans fondement, et « bientôt on fut persuadé que la mort subite du marquis, homme gros, court et violent, ne venoit que d'un coup de sang ». Le rapport des médecins qui firent l'autopsie, et surtout l'opinion autorisée du chirurgien Dionis (ci-après, Appendice, p. 503) contribuèrent à assoupir les propos des premiers jours. — En octobre 1890, le feu comte Amédée de Bourmont communiqua à M. A. de Boislisle un manuscrit du dix-septième siècle, dans lequel il était parlé de la mort de Louvois. D'après la note, malheureusement trop sommaire, prise alors, l'auteur prétendait que Louvois était mort des tracas que lui causait sa lutte contre Pontchartrain, alors dans tout l'éclat d'une faveur naissante, qui s'était affirmée en 1689 par la commission de contrôleur général des finances et en novembre 1690 par la charge de secrétaire d'État vacante par la mort de Seignelay. Louvois, désespéré de se voir devenu « le bardot des événements fâcheux », tandis que tout semblait aisé à son rival, aurait témoigné son aigreur au Roi, qui finit par se fâcher. Le ministre proposa de se retirer, et ce serait ces graves contrariétés qui auraient déterminé le « coup de sang », qui l'emporta.

2. Nous ne savons rien sur ce personnage, si ce n'est qu'il s'appelait François de Cléran, et qu'il signa ainsi à l'acte de mariage de Saint-Simon avec Mlle de Lorge le 8 avril 1695 (notre tome II, p. 480). L'*Armorial de Périgord* publié en 1891 par M. de Froidefond mentionne (tomes I, p. 46, et II, p. 303, 338 et 351) divers personnages du nom de Clérans.

trouva bon qu'il le quittât pour être écuyer de Mme de Louvois, deux ou trois ans avant la mort de ce ministre. Cléran conserva toujours son premier attachement, et nous notre amitié pour lui, et il venoit au logis le plus souvent qu'il pouvoit. Il m'a conté, étant toujours à Mme de Louvois depuis la mort de son mari, que Séron, médecin domestique de ce ministre[1], et qui l'étoit demeuré de M. de Barbezieux, logé dans sa même chambre au château de Versailles, dans la Surintendance, que Barbezieux avoit conservée quoiqu'il n'eût pas succédé aux Bâtiments, s'étoit barricadé dans cette chambre, seul, quatre ou cinq mois après la mort de Louvois; qu'aux cris qu'il y fit on étoit accouru à sa porte, qu'il ne voulut jamais ouvrir; que ces cris durèrent presque toute la journée, sans qu'il voulût ouïr parler d'aucun secours temporel ni spirituel, ni qu'on pût venir à bout d'entrer dans sa chambre; que sur la fin on l'entendit s'écrier qu'il n'avoit que ce qu'il méritoit, que ce qu'il avoit fait à son maître; qu'il étoit un misérable indigne de tout secours; et qu'il mourut de la sorte en désespéré au bout de huit ou dix heures, sans avoir jamais parlé de personne, ni prononcé un seul nom[2].

1. Nous avons peu de renseignements sur ce Séron (ou Céron); il ne figure pas dans la « Liste des docteurs régents en la faculté de médecine de Paris », datée de 1684, qui a été publiée par le docteur Le Maguet, *Le Monde médical parisien sous le grand Roi*, 1899, p. 203-206, non plus que parmi les médecins indiqués dans le *Livre commode des adresses de Paris* par Abraham du Pradel (tome I, p. 150-153), qui fut justement rédigé en 1692, année de sa mort. Nous savons seulement par une lettre de Mme de Sévigné (tome VII, p. 303) que, dans le courant de 1684, il se rendit en poste à Chaulnes pour soigner la duchesse de Chaulnes malade, et qu'il eut l'occasion, pendant ce séjour, de saigner trois fois Mme de Grignan. Il mourut le 7 mars 1692, selon le *Mercure* du mois, p. 266, qui en fait un docteur de la faculté de Montpellier. C'est son fils ou son frère, André Séron, qui fut attaché au duc du Maine, et qui eut la charge de premier médecin de l'artillerie (*État de la France*, édition 1722, tome III, p. 528).

2. Parmi les contemporains, outre notre auteur, il n'y a que Madame Palatine, dans des lettres écrites dès 1694, puis en 1716 et 1718

A cet événement les discours se réveillèrent à l'oreille ; il n'étoit pas sûr d'en parler. Qui a fait faire le coup ? c'est ce qui est demeuré dans les plus épaisses ténèbres. Les amis de Louvois ont cru l'honorer en soupçonnant des puissances étrangères[1] ; mais elles auroient attendu bien tard à s'en défaire, si quelqu'une avoit conçu ce détestable dessein. Ce qui est certain, c'est que le Roi en étoit entièrement incapable, et qu'il n'est entré dans l'esprit de qui que ce soit de l'en soupçonner[2]. Revenons maintenant à lui.

Faute de la guerre de 1688 et du camp de Compiègne.

La[3] paix de Ryswyk sembloit enfin devoir laisser respirer la France, si chèrement achetée, si nécessairement desirée après de si grands et de si longs efforts. Le Roi avoit soixante ans, et il avoit, à son avis, acquis toute sorte de gloire. Ses grands ministres étoient morts[4], et ils n'avoient point laissé d'élèves. Les grands capitaines non-seulement l'étoient aussi, mais ceux qu'ils avoient formés avoient passé de même, ou n'étoient plus en âge ni

(ci-après, p. 504-505), et le marquis de la Fare (*Mémoires*, p. 298), dont on sait les attaches avec Saint-Simon, qui se soient fait l'écho de cette histoire ; la Fare n'en dit que deux mots. Son authenticité semble très douteuse, quoique notre auteur indique d'où elle lui vient, et les circonstances en sont bien invraisemblables.

1. Les *Mémoires de la Fare* accusent le duc de Savoie, et dans le public on en chargea le prince d'Orange (note de Gaignières au Chansonnier, ms. Franç. 12690, p. 333) ; Madame soupçonnait Mme de Maintenon (ci-après, p. 505).

2. Cependant La Beaumelle, longues années depuis (*Mémoires sur Mme de Maintenon*, édition 1757, tome III, p. 287), renouvelait perfidement cette insinuation contre Louis XIV, si bien que Voltaire crut devoir les réfuter dans ses notes du *Siècle de Louis XIV*, chapitre XXVII ; il parle alors de l'histoire du médecin Séron et traite le tout de fable. — Louvois fut enterré aux Invalides, puis transféré sept ans et demi plus tard aux Capucines de la rue Saint-Honoré ; nous donnerons à l'appendice V, p. 508-514, divers documents sur cette sépulture.

3. Les *Mémoires* recommencent à suivre le texte de l'Addition à Dangeau : ci-après, p. 398.

4. Comparez le douzième couplet de la chanson donnée à l'appendice II.

en santé d'être comptés pour une nouvelle guerre[1], et Louvois, qui avoit gémi avec rage sous le poids de ces anciens chefs, avoit mis bon ordre à ce qu'il ne s'en formât plus à l'avenir dont le mérite pût lui porter ombrage. Il n'en laissa s'élever que de tels qu'ils eussent toujours besoin de lui pour se soutenir. Il n'en put recueillir le fruit; mais l'État en porta toute la peine, et de main en main la porte encore aujourd'hui. A peine étoit-on en paix, sans avoir eu encore le temps de la goûter, que l'orgueil du Roi voulut étonner l'Europe par la montre de sa puissance, qu'elle croyoit abattue, et l'étonna en effet. Telle fut la cause de ce fameux camp de Compiègne, où, sous prétexte de montrer aux princes ses petits-fils l'image de la guerre, il étala une magnificence, et dans sa cour et dans toutes ses nombreuses troupes, inconnue aux plus célèbres tournois et aux entrevues des rois les plus fameuses. Ce fut un nouvel épuisement au sortir d'une si longue et rude guerre. Tous les corps s'en sentirent longues années, et il se trouva vingt ans après des régiments qui en étoient encore obérés. On ne touche[2] ici qu'en passant ce camp trop célèbre; on s'y est étendu en son temps[3]. On ne tarda pas d'avoir lieu de regretter une prodigalité si immense et si déplacée, et encore plus la guerre de 1688, qui venoit de finir, au lieu d'avoir laissé le royaume se repeupler, et se refaire par un long soulagement, remplir ce pendant les coffres du Roi avec lenteur, et les magasins de toute espèce, réparer la marine et le commerce, laisser par les années refroidir les haines et les frayeurs[4], séparer peu à peu des alliés si unis, et si formidables étant ensemble, et donner lieu avec prudence, en profitant des divers événe-

1. Dans sa *Relation*, le diplomate Spanheim a fait le portrait des généraux français de 1688-1690 (édition Bourgeois, p. 565 et suivantes).
2. *Ne touche* corrige *n'a touché*.
3. En 1698, dans le tome V, p. 348 et suivantes.
4. Avant *frayeurs*, il y a *froid[eurs]*, biffé.

ments entre eux, à la dissolution radicale d'une ligue qui avoit été si fatale, et qui pouvoit devenir funeste. L'état de la santé de deux princes y convioit déjà puissamment, dont l'un[1], par la profondeur de sa sagesse, de sa politique, de sa conduite, s'étoit acquis assez d'autorité et de confiance en Europe pour y donner le branle à tout, et l'autre[2], souverain de la plus vaste monarchie, qui n'avoit ni oncles, ni tantes, ni frères, ni sœurs, ni postérité. En effet, moins de quatre ans après la paix de Ryswyk, le roi d'Espagne mourut, et le roi Guillaume[3] n'en pouvoit presque plus, et ne le survécut guères. Ce fut alors que la vanité du Roi mit à deux doigts de sa perte ce grand et beau royaume, dans les suites de ce grand événement, qui fit reprendre les armes à toute l'Europe. C'est ce qu'il faut reprendre de plus loin.

Gens d'esprit et de mérite* pesants au Roi. Cause de ses mauvais choix.

On[4] a dit que le Roi craignoit l'esprit, les talents, l'élévation des sentiments, jusque dans ses généraux et dans ses ministres[5]. C'est ce qui ajouta à l'autorité de Louvois un moyen si aisé d'écarter des élévations militaires tout mérite qui lui pût être suspect, et d'empêcher, avec l'adresse qu'on expliquera plus bas[6], qu'il se formât des sujets pour remplacer les généraux. A considérer ceux qui, depuis que le Roi se fut rendu suspect l'esprit et le mérite au temps et à l'occasion qui ont été rapportés[7], on ne trouvera qu'un bien petit nombre de courtisans en qui l'esprit n'ait pas été un obstacle à la faveur, si on en excepte ceux qui, personnages ou simples courtisans, l'avoient

1. Le roi Guillaume III d'Angleterre.
2. Charles II, roi d'Espagne.
3. Le commencement de *Guillaume* surcharge *d'E*[*spagne*].
4. Ici l'encre change dans le manuscrit, indiquant un arrêt dans le travail. — Comparez l'Addition à Dangeau, ci-après, p. 399.
5. Ci-dessus, p. 8.
6. Ci-après, p. 107 et suivantes.
7. Phrase incorrecte ; même rédaction dans l'Addition, où il est dit « en 1661 » : voir ci-dessus, p. 7-8.

* Les mots *et de merite* ont été ajoutés après coup en interligne.

dompté par l'âge et par l'habitude, dans les premiers temps qui suivirent la mort du cardinal Mazarin, et qu'il n'avoit pas choisis ni approchés[1] de lui-même. M. de Vivonne, avec infiniment d'esprit, l'amusoit sans se pouvoir faire craindre; le Roi en faisoit volontiers encore cent contes plaisants[2]. D'ailleurs il étoit frère de Mme de Montespan, et c'étoit un grand titre, quelque opposé que le frère parût à la conduite de la sœur[3], et de plus le Roi l'avoit trouvé premier gentilhomme de sa chambre[4]. Il trouva de même M. de Créquy[5] dans la même charge, qui le soutint[6], et dont la vie toute occupée de plaisirs, de bonne chère, du plus gros jeu, rassuroit le Roi, dans l'habitude de familiarité qu'il avoit prise avec lui de jeunesse[7]. Le duc du Lude[8], aussi premier gentilhomme de la chambre dès ces premiers temps[9], tenoit par les modes, le bel air, la

1. Il y a *choisis et approché* dans le manuscrit.

2. Déjà dit dans le tome XVII, p. 114. Son esprit et ses bons mots étaient si connus que le *Dictionnaire de Moréri* (tome X, p. 679) crut devoir en parler; voyez aussi les *Mémoires de Primi Visconti*, p. 90, le *Siècle de Louis XIV*, chapitre XXVI, et notre tome XV, p. 467-468. Le duc de Nevers l'appelait « Aquatique Titus », à cause de sa charge de général des galères, et Loret (*Muse historique*, tome III, p. 580) le traite d' « aimable courtisan, plus gras et frais qu'un partisan ». Il était en effet très corpulent, et se moquait lui-même de sa grosseur (ms. Nouv. acq. franç. 4529, p. 4-5). Il avait été dans sa jeunesse de la société de Scarron, qui lui adressait des lettres fort libres. On a vu dans notre tome VIII, p. 412, qu'il était le seul auquel le Roi écrivait sur un ton et dans une forme de familiarité toute particulière, et cela dès 1664 (*Œuvres de Louis XIV*, tome V, p. 179, 199, 201, 306, etc.)

3. *Correspondance de Bussy-Rabutin*, tome II, p. 316.

4. Il en avait eu la survivance de son père dès 1641, mais il ne lui avait succédé en titre qu'à sa mort, en 1675.

5. Charles III, duc de Créquy, mort en 1687.

6. *Le* corrige *l'y*. Saint-Simon veut dire que cette charge maintint M. de Créquy dans la familiarité du Roi.

7. Nos tomes V, p. 382, et XIV, p. 148.

8. Henri de Daillon : tome II, p. 176 et 502.

9. Il avait cette charge depuis 1653.

galanterie, la chasse[1]; et au fond, pas un des trois n'avoit rien[2] qui pût se faire craindre par le genre de leur esprit, quoiqu'ils en eussent beaucoup, qui ne passa jamais celui de bons courtisans. La catastrophe de M. de Lauzun, dont l'esprit étoit d'une autre trempe, vengea le Roi de l'exception, et la brillante singularité de son retour ne le lui réconcilia jamais qu'en apparence, comme on l'a vu par ce que le Roi en dit, lors de son mariage, à M. le maréchal de Lorge[3]. Des ducs de Chevreuse et de Beauvillier, on en a parlé en leur lieu. Pour tous les autres, ils lui pesèrent tellement à la fin chacun, qu'il le fit sentir à la plupart, et qu'il se réjouit de leur mort comme d'une délivrance. Il ne put s'empêcher de s'en expliquer sur M. de la Feuillade, et sur Monsieur de Paris Harlay[4],

1. Nos tomes XIII, p. 137, et XIV, p. 268.
2. *Rien*, oublié, a été ajouté en interligne.
3. Anecdote racontée en 1695, dans notre tome II, p. 278.
4. Dans le *Parallèle* (p. 140), Saint-Simon a fait une sorte de récapitulation de tous ces « ministres et courtisans distingués » par la mort desquels Louis XIV se seroit trouvé « tellement soulagé qu'il ne lui ait échappé de le dire, et quelquefois en public et devant des gens intéressés à eux. C'est ce qui lui est arrivé à l'égard de Colbert, de Seignelay, de Louvois, de Barbezieux, d'Harlay, archevêque de Paris, du premier maréchal de Gramont et de la Feuillade, du duc de la Rochefoucauld si longtemps favori,.... des ducs de Créquy et de Chaulnes, des maréchaux de Créquy, de Luxembourg, de Lorge, de Boufflers, Catinat, et de plusieurs autres. » Dans ses autres écrits, il n'a jamais manqué l'occasion de signaler cette prétendue ingratitude : Additions au *Journal de Dangeau*, tomes III, p. 401, XII, p. 135, et XVI, p. 30 et 81 ; nos tomes VIII, p. 14-15, XVI, p. 48, XXII, p. 101, et XXIV, p. 166 ; *Écrits inédits*, tome VI, p. 385. Les dires de Saint-Simon sont confirmés par l'abbé de Choisy (*Mémoires*, tome II, p. 32), par La Fare, à propos de Louvois (*Mémoires*, p. 298), par d'Alembert (*Histoire des membres de l'Académie française*, tome II, p. 54-55), par Dufort de Cheverny (*Mémoires*, tome I, p. 93 et 173), qui dit que Louis XV avait la même insensibilité; de même, si l'on en croit l'abbé de Choisy, tome I, p. 43, Louis XIII aurait chanté avec ses valets de chambre des couplets faits sur la mort de Richelieu. Voltaire (*Siècle de Louis XIV*, chapitre XXVIII) pensait qu'à cet égard on calomniait Louis XIV ; voyez aussi A. de Boislisle, *la Place des Victoires et*

et, tout retenu et mesuré qu'il étoit, il lui échappa de parler à Marly à table, et tout haut, où entre autres dames étoient les duchesses de Chevreuse et de Beauvillier, de la mort de Seignelay, leur frère, et de celle de Louvois comme d'un des grands soulagements qu'il eût reçus de sa vie[1]. Depuis ceux-là, il n'en eut que deux d'un esprit supérieur : le chancelier de Pontchartrain, qui, longtemps avant sa retraite, n'en étoit supporté qu'avec peine, et dont au fond, quoi qu'il en voulût montrer, il étoit aisé de voir qu'il fut ravi d'en être défait[2]; et Barbezieux, dont la mort si prompte, à la fleur[3] de l'âge et de la fortune, fit pitié à tout le monde. On a vu en son lieu que, dès le soir même, le Roi n'en put contenir sa joie à son souper public à Marly[4].

Il[5] avoit été fatigué de la supériorité d'esprit et de mérite de ses anciens ministres, de ses anciens généraux, de ce peu d'espèces de favoris qui en avoient beaucoup. Il vouloit primer par l'esprit, par la conduite dans le cabinet et dans la guerre, comme il dominoit partout ailleurs[6]. Il sentoit qu'il ne l'avoit pu avec ceux dont on vient de parler; c'en fut assez pour sentir tout le soulagement de ne les avoir plus, et pour se bien garder d'en choisir en leur

la place de Vendôme, p. 75-77. D'après Colbert (*Lettres*, tome VI, p. 284), le Roi aurait sincèrement regretté Lionne; auparavant, en 1665, il avait écrit au duc de Beaufort cette phrase, peut-être trop pompeuse pour être sincère : « Ceux qui meurent en me servant vivent toujours dans mon souvenir » (*Œuvres de Louis XIV*, tome V, p. 301).

1. C'est l'anecdote à laquelle il a fait allusion dans l'Addition à l'article du 19 septembre 1691 du *Journal de Dangeau* (tome III, p. 401) et que l'abbé de Choisy (*Mémoires*, tome II, p. 32) raconte avec plus de détails.

2. Ce n'est point l'impression qui ressort du récit fait par Saint-Simon lui-même (notre tome XXIV, p. 305-310) de la retraite de M. de Pontchartrain.

3. Les mots *à la fleur* surchargent *fit pitié*, effacé du doigt.

4. Tome VIII, p. 14-15.

5. Comparez l'Addition à Dangeau : ci-après, p. 400.

6. Ci-dessus, p. 29.

place qui pussent lui donner la même jalousie. C'est ce qui le rendit si facile sur les survivances de secrétaire d'État, tandis qu'il s'étoit fait une loi de n'en accorder de pas une autre charge, et qu'on a vu des novices, et des enfants même, exercer, et quelquefois en chef, ces importantes fonctions[1], tandis que pour celles des moindres emplois, ou pour ceux-là même qui n'avoient que le titre, il n'y avoit point d'espérance. C'est ce qui fit que, lorsque les emplois de secrétaire d'État et ceux de ministre étoient à remplir, il ne consulta que son goût, et qu'il affecta de choisir des gens fort médiocres[2]. Il s'en applaudissoit même, jusque-là qu'il lui échappoit souvent de dire qu'il les prenoit pour les former, et qu'il se piquoit en effet de le faire[3]. Ces nouveaux venus lui plaisoient même à titre d'ignorance, et s'insinuoient d'autant plus auprès de lui qu'ils la lui avouoient plus souvent, qu'ils affectoient de s'instruire de lui jusque des plus petites choses[4]. Ce fut par là que Chamillart entra si avant dans son cœur[5],

1. Il n'y eut que Seignelay, et surtout Barbezieux, qui exercèrent très jeunes les fonctions de secrétaire d'État.

2. Voyez le portrait que fait des quatre secrétaires d'État en fonctions en 1705 le treizième couplet de la chanson donnée à l'appendice II.

3. Louis XIV a en effet spécifié lui-même cette intention dans ses *Mémoires*, édition Dreyss, tome II, p. 391-392, et il n'aimait pas que les courtisans désapprouvassent ses choix (*Dangeau*, tome VII, p. 146). Le *Mercure* (novembre 1701, p. 382) remarquait, à propos de Chamillart, que le Roi formait tous ses ministres. Voltaire a dit avec justesse dans *le Siècle de Louis XIV*, chapitre XXIX : « Il est certain que les magistrats n'eussent pas réformé les lois, que l'ordre n'eût pas été remis dans les finances, la discipline introduite dans les armées, la police générale dans le royaume ; qu'on n'eût point eu de flottes, que les arts n'eussent point été encouragés, tout cela de concert, et en même temps, et avec persévérance, et sous différents ministres, s'il ne se fût trouvé un maître qui eût en général toutes ces grandes vues, avec une volonté ferme de les remplir ».

4. Le Roi « se complaisoit en un ministre novice, qu'il comptoit former » (notre tome XI, p. 158).

5. « Le Roi lui marqua continuellement une affection qui se peut

qu'il fallut tous les malheurs de l'État et la réunion des plus redoutables cabales pour forcer le Roi à s'en priver, toutefois sans cesser de l'aimer toujours, et de lui en donner des marques en toute occasion le reste de sa vie[1]. Il fut sur le choix de ses généraux comme sur celui de ses ministres. Il s'applaudissoit de les conduire de son cabinet ; il vouloit qu'[on] crût que, de son cabinet, il commandoit toutes ses armées[2]. Il se garda bien d'en perdre la jalouse habitude, que Louvois lui avoit inspirée, comme on le verra bientôt[3], et pourquoi, dont il ne put que pour des moments bien rares se résoudre d'en sacrifier la vanité aux inconvénients continuels qui sautoient aux yeux de tout le monde.

Fautes insignes de la guerre de la succession d'Espagne.

Tels[4] étoient la plupart des ministres et tous les généraux à l'ouverture de la succession d'Espagne. L'âge du Roi, son expérience, cette supériorité, non d'esprit ni de capacité ou de lumières, mais de poids, et de poids immense, sur des conseillers et des exécuteurs de cette sorte, l'habitude et le poison du plus mortel encens, confondit dès l'entrée tous les miracles de la fortune. La monarchie entière d'Espagne tomba sans coup férir entre les mains de son petit-fils, et Puységur[5], si tard devenu maréchal

dire d'ami, et qui augmenta tous les jours » (notre tome VI, p. 301).

1. Voyez le récit de la disgrâce de Chamillart dans notre tome XVII, notamment p. 439, et aussi notre tome XXIII, p. 217-218.

2. Ceci est surtout frappant pour la guerre de la succession d'Espagne, et spécialement pour les armées qui opéraient en Flandre, à cause de la proximité relative où elles étaient de Paris et de la facilité d'envoyer des courriers. Aucun de leurs mouvements n'était exécuté sans avoir été ou prescrit ou approuvé par le Roi. Le dépouillement des correspondances du Dépôt de la guerre est à cet égard tout à fait suggestif. Pour les autres théâtres d'opérations, l'éloignement rendait la direction du souverain moins facile et moins effective.

3. Ci-après, p. 111-112. La rédaction de l'Addition à Dangeau (ci-après, p. 401) est, pour ce passage, assez différente.

4. Comparez ci-après l'Addition, p. 401.

5. Jacques-François de Chastenet, marquis de Puységur : tome I, p. 233.

de France, en 1735[1], eut la gloire du projet et de l'exécution de l'occupation de toutes les places espagnoles des Pays-Bas, toutes au même instant, toutes sans brûler une amorce, toutes en se saisissant et désarmant les troupes hollandoises, qui en formoient presque toutes les garnisons[2]. Le Roi, dans l'ivresse d'une prospérité si surprenante, se souvint mal à propos du reproche que lui avoit attiré l'injustice de ses guerres, et que de la frayeur qu'il avoit causée à l'Europe s'étoient formées ces grandes unions sous lesquelles il avoit pensé succomber. Il voulut éviter ces inconvénients, et, au lieu de profiter de l'étourdissement où ce grand événement avoit jeté toutes les puissances, priver les Hollandois de tant de troupes de ces nombreuses garnisons, les retenir prisonnières, forcer les armes à la main toutes ces puissances désarmées, et non encore unies, à reconnoître par des traités formels le duc d'Anjou pour l'héritier légitime de tous les États que possédoit le feu roi d'Espagne, et dont dès lors le nouveau roi se trouvoit entièrement[3] nanti, il se piqua de la folle générosité de laisser aller ces troupes hollandoises, et se reput de l'espérance insensée que les traités, sans les armes, feroient le même effet[4]. Il se laisas amuser tant qu'il convint à ses ennemis de le faire, pour se donner le temps d'armer et de s'unir étroitement, après quoi il ne fut plus question que de guerre, et le Roi, bien surpris, se vit réduit à la soutenir partout, après s'être si grossièrement mécompté.

Il l'entama par une autre lourdise[5], où un enfant ne

1. Le manuscrit porte par erreur *1635*, et il est curieux de remarquer que, dans l'Addition à Dangeau (ci-après, p. 401), notre auteur avait déjà commis la même erreur de cent ans.

2. Ceci a été raconté dans le tome VIII, p. 51-52.

3. Le commencement d'*entièrem*t surcharge *nanti*.

4. Six jours après l'occupation des places des Pays-Bas et le désarmement des vingt-deux bataillons hollandais, on leur rendit leurs armes et on les renvoya en Hollande (tome VIII, p. 53).

5. Tome XV, p. 203.

seroit pas tombé. Il la dut à Chamillart, au maréchal de Villeroy, et à la puissante intrigue des deux filles de Mme de Lillebonne[1]. Ce fut l'entière confiance en Vaudémont, leur oncle, l'ennemi personnel du Roi, autant que la distance le pouvoit permettre, de l'insolence duquel, en Espagne et en Italie, le Roi n'avoit pas dédaigné autrefois de se montrer très offensé, et jusqu'à l'en faire sortir, l'ami confident du roi Guillaume, le plus ardent et le plus personnel de tous les ennemis que le Roi s'étoit faits, et gouverneur du Milanois par ce même roi Guillaume, et par la plus pressante sollicitation de l'empereur Léopold auprès du roi d'Espagne Charles II[2], enfin père d'un fils unique[3] qui se trouva, dès la première hostilité en Italie, la seconde personne de l'armée de l'Empereur[4], et qui y est mort[5]. Il n'y avoit celui qui ne vît clairement qu'il étoit averti de tout par son père. La trahison dura même après que ce fils fut mort, et tant qu'elle fut utile à Vaudémont, même avec grossièreté. Jamais le Roi, son ministre, ni Villeroy, son général, n'en soupçonnèrent la moindre chose; jamais la faveur, la confiance, les préférences pour Vaudémont ne diminuèrent; jamais personne assez hardi pour oser ouvrir les yeux là-dessus au Roi ni à son ministre. Catinat, trahi par Vaudémont et par M. de Savoie, y flétrit ses lauriers[6], et le maréchal de Villeroy, envoyé

1. Tout cela et ce qui va suivre a déjà été dit avec bien plus d'ampleur en 1704 : notre tome IX, p. 44 et suivantes.

2. Tome IV, p. 339-346.

3. Charles-Thomas de Lorraine : tome IX, p. 49.

4. En 1701, il avait dit que ce jeune Vaudémont et son cousin germain Commercy, fils de Mme de Lillebonne, étaient, après le prince Eugène, les deux premiers généraux de l'armée de l'Empereur en Italie.

5. Nous l'avons vu mourir de maladie en quatre jours, en 1704, à Ostiglia : tome XII, p. 124.

6. Tome IX, p. 50, où on a remarqué que rien dans la correspondance de Catinat ne laisse supposer qu'il eût des soupçons contre M. de Vaudémont.

en héros pour réparer ses fautes, tomba lourdement dans leurs filets. Le duc de Vendôme, arrivé comme le réparateur, n'épargna pas M. de Savoie; mais il avoit de trop fortes raisons de ne toucher pas à Vaudémont; volonté ou duperie, peut-être tous les deux, de franc dessein de ne rien apercevoir.

La[1] foiblesse du Roi pour plaire[2] à Chamillart sur la Feuillade, son gendre, duquel il avoit été si éloigné et dont il avoit voulu empêcher le mariage[3], le fit tout d'un coup général d'armée[4], et lui confia le siége de Turin[5], c'est-à-dire la plus importante affaire de l'État. Tallard, si fait pour la cour, et si peu pour tout ce qui passe la petite intrigue, fut défait à Hochstedt, sans presque aucune perte que de ceux qui voulurent bien se rendre[6]. Du fond de l'Empire une armée entière, et les trois quarts de l'autre, fut rechassée au deçà du Rhin, où tout de suite elles virent prendre Landau[7]. Ce malheur avoit été précédé de[8] la délivrance du maréchal de Villeroy[9], que le Roi se piqua de remettre en honneur. Il se fit battre à Ramillies[10], où, sans perte à peine de deux mille hommes, il fut rechassé du fond des Pays-Bas dans le milieu des nôtres, sans que rien le pût arrêter. Restoit l'espérance de l'Italie, où M. le duc d'Orléans fut enfin relever Vendôme, mandé pour sauver les débris de la Flandre. Mais le neveu du Roi fut

1. Comparez l'Addition à Dangeau, ci-après, p. 402.

2. Dans l'Addition, il avait employé les mots : « pour faire sa cour », qu'il a trouvés trop vifs sans doute.

3. Tome IX, p. 313.

4. Nous l'avons vu chargé en 1703 du commandement de l'armée de Dauphiné : tome XI, p. 310.

5. En 1705: tome XIII, p. 157.

6. Tome XII, p. 169 et suivantes.

7. *Ibidem*, p. 205-207 et 313.

8. *De* est répété deux fois, à la fin d'une ligne et au commencement de la suivante.

9. De la captivité dans laquelle il était depuis la surprise de Crémone.

10. Écrit ici *Rameillies*. — Tome XIII, p. 371-380.

muni d'un tuteur, sans l'avis duquel il ne pouvoit rien faire, et ce tuteur étoit une linotte qui lui-même auroit eu grand besoin d'en avoir un[1]. Il n'eut jamais devant les yeux que la crainte de la Feuillade et de son beau-père. On a vu en son lieu à quels excès ces ménagements le portèrent, les malheurs prévus et disputés par le jeune prince, dépité à la fin jusqu'à ne vouloir plus se mêler de rien, et la catastrophe qui suivit de si près[2].

Ainsi[3], après de prodigieux succès de toutes les sortes, l'infatigable faveur de Villeroy, celle de Tallard, la constante confiance en Vaudémont, les folles et ignorantes opiniâtretés de la Feuillade, le tremblant respect de Marcin pour lui jusqu'au bout, coûtèrent l'Allemagne, les Pays-Bas, l'Italie, en trois batailles, qui, toutes les trois ensemble, ne coûtèrent pas elles-mêmes quatre mille morts[4]. L'engouement pour Vendôme et ses perverses vues achevèrent de tout perdre en Flandres. En 1706[5], Tessé, par la levée du siége de Barcelone[6] dans la même année que les défaites de Ramillies[7] et de Turin, avoit réduit le roi d'Espagne à traverser du Roussillon en Navarre par la France[8], et à voir l'Archiduc proclamé dans Madrid en personne[9]. Le duc de Berwick y rétablit les affaires[10], M. le duc d'Orléans ensuite. Elles s'y perdirent de nouveau par la perte de la bataille de Saragosse[11], qui ébranla une autre fois le trône de Philippe V, tandis qu'on nous enle-

1. On a vu dans le tome XIV, p. 1-3 et 37, que ce tuteur était Marcin.
2. Tout cela a été raconté dans le tome XIV, p. 1-14 et 37-68.
3. A rapprocher de l'Addition, ci-après, p. 402.
4. Il y a là une partialité évidente, puisque les évaluations officielles comptent de cinq à six mille morts pour Hochstedt, deux mille pour Ramillies, et mille seulement pour Turin.
5. *1706* corrige *1709*. — 6. Tome XIII, p. 396.
7. Ici encore *Rameillies*. — 8. Tome XIII, p. 401.
9. *Ibidem*, p. 406, note 6.
10. Par la victoire d'Almanza en 1707 : tome XIV, p. 415.
11. En 1710 : tome XX, p. 112.

voit les places en Flandres et que la frontière s'y réduisoit à rien. Qu'il y avoit loin des portes d'Amsterdam et des conquêtes des Pays-Bas espagnols et hollandois à cette situation terrible !

Extrémité de la France*, qui s'en tire par la merveille de la paix d'Angleterre, qui fait celle d'Utrecht. Voir les Pièces.

Comme un malade qui change de médecins, le Roi avoit changé ses ministres, donné les finances à Desmaretz, enfin la guerre à Voysin ; comme les malades aussi, il ne s'en trouvoit pas mieux. La situation des affaires étoit alors si extrême, que le Roi ne pouvoit plus soutenir la guerre, ni parvenir à être reçu à faire la paix. Il consentoit à tout : abandonner l'Espagne, céder sur ses frontières tout ce qu'on voudroit exiger. Ses ennemis se jouoient de sa ruine, et ne négocioient que pour se moquer. Enfin on a vu en son lieu le Roi aux larmes dans son Conseil, et Torcy très légèrement parti pour aller voir par lui-même à la Haye si et de quoi on pouvoit se flatter[1]. On a vu aussi les tristes et les honteux succès de cette tentative, et l'ignominie des conférences de Gertruydenberg, qui suivirent, où, sans parler des plus que très étranges restitutions, on n'exigeoit pas moins du Roi que de donner passage aux armées ennemies au travers de la France pour aller chasser son petit-fils d'Espagne, avec encore quatre places de sûreté en France entre leurs mains, dont Cambray, Metz, La Rochelle, et, je crois, Bayonne[2], si le Roi n'aimoit mieux le détrôner lui-même à force ouverte, et encore dans un temps limité. Voilà où conduisit l'aveuglement des choix, l'orgueil de tout faire, la jalousie des anciens ministres et capitaines, la vanité d'en choisir de tels qu'on

1. Voyez nos tomes XVII, p. 346, et XXVII, p. 35 et 44-45.

2. Cette quatrième ville n'est pas mentionnée dans l'Addition à Dangeau. — Il ne semble pas que la demande de ces quatre places de sûreté ait été faite par les Alliés d'une façon officielle ; Torcy n'en parle pas dans ses *Mémoires*, et elles ne figurent pas dans les articles préliminaires qui lui furent soumis.

* Ici Saint-Simon a biffé *Voir les Pièces*, pour le reporter à la fin de la manchette.

ne pût leur rien attribuer, pour ne partager la réputation de grand avec personne, la clôture exacte[1], qui, fermant tout accès, jeta dans les affreux panneaux de Vaudémont, puis de Vendôme, enfin toute cette déplorable façon de gouverner qui précipita dans le plus évident péril d'une perte entière, et qui jeta dans le dernier désespoir ce maître de la paix et de la guerre, ce distributeur des couronnes, ce châtieur[2] des nations, ce conquérant, ce grand par excellence, cet homme immortel pour qui on épuisoit le marbre et le bronze, pour qui tout étoit à bout d'encens.

Conduit[3] ainsi jusqu'au dernier bord du précipice avec l'horrible loisir d'en reconnoître toute la profondeur, la toute-puissante main qui n'a posé que quelques grains de sable pour bornes aux plus furieux orages de la mer, arrêta tout d'un coup la dernière ruine de ce roi si présomptueux et si superbe, après lui avoir fait goûter à longs traits sa foiblesse, sa misère, son néant. Des grains de sable d'un autre genre, mais grains de sable par leur ténuité, opérèrent ce chef-d'œuvre. Une querelle de femmes chez la reine d'Angleterre pour des riens[4], de là une intrigue, puis un desir vague et informe en faveur de son sang, détachèrent l'Angleterre de la grande alliance. L'excès du mépris du prince Eugène pour nos généraux donna lieu à ce qui se peut appeler pour la France la délivrance de Denain[5], et ce combat si peu meurtrier eut de

1. C'est-à-dire, l'entêtement du Roi à ne vouloir consulter ni entendre personne autre que ses ministres.

2. Mot forgé par notre auteur; on ne le trouve dans aucun lexique, et l'*Académie* ne l'a jamais admis; Littré n'en cite que le présent exemple.

3. Comparez l'Addition (ci-après, p. 403), que le texte des *Mémoires* continue à reproduire presque intégralement.

4. La disgrâce de Marlborough, qui fut le prélude de l'ouverture des négociations de paix, eut pour point de départ une querelle de cour où sa femme fut mêlée : voyez le chapitre XXII du *Siècle de Louis XIV*.

5. Tome XXIII, p. 96-100.

telles suites, qu'on eut enfin la paix, et une paix si différente de celle qu'on auroit ardemment embrassée, si les ennemis avoient daigné y entendre avant cet événement; événement dans lequel on ne put méconnoître la main de Dieu, qui élève, qui abat, qui délivre, comme et quand il lui plaît. Mais toutefois cette paix, qui coûta bien cher à la France, et à l'Espagne la moitié de sa monarchie, ce fut le fruit de ce qui a été exposé, et depuis encore, de n'avoir jamais voulu se faire justice à soi-même dans les commencements de la décadence de nos affaires, avoir toujours compté les rétablir, et n'avoir jamais voulu alors, comme je l'ai rapporté en son lieu, céder un seul moulin de toute la monarchie d'Espagne[1]; autre folie dont on ne tarda guères à se bien repentir, et de gémir sous un poids qui se fait encore sentir, et se sentira encore longtemps par ses suites.

Ce[2] peu d'historique, eu égard à un règne si long et si rempli, est si lié au personnel du Roi qu'il ne se pouvoit omettre pour bien représenter ce monarque tel qu'il a véritablement été. On l'a vu grand, riche, conquérant, arbitre de l'Europe, redouté, admiré, tant qu'ont duré les ministres et les capitaines qui ont véritablement mérité ce nom. A leur fin, la machine a roulé quelque temps encore, d'impulsion et sur leur compte. Mais, tôt après, le tuf s'est montré; les fautes, les erreurs se sont multipliées; la décadence est arrivée à grands pas, sans toutefois ouvrir les yeux à ce maître despotique si jaloux de tout faire et de tout diriger par lui-même. et qui sembloit se dédommager des mépris du dehors par le[3] tremblement que sa terreur redoubloit au dedans.

Bonheur du Roi en tout genre.

Prince heureux s'il en fut jamais, en figure unique, en force corporelle, en santé égale et ferme, et presque jamais

1. Tome XIII, p. 172.

2. Comparez l'Addition : ci-après, p. 404.

3. Ce mot, ajouté en interligne au-dessus d'un *la* biffé, a été récrit à la suite, avant *tremblem^t^*.

interrompue, en siècle si fécond et si libéral pour lui en tous genres qu'il a pu en ce sens être comparé au siècle d'Auguste[1]; en sujets adorateurs prodiguant leurs biens, leur sang, leurs talents, la plupart jusqu'à leur réputation, quelques-uns même leur honneur, et beaucoup trop leur conscience et leur religion, pour le servir, souvent même seulement pour lui plaire. Heureux surtout en famille, s'il n'en avoit eu que de légitime[2]; en mère contente des respects et d'un certain crédit; en frère dont la vie anéantie par de déplorables goûts, et d'ailleurs futile par elle-même, se noyoit dans la bagatelle, se contentoit d'argent, se retenoit par sa propre crainte et par celle de ses favoris, et n'étoit guères moins bas courtisan que ceux qui vouloient faire leur fortune[3]; une épouse vertueuse, amoureuse de lui, infatigablement patiente, devenue véritablement françoise[4], d'ailleurs absolument incapable[5]; un fils unique toute sa vie à la lisière, qui à cinquante ans ne savoit encore que gémir sous le poids de la contrainte et du discrédit, qui, environné et éclairé[6] de toutes parts,

1. Voyez ci-dessus, p. 10.

2. C'est ce que dit aussi la chanson de 1705, dans son quatrième couplet : ci-après, appendice II.

3. Comparez le portrait de Monsieur lors de sa mort : notre tome VIII, p. 333 et suivantes.

4. Ces trois mots ont été ajoutés sur la marge avec un signe de renvoi.

5. Saint-Simon n'a fait nulle part de portrait de la reine Marie-Thérèse ; il s'est contenté de mentionner à diverses reprises son peu d'esprit, même sa bêtise, son « génie doux et borné », et sa passion pour le Roi (nos tomes III, p. 348, et XII, p. 7 et 331 ; voyez aussi le *Parallèle*, p. 92). Tous les contemporains s'accordent sur ces divers points : *Correspondance de Madame*, recueil Brunet, tomes I, p. 280, et II, p. 76, 81 et 88-89 ; *Mémoires de Mme de la Fayette*, p. 175 ; *Souvenirs de Mme de Caylus*, p. 498 ; *Mémoires de Primi Visconti*, p. 45 ; *Lettres du marquis de Saint-Maurice*, tomes I, p. 284-285, et II, p. 5 ; *Relation du voyage de Sébastien Locatelli*, p. 178 ; lettre de l'ambassadeur vénitien Alvise Grimani, *Relazioni*, série *Francia*, tome III, p. 89 ; *Mémoires de Languet de Gergy*, p. 163 ; etc.

6. Au sens de surveillé, comme dans le tome III, p. 46.

n'osoit que ce qui lui étoit permis, et qui, absorbé dans la matière, ne pouvoit causer la plus légère inquiétude[1]; en petits-fils dont l'âge et l'exemple du père, les brassières dans lesquelles ils étoient scellés[2], rassuroient contre les grands talents de l'aîné, sur la grandeur du second qui de son trône reçut toujours la loi de son aïeul dans une soumission parfaite, et sur les fougues de l'enfance du troisième qui ne tinrent rien de ce dont elles avoient inquiété; un neveu qui, avec des pointes de débauches, trembloit devant lui, en qui son esprit, ses talents, ses velléités légères et les fous propos de quelques débordés qu'il ramassoit, disparoissoient au moindre mot, souvent au moindre regard[3]; descendant plus bas, des princes du sang de même trempe, à commencer par le grand Condé, devenu la frayeur et la bassesse même, jusque devant les ministres, depuis son retour à la paix des Pyrénées[4]; Monsieur le Prince son fils, le plus vil et le plus prostitué de tous les courtisans[5]; Monsieur le Duc avec un courage plus élevé, mais farouche, féroce, par cela même le plus hors de mesure de pouvoir se faire craindre, et avec ce caractère, aussi timide que pas un des siens à l'égard du Roi et du gouvernement[6]; des deux princes de Conti si aimables, l'aîné[7] mort si tôt, l'autre[8], avec tout son esprit,

1. Voyez le « caractère » de Monseigneur dans notre tome XXI, p. 45 et suivantes, 57-59 et 85.

2. Écrit *sçéêllés*.

3. Comparez le portrait du duc d'Orléans que Saint-Simon a tracé récemment : tome XXVI, p. 266 et suivantes, et 282 et suivantes.

4. Madame (*Correspondance*, recueil Jæglé, tome II, p. 141), Olivier d'Ormesson (*Journal*, tome II, p. 515-516) et Camille Rousset (*Histoire de Louvois*, tome I, p. 352).

5. Nos tomes VIII, p. 30, et XXIV, p. 345.

6. Il n'a pas parlé de cette timidité dans le portrait qu'il a donné du prince dans le tome XIX, p. 57-61, ni dans aucun autre passage des *Mémoires*.

7. Louis-Armand (tome II, p. 125), mort en 1685.

8. *L'autre* est en interligne. — François-Louis, mort en 1709 : tome I, p. 131.

sa valeur, ses grâces, son savoir, le cri public en sa faveur jusqu'au milieu de la cour, mourant de peur de tout[1], accablé sous la haine du Roi, dont les dégoûts lui coûtèrent enfin la vie[2]; les plus grands seigneurs lassés et ruinés des longs troubles, et assujettis par nécessité ; leurs sucesseurs[3] séparés, désunis, livrés à l'ignorance, au frivole, aux plaisirs, aux folles dépenses, et pour ceux qui pensoient le moins mal, à la fortune, et dès lors à la servitude[4] et à l'unique ambition de la cour[5]; des parlements subjugués à coups redoublés, appauvris, peu à peu l'ancienne magistrature éteinte avec la doctrine et la sévérité des mœurs, farcis en la place d'enfants de gens d'affaires, de sots du bel air, ou d'ignorants pédants, avares, usuriers, aimant le sac[6], souvent vendeurs de la justice, et de quelques chefs glorieux jusqu'à l'insolence[7], d'ailleurs vuides de tout; nul corps ensemble, et par laps de temps, presque personne qui osât même à part[8] soi avoir aucun dessein, beaucoup moins s'en ouvrir à qui que ce soit; enfin jusqu'à la division des familles les plus proches parmi les considérables[9], l'entière méconnoissance des parents et des parentés[10], si ce n'est à porter les deuils les

1. « Encore qu'il se respectât, il étoit bas courtisan; il ménageoit tout, et montroit trop combien il sentoit ses besoins en tous genres de choses et d'hommes » (notre tome XVII, p. 125).
2. Comparez dans le même volume, p. 132-133.
3. Les ducs et pairs, dont notre auteur a si souvent flétri la veulerie et l'insouciance pour leurs droits et leur dignité.
4. Avant *servitude*, il y a *fortune*, biffé, dans le manuscrit.
5. « Toute la cour, et par elle tout le monde régloit ses démarches sur les mouvements qu'on ne cessoit de chercher dans le Roi, premier mobile de toutes choses » (notre tome XVIII, p. 316).
6. Au même sens que dans notre tome XXIV, p. 372.
7. Comme le premier président de Mesmes.
8. Écrit *par*, comme le fait toujours notre auteur.
9. Allusion au procès de la succession de Monsieur le Prince qui divisait la famille de Condé: tome XVIII, p. 415 et suivantes, etc.
10. Remarque faite dès le début des *Mémoires* (tome I, p. 123), à propos des princes du sang.

plus éloignés[1], peu à peu tous les devoirs absorbés par un seul que la nécessité fit, qui fut de craindre et de tâcher à plaire[2]. De là cette intérieure tranquillité, jamais troublée que par la folie momentanée du chevalier de Rohan[3], frère du père de M. de Soubise[4], qui la paya incontinent de sa tête, et par ce mouvement des Fanatiques des Cévennes qui inquiéta plus qu'il ne valut, dura peu et fut sans aucune suite[5], quoique arrivé en pleine et fâcheuse guerre contre toute l'Europe.

Autorité du Roi sans bornes; sa science de régner;

De là[6] cette autorité sans bornes qui put tout [ce] qu'elle voulut[7], et qui trop souvent voulut tout ce qu'elle put[8], et qui ne trouva jamais la plus légère résistance, si on excepte des apparences plutôt que des réalités sur des

1. Tome I, p. 123.

2. « Les grands ont peur du Roi comme les écoliers de leur maître; ils vivent aujourd'hui sous le Roi comme autant de novices sous un Père directeur » (*Mémoires de Primi Visconti*, p. 260).

3. Louis de Rohan : tome V, p. 297; il a été parlé aussi à cet endroit de sa conspiration et de son supplice.

4. C'est une erreur : le chevalier de Rohan était *fils du* frère aîné du père de M. de Soubise, par conséquent cousin germain de celui-ci, et non pas son oncle comme le dit Saint-Simon.

5. Nos tomes XI, 66-67 et 80-85, XII, p. 116-119, et XIII, p. 50-51.

6. Comparez ci-après l'Addition à Dangeau, p. 405.

7. Saint-Simon avait d'abord écrit : *tout ce elle voulut*; il a surchargé *ce* en *que*, mais a oublié de remettre *ce*.

8. Ce serait une surérogation de relever tous les témoignages des contemporains sur le despotisme et le gouvernement absolu de Louis XIV, quoiqu'il y ait lieu de faire des restrictions sur ce point. On se contentera de rapprocher la présente phrase de trois passages de nos *Mémoires*, qui montreront comment, à mesure que Saint-Simon écrit, l'idée chez lui s'amplifie et s'exprime par des termes de plus en plus forts. Dans le tome XI (p. 367 et 369), il se contente de dire que le Roi ne raisonne plus dès que son autorité est en jeu et qu'il est « plein de son despotisme »; dans le tome XXIII (p. 145), il le montre « idolâtre » de son autorité, « à la déification de laquelle il avoit employé tout son règne »; enfin, dans le tome XXIV (p. 359), il écrit : « Devant son autorité, le seul nom de loi, de droit, de privilège étoit devenu un crime. »

matières de Rome[1], et en dernier lieu sur la Constitution[2]. C'est là ce qui s'appelle vivre et régner; mais il faut convenir en même temps que, en glissant sur la conduite du cabinet et des armées[3], jamais prince ne posséda l'art de régner à un si haut point. L'ancienne cour de la Reine sa mère, qui excelloit à la savoir tenir[4], lui avoit imprimé une politesse distinguée, une gravité jusque dans l'air de galanterie, une dignité, une majesté partout[5], qu'il sut maintenir toute sa vie, et lors même que, vers sa fin, il abandonna la cour à ses propres débris. Mais cette dignité, il ne la vouloit que pour lui, et que par rapport à lui[6]; et celle-là, même relative, il la sapa presque toute pour mieux achever de ruiner toute autre[7] et de la mettre peu à peu, comme il fit, à l'unisson, en retranchant tant qu'il put toutes les cérémonies et les distinctions[8], dont il ne

Sa politique sur le service, où il asservit tout et rend tout peuple.

1. Voyez notamment l'ouvrage de Ch. Gérin, *Louis XIV et le saint-siège* (1894).
2. Allusion à la résistance du procureur général Daguesseau dont il a été parlé dans le tome XXVII, p. 176-177, et peut-être aussi à celle du cardinal de Noailles.
3. C'est-à-dire, en mettant à part ce qui regarde la politique et les opérations militaires.
4. Tomes IV, p. 316, VIII, p. 334, et XII, p. 331 et 435.
5. Voyez ci-dessus, p. 6, et surtout ci-après, p. 151. La Bruyère écrivait : « Le caractère des François demande du sérieux dans le souverain. »
6. Déjà dit dans le tome XII, p. 331, et dans l'Addition à Dangeau n° 593 (*ibidem*, p. 503). Le Roi estimait que, étant important qu'un seul gouverne, il devait être assez élevé au-dessus des autres pour n'être ni confondu, ni même comparé (*Œuvres de Louis XIV*, tome II, p. 67).
7. Comparez le huitième couplet de la chanson de 1705 : ci-après, appendice II.
8. Anne d'Autriche disait que son fils n'aimait pas les cérémonies et qu'il voulait que « l'on mangeât à son plat » (*Mémoires de Mademoiselle*, tome III, p. 199). Dès le milieu de son règne, il avait cessé de recourir, pour les cérémonies, à l'accompagnement des grands seigneurs (notre tome IX, p. 259), et il laissait à son frère les vaines questions de préséance et de protocole (notre tome VI, p. 74).

retint que l'ombre, et certaines trop marquées pour les détruire, en semant même dans celles-là des zizanies qui les rendoient en partie à charge et en partie ridicules[1]. Cette conduite lui servit encore à séparer, à diviser, à affermir la dépendance en la multipliant par des occasions sans nombre, et très intéressantes, qui, sans cette adresse, seroient demeurées dans les règles, et sans produire de disputes et de recours à lui. Sa maxime encore n'étoit que de les prévenir, hors des choses bien marquées, et de ne les point juger[2]; il s'en savoit bien garder pour ne pas diminuer ces occasions qu'il se croyoit si utiles. Il en usoit de même à cet égard pour les provinces; tout y devint sous lui litigieux et en usurpations[3], et par là il en tira les mêmes avantages.

Peu[4] à peu il réduisit tout le monde à servir, et à grossir sa cour, ceux-là même dont il faisoit le moins de cas. Qui étoit d'âge à servir n'osoit différer d'entrer dans le service. Ce fut encore une autre adresse pour ruiner les seigneurs[5], et les accoutumer à l'égalité et à rouler pêle-mêle avec

1. C'est une allusion aux pertes arrivées à la dignité de duc et pair, au sujet desquelles on se souvient que Saint-Simon avait fait un mémoire pour le duc de Bourgogne (notre tome XXII, p. 19-29). Précédemment (tomes XI, p. 297, XII, p. 473, et XVIII, p. 226), il avait dit que le Roi n'aimait pas les rangs et avait volontairement laissé tomber les premières dignités, et supprimé les cérémonies pour tout abaisser autour de lui.

2. Il détestait les conflits entre courtisans et abhorrait de les décider; il préférait laisser les choses en l'état plutôt que de trancher (nos tomes XVIII, p. 390, et XIX, p. 7 et 66).

3. Allusion aux conflits personnels de Saint-Simon avec le maréchal de Montrevel et autres, à propos de son gouvernement de Blaye.

4. A rapprocher de l'Addition à Dangeau, ci-après, p. 406.

5. « Outre cette politique d'éloigner tout seigneur de son Conseil, il s'en étoit fait une de les abaisser, de les avilir, de les confondre » (*Parallèle*, p. 233). Les ambassadeurs vénitiens disent aussi que, sous son règne, la noblesse fut ruinée et asservie (*Relazioni*, série *Francia*, tome III, p. 318 et 385-386). Un peu plus tard, Montesquieu écrira cependant : Sans roi point de noblesse, sans noblesse point de roi.

tout le monde. Cette invention fut due à lui et à Louvois, qui vouloit régner aussi sur toute seigneurie et la rendre dépendante de lui, en sorte que les gens nés pour commander aux autres demeurèrent dans les idées et ne se trouvèrent plus dans aucune réalité[1]. Sous prétexte que tout service militaire est[2] honorable, et qu'il est raisonnable d'apprendre à obéir avant que de commander, il assujettit tout, sans autre exception que des seuls princes du sang, à débuter par être cadets dans ses gardes du corps[3], et à faire tout le même service des simples gardes du corps, dans les salles des gardes et dehors, hiver et été, et à l'armée. Il changea depuis cette prétendue école en celle des mousquetaires[4], quand la fantaisie de ce corps lui prit, école qui n'étoit pas plus réelle que l'autre, et où, comme dans la première, il n'y avoit dans la vérité rien du tout à apprendre qu'à se gâter, et à perdre du temps ; mais aussi on s'y ployoit par force à y être confondu avec toute sorte de gens et de toutes les espèces, et c'étoit là tout ce que le Roi prétendoit en effet de ce noviciat, où il falloit demeurer une année entière dans la plus exacte régularité de tout cet inutile et pédantesque service, après laquelle il falloit essuyer encore une seconde école, laquelle au moins en pouvoit être une. C'étoit une compagnie de cavalerie pour ceux qui vouloient servir dans la cavalerie[5], et pour ceux qui se destinoient à l'in-

1. C'est-à-dire que le privilège de la noblesse ne fut qu'idéal et n'eut plus rien de réel.

2. *Est* est répété deux fois.

3. Il a été parlé à diverses reprises des quatre compagnies des gardes du corps, notamment tomes II, p. 365, et XIV, p. 204 et 286. En principe, ces gardes devaient être tous gentilshommes; mais en fait il y avait des exceptions (*Mémoires de Mademoiselle,* tome IV, p. 384; *Journal de Dangeau,* tome III, p. 431; *Mémoires de Luynes,* tome XII, p. 421).

4. Saint-Simon y avait fait lui-même un stage en 1691-1692 (notre tome I, p. 28 et suivantes).

5. Encore un souvenir de ses propres débuts comme capitaine de

fanterie une lieutenance dans le régiment du Roi, duquel le Roi se mêloit immédiatement comme un colonel[1], et qu'il avoit exprès fort distingué de tous les autres. C'étoit une autre station subalterne, où le Roi retenoit plus ou moins longtemps avant d'accorder l'agrément d'acheter un régiment, qui lui donnoit, et à son ministre, plus ou moins lieu d'exercer grâce ou rigueur, selon qu'il vouloit traiter les jeunes gens sur les témoignages qu'il en recevoit, et plus sous main qu'autrement, ou leurs parents encore, desquels la façon d'être avec lui, ou avec son ministre, influoit entièrement là-dessus. Outre l'ennui et le dépit de cet état subalterne, et la naturelle jalousie les uns des autres à en sortir le plus tôt, c'est qu'il étoit peu compté pour obtenir un régiment, et non limité[2], et pour rien du tout en soi-même[3], parce qu'il fut établi que la première date d'où l'avancement dans les grades militaires seroit compté étoit celle de la commission de mestre-de-camp ou de colonel[4].

Au moyen de cette règle, excepté des occasions[5] rares et singulières, comme d'action distinguée, de porter une grande nouvelle de guerre, etc., il fut établi que, quel qu'on pût être, tout ce qui servoit demeuroit, quant au

cavalerie dans Royal-Roussillon, avant qu'il eût acheté le régiment du chevalier du Rozel (tome I, p. 112-113 et 282-284).

1. Déjà dit dans nos tomes XIII, p. 119, XIV, p. 390, XV, p. 572, et XX, p. 246.

2. Il veut dire que cet état subalterne n'était pas limité comme temps et que l'ancienneté qu'on pouvait avoir comme capitaine de cavalerie ou lieutenant dans le régiment du Roi n'entrait guère en ligne de compte pour obtenir un régiment.

3. Ce stage ne servait à rien en soi-même pour l'avancement, puisque l'avancement à l'ancienneté ne commençait que pour les grades supérieurs à colonel ou mestre-de-camp, ainsi qu'il va le dire à la fin de la phrase. Tout cela est expliqué moins clairement encore dans l'Addition, ci-après, p. 407.

4. En effet, dans l'organisation de l'armée telle que l'avait faite Louvois, on n'avançait qu'au choix jusqu'au grade de colonel.

5. Avant *occasions*, il y a *actions*, biffé.

service et aux grades, dans une égalité entière. Cela rendit l'avancement ou le retardement d'avoir un régiment bien plus sensible, parce que de là dépendoit tout le reste des autres avancements, qui ne se firent plus que par promotions suivant l'ancienneté, qu'on appela l'ordre du tableau[1]; de là tous les seigneurs dans la foule de tous les officiers de toute espèce ; de là cette confusion que le Roi desiroit ; de là peu à peu cet oubli de tous, et, dans tous, de toute différence personnelle et d'origine, pour ne plus exister que dans cet état du service militaire devenu populaire, tout entier sous la main du Roi, beaucoup plus sous celle de son ministre, et même de ses commis, lequel ministre avoit des occasions continuelles de préférer et de mortifier qui il vouloit, dans le courant, et qui ne manquoit pas d'en préparer avec adresse les moyens[2] d'avancer ses protégés, malgré l'ordre du tableau, et d'en reculer de même ceux que bon lui sembloit. Si d'ennui, de dépit, ou par quelque dégoût on quittoit le service, la disgrâce étoit certaine[3]; c'étoit merveille si, après des années redoublées de rebuts, on parvenoit à revenir sur l'eau. A l'égard de ce qui n'étoit point de la cour, et même du commun, outre que le Roi y tenoit l'œil lui-même, le ministre de la guerre en faisoit son étude particulière, et, de ceux-là, qui quittoit étoit assuré, lui et sa famille, d'essuyer dans sa province ou dans sa ville toutes les mortifications, et souvent les persécutions dont on pouvoit s'aviser, dont on rendoit les intendants des provinces responsables, et

1. Cette création de Louvois a déjà été plusieurs fois blâmée par Saint-Simon, notamment dans les tomes X, p. 54, et XIII, p. 341-342, de nos *Mémoires*; dans cette dernière occasion, on a montré que ses critiques, exagérées par dépit personnel, tombaient en grande partie à faux.

2. Ces deux mots ont été ajoutés en interligne.

3. Déjà dit lorsque lui-même a quitté le service en 1702 (tome X, p. 61), et aussi dans les tomes XIII, p. 238, et XX, p. 224. Mme de Sévigné (*Lettres*, tome VI, p. 327) répète la même chose à propos de la démission de la Fare.

qui très ordinairement influoient sur les terres et sur les biens.

Grands et petits, connus et obscurs, furent donc forcés d'entrer et de persévérer dans le service, d'y être un vil peuple en toute égalité, et dans la plus soumise dépendance du ministre de la guerre, et même de ses commis. J'ai[1] vu le Guerchoys[2], mort conseiller d'État, lors intendant d'Alençon[3], me montrer, à la Ferté[4], un ordre de faire recherche des gentilshommes de sa généralité qui avoient des enfants en âge de servir et qui n'étoient pas dans le service, de les presser de les y mettre, de les menacer même, et de doubler et tripler à la capitation ceux qui n'obéiroient pas, et de leur faire toutes les sortes de vexations dont ils seroient susceptibles[5]. Ce fut à l'occasion d'un gentilhomme qui étoit dans le cas, et pour qui j'avois de l'amitié, et que j'envoyai chercher en effet pour le résoudre. Le Guerchoys fut depuis intendant à Besançon[6], et il fut fait conseiller d'État dans les commencements de la Régence[7].

Louvois éteint les capitaines et en

Avant de finir ce qui regarde cette politique militaire, il faut voir à quel point Louvois[8] abusa de cette misérable jalousie du Roi de tout faire et de tout mettre dans sa

1. Cette anecdote ne figurait pas dans l'Addition au *Journal de Dangeau*.

2. Pierre-Hector le Guerchoys : tome XIII, p. 202, note 1.

3. Il fut intendant d'Alençon de 1705 à 1708.

4. Ces trois mots sont en interligne.

5. Que les intendants aient été chargés d'engager les gentilshommes de leur généralité à mettre leurs fils dans l'armée, rien d'étonnant à cela; mais qu'il leur ait été prescrit d'augmenter les impôts de ceux qui s'y refuseraient, cela demanderait à être établi, et nous ne connaissons aucun document qui vienne confirmer les dires de notre auteur.

6. Il y fut envoyé en mai 1708.

7. Il eut une expectative en novembre 1716, une place de conseiller semestre l'année suivante, mais ne devint conseiller ordinaire qu'en décembre 1725; il mourut en 1740.

8. Le mot *Louvois*, oublié, a été ajouté sur la marge à la fin de la ligne.

dépendance immédiate, pour ranger tout lui-même sous sa propre autorité, et comment sa pernicieuse ambition a tari la source des capitaines en tout genre, et a réduit la France en ce point à n'en trouver plus chez elle, et à n'en pouvoir plus espérer, parce que des écoliers ne peuvent apprendre que sous des maîtres, et qu'il faut que cette succession se suive et se continue de main en main, attendu[1] que la capacité ne se crée point par les hommes.

tarit le germe pour toujours par l'invention de l'ordre du tableau.

On a déjà vu[2] les funestes obligations de la France à ce pernicieux ministre : des guerres sans mesure et sans fin pour se rendre nécessaire, pour sa grandeur, pour son autorité, pour sa toute-puissance ; des troupes innombrables, qui ont appris à nos ennemis à en avoir autant, qui, chez eux, sont inépuisables, et qui ont dépeuplé le royaume ; enfin la ruine des négociations et de la marine, de notre commerce, de nos manufactures, de nos colonies, par sa jalousie de Colbert, de son frère et de son fils, entre les mains desquels étoient le département de ces choses, et le dessein trop bien exécuté de ruiner la France riche et florissante pour culbuter Colbert. Reste à voir comment il a, pour être pleinement maître, arraché les dernières racines des capitaines en France, et l'a mise radicalement hors de moyen d'en plus porter.

Louvois[3], désespéré du joug de Monsieur le Prince et de M. de Turenne, non moins impatient du poids de leurs élèves, résolut de se garantir de celui de leurs successeurs, et d'énerver ces élèves mêmes. Il persuada au Roi le danger de ne tenir pas par les cordons[4] les généraux de ses armées, qui, ignorant les secrets du cabinet et préférant leur réputation à toutes choses, pouvoient ne s'en pas tenir au plan convenu avec eux avant leur départ,

1. *Attendu* est en interligne, au-dessus de *parce*, biffé.
2. Ci-dessus, p. 55 et suivantes.
3. Comparez tout ce qui va suivre avec ce qu'il avait déjà dit de même dans le tome XIII, p. 340-343.
4. En lisières, comme des enfants.

profiter des occasions, faire des entreprises dont le bon succès troubleroit les négociations secrètes, et les mauvais feroient un plus triste effet ; que c'étoit à l'expérience et à la capacité du Roi de régler non-seulement les plans des campagnes de toutes ses armées, mais d'en conduire le cours de son cabinet[1], et de ne pas abandonner le sort de ses affaires à la fantaisie de ses généraux, dont aucun n'avoit la capacité, l'acquis ni la réputation de Monsieur le Prince et de M. de Turenne, leurs maîtres. Louvois surprit ainsi l'orgueil du Roi, et, sous prétexte de le soulager, fit les plans des diverses campagnes[2], qui devinrent les lois des généraux d'armée, et qui peu à peu ne furent plus reçus à en contredire aucun. Par même adresse, il les tint tous en brassière pendant le cours des campagnes jusqu'à n'oser profiter d'aucune occasion, sans en avoir envoyé demander la permission, qui s'échappoit presque toujours avant d'en avoir reçu la réponse. Par là Louvois devint le maître de porter ou non le fort de la guerre où il voulut, et de lâcher ou retenir la bride aux généraux d'armée à sa volonté[3], par conséquent de les faire valoir ou les dépriser[4] à son gré. Cette gêne, qui justement dépita les généraux d'armée, causa la perte des plus importantes occasions, et souvent des plus sûres, et une négligence qui en fit manquer beaucoup d'autres[5].

1. Primi Visconti (*Mémoires*, p. 102) note en effet que le Roi dirige ses armées du fond de son cabinet.

2. On a vu ci-dessus, p. 81, que, à partir de 1689, ce fut Chamlay qui fit les plans de toutes les campagnes ; mais Louvois mourut en 1691.

3. Les mots *sa volonté* sont en interligne au-dessus de *son gré*, biffé.

4. « Témoigner faire peu de cas d'une chose » (*Académie*, 1718) ; c'est le même sens que déprécier. Saint-Simon emploiera encore ce verbe dans la suite des *Mémoires*, tome XIV de 1873, p. 296, et Littré en cite des exemples de Bossuet, Massillon, Voltaire, Jean-Jacques Rousseau, etc.

5. Dans *Saint-Simon considéré comme historien*, p. 465, M. Chéruel a reconnu que Saint-Simon avait eu raison de blâmer cette cen-

Ce grand pas fait, Louvois inspira au Roi cet ordre funeste du tableau[1], et ces promotions nombreuses par l'ancienneté, qui flatta cette superbe du Roi de rendre toutes conditions simple peuple, mais qui fit aussi à la longue que toute émulation se perdit, parce que, dès qu'il fut établi qu'on ne montoit plus qu'à son rang à moins d'événements presque uniques, auxquels encore il falloit que la faveur fût jointe, personne ne se soucia plus de se fatiguer et de s'instruire, également sûr de n'avancer point hors de son rang, et d'avancer aussi par sa date[2], sans une disgrâce qu'on se contentoit à bon marché de ne pas encourir.

Cet ordre du tableau, établi comme on l'a vu, et par les raisons qui ont été expliquées, n'en demeura pas là. Sous prétexte que, dans une armée, les officiers généraux prennent jour à leur tour, M. de Louvois, qui vouloit s'emparer de tout, et barrer toute autre voie que la sienne de pouvoir s'avancer, fit retomber cet ordre du tableau sur les généraux des armées. Jusqu'alors ils étoient en liberté et en usage de donner à qui bon leur sembloit les détachements gros ou petits de leurs armées. C'étoit à eux, suivant la force et la destination du détachement, de choisir qui ils vouloient pour le commander, et nul officier général ni particulier n'étoit en droit d'y prétendre. Si le détachement étoit important, le général prenoit ce qu'il croyoit de meilleur parmi ses officiers généraux pour le commander ; s'il étoit moindre, il choisissoit un officier de moindre grade. Parmi ces derniers, les généraux d'armée avoient coutume d'essayer de jeunes gens qu'ils savoient appliqués et amoureux de s'instruire. Ils voyoient comment ils s'y prenoient

tralisation excessive, qui devint funeste surtout sous les successeurs de Louvois.

1. Ci-dessus, p. 109.

2. Cette assertion est complètement inexacte, et on pourrait même la qualifier de déloyale, puisque Saint-Simon savait fort bien, par son propre exemple, que l'ordre du tableau ne réglait pas l'avancement d'une façon absolue : en 1702, il s'était vu préférer pour le grade de brigadier cinq colonels moins anciens que lui (tome X, p. 55).

à mener ces détachements, et les leur donnoient plus ou moins gros, et une besogne plus ou moins facile, suivant ce qu'ils avoient déjà montré plus ou moins de capacité. C'est ce qui faisoit dire à M. de Turenne qu'il n'en estimoit pas moins ceux qui avoient été battus ; qu'au contraire on n'apprenoit bien que par là à prendre son parti une autre fois, et qu'il falloit l'avoir été deux ou trois fois[1] pour pouvoir devenir quelque chose. Si les généraux d'armée reconnoissoient par ces expériences un sujet peu capable, ils le laissoient doucement ; s'ils y trouvoient[2] du talent et de la ressource, ils le poussoient. Par là ils étoient toujours bien servis; les officiers généraux et particuliers sentoient que leur réputation et leur fortune dépendoit de leur application, de leur conduite, de leurs actions ; que la distinction journelle[3] y étoit attachée par la préférence ou par le délaissement; tout contribuoit donc en eux à l'émulation de s'appliquer, d'apprendre, de s'instruire, et c'étoit parmi les jeunes à faire leur cour à ceux qui étoient les plus employés pour être reçus par eux à s'instruire, et à s'en laisser accompagner dans les détachements pour les voir faire et apprendre sous eux. Telle fut l'école qui de plus en plus gros détachements, qui de plus en plus de besogne importante, conduisit au grand les élèves de ces écoles, et qui, suivant la capacité, forma cette foule d'excellents officiers généraux et ce petit nombre de grands capitaines.

Les généraux d'armée, qui rendoient compte d'eux à mesure par leurs dépêches, en rendoient un plus étendu à leur retour. Tous sentoient le besoin qu'ils avoient de ces témoignages pour leur réputation et pour leur fortune ;

1. Ce mot *fois*, oublié, a été remis en interligne.

2. *Trouvoit* est corrigé en *trouvoient*; mais *il* est resté au singulier.

3. Adjectif qui n'est admis par aucun lexique; Littré en cite un exemple de Calvin. Notre auteur va l'employer encore ci-après, p. 239, et on le retrouve dans les *Écrits inédits*, tome I, p. 95 et 159, et dans une lettre au cardinal de Fleury (tome XXI et supplémentaire de l'édition des *Mémoires* de 1873, p. 400).

tous s'empressoient donc de le mériter, et de plaire, c'est-à-dire de se présenter à tout[1], et de soulager et d'aider, chacun selon sa portée, le général d'armée sous qui ils servoient, ou l'officier général dans le corps duquel ils se trouvoient détachés. Cela opéroit une volonté, une application, une vigilance, dont le total servoit infiniment au général et au succès de la campagne. Ceux qui se distinguoient le plus cheminoient aussi à proportion ; ils devenoient promptement lieutenants généraux, et presque tous ceux qui sont parvenus au bâton de maréchal de France, avant que Louvois le procurât, y étoient parvenus avant quarante ans[2]. L'expérience a appris qu'ils en étoient bien meilleurs, et, suivant le cours de nature, ils avoient vingt-cinq ou trente ans à employer leurs talents à la tête des armées. Des guerriers de ce mérite ne ployoient pas volontiers sous Louvois ; aussi les détruisit-il, et avec eux leur pépinière ; ce fut par ce fatal ordre du tableau.

Pernicieuse adresse de Louvois et de son ordre du tableau.

Il avoit déjà réduit les généraux d'armée à recevoir de sa main les projets de campagne comme venant du Roi[3]. Il les avoit exclus d'y travailler sans lui, et de s'expliquer de rien avec le Roi, ni le Roi avec eux qu'en sa présence, tant en partant qu'en revenant ; enfin il les avoit mis à la

1. *Tout* est en interligne, au-dessus d'un premier *tout*, biffé.

2. Quoi qu'il y ait de l'exagération dans cette affirmation, il s'y trouve néanmoins une part de vérité. Sur trente-huit maréchaux de France créés entre 1622 et 1668, seize n'avaient pas quarante ans ; mais, sur ce nombre, il faut dire que plusieurs durent leur promotion à leur naissance, à leur faveur, ou à des circonstances particulières, par exemple le dernier maréchal de Montmorency, Turenne, Brezé neveu de Richelieu, Effiat favori de Louis XIII, La Meilleraye ami de Mazarin, du Daugnon pour prix de sa soumission, etc. Au contraire, sur les trente maréchaux créés par Louis XIV entre 1675 et 1715, deux seulement, Vivonne frère de Mme de Montespan, et Berwick fils naturel de Jacques II d'Angleterre, n'avaient pas quarante ans ; douze étaient entre quarante et cinquante ; huit avaient moins de soixante ans, et huit étaient au-dessus de cet âge.

3. Ci-dessus, p. 111-112.

lisière peu à peu, de plus en plus resserrée, à n'oser faire un pas, ni presque jamais oser profiter de l'occasion la plus glissante de la main[1], sans ordre ou permission, et les avoit réduits sous les courriers du cabinet. Il alla plus loin.

Il fit entendre au Roi que l'emploi de commander une armée étoit de soi-même assez grand pour ne devoir pas chercher à le rendre plus puissant par la facilité de s'attacher des créatures, et même les familles de ces créatures, dont ils pouvoient s'appuyer beaucoup ; que ce choix de faire marcher qui ils vouloient à l'armée étoit nécessaire avant ce sage établissement de l'ordre du tableau qui mettoit tout en la main de Sa Majesté ; mais que désormais, l'ayant établi, il devoit s'étendre à tout, et ne plus laisser de choix aux généraux d'armée, qui devenoit même injurieux aux officiers généraux et particuliers, puisque c'étoit montrer une préférence qui ne pouvoit que marquer plus de confiance, par conséquent plus d'estime, pour l'un que pour l'autre, qui n'étoit souvent que d'éloignement ou de caprice contre l'un, de fantaisie d'amitié[2] ou de raison personnelle pour l'autre ; qu'il falloit donc que les officiers généraux et particuliers qui prenoient jour, ou qui étoient de piquet[3], en pareil grade les uns après les autres, suivant leur ancienneté, marchassent de même pour les détachements, sans en intervertir l'ordre à la volonté du général, et ôter[4] par cet unisson tout lieu aux jalousies, et aux généraux de pousser et de reculer qui bon leur sembloit. Le goût du Roi, fort d'accord avec les vues de son ministre qu'il n'aperçut pas, embrassa aisé-

1. C'est-à-dire la plus susceptible de leur échapper s'ils ne la saisissaient pas sans délai.

2. Il n'y a pas de virgule dans le manuscrit après *fantaisie*.

3. Tome III, p. 238 ; le *Dictionnaire de l'Académie* de 1718 disait qu'on appelait *le piquet* un certain nombre de cavaliers et de fantassins « toujours prêts à marcher aux ordres des officiers commandés ». Après ce mot, il a biffé *d'après leur ancienneté*, qu'on retrouvera plus loin.

4. *Osteroit* corrige *oster*.

ment sa proposition. Il en fit une règle qui a toujours depuis été observée, de manière que si un général d'armée a un détachement délicat à faire, il est forcé de le donner au[1] balourd[2] qui est à marcher, et, s'il s'en trouve plusieurs de suite, comme cela n'arrive que trop souvent, il faut qu'il en essuie le hasard ou qu'il fatigue ses troupes d'autant de détachements inutiles qu'il y a de balourds à marcher, jusqu'à celui qu'il veut charger du détachement important, et, si encore cela se trouvoit un peu réitéré, ce seroient des plaintes et des cris à l'honneur et à l'injustice, dès que cela seroit aperçu[3]. On voit assez combien cet inconvénient est important pour une armée; mais l'essentiel est que cette règle est devenue la perte de l'école de la guerre, de toute instruction, de toute émulation. Il n'y a plus où, ni[4] de quoi apprendre, plus d'intérêt de plaire aux généraux, ni de leur être d'aucune utilité par son application et sa vigilance. Tout est également sous la loi de l'ancienneté ou de l'ordre du tableau. On se dit qu'il n'y a qu'à dormir et faire ric à rac[5] son service,

1. Après avoir écrit d'abord *au balourd*, Saint-Simon a corrigé en *à un balourd*, puis a repris la leçon primitive.

2. Le *Dictionnaire de l'Académie* de 1718 ne connaissait que le mot *balourde*, « substantif féminin, terme de mépris qui se dit d'une personne grossière et stupide », et c'est en ce sens qu'on trouve « une vraie balourde » dans les *Historiettes de Tallemant des Réaux*, tome III, p. 314. Le *Dictionnaire de Trévoux* le donne comme adjectif avec la forme masculine et féminine; le *Littré* n'en signale, au masculin, que des exemples de Voltaire, en dehors de celui de Saint-Simon.

3. Tout ceci encore est inexact, et notre auteur devait parfaitement savoir que, pour le commandement des détachements, l'ancienneté ne devait jamais entrer en considération, témoin cette lettre de Louvois au maréchal de Duras, propre oncle de Mme de Saint-Simon, du 30 juillet 1689 (Chéruel, *Saint-Simon considéré comme historien*, p. 463-464; Rousset, *Histoire de Louvois*, tome II, p. 167), par laquelle le Roi « défend », pour les détachements, « de nommer les officiers généraux par leur rang, mais bien de choisir... les plus capables de bien exécuter les ordres ».

4. Avant *ny*, il y a un *de*, biffé.

5. Il y a bien *ric à rac* dans le manuscrit. Cependant tous les

et regarder la liste des dates, puisque rien n'avance que la date seule, qu'il n'y a qu'à attendre en patience et en tranquillité, sans devoir rien à personne, ni à soi-même. Voilà l'obligation qu'a la France à Louvois, qui a sapé toute formation de capitaines pour n'avoir plus à compter avec le mérite, et que l'incapacité eût un continuel besoin de sa protection; voilà ce que le royaume doit à l'aveugle superbe de Louis XIV.

Promotions funestement introduites.

Les promotions introduites achevèrent de tout défigurer par achever de tout confondre, mérite, actions, naissance, contradictoire de tout cela[1], moyennant[2] le tour de l'ancienneté, et les rares exceptions que Louvois y sut bien faire, dès en les établissant[3], pour ceux qu'il voulut avancer, comme aussi pour ceux qu'il voulut reculer et dégoûter. Le prodigieux nombre de troupes que le Roi mettoit en campagne servit à grossir et à multiplier les promotions, et ces promotions, devenues bien plus fréquentes et bien plus nombreuses depuis, ont accablé les armées d'un nombre sans mesure de tous les grades. Un autre inconvénient en est résulté : c'est qu'à force d'officiers généraux et de brigadiers, c'est merveilles s'ils marchent chacun trois ou quatre fois dans toute une campagne, et ce n'en est pas une s'ils ne marchent qu'une

lexiques, *Richelet, Furetière*, l'*Académie, Trévoux* disent *ric à ric*, et c'est la seule locution employée par tous les auteurs dont on a relevé des exemples : Pellisson, Boursault, Mme de Sévigné, la marquise d'Huxelles, Mme du Deffand, Argenson, Louville (notre tome XII, p. 534), etc. Aujourd'hui, quoique l'*Académie* donne seulement *ric à ric*, l'usage semble avoir prévalu de dire *ric à rac*. — « *Ric à ric*, façon de parler adverbiale : avec une exactitude entière, à la rigueur », disait le *Dictionnaire de l'Académie* de 1718; Saint-Simon semble y ajouter ici le sens de ne faire que le strict nécessaire.

1. Il veut dire : et aussi le contraire de ces trois choses, c'est-à-dire l'incapacité et la roture.

2. Après ce mot et à la fin de la ligne, il y a une *l'* inutile.

3. Il admet donc qu'il y eut des exceptions à l'ordre d'ancienneté ; en réalité l'avancement au choix était beaucoup plus fréquent que notre auteur ne veut bien le dire.

fois ou deux. Or, sans leçon, sans école, quel moyen reste-t-il d'apprendre et de se former que de se trouver souvent en besogne pour s'instruire, si l'on peut, par la besogne même, à force de voir et de faire ? et ils n'y sont jamais, et ils n'y peuvent être.

Une autre chose a mis le comble à ce désordre et à l'ignorance de la guerre : ce sont les troupes d'élite. J'appelle ainsi dans l'infanterie les régiments des gardes françoises et suisses et le régiment du Roi ; dans la cavalerie, la maison du Roi et la gendarmerie. Le Roi, pour les distinguer, y a confondu tous les grades, et y a fait presque dans chaque promotion une fourmilière d'officiers généraux[1]. Les officiers de ces corps ne peuvent même apprendre le peu que font les autres, parce que, tout avancés qu'ils sont, ils ne font jamais que le service de lieutenant ou de capitaine d'infanterie et de cavalerie, qui est celui de l'intérieur de leurs corps. Si on les fait servir d'officiers généraux, ils sautent immédiatement à ce service sans en avoir vu ni appris quoi que ce soit, ni du service encore des grades qui sont entre deux. On laisse à penser de celui qu'ils peuvent rendre, et de l'embarras que cette multiplication, qui se peut dire foule, cause dans une armée par eux-mêmes et par leurs équipages. Et après tout cela on est surpris d'avoir tant de maréchaux de France[2], et si peu à s'en servir, et, dans une immensité d'officiers généraux, un nombre si court qui sache quelque chose, et de n'en pouvoir discerner aucun à mettre en chef, ou le bâton de maréchal de France à la

1. Un bon nombre en effet des capitaines aux gardes et des officiers des troupes de la maison du Roi ou de la gendarmerie étaient brigadiers, maréchaux de camp ou même lieutenants généraux ; les capitaines des gardes du corps étaient fréquemment des maréchaux de France. Ces officiers servant comme leurs collègues en temps de guerre et ne remplissant qu'en temps de paix leurs fonctions dans les troupes d'élite, il ne semble pas que l'inconvénient que va signaler Saint-Simon puisse être pris au sérieux.

2. Il y en avait quinze en 1715.

main, qu'à titre de son ancienneté. De là le malheur des armées, et la honte d'avoir recours à des étrangers fort nouveaux pour les commander[1], et sans espérance d'y pouvoir former personne. Les maîtres ne sont plus; les écoles sont éteintes, les écoliers disparus, et avec eux tout moyen d'en élever d'autres. Mais le pouvoir sans bornes du secrétaire d'État de la guerre, qui tous ont bien soutenu là-dessus les errements de Louvois, est un dédommagement que qui y pourroit chercher remède trouve apparemment suffisant. Le Roi a craint les seigneurs et a voulu des garçons de boutique; quel est le seigneur qui eût pu porter un coup si mortel à la France pour son intérêt et sa grandeur?

Invention des inspecteurs.

Après tant de montagnes devenues vallées sous le poids de Louvois, il trouva encore des collines à abattre[2]; un souffle de sa bouche en vint à bout. Les régiments étoient sous la disposition de leurs colonels dans l'infanterie, la cavalerie, les dragons. Leur fortune dépendoit de les tenir complets, bons, exacts dans le service, et leur honneur de les avoir vaillants et bien composés; leur estime d'y vivre avec justice et désintéressement, en bons pères de famille, et l'intérêt des officiers de leur plaire et d'acquérir leur estime, puisque leur avancement et tout détail intérieur dépendoit d'eux. Aussi étoit-ce aux colonels à répondre de leurs régiments en toutes choses, et ils étoient punis de leurs négligences et de leurs injustices, s'il s'en trouvoit dans leur conduite. Cette autorité, quoique si nécessaire pour le bien du service, si peu étendue, on peut ajouter encore si subalterne, déplut à Louvois; il voulut l'ôter aux colonels et l'usurper[3]. Il

1. Saint-Simon, ne l'oublions pas, écrit en 1745, et c'est alors Maurice de Saxe qui commande l'armée française.

2. Réminiscence de ce passage de l'Évangile selon saint Luc (chapitre III, verset 5): *Omnis vallis implebitur, et omnis mons et collis humiliabitur.*

3. Les colonels étaient propriétaires de leurs régiments, les capi-

se servit pour y réussir de ce foible du Roi pour tous les petits détails. Il l'entretint de ceux des troupes, des inconvénients qu'il lui forgea de les laisser à la discrétion des colonels, trop nombreux pour pouvoir tenir un œil sur chacun d'eux aussi ouvert et aussi vigilant qu'il seroit nécessaire; enfin il lui proposa d'établir des inspecteurs[1], choisis parmi les colonels les plus appliqués et les plus entendus au détail des troupes[2], qui les passeroient en revue dans les districts qui leur seroient distribués, qui examineroient la conduite des colonels et des officiers, qui recevroient leurs plaintes, et celles même de[s] soldats, cavaliers et dragons, qui entreroient dans les détails pécuniaires avec autorité, dans celui du mérite, du démérite, du service de chacun, qui examineroient et régleroient provisoirement les disputes, et ce qui regarderoit l'habillement et l'armement, surtout le complet[3], les chevaux et leurs équipages, qui rendroient un compte exact de toutes ces

taines de leurs compagnies; ils pouvaient les vendre à qui ils voulaient, sous la réserve de l'agrément du Roi. Cette situation, et surtout ce qui en était la conséquence, c'est-à-dire, la fourniture par les colonels et capitaines de tout ce qui était nécessaire à l'entretien des troupes, était une source d'abus infinis, qu'on ne peut énumérer, mais dont on verra le détail dans l'*Histoire de Louvois*. C'est ce qui détermina Louvois à la création des inspecteurs, dont Saint-Simon va parler, mais dont il se garde bien de montrer l'utilité.

1. Il a déjà été question des inspecteurs dans nos tomes II, p. 209, et XIV, p. 259; voyez l'ouvrage de Camille Rousset, tome I, p. 206 et suivantes.

2. Louvois ne choisit pas les inspecteurs parmi les colonels, mais parmi les brigadiers, grade nouveau (ci-après, p. 124) supérieur à celui de colonel.

3. C'est-à-dire, si l'effectif des compagnies était complet. C'était en effet un des plus grands abus de l'organisation militaire avant Louvois: les capitaines qui avaient des compagnies incomplètes les complétaient, par le subterfuge des passe-volants (ci-après, p. 123), au moment des revues faites par les commissaires des guerres, et touchaient ainsi la solde et les fournitures pour plus d'hommes qu'ils n'en avaient en réalité; d'où grand bénéfice pour eux, mais grand préjudice pour le Trésor et, le cas échéant, pour les opérations militaires.

choses deux ou trois fois l'année au Roi, c'est-à-dire à lui-même, sur lequel on régleroit toutes choses avec connoissance de cause dans les régiments, et on connoîtroit exactement le service, la conduite et le mérite, l'esprit même des corps, des officiers qui les composoient et des colonels, pour décider avec lumière de leur avancement, de leurs punitions et de leurs récompenses. Le Roi, charmé de ces nouveaux détails et de la connoissance qu'il alloit acquérir si facilement de cette immensité d'officiers particuliers qui composoient toutes ses troupes, donna dans le piége, et en rendit par là Louvois le maître immédiat et despotique. Il sut choisir les inspecteurs qui lui convenoient; c'étoient des grâces de plus qu'il se donnoit à répandre. Dans le peu qu'il laissa ces inspecteurs rendre compte au Roi pour l'en amuser, et les autoriser dans les commencements, il eut grand soin de voir tout auparavant avec eux, et de leur faire leur leçon, qu'ils étoient d'autant plus obligés de suivre à la lettre, qu'il étoit toujours présent au compte qu'ils rendoient au Roi.

En même temps il usa d'une autre adresse pour empêcher que ces inspecteurs ne pussent lui échapper. Sous prétexte de l'étendue des frontières et des provinces où les troupes étoient répandues l'hiver, et de l'éloignement des différentes armées, l'été, les unes des autres, il établit un changement continuel des mêmes inspecteurs, qui ne voyoient jamais plusieurs fois de suite les mêmes troupes, de peur qu'ils n'y prissent trop d'autorité[1], tellement qu'ils ne furent utiles qu'à ôter toute autorité aux colonels, et inutiles pour toute autre chose, même pour l'exécution de ce qu'ils avoient ordonné ou réformé, puisqu'ils ne pouvoient le voir ni le suivre, et que c'étoit à un autre inspecteur à s'en informer, qui le plus souvent y étoit trompé, ne pouvoit deviner et ordonnoit tout différemment.

1. Comment ne pas voir que ce roulement des inspecteurs était au contraire une mesure excellente pour le bon ordre et la discipline? La partialité de Saint-Simon saute aux yeux.

Ce fut un cri général dans les troupes. Les colonels généraux[1] et les mestres-de-camp généraux de la cavalerie et des dragons[2], surtout le commissaire général de la cavalerie[3], qui en étoit l'inspecteur général né, perdirent le peu d'autorité qu'ils avoient pu sauver des mains de Louvois, qui l'avoit presque toute anéantie, et qui par ce dernier coup en fit de purs fantômes; les colonels ne demeurèrent guères autre chose. Les officiers sensés se dégoûtèrent de dépendre désormais de ces espèces de passe-volants[4], qui ne pouvoient les connoître; d'autres, par diverses raisons, furent bien aises de ne plus dépendre de leurs colonels. On n'osa rien dans cette primeur[5], où Louvois, les yeux ouverts et le fouet à la main, châtioit rudement le moindre air de murmure, plus encore de dépit. Mais après lui on commença à sentir dans les troupes tout le faux d'un établissement qui ne fit que s'accroître en nombre et diminuer en considération. On crut y remédier en faisant des officiers généraux directeurs de cavalerie et d'infanterie[6], avec les inspecteurs sous eux. Ce ne fut que plus de confusion dans les ordres et les détails, plus de cabales dans les régiments, plus de négligence dans le service. Les colonels, devenus incapables de faire ni bien ni mal, furent peu comptés dans leurs régiments,

1. Il y avait d'abord dans le manuscrit *le Col. g^l*, au singulier.

2. Il a été parlé de ces charges dans nos tomes I, p. 131, III, p. 130, et XXI, p. 358.

3. Tome XI, p. 51.

4. « On appelle ainsi un homme qui, sans être enrôlé, se présente dans une revue pour faire paroître une compagnie plus nombreuse et pour tirer la paye au profit du capitaine » (*Académie*, 1718). La comparaison de Saint-Simon est loin d'être juste.

5. Le *Dictionnaire de l'Académie* de 1718 n'indiquait pas d'emploi de ce mot au figuré.

6. Nous avons vu cette création en 1694 (tome II, p. 209-210; voir aussi tome XIV, p. 259, note 5). Feuquières, dans ses *Mémoires* (tome I, p. 156-159), en blâme de même l'institution. En 1705, on songeait à supprimer par extinction les places de directeurs de la cavalerie (*Dangeau*, tome X, p. 259).

peu en état, par conséquent, d'y bien faire faire le service, et les plus considérables peu en volonté de se donner une peine désagréable et infructueuse. Sous prétexte de l'avis des inspecteurs, le bureau, c'est-à-dire le ministre de la guerre, et bien plus ses principaux commis, disposèrent peu à peu des emplois des régiments, sans nul égard pour ceux que les colonels proposoient, tellement que le dégoût, la confusion, le dérèglement, le désordre, se glissèrent dans les troupes, où ce ne fut plus que brigues, souplesses, souvent querelles et divisions, toujours mécontentement et dégoûts. C'est ce qui a comblé les désastres de nos dernières guerres, mais à quoi l'autorité et l'intérêt du bureau empêchera toujours d'apporter le remède unique, qui seroit de remettre les choses à cet égard comme elles étoient avant cette destructive invention. Mais elle fit passer toute autorité particulière, et pour ainsi dire domestique, entre les mains de Louvois. Il en savoit trop pour n'en avoir pas senti les funestes conséquences; mais il ne songeoit qu'à lui, et ne souffrit pas longtemps que les inspecteurs rendissent compte au Roi; il se chargea bientôt de le faire seul pour eux, et ses successeurs ont bien su se maintenir dans cette possession, excepté des occasions fort rares, momentanées, et toujours en leur présence.

Invention du grade de brigadier.

Louvois imagina une autre nouveauté pour se rendre encore plus puissant et plus l'arbitre des fortunes militaires: ce fut le grade de brigadier[1], inconnu jusqu'à lui dans nos troupes, et avec qui on auroit pu se passer utilement de faire connoissance. Les autres troupes de l'Europe n'en ont eu que depuis fort peu de temps. L'ancien des colonels de chaque brigade la commandoit, et, dans les détachements, les plus anciens colonels qui s'y trouvoient

1. On a déjà dit dans le tome I, p. 44, note 3, en quoi consistaient leurs fonctions. C'est en 1667 et 1668 que Louvois les créa (*Histoire de Louvois*, tome I, p. 231-232); leurs appointements étaient de cinq cents livres par période de quarante-cinq jours; ils recevaient en outre vingt rations par jour (*Mémoires de Feuquières*, tome I, p. 142-143).

commandés y faisoient le service qui a depuis été attribué à ce grade. Il est donc inutile et superflu ; mais il servit à retarder l'avancement de ce premier grade au-dessus des colonels[1], par conséquent à Louvois à en avoir un de plus à avancer ou à reculer qui bon lui sembloit, et dans la totalité des grades, à rendre le chemin[2] plus difficile et plus long, à arriver plus tard à celui de lieutenant général, et à retarder le bâton à l'âge plus que sexagénaire[3], qui alors n'avoit ni l'acquis ni la force de lutter avec le secrétaire d'État, ni de lui faire le plus léger ombrage. On n'en a vu depuis d'exception que le dernier maréchal d'Estrées, pour la marine[4], par un hasard heureux d'avoir eu de bonne heure la place de vice-amiral de son père, et, par terre, le duc de Berwick[5], que son mérite seul n'eût jamais avancé sans la transcendance de sa qualité de bâtard[6]. On a senti et on sentira longtemps encore ce que valent ces généraux sexagénaires, et des troupes abandonnées à elles-mêmes sous le nom des inspecteurs et sous la férule du bureau, c'est-à-dire sous

1. L'annotateur des *Mémoires de Sourches* (tome I, p. 166, note 3) dit que ce grade avait été inventé pour amuser les colonels qui voulaient passer maréchaux de camp.

2. *Chemin* surcharge un mot illisible.

3. On a vu ci-dessus, p. 115, que, sur les trente maréchaux créés de 1675 à 1715 huit seulement avaient plus de soixante ans : c'étaient Estrades nommé en 1675, Choiseul et Joyeuse en 1693, Chamilly et Vauban en 1703, et les trois derniers du règne : Matignon, Bezons et Artagnan-Montesquiou.

4. Il avait quarante-trois ans lorsqu'il fut nommé, en 1703.

5. Nommé en 1706, il n'avait que trente-cinq ans.

6. Saint-Simon devait savoir pourtant que son beau-père Lorge avait eu le bâton à quarante-six ans et son oncle Duras à cinquante ans. Pouvait-il ignorer que Noailles avait été nommé à quarante-trois ans, la Feuillade à quarante-cinq, Luxembourg et Marcin à quarante-sept : que Villeroy, Boufflers, Villars et Harcourt n'en avaient que quarante-neuf, et que, si Catinat devint maréchal à cinquante-six ans, Tourville, Huxelles, Tallard n'en comptaient que cinquante et un, et Tessé cinquante-quatre, pour ne parler que de ceux qu'il connut personnellement ?

l'ignorant et l'intéressé[1] despotisme du secrétaire d'État de la guerre, et sous celui d'un roi trop véritablement muselé[2]. Venons maintenant à un autre genre de politique de Louis XIV.

La[3] cour fut un autre manège de la politique du despotisme. On vient de voir celle qui divisa, qui humilia, qui confondit les plus grands, celle qui éleva les ministres au-dessus de tous, en autorité et en puissance par-dessus les princes du sang, en grandeur même par-dessus les gens de la première qualité, après avoir totalement changé leur état. Il faut montrer les progrès en tous genres de la même conduite dressée sur le même point de vue.

La cour pour toujours à la campagne; raisons de cette politique.

Plusieurs choses contribuèrent à tirer pour toujours la cour hors de Paris, et à la tenir sans interruption à la campagne. Les troubles de la minorité, dont cette ville fut le grand théâtre, en[4] avoient imprimé au Roi de l'aversion[5], et la persuasion encore que son séjour y étoit dan-

1. Les trois derniers mots sont en interligne.

2. Ce verbe, qui a déjà été employé par Saint-Simon dans notre tome XXVII, p. 56, ne fut admis par l'*Académie* que dans l'édition de 1762; le *Dictionnaire de Trévoux* ne le donne pas. On ne connaissait jusqu'alors qu'*emmuseler*, et seulement au propre pour les animaux. Le *Littré* n'en cite qu'un exemple de la fin du dix-huitième siècle, outre celui de notre auteur.

3. Notre auteur reprend le texte de sa grande Addition à Dangeau, ci-après, p. 409.

4. Avant *en*, il a biffé *luy* et ajouté plus loin *au Roy* en interligne.

5. L'antipathie de Louis XIV pour Paris est bien connue, et augmenta avec les années; nous donnerons ci-après, à l'appendice VI, d'après la *Gazette* et les journaux de la cour, le relevé de toutes les visites que Louis XIV fit à sa capitale depuis le mois de janvier 1666, date de la mort d'Anne d'Autriche jusqu'en 1715, c'est-à-dire pendant les cinquante dernières années de sa vie. On y pourra constater que, en dehors des trois hivers de 1667-68, 1668-69 et 1670-71, où il séjourna plusieurs mois de suite aux Tuileries, le Roi ne fit à Paris que quarante-cinq visites pendant ce laps de temps, sans jamais y coucher, et que, pendant les vingt-huit dernières années, il ne vint que huit fois en tout dans la capitale. L'annotateur des *Mémoires de Sourches* remarque (tome II, p. 45) qu'il préférait souvent faire un

gereux[1], et que la résidence de la cour ailleurs rendroit à Paris les cabales moins aisées par la distance des lieux, quelque peu éloignés qu'ils fussent, et en même temps plus difficiles à cacher par les absences si aisées à remarquer. Il ne pouvoit pardonner à Paris sa sortie fugitive de cette ville la veille des Rois 16[49][2], ni de l'avoir rendue, malgré lui, témoin de ses larmes, à la première retraite de Mme de la Vallière[3]. L'embarras des maîtresses, et le danger de pousser de grands scandales au milieu d'une capitale si peuplée, et si remplie de tant de différents esprits, n'eut pas peu de part à l'en éloigner. Il s'y trouvoit importuné de la foule du peuple à chaque fois qu'il sortoit, qu'il rentroit, qu'il paroissoit dans les rues; il ne l'étoit pas moins d'une autre sorte de foule de gens de la

détour d'une lieue plutôt que de traverser Paris, et, selon Mme de Maintenon (*Correspondance générale,* tome IV, p. 380), il aurait même voulu ne pas y aller pour les stations du jubilé.

1. A cause des cabales et intrigues, comme il va le dire à la ligne suivante.

2. Il a écrit *la veille de Rois,* comme on dit « la veille de Pâques », et il n'a pas complété la date d'année. Tous les Mémoires du temps ont raconté cette fuite de la cour à Saint-Germain devant la Fronde maîtresse de Paris, dans la nuit du 5 au 6 janvier 1649; c'est Mme de Motteville (*Mémoires,* tome II, p. 277-289) qui en a laissé le récit le plus complet. On a vu dans le tome XXIV, p. 99, que « le Roi, qui avoit été élevé parmi les troubles, y avoit pris quelques bonnes maximes de gouvernement ».

3. C'est le 24 février 1662 que Louise de la Vallière, à la suite d'une scène qu'elle avait eue, la veille au soir, avec le Roi et dans laquelle elle s'était refusée à lui révéler les intrigues de Madame et du comte de Guiche, s'enfuit au petit matin des Tuileries et alla se réfugier, non pas à la Visitation de Chaillot, mais dans un petit couvent de chanoinesses nouvellement établi près du village. On refusa de la recevoir dans la clôture, et elle resta une partie de la journée dans le parloir extérieur, où, dans l'après-midi, le Roi averti vint lui-même la chercher. Mme de la Fayette confirme que Louis XIV pleura beaucoup avec sa maîtresse et que la trace en paraissait encore lorsqu'il revint au Louvre, où il s'enferma chez lui pour ne pas être vu des courtisans. M. J. Lair (*Louise de la Vallière,* édition 1881, p. 72-74) a raconté cet épisode avec tous les détails que peuvent fournir les documents contemporains.

ville[1], et qui n'étoit pas pour l'aller chercher assidûment plus loin. Des inquiétudes aussi, qui ne furent pas plus tôt aperçues que les plus familiers de ceux qui étoient commis à sa garde, le vieux Noailles, M. de Lauzun, et quelques subalternes, firent leur cour de leur vigilance, et furent accusés de multiplier exprès de faux avis[2], qu'ils se faisoient donner pour avoir occasion de se faire valoir et d'avoir plus souvent des particuliers avec le Roi ; le goût de la promenade et de la chasse, bien plus commodes à la campagne qu'à Paris, éloigné des forêts et stérile en lieux de promenades; celui des bâtiments qui vint après, et peu à peu toujours croissant, ne lui en permettoit pas l'amusement dans une ville où il n'auroit pu éviter d'y être continuellement en spectacle ; enfin l'idée de se rendre plus vénérable en se dérobant aux yeux de la multitude, et à l'habitude d'en être vu tous les jours : toutes ces considérations fixèrent le Roi à Saint-Germain bientôt après la mort de la Reine sa mère[3]. Ce fut là où il commença à

1. Il veut parler de l'affluence des bourgeois et des gens de robe aux heures publiques de cour. Dans le tome XXVII, p. 134, il avait remarqué combien l'habitation constante hors de Paris faisait « un triage salutaire et commode ».

2. Saint-Simon a déjà noté que Louis XIV craignait d'être empoisonné, que ces craintes avaient augmenté après les morts rapides du duc et de la duchesse de Bourgogne et du duc de Berry et qu'il était entretenu dans ces idées par le duc du Maine (nos tomes XXII, p. 369-370, XXIV, p. 262, et XXV, p. 1-2 ; voyez aussi les *Lettres du marquis de Saint-Maurice*, tome I, p. 212, et les *Mémoires de Primi Visconti*, p. 278). L'abbé Arnauld (*Mémoires*, édition Michaud et Poujoulat, p. 550) constatait que le Roi avait assez de fermeté d'âme pour s'en remettre à Dieu contre tous les dangers qu'il pouvait courir personnellement. Voyez ci-après, p. 302.

3. Anne d'Autriche mourut le 19 janvier 1666 ; jusqu'à ce moment en effet la cour avait fait de longs séjours à Paris, au Palais-Royal, au Louvre et aux Tuileries ; Saint-Germain n'était guère qu'une résidence d'été. Le jour même de la mort de sa mère, Louis XIV alla à Versailles, mais se rendit dès le 22 à Saint-Germain, et y resta près de deux ans sans en quitter.

attirer le monde par les fêtes et les galanteries, et à faire sentir qu'il vouloit être vu souvent.

Origine de Versailles.

L'amour[1] de Mme de la Vallière, qui fut d'abord un mystère[2], donna lieu à de fréquentes promenades à Versailles, petit château de cartes[3] alors[4], bâti par Louis XIII[5] ennuyé, et sa suite encore plus, d'y avoir souvent couché dans un méchant cabaret à rouliers et dans un moulin à vent[6], excédés de ses longues chasses dans la forêt de

1. Comparez l'Addition, ci-après, p. 440.

2. Pas pour la cour, qui le découvrit bien vite, mais pour la reine Marie-Thérèse, à laquelle Anne d'Autriche elle-même s'efforça de le cacher.

3. On a vu, tome XXIII, p. 164-165, ce que signifie cette locution. — Le maréchal de Bassompierre, dans un discours prononcé à l'assemblée des notables de 1627 (*Mémoires*, tome III, p. 286), remarque que Louis XIII n'épuisera pas les finances du royaume par les bâtiments, « si ce n'est que l'on lui veuille reprocher le chétif château de Versailles, de la construction duquel un simple gentilhomme ne voudroit pas prendre vanité ».

4. *Alors* surcharge *bas[ti]*.

5. Dès 1604, Henri IV chassait dans les bois de Versailles (*Journal de Jean Héroard*, tome I, p. 64), et Louis XIII y avait déjà une garenne en 1622 (*Annuaire-Bulletin de la Société de l'histoire de France*, année 1873, p. 224). C'est vers 1623 ou 1624 que le Roi décide de s'y bâtir un petit château, et la construction en est poussée si activement, qu'en août 1624 on s'occupe de l'ameublement, et qu'il y reçoit la Reine et les princesses le 3 novembre 1626 (*Journal de Jean Héroard*, tome II, p. 295 et note, 297 et 307). Alentour il achète force terrains pour agrandir le parc qu'il veut constituer ; puis le 8 avril 1632 il acquiert de Jean-François de Gondi, archevêque de Paris, pour soixante mille livres, la seigneurie de Versailles ; mais, par une déclaration d'avril 1638, il spécifie que cette acquisition lui est personnelle et ne fait point partie du domaine de la couronne (Blanchard, *Compilation chronologique*, p. 1665). Ce qu'était ce petit château, les historiens de Versailles l'ont dit (Eckard, *Recherches historiques sur Versailles* (1834) ; J.-A. Le Roi, *Curiosités historiques*, p. 1-29 ; L. Dussieux, *le Château de Versailles*, tome I, p. 11 et suivantes ; etc.) ; mais il faut surtout voir le dernier ouvrage de M. P. de Nolhac, *la Création de Versailles*, p. 19-28 et 203-207, qui a cité de nombreux documents et donné des vues de l'édifice.

6. M. de Nolhac a rappelé que Versailles était un village ancien,

Saint-Léger[1] et plus loin encore[2], loin[3] alors de ces temps réservés à son fils où les routes, la vitesse des chiens et le nombre gagé des piqueurs et des chasseurs à cheval a rendu les chasses si aisées et si courtes[4]. Ce monarque ne couchoit jamais ou bien rarement à Versailles qu'une nuit, et par nécessité[5], le Roi son fils pour être plus en

avec une église dédiée à saint Julien de Brioude et un prieuré qui remontait au onzième siècle; c'était de plus un domaine féodal, avec château seigneurial et justice, qui avait appartenu au seizième siècle aux Loménie, puis aux Gondi-Retz. Si Louis XIII coucha jamais dans le moulin et dans l'auberge à rouliers, ce qui n'est pas établi, c'est que sans doute le château était en ruines ou inhabitable ; on connait à peu près son emplaçement. Versailles, d'ailleurs, était sur un chemin fréquenté, par lequel passaient en grand nombre les bestiaux amenés de la région d'Alençon pour l'approvisionnement de Paris.

1. On appelait ainsi la partie de l'ancienne forêt d'Yveline qui s'étendait aux alentours de Montfort-l'Amaury, et surtout au sud du côté de Rambouillet; elle était éloignée de quatre ou cinq lieues de Versailles. Nous avons vu (tome VI, p. 203) que Louis XIV y avait un haras, près du village de Saint-Léger-en-Yveline.

2. Dans la « Notice sur la maison de Saint-Simon » (tome XXI et supplémentaire de l'édition des *Mémoires* de 1873, p. 37), notre auteur avait dit de même : « Le Roi, lassé, et sa suite plus que lui, d'avoir couché souvent, partie dans un moulin à vent, partie dans une sale hôtellerie à rouliers, qui étoit alors tout Versailles, après de longues chasses dans les forêts de Saint-Léger et des environs, qui ne leur permettoient pas de regagner Saint-Germain, y fit bâtir un petit château, qui ne contenoit que le lieu où est maintenant la petite cour de marbre, où le Roi, d'abord fort à l'étroit, puis un peu plus au large, couchoit à des retours de chasse, avec huit ou dix courtisans qui l'y avoient suivi. »

3. *Loin* est en interligne au-dessus d'*encore*, biffé.

4. Déjà dit aux tomes I, p. 143, et XIII, p. 135.

5. C'est seulement avant la construction du petit château que Louis XIII ne couchait qu'une nuit, par nécessité, à Versailles : Jean Héroard (*Journal*, tome II, p. 291) nous le montre, en mars 1624, envoyant quérir son lit à Paris pour pouvoir coucher en ce lieu; mais dès l'été de la même année, il y séjourne une semaine entière (*ibidem*, p. 295-296). Plus tard, la *Gazette* enregistre des séjours de plusieurs journées en 1632 (p. 82 et 168), 1633 (p. 23 et 62), 1635 (p. 195-196), 1643 (p. 40, 92 et 151). Selon Mme de Motteville

particulier avec sa maîtresse, plaisirs inconnus au Juste[1], au héros digne fils de saint Louis qui bâtit ce petit Versailles. Ces petites parties de Louis XIV[2] y firent[3] naître peu à peu ces bâtiments immenses qu'il y a faits[4], et leur commodité pour une nombreuse cour, si différente des logements de Saint-Germain, y transporta tout à fait sa demeure peu de temps avant la mort de la Reine[5]. Il y fit des logements infinis, qu'on lui faisoit sa cour de lui demander, au lieu qu'à Saint-Germain presque tout le monde avoit l'incommodité d'être à la ville, et le peu qui étoit logé au château y étoit étrangement à l'étroit.

Les fêtes fréquentes[6], les promenades particulières à Le Roi*

(*Mémoires*, tome I, p. 63), il avait pensé à y loger Mlle de la Fayette, pour qu'elle fût toute à lui.

1. Les mots *au Juste* ont été ajoutés à la fin d'une ligne. — C'est le surnom que Saint-Simon aime à donner au roi qui avait fait la grandeur de sa maison (notre tome XX, p. 180).

2. Un tableau de Versailles (n° 2145) par Van der Meulen représente une visite de Louis XIV au petit château de son père.

3. *Firent* est en interligne, au-dessus de *faire*, biffé.

4. Saint-Simon va revenir plus loin, p. 159-166, sur les agrandissements de Versailles.

5. C'est au printemps de 1682 que Louis XIV quitta définitivement le château de Saint-Germain pour n'y plus retourner de sa vie, sauf en visite ; il en partit le 20 avril, s'arrêta quelques jours chez son frère à Saint-Cloud, et, le 6 mai, vint s'établir à Versailles qui devait être jusqu'à sa mort son domicile attitré (*Mémoires de Sourches*, tome I, p. 78, 99 et 101). La reine Marie-Thérèse y mourut le 30 juillet de l'année suivante.

6. D'abord « nid d'amour » en 1662 (J. Lair, *La Vallière*. p. 97), Versailles devint dès 1664 le lieu que le Roi choisissait le plus volontiers pour y donner des fêtes. Cette année-là, ce furent les célèbres *Plaisirs de l'Ile enchantée* (*Gazette*, Extraordinaire, p. 481-496) ; en juin 1665, grande fête et représentation du *Favori* (*Gazette*, p. 597-598) ; en 1667, on y passe le carnaval, et, à l'automne, on clôture la saison par six jours de fêtes et de chasses (*Gazette*, p. 198-200 et 1262) ; en 1668, le 19 juillet, grand gala où il n'y a pas moins de trois mille invités (*Gazette*, p. 695-696). M. P. de Nolhac a consacré

* *Le Roy* est en interligne, au-dessus de *Marly*, biffé, et plus loin les mots *adresses p^r* surchargent un autre mot illisible.

veut une grosse cour; ses adresses pour la rendre et la maintenir telle.

Versailles, les voyages furent des moyens que le Roi saisit pour distinguer et pour mortifier en nommant les personnes qui à chaque fois en devoient être, et pour tenir chacun assidu et attentif à lui plaire. Il sentoit qu'il n'avoit pas à beaucoup près assez de grâces à répandre pour faire un effet continuel. Il en substitua donc aux véritables d'idéales[1], par la jalousie, les petites préférences qui se trouvoient tous les jours, et pour ainsi dire à tous moments, par son art[2]. Les espérances que ces petites préférences et ces distinctions faisoient naître, et la considération qui s'en tiroit, personne ne fut plus ingénieux que lui à inventer sans cesse ces sortes de choses. Marly, dans la suite, lui fut en cela d'un plus grand usage[3], et Trianon, où tout le monde, à la vérité, pouvoit lui aller faire sa cour, mais où les dames avoient l'honneur de manger avec lui, et où à chaque repas elles étoient choisies[4]; le bougeoir qu'il faisoit tenir tous les soirs à son coucher par un courtisan qu'il vouloit distinguer, et toujours entre les plus qualifiés de ceux qui s'y trouvoient, qu'il nommoit tout haut au sortir de sa prière[5]. Les justaucorps[6] à brevet fut une autre de ces inventions; il étoit bleu[7] doublé de rouge, avec les parements et la veste rouge, brodés d'un dessin magnifique or et un peu d'ar- [Add. SᵗS. 1248]

aux fêtes de cette époque le chapitre troisième de la *Création de Versailles*, p. 49-66.

1. Idée déjà exprimée dans le tome I, p. 303.

2. Spanheim (*Relation*, édition Bourgeois, p. 67) dit de même : « Il se rendit véritablement maître de toutes les grâces ; il sut les dispenser sans profusion, en surprendre même agréablement ceux qu'il en honorait, et enfin les ménager avec adresse. »

3. Il reviendra plus loin, p. 379, sur l'obligation de demander pour être admis à aller à Marly.

4. Voyez nos tomes III, p. 138, et VIII, p. 237-238, et particulièrement l'anecdote racontée en 1702 dans le tome X, p. 63-64.

5. Il a expliqué ce que c'était que cette distinction dans nos tomes V, p. 65-66, et X, p. 62-63. — La phrase est incomplète.

6. Écrit *justeaucorps*, comme il a déjà été remarqué.

7. Saint-Simon a écrit ici *bleau*, sans doute par mégarde.

gent, particulier à ces habits[1]. Il n'y en avoit qu'un nombre, dont le Roi, sa famille, et les princes du sang étoient; mais ceux-ci, comme le reste des courtisans, n'en avoient qu'à mesure qu'il en vaquoit. Les plus distingués de la cour par eux-mêmes ou par la faveur les demandoient au Roi, et c'étoit une grâce que d'en obtenir[2]. Le secrétaire d'État ayant la maison du Roi en son département en expédioit[3] un brevet, et nul d'eux n'étoit à portée d'en avoir[4]. Ils furent imaginés pour ceux, en très petit nombre, qui avoient la liberté de suivre le Roi aux promenades de Saint-Germain à Versailles sans être nommés[5], et, depuis que cela cessa, ces habits ont cessé aussi de donner aucun privilége, excepté celui d'être portés quoiqu'on fût en deuil de cour ou de famille, pourvu que le deuil ne fût pas grand ou qu'il fût sur ses fins, et dans les temps encore où il étoit défendu de porter de l'or et de l'argent[6]. Je ne l'ai jamais vu porter au Roi, à Monsei-

1. Tous les renseignements relatifs aux justaucorps à brevet, à leur création et à leur attribution aux courtisans distingués ont été rassemblés dans la note 4 de la page 351 du tome XII, où Saint-Simon en a déjà parlé; il va encore revenir ci-après, p. 354, sur cette distinction, et il l'avait expliquée en détail dans l'Addition indiquée ci-contre. Sous la Régence, le duc d'Orléans en accorda quelques-uns (*Revue rétrospective*, troisième série, tome II, p. 381-382); la mode en continua encore sous Louis XV, et le duc de Chevreuse en obtint un brevet le 31 mars 1743 (Archives nationales, registre O[1] 87, p. 129).

2. *Mémoires de Bussy-Rabutin*, tome II, p. 133.

3. Écrit *expedioient*, par inadvertance.

4. C'est-à-dire qu'ils étaient réservés aux gens de qualité, et qu'aucun homme de robe, pas même les secrétaires d'État, n'était à portée de le recevoir.

5. La première liste fut en effet dressée le 23 décembre 1661 pour l'année 1662.

6. On inséra en effet cette autorisation dans les brevets postérieurs à l'ordonnance somptuaire du 17 janvier 1665, comme on peut le voir dans les brevets accordés au Grand Condé et à son fils le 4 février 1665, que M. le duc d'Aumale a signalés dans l'*Histoire des princes de Condé*, tome VII, p. 144-145, et qui sont conservés en originaux aux Archives nationales (J. Tardif, *Monuments historiques*, n° 3960).

gneur ni à Monsieur, mais très souvent aux trois fils de Monseigneur et à tous les autres princes, et jusqu'à la mort du Roi, dès qu'il en vaquoit un, c'étoit à qui l'auroit entre les gens de la cour les plus considérables[1], et, si un jeune seigneur l'obtenoit, c'étoit une grande distinction. Les différentes adresses de cette nature qui se succédèrent les unes aux autres, à mesure que le Roi avança en âge, et que les fêtes changeoient ou diminuoient, et les attentions qu'il marquoit pour avoir toujours une cour nombreuse, on ne finiroit point à les expliquer.

[*Add. St-S. 1249*] Non-seulement[2] il étoit sensible à la présence continuelle de ce qu'il y avoit de distingué, mais il l'étoit aussi aux étages inférieurs[3]. Il regardoit à droit et à gauche à son lever, à son coucher, à ses repas, en passant dans les appartements, dans ses jardins de Versailles, où seulement les courtisans avoient la liberté de le suivre ; il voyoit et remarquoit tout le monde ; aucun ne lui échappoit, jusqu'à ceux qui n'espéroient pas même être vus. Il distinguoit très bien en lui-même les absences[4] de ceux qui étoient toujours à la cour, celles des passagers qui y venoient plus ou moins souvent ; les causes générales ou particulières de ces absences, il les combinoit, et ne perdoit pas la plus légère occasion d'agir à leur égard en conséquence. C'étoit un démérite aux uns, et à tout ce qu'il y avoit de distingué, de ne faire pas de la cour son séjour

1. Pour les solliciter, on n'attendait pas toujours qu'il y eût une vacance, et le Roi en donnait parfois des sortes d'expectatives (*Mémoires de Sourches*, tome II, p. 221). Primi Visconti (*Mémoires*, p. 175-176) a noté la passion des courtisans pour être distingués par le Roi.

2. A rapprocher de l'Addition indiquée ci-contre, et aussi d'un passage de la grande Addition d'août 1715 : ci-après, p. 410.

3. C'est-à-dire qu'il s'inquiétait aussi de l'assiduité des gens d'une condition moins élevée.

4. Saint-Simon avait d'abord écrit *absents*, qu'il a d'abord corrigé en *absences* en surchargeant la fin du mot ; puis il a biffé cette surcharge et écrit en interligne les trois lettres *ces*.

ordinaire, aux autres d'y venir rarement, et une disgrâce sûre pour qui n'y venoit jamais, ou comme jamais[1]. Quand il s'agissoit de quelque chose pour eux : « Je ne le connois point, » répondoit-il fièrement ; sur ceux qui se présentoient rarement : « C'est un homme que je ne vois jamais, » et ces arrêts-là étoient irrévocables. C'étoit un autre crime de n'aller point à Fontainebleau, qu'il regardoit comme Versailles, et pour certaines gens de ne demander pas pour Marly, les uns toujours, les autres souvent, quoique sans dessein de les y mener, les uns toujours ni les autres souvent[2]; mais, si on étoit sur le pied d'y aller toujours, il falloit une excuse valable pour s'en dispenser, hommes et femmes de même. Surtout il ne pouvoit souffrir les gens qui se plaisoient à Paris. Il supportoit assez aisément ceux qui aimoient leur campagne ; encore y falloit-il être mesuré ou avoir pris ses précautions avant d'y aller passer un temps un peu long[3]. Cela ne se bornoit pas aux personnes en charge, ou familières, ou bien traitées, ni à celles que leur âge ou leur représentation marquoit plus

1. Dans tous ses écrits, Saint-Simon est revenu à maintes reprises sur cette assiduité obligatoire, cette quasi-servitude des courtisans : le Roi tient à l'assiduité de tous ; il ne veut pas qu'on cesse de venir à la cour ; il hait les gens qui ne viennent pas le voir et le leur témoigne avec une dureté sans exemple, témoin du Charmel et Tréville ; il ne tolère aucune abstention, même pour un deuil ; il ne comprend pas qu'on se démette des charges qu'on occupe auprès de sa personne, et il s'en regarde comme offensé, parce qu'il veut qu'on estime comme le souverain bonheur de le servir de près (nos tomes IV, p. 268, V, p. 383, VI, p. 562, XII, p. 115-116 et 299, XIII, p. 242-243, 266-268, 483, 486-487 et 488, XIV, p. 148, XV, p. 240 et 318, XXIV, p. 197 et 308, XXVI, p. 24-25 ; *Parallèle*, p. 290, etc.). Dans ses *Mémoires*, (p. 259), Primi Visconti remarquait déjà que le Roi n'aimait pas ceux qui n'allaient ni à la cour ni à la guerre, et poussait cela jusqu'à l'injustice.

2. Il veut dire : quoique, pour les uns, il n'eut jamais dessein de les mener à Marly, et pour les autres rarement.

3. Le duc de Luynes raconte (*Mémoires*, tome II, p. 422-423) que son grand-père le duc de Chevreuse ne découchait jamais de Versailles sans en avoir demandé le congé au Roi.

que les autres. La destination seule suffisoit dans les gens habitués à la cour[1]. On a vu sur cela, en son lieu[2], l'attention qu'eut le Roi à un voyage que je fis à Rouen pour un procès, tout jeune que j'étois[3], et à m'y faire écrire de sa part par Pontchartrain pour en savoir la raison.

Application du Roi à être informé de tout. Police, délations.

Louis XIV s'étudioit avec grand soin à être bien informé de ce qui se passoit partout, dans les lieux publics, dans les maisons particulières, dans le commerce du monde, dans le secret des familles et des liaisons[4]. Les espions et les rapporteurs étoient infinis. Il en avoit de toute espèce : plusieurs qui ignoroient que leurs délations allassent jusqu'à lui, d'autres qui le savoient, quelques-uns qui lui écrivoient directement en faisant rendre leurs lettres par les voies qu'il leur avoit prescrites, et ces lettres-là n'étoient vues que de lui, et toujours avant toutes autres choses, quelques autres enfin qui lui parloient quelquefois secrètement dans ses cabinets, par les derrières[5]. Ces voies inconnues rompirent le cou à une infinité de gens de tous états, sans qu'ils en aient jamais pu découvrir la cause, souvent très injustement, et le Roi, une fois prévenu, ne revenoit jamais, ou si rarement que rien ne l'étoit davantage.

1. Il veut dire que, pour les gens habitués à la cour, il suffisait que le Roi connût le motif de leur absence.

2. Notre tome XIII, p. 204. Dans l'Addition (ci-après, p. 411), Saint-Simon a raconté cette anecdote, qu'il n'a pas répétée ici, parce qu'elle avait déjà passé dans les *Mémoires*.

3. Les mots *que j'estois* ont été ajoutés en interligne.

4. Primi Visconti (*Mémoires*, p. 31) disait qu'il voulait tout savoir, même les moindres choses et les galanteries ; « il arrive peu d'événements dont il ne soit informé, et il y a peu de personnes dont il ne sait le nom et les habitudes ; .... il connoît l'intime de chacun ».

5. Termes et la Barre ont déjà été désignés comme soupçonnés d'être les espions du Roi (nos tomes XII, p. 21, et XIII, p. 120), et, dans le tome XIII, p. 153-154, l'organisation de la police intérieure de Versailles, sous la direction de Bontemps et de Blouin, au moyen des garçons bleus et des suisses, a été exposée ; voyez aussi un passage du *Parallèle*, p. 289-290.

Il avoit encore un défaut bien dangereux pour les autres, et souvent pour lui-même par la privation de bons sujets[1]. C'est que, encore qu'il eût la mémoire excellente et pour reconnoître un homme du commun qu'il avoit vu une fois[2], au bout de vingt ans[3], et pour les choses qu'il avoit sues, et qu'il ne confondoit point, il n'étoit pourtant pas possible qu'il se souvînt de tout, au nombre infini de ce qui chaque jour venoit à sa connoissance. S'il lui étoit revenu quelque chose de quelqu'un qu'il eût oublié de la sorte, il lui restoit imprimé qu'il y avoit quelque chose contre lui, et c'en étoit assez pour l'exclure. Il ne cédoit point aux représentations d'un ministre, d'un général, de son confesseur même, suivant l'espèce de chose ou de gens dont il s'agissoit[4]. Il répondoit qu'il ne savoit plus ce qui lui en étoit revenu, mais qu'il étoit plus sûr d'en prendre un autre dont il ne lui fût rien revenu du tout[5].

Ce fut à sa curiosité que les dangereuses fonctions du lieutenant de police furent redevables de leur établissement. Elles allèrent depuis toujours croissant. Ces officiers ont tous été sous lui plus craints, plus ménagés, aussi considérés que les ministres, jusque par les ministres mêmes, et il n'y avoit personne en France, sans en excepter les princes du sang, qui n'eût intérêt de les ménager, et qui ne le fît[6]. Outre les rapports sérieux qui lui revenoient par

1. En ce qu'il se privait ainsi d'employer de bons sujets.

2. Les mots *une fois* ont été ajoutés en interligne.

3. *Mémoires de Primi Visconti*, p. 31, 193 et 258 ; *Mémoires de la société d'agriculture, sciences et arts d'Angers*, année 1900, p. 289.

4. Nous avons eu un exemple de ces préventions enracinées dans l'histoire de l'abbé de Coëtelez : tome V, p. 78-83 ; voir aussi notre tome XI, p. 367, et la *Relation de Spanheim*, édition Bourgeois, p. 153.

5. Il se défiait de tout et de tous (*Journal inédit du marquis de Torcy*, p. 172).

6. Sur les attributions et l'importance croissante de la charge de lieutenant général de police, voyez nos tomes IV, p. 10-11, XIV,

eux, il se divertissoit d'en apprendre toutes les galanteries et toutes les sottises de Paris[1]. Pontchartrain, qui avoit Paris et la cour dans son département, lui faisoit tellement sa cour par cette voie indigne[2], dont son père étoit outré, qu'elle le soutint souvent auprès du Roi, et de l'aveu du Roi même, contre de rudes atteintes auxquelles sans cela il auroit succombé[3], et on l'a su plus d'une fois par Mme de Maintenon, par Mme la duchesse de Bourgogne, par M. le comte de Toulouse, par les valets intérieurs.

Secret des postes.

Mais la plus cruelle de toutes les voies par laquelle le Roi fut instruit bien des années avant qu'on s'en fut[4] aperçu, et par laquelle l'ignorance et l'imprudence de

p. 379-380 et 383, et XX, p. 328. En 1906, M. Chassaigne a soutenu une thèse de droit sur la lieutenance générale de police de Paris. A diverses reprises (tomes XVIII, p. 84, et XXIII, p. 62-63), Saint-Simon a reconnu qu'Argenson exerçait ses fonctions avec délicatesse et avait sauvé beaucoup de familles en ne racontant pas au Roi les aventures de leurs membres.

1. P. Cottin, *Rapports de police de René d'Argenson*, p. IX et suivantes.

2. D'Argenson lui en laissait tout l'odieux : tomes XVIII, p. 84, et XXI, p. 320. G. Depping a publié dans sa *Correspondance administrative* des lettres de Pontchartrain sur ce desir du Roi ; voici des extraits qui se rapportent aux années 1705 et 1706 (tome II, p. 818 et 822 ; voyez aussi p. 823) : « Continuez toujours de me mander ce qui se passe entre le chevalier de Gonzague et Mlle de la Motte ; vous ne pouvez entrer sur cela dans un trop grand détail, et les moindres circonstances feront plaisir à savoir ». — « Il y a longtemps que vous ne m'avez rien mandé de ce qui se passe chez les étrangers, ni chez Mlle de Villefranche. Je vous prie d'être exact à m'écrire tout ce qui peut mériter attention, et même les choses indifférentes qui peuvent réjouir le Roi ». — « Vous oubliez aussi Mlle de Villefranche et Mlle de la Motte, de la conduite desquelles vous aviez accoutumé de m'entretenir quelquefois.... Vous savez que le Roi a attention sur toutes ces choses, et qu'il veut en entendre souvent parler ». C'était le lundi qu'avait lieu le travail de Pontchartrain avec le Roi sur les affaires de police (notre tome XXI, p. 319).

3. « Il ne tenoit au Roi que par l'inquisition de Paris » (tomes XII, p. 324, et XVIII, p. 84).

4. Ce verbe est bien à l'indicatif, dans le manuscrit.

beaucoup de gens continua toujours encore de l'instruire, fut celle de l'ouverture des lettres. C'est ce qui donna tant de crédit aux Pajots[1] et aux Rouillés[2], qui en avoient la ferme, qu'on ne put jamais ôter[3], ni les faire guères augmenter[4], par cette raison si longtemps inconnue, et qui

1. Le premier Pajot qui entra dans la ferme des postes est Léon, sieur d'Ons-en-Bray ; il semble qu'il succéda comme contrôleur général des postes à Arnoul de Nouveau, mort en 1665 ; lui-même mourut en fonctions en 1686. Depuis lors, c'est toute une dynastie de Pajot qui se succède dans la place : de ses trois fils, l'aîné, appelé aussi Léon, seigneur d'Ons-en-Bray, est contrôleur général jusqu'à sa mort en 1708, tandis que ses deux frères, Henri, sieur des Marches et du Bouchet, et Bernard, sieur de Françay, sont intéressés dans la ferme. A la troisième génération, on trouve Louis-Léon, titré seigneur d'Ons-en-Bray comme ses père et grand-père, qui occupe les fonctions d'intendant général des postes et relais ; son frère François, seigneur d'Hardivillers, est aussi un des fermiers en nom. Celui-ci marie une de ses filles à Pierre Langlois de Courcelles, également un des administrateurs généraux des postes. Enfin, à la quatrième génération, vient Christophe-Alexandre Pajot, seigneur de Villers, qui meurt en 1739 en fonctions de contrôleur général.

2. Nous avons expliqué dans notre tome XXV, p. 479-480, que la famille des « Rouillé des postes » (Saint-Simon écrit *Roulliers*) est très différente de celle à laquelle appartiennent les Rouillé de Meslay et du Coudray et l'ambassadeur Rouillé de Marbeuf. Le premier qu'on rencontre est Louis Rouillé, d'abord voiturier des lettres à Tours, contrôleur général des postes en 1675, mort le 23 juin 1694. Il avait marié sa fille Marie-Anne au fils de son collègue, Léon II Pajot. Le petit-fils du premier Rouillé, Antoine-Louis, titré comte de Jouy, eut une des places de contrôleur général des postes en 1711, et devint surintendant général en 1725 ; il conserva ces fonctions jusqu'en août 1760, ayant été dans l'intervalle ministre de la marine et des affaires étrangères.

3. Avant *osté,* Saint-Simon a biffé le commencement d'*augm*[*enter*].

4. Cependant on trouve dans le *Journal de Dangeau,* au 8 juin 1694 (tome V, p. 24), cette mention : « Ce matin, on a renouvelé le bail des postes ; Rouillé les a prises et en donne deux millions huit cent vingt mille livres ; c'est deux cent mille livres de plus que les années passées. Il donne quatorze cent mille francs d'avance. On prétend que Rouillé, qui a les postes depuis longtemps, y a beaucoup gagné ». Rouillé mourut quinze jours plus tard ; mais ses associés les Pajot continuèrent à sa place.

s'y enrichirent si énormément tous, aux dépens du public et du Roi même. On ne sauroit comprendre la promptitude et la dextérité de cette exécution[1]. Le Roi voyoit l'extrait de toutes les lettres où il y avoit des articles que les chefs de la poste, puis le ministre qui la gouvernoit, jugeoient devoir aller jusqu'à lui, et les lettres entières quand elles en valoient la peine par leur tissu, ou par la considération de ceux qui étoient en commerce. Par là les gens principaux de la poste, maîtres et commis, furent en état de supposer tout ce qu'il leur plut et à qui il leur plut, et, comme peu de chose perdoit sans ressource, ils n'avoient pas besoin de forger ni de suivre une intrigue. Un mot de

1. M. A. de Boislisle a publié en 1890 dans l'*Annuaire-Bulletin de la Société de l'histoire de France*, p. 229-245, une étude sur le *Secret de la poste sous le règne de Louis XIV*; nous nous contentons d'y renvoyer, en ajoutant seulement que la violation des correspondances n'était pas chose nouvelle : dès le règne de Louis XII, le secrétaire d'État Florimond Robertet y avait recours; voyez aussi R. de Maulde, *Histoire de Louis XII*, 2e partie, tome III, p. 144-145 et 153-157. Pour le dix-septième siècle, M. de Boislisle a cité de très nombreux exemples; on en pourrait ajouter bien d'autres. Personne d'ailleurs n'en était exempt : si l'on comprend que le Roi fût bien aise de voir les lettres que sa belle-sœur Madame écrivait en Allemagne, à cause de son esprit frondeur, celles que sa petite-fille la reine d'Espagne écrivait à sa sœur la duchesse de Bourgogne, et celles de Mme de Maintenon, auraient pu être exceptées de la mesure, et cependant il semble qu'il n'en était rien (*Lettres de Mme de Maintenon*, recueil Bossange, tome I, p. 42-43, 75, 79, 87-89, etc.; recueil Geffroy, tome II, p. 101, 110, 178-179); l'inquisition postale ne comportait pas d'exception. Citons, pour terminer, cette amusante anecdote racontée par Madame (*Correspondance*, recueil Jæglé, tome I, p. 96) : « A propos de lettres ouvertes à la poste, il faut que je vous conte une histoire arrivée il y a quelques années. La grande Mademoiselle reçoit des lettres de ses gens d'affaires, et elle voit fort bien qu'on les avait ouvertes. Elle répond à tout, puis elle ajoute : « Comme M. de Louvois « a un très bon esprit et qu'il verra cette lettre avant vous autres, je « le prie, en ouvrant mon paquet, d'y mettre un mot de conseil pour « mes affaires; elles n'en iront que mieux ». Le duc de Luynes (*Mémoires*, tome XII, p. 100) prétend que Louis XV ne dédaignait pas de décacheter lui-même les lettres.

mépris sur le Roi ou sur le gouvernement, une raillerie, en un mot un article de lettre spécieux et détaché, noyoit sans ressource, sans perquisition aucune, et ce moyen étoit continuellement entre leurs mains. Aussi à vrai et à faux est-il incroyable combien de gens de toutes les sortes en furent plus ou moins perdus[1]. Le secret étoit impénétrable, et jamais rien ne coûta moins au Roi que de se taire profondément et de dissimuler de même.

Le Roi se pique de tenir

Ce[2] dernier talent, il le poussa souvent jusqu'à la fausseté[3], mais avec cela jamais de mensonge, et il se piquoit

1. Saint-Simon qui, en d'autres endroits de ses écrits (Additions au *Journal de Dangeau*, tomes IX, p. 395-396, et XIII, p. 150), s'est élevé contre ce « détestable abus » et ce « pernicieux secret », n'entendait cependant pas le supprimer ; mais il voulait le réglementer. Dans ses *Projets de gouvernement du duc de Bourgogne* (p. 27-29), il a exposé un système complet pour que l'ouverture des lettres ne soit pas laissé à l'arbitraire des fermiers ou des fonctionnaires des postes, ni même d'un seul secrétaire d'État. Il avouera d'ailleurs ingénuement dans la suite des *Mémoires* (tome XII de 1873, p. 389) qu'il a trouvé beaucoup de détails curieux sur les affaires étrangères et la Constitution dans les extraits faits pour Torcy sur les lettres ouvertes à la poste, et il regrettera comme un « dommage irréparable », qu'il lui reprochera amèrement (*ibidem*, tome XV, p. 296-297), de n'avoir pas continué ces copies après 1718, puisqu'il avait conservé encore pendant trois ans la surintendance des postes. M. Émile Bourgeois a publié dans la *Revue historique* de mars 1905, tome LXXXVII, p. 268-277, un article sur les recueils de lettres de ministres étrangers interceptées par Torcy après 1715.

2. A rapprocher de l'Addition à Dangeau : ci-après, p. 413.

3. Dangeau nous montre Louis XIV cachant toute une journée l'annonce officielle de la mort du roi Guillaume (tome VIII, p. 366) ; l'abbé de Choisy (*Mémoires*, tome I, p. 60) lui reconnaît « le talent royal de la dissimulation » ; l'annotateur des *Mémoires de Sourches* (tome I, p. 199) écrit : « Le Roi étoit l'homme du monde le plus difficile à connoître, caressant souvent les gens en public dans le temps qu'il étoit le plus mal satisfait, et faisant même du bien à ceux dont il avoit été le plus mécontent peu de temps auparavant » ; Spanheim reconnaît sa discrétion en matière d'État (*Relation*, édition Bourgeois, p. 66, et 68) ; Primi Visconti (*Mémoires*, p. 175) remarque son « air de grand simulateur » et ses « yeux de renard ». Pour Saint-Simon, il reviendra encore dans le *Parallèle* (p. 112) sur la

parole ; est fort secret ; se plait aux confiances. Singulière histoire là-dessus.

de tenir parole. Aussi ne la donnoit-il presque jamais [1]. Pour le secret d'autrui, il le gardoit aussi religieusement que le sien [2]. Il étoit même flatté de certaines confessions et de certaines confidences et même confiances [3], et il n'y avoit maîtresse, ministre ni favori qui pût y donner atteinte, quand le secret les auroit même regardés. On a su, entre beaucoup d'autres, l'aventure fameuse d'une femme de nom [4], lequel a toujours été pleinement ignoré et jusqu'au soupçon même, qui, séparée de lieu depuis un an d'avec son mari, se trouvant grosse et sur le point de le voir arriver de l'armée, à bout enfin de tous moyens, fit demander en grâce au Roi une audience secrète, dont qui que ce soit ne pût s'apercevoir, pour l'affaire du monde la plus importante. Elle l'obtint. Elle se confia au

discrétion absolue de Louis XIV ; cependant Chamillart, nous l'avons vu (tome XIII, p. 278), n'hésitait pas à penser qu'il avait pu révéler un secret d'État ; il est vrai que c'était à Mme de Maintenon.

1. Notre auteur a noté comme un exemple unique la promesse écrite d'un brevet de duc au vieux Charost ; encore le Roi chercha-t-il à en éluder l'effet (notre tome XXII, p. 111 et 114-116).

2. Il était surtout fort secret sur les affaires où étaient mêlées des femmes ; en 1685, lors de la saisie de la correspondance des princes et jeunes seigneurs partis en Hongrie sans sa permission, il promit et garda sur ce point une discrétion entière (*Correspondance de Bussy-Rabutin*, tome V, p. 481). De même, il avait soin de brûler avec ses ministres les lettres particulièrement compromettantes (*Archives de la Bastille*, tome V, p. 458), et le duc de Luynes raconte (*Mémoires*, tome XI, p. 443-444) qu'Argenson s'obstinant à ne point vouloir lui exposer une affaire particulièrement scandaleuse et lui ayant apporté cacheté le dossier qui en contenait les pièces, il le brûla sans l'ouvrir.

3. Quoiqu'il aimât à connaître les affaires secrètes des familles (notre tome XIV, p. 380), il ne s'en mêlait jamais à moins qu'on ne l'en priât (*ibidem*, p. 166), et Saint-Simon a cité comme un cas singulier son intervention entre les Rohan et les Roquelaure, lors de l'enlèvement de Mlle de Roquelaure par le prince de Léon (tome XVI, p. 109-114).

4. Saint-Simon va dire plus loin qu'on n'a jamais pu démêler de qui il s'agissait ; on ne peut donc que rapprocher cette anecdote de celle de Mme de l'Aubespin (*Historiettes de Tallemant des Réaux*, tome VII, p. 322), et de l'aventure de la maréchale de la Meilleraye avec Saint-Ruth (notre tome XIX, p. 136).

Roi dans cet extrême besoin, et lui dit que c'étoit comme au plus honnête homme de son royaume[1]. Le Roi lui conseilla de profiter d'une si grande détresse pour vivre plus sagement à l'avenir, et lui promit de retenir sur-le-champ son mari sur la frontière, sous prétexte de son service, tant et si longtemps qu'il ne pût avoir aucun soupçon, et de ne le laisser revenir sous aucun prétexte. En effet, il en donna l'ordre le jour même à Louvois, et lui défendit non-seulement tout congé, mais de souffrir qu'il s'absentât un seul jour du poste qu'il lui assignoit pour y commander tout l'hiver. L'officier, qui étoit distingué, et qui n'avoit rien moins que souhaité, encore moins demandé, d'être employé l'hiver sur la frontière, et Louvois, qui y avoit aussi peu pensé, furent également surpris et fâchés. Il n'en fallut pas moins obéir à la lettre et sans demander pourquoi, et le Roi n'en a fait l'histoire que bien des années après, et que lorsqu'il fut bien sûr que les gens que cela regardoit ne se pouvoient plus démêler, comme en effet ils n'ont jamais pu l'être, pas même du soupçon le plus vague ni le plus incertain.

Jamais personne ne donna de meilleure grâce et n'augmenta tant par là le prix de ses bienfaits ; jamais personne ne vendit[2] mieux ses paroles, son souris même, jusqu'à ses regards[3]. Il rendit tout précieux par le choix et la

Art personnel du Roi à rendre tout précieux ; sa retenue,

1. Compliment déjà mis dans la bouche de Puyzieulx parlant au Roi (tome XII, p. 321).

2. *Ne vendit* corrige *n'entendit*.

3. Les contemporains ne tarissent pas sur l'affabilité du Roi, sur son talent de donner avec grâce, sur sa gracieuseté continuelle, sur les mots aimables dont il accompagne ses bienfaits et ses moindres faveurs : Pellisson, *Lettres historiques*, tome I, p. 343, et III, p. 65 ; *Lettres de Mme de Sévigné*, tomes II, p. 438, 465 et 476, et III, p. 189 ; *Mémoires de Coulanges*, p. 436-444 et 448-449 ; *Correspondance de Madame*, recueil Jægle, tome II, p. 19 et 107 ; *Mémoires de l'abbé de Choisy*, tome I, p. 23 ; *de Catinat*, tome II, p. 151 ; *de Luynes*, tome XV, p. 416 ; Voltaire, *Siècle de Louis XIV*, chap. xxviii ; *Mémoires inédits sur les membres de l'Académie de peinture*, tome I, p. 62 et 63 ; prince E. de Broglie, *Mabillon*, tome I, p. 86-88 ; etc. Les

Sa politesse mesurée.

majesté[1], à quoi la rareté et la brèveté de ses paroles ajoutoit beaucoup[2]. S'il les adressoit à quelqu'un, ou de question, ou de choses indifférentes, toute l'assistance le regardoit; c'étoit une distinction dont on s'entretenoit, et qui rendoit toujours une sorte de considération[3]. Il en étoit de même de toutes les attentions et les distinctions, et des préférences qu'il donnoit dans leurs proportions[4].

journaux de la cour citent de très nombreux exemples de mots gracieux : *Dangeau*, tomes I, p. 360 ; II, p. 2, 5, 119, 339 ; VI, p. 19 ; VII, p. 6 et 91 ; VIII, p. 249, 291, 460, 464 ; IX, p. 61, 73, 378, 469 ; X, p. 50, 113, 284 ; XI, p. 233, 246, 251, 304, 333, 366, 376, 438 ; XII, p. 37, 53, 153, 212, 254, 357 ; *Mémoires de Sourches*, tomes III, p. 308 ; IV, p. 150-151 ; V, p. 107 ; VI, p. 159 ; VII, p. 58-59 et 438 ; XI, p. 8-9. Nous ne relevons pas tous ceux que notre auteur a mentionnés. C'est à ce propos que la Bruyère écrivait dans les *Caractères* (édition Servois, tome I, p. 315) : Le courtisan « assure par vanité, ou pour marquer son désintéressement, qu'il est bien moins content du don que de la manière dont il lui a été fait ».

1. « Magnifique dans les occasions, généreux avec dignité », disait Mlle d'Aumale (*Souvenirs*, tome II, p. 353).

2. Il reviendra sur ses courtes réponses, ci-après, p. 151.

3. « A table, et là où il est obligé de causer, il parle gravement et clairement. Lorsqu'il ouvre la bouche, tous les courtisans qui l'entourent baissent la tête et s'approchent le plus qu'ils peuvent en se serrant pour l'écouter. La passion des courtisans pour se faire remarquer par le Roi est incroyable. Lorsque le Roi daigne tourner un regard vers quelqu'un d'entre eux, celui qui en est l'objet croit sa fortune faite et s'en vante avec les autres en disant : « Le Roi m'a regardé. » Vous pouvez compter que le Roi est un malin ; que de monde il paie avec un regard ! » (*Mémoires de Primi Visconti*, p. 175-176).

4. Saint-Simon a remarqué précédemment quelles grâces il employait pour demander de quelqu'un une complaisance, pour faire avaler une « pilule » ou un « fâcheux morceau » (nos tomes XIV, p. 166, et XIX, p. 329). Et La Fontaine dans son Discours de réception à l'Académie française : « Notre prince ne fait rien qui ne soit orné de grâces, soit qu'il donne, soit qu'il refuse ; car, outre qu'il ne refuse que quand il le doit, c'est d'une manière qui adoucit le chagrin de n'avoir pas obtenu ce qu'on lui demande ». Comparez les *Mémoires de Coulanges*, p. 395.

Jamais il ne lui échappa de dire rien de désobligeant à personne[1], et, s'il avoit à reprendre, à réprimander ou à corriger, ce qui étoit fort rare[2], c'étoit toujours avec un air plus ou moins de bonté, presque jamais avec sécheresse, jamais avec colère, si on excepte l'unique aventure de Courtenvaux, qui a été racontée en son lieu[3], quoiqu'il ne fût pas exempt de colère, quelquefois avec un air de sévérité[4].

Jamais[5] homme si naturellement poli, ni d'une politesse si fort mesurée, si fort par degrés, ni qui distinguât mieux l'âge, le mérite, le rang, et dans ses réponses, quand

1. Au contraire, il aimait à faire des compliments (notre tome XI, p. 162), et Mathieu Marais constate (*Mémoires*, tome II, p. 428) qu'en soixante-dix ans de règne il n'a jamais dit à personne une parole mordante. En mai 1687, Dangeau remarque (tome II, p. 43) que le Roi, ayant appris la mort de Mlle de Simiane, « ne put s'empêcher de dire, *quand il sut bien qu'elle étoit morte*, que c'étoit la plus laide fille qu'il eût jamais vue ».

2. Avant *rare*, il y a *rarr*, biffé dans le manuscrit.

3. Notre tome XIII, p. 155.

4. Cette constatation a déjà été faite plusieurs fois dans nos *Mémoires* (tomes IV, p. 120, V, p. 10, XV, p. 245, XVI, p. 311), et elle est confirmée par d'autres témoignages qui, lorsqu'ils rapportent quelque mouvement d'emportement, ont soin d'en faire ressortir le caractère exceptionnel et inusité : *Mémoires de Sourches*, tome VIII, p. 200 note ; *Relazioni*, série *Francia*, tome III, p. 581, mémoire de l'ambassadeur Erizzo ; La Bruyère, *Caractères*, tome I, p. 388 ; *Lettres de Mme de Sévigné*, tome II, p. 476, qui qualifie sa façon d'être de « conduite de Titus » ; les « Portraits de la cour » dans les *Archives curieuses*, deuxième série, tome VIII, p. 373 ; *Mémoires de Brienne*, tome II, p. 220-222, qui avoue n'avoir vu le Roi qu'une seule fois en colère, lorsqu'il apprit l'insulte faite à son ambassadeur à Londres (comparez *Mémoriaux du Conseil de 1661*, tome III, p. 158) ; *Mémoires de Mademoiselle*, tome III, p. 220 (contre Monsieur) ; *Mémoires de Sourches*, tome II, p. 25 (contre le Pape) ; nos tomes II, p. 321, V, 340, et XV, p. 241 et suivantes (contre un valet du serdeau, Mlle de Melun et Mme de Torcy) ; *Mémoires de l'abbé de Choisy*, tome I, p. 24, et suite des *Mémoires de Saint-Simon*, tome XIX, p. 174 (contre Lauzun).

5. A rapprocher de l'Addition à Dangeau : ci-après, p. 414.

elles passoient le « Je verrai », et dans ses manières[1]. Ces étages divers se marquoient exactement dans sa manière de saluer et de recevoir les révérences, lorsqu'on partoit ou qu'on arrivoit[2]. Il étoit[3] admirable à recevoir différemment les saluts à la tête des lignes à l'armée ou aux revues. Mais surtout pour les femmes rien n'étoit pareil. Jamais il n'a passé devant la moindre coiffe sans soulever son chapeau, je dis aux femmes de chambre, et qu'il connoissoit pour telles, comme cela arrivoit souvent à Marly[4]. Aux dames, il ôtoit son chapeau tout à fait, mais de plus ou moins loin ; aux gens titrés, à demi, et le tenoit en l'air ou à son oreille quelques instants plus ou moins marqués ; aux seigneurs, mais qui l'étoient, il se contentoit de mettre la main au chapeau ; il l'ôtoit comme aux dames pour les princes du sang ; s'il abordoit des dames, il ne se couvroit qu'après les avoir quittées[5]. Tout

1. « On ne pouvait s'exprimer avec plus de politesse, ni être plus civil », écrivait Madame (recueil Brunet, tome II, p. 9). Les nombreux mots aimables qu'on cite de lui (ci-dessus, p. 143, note 3) sont une preuve de sa courtoisie constante et de son desir de ne peiner personne. Saint-Simon a noté qu'il recevait toujours très bien les personnages disgraciés qu'il autorisait à reparaître à la cour (notre tome XI, p. 255), mais aussi que, « pour la première fois de sa vie », il avait remercié les courtisans de leurs félicitations à l'occasion de la victoire de Denain (notre tome XXIII, p. 102).

2. Il va distinguer ces « étages » quelques lignes plus loin, dans la manière de saluer du Roi.

3. Avant *estoit*, il y a un *y* biffé.

4. C'est ce que confirme Mme de Maintenon elle-même dans ses *Entretiens pour l'éducation des filles* (p. 108) : « C'est l'homme du monde le plus civil : il salue les plus petites gens, jusqu'à une femme de chambre » ; voyez aussi le *Pot-pourri de Menin*, recueil d'anecdotes publié en 1900 dans la revue *Souvenirs et mémoires*, p. 295. Dangeau et Sourches ont cité de nombreux exemples de ses mots galants et de ses manières gracieuses pour toutes les femmes. Même lorsqu'il eut renoncé à la galanterie, il avait conservé un goût marqué pour la société des femmes aimables (notre tome XVI, p. 264).

5. Aucun contemporain, croyons-nous, n'a noté ces degrés dans la manière de saluer du Roi.

cela n'étoit que dehors; car dans la maison il n'étoit jamais couvert[1]. Ses révérences, plus ou moins marquées, mais toujours légères, avoient une grâce et une majesté incomparables[2], jusqu'à sa manière de se soulever à demi à son souper pour chaque dame assise[3] qui arrivoit, non pour aucune autre, ni pour les princes du sang; mais sur les fins cela le fatiguoit, quoiqu'il ne l'ait jamais cessé, et les dames assises évitoient d'entrer à son souper quand il étoit commencé. C'étoit encore avec la même distinction qu'il recevoit le service[4] de Monsieur, de M. le duc d'Orléans, des princes du sang; à ces derniers, il ne faisoit que marquer[5], à Monseigneur de même et à Messeigneurs ses fils, par familiarité; des grands officiers, avec un air de bonté et d'attention. Si on lui faisoit attendre quelque chose à son habiller, c'étoit toujours avec patience[6]. Exact aux heures qu'il donnoit pour toute sa journée; une précision nette et courte dans ses ordres[7]. Si[8], dans les vilains temps d'hiver qu'il ne pouvoit aller dehors, qu'il passât[9]

Patience du Roi, et précision et commodité de son service et de sa cour.

1. Déjà dit dans l'Addition n° 407 : notre tome IX, p. 338.

2. Le Roi faisait les révérences « avec une grâce que personne ne pouvoit imiter » (*Sourches*, tome XI, p. 246).

3. C'est-à-dire pour chaque princesse du sang, duchesse ou princesse étrangère, qui avaient droit à un tabouret devant le Roi, les autres restant debout.

4. On a vu tomes VIII, p. 347, et note 5, et XXI, p. 108-110, ce que c'était que le service du Roi et des enfants de France, qui consistait surtout dans la présentation de la chemise.

5. Il ne faisait que témoigner une légère gratitude.

6. Il y a des exemples de sa patience et de son indulgence pour les gens de son service dans les *Mémoires de Brienne*, tome II, p. 328 et 330, dans ceux *de l'abbé de Choisy*, tome I, p. 24, dans les *Souvenirs de Mlle d'Aumale*, tome II, p. 208 note, dans les *Souvenirs du président Bouhier*, p. 54-55, dans les *Archives curieuses*, deuxième série, tome VIII, p. 372.

7. Primi Visconti (*Mémoires*, p. 31-33) a tracé un tableau de l'ordre précis des journées du Roi et a insisté sur son exactitude.

8. Ce qui suit, jusqu'à la fin du paragraphe, ne se retrouve pas dans la première rédaction de l'Addition : ci-après, p 414.

9. Forme incorrecte, il faudrait : « Si... il passoit ».

chez Mme de Maintenon un quart d'heure plus tôt qu'il n'en avoit donné l'ordre, ce qui ne lui arrivoit guères, et que le capitaine des gardes en quartier ne s'y trouvât pas, il ne manquoit point de lui dire après que c'étoit sa faute à lui d'avoir prévenu l'heure, non celle du capitaine des gardes de l'avoir manqué[1]. Aussi, avec cette règle qui ne manquoit jamais, étoit-il servi avec la dernière exactitude, et elle étoit d'une commodité infinie pour les courtisans[2].

Crédit et familiarité des valets.

Il traitoit bien ses valets, surtout les intérieurs[3]. C'étoit parmi eux qu'il se[4] sentoit le plus à son aise, et qu'il se communiquoit le plus familièrement, surtout aux principaux. Leur amitié et leur aversion a souvent eu de grands effets. Ils étoient sans cesse à portée de rendre de bons et de mauvais offices; aussi faisoient-ils souvenir de ces puissants affranchis des empereurs romains, à qui le sénat et les grands de l'empire faisoient leur cour, et ployoient

1. « Il ne dédaignoit pas d'être ponctuel; jamais il n'a manqué d'une minute aux moments qu'il avoit assignés, et, quelque grand qu'il fût, c'est peut-être cette exactitude personnelle qui lui donna le droit de sentir et de reprocher à ceux qui le servoient le moindre défaut d'exactitude » (D'Argenson, *Essais dans le goût de ceux de Montaigne*, p. 182).

2. Dans le *Parallèle* (p. 87), Saint-Simon dira encore : « Rien de plus exactement réglé que ses heures et ses journées dans la diversité des lieux, des affaires et des amusements. Avec un almanach et une montre, on pouvoit à trois cents lieues de lui, dire avec justesse ce qu'il faisoit. Il vouloit une grande exactitude dans son service ; mais il y étoit exact le premier ». Comparez notre tome XXVII, p. 134.

3. Duclos (*Mémoires*, édition Michaud et Poujoulat, p. 488) confirme qu'il était très bon pour ses gens, et Olivier d'Ormesson va jusqu'à dire (*Journal*, tome II, p. 629) qu'il favorisait les pots-de-vin qu'ils pouvaient obtenir. Madame (recueil Brunet, tome II, p. 345) cite deux exemples de gens maltraités par lui, et Saint-Simon a relevé comme l'indice d'une mauvaise humeur inouïe qu'il ait cassé un de ses cochers (notre tome XXV, p. 97-98); l'on se rappelle aussi l'histoire du valet du serdeau (notre tome II, p. 321-323).

4. Le pronom *se* a été ajouté en interligne.

sous eux avec bassesse[1]. Ceux-ci, dans tout ce règne, ne furent ni moins comptés ni moins courtisés. Les ministres même les plus puissants les ménageoient ouvertement, et les princes du sang, jusqu'aux bâtards[2], sans parler de tout ce qui est inférieur, en usoient de même. Les charges des premiers gentilshommes de la chambre furent plus qu'obscurcies par les premiers valets de chambre, et les grandes charges ne se soutinrent que dans la mesure que les valets de leur dépendance ou les petits officiers très subalternes approchoient nécessairement plus ou moins du Roi. L'insolence aussi étoit grande dans la plupart d'eux, et telle qu'il falloit savoir l'éviter, ou la supporter avec patience. Le Roi les soutenoit tous, et il racontoit quelquefois avec complaisance que, ayant dans sa jeunesse envoyé, pour je ne sais quoi, une lettre au duc de Montbazon, gouverneur de Paris, qui étoit en une de ses maisons de campagne près de cette ville, par un de ses valets de pied, il y arriva comme M. de Montbazon alloit se mettre à table, qu'il avoit forcé ce valet de pied de s'y mettre avec lui, et le conduisit, lorsqu'il le renvoya, jusque dans la cour, parce qu'il étoit venu de la part du Roi[3]. Il ne manquoit guères aussi de demander à ses gentilshommes ordinaires, quand ils revenoient de sa part de faire des compliments de conjouissance ou de condoléances aux gens

Jalousie du Roi pour le respect rendu à ceux qu'il envoyoit; récit bien singulier sur le duc de Montbazon.

1. Le jeune Brienne remarquait déjà que le Roi se laissait gouverner par ses domestiques (*Mémoires*, tome II, p. 314).

2. Les mots *jusqu'aux bastards* ont été ajoutés en interligne et ne se trouvent pas dans l'Addition à Dangeau. Dans le tome XV, p. 359, il avait dit au contraire pour ces derniers : « Il ne falloit pas se brouiller avec des valets que le Roi croyoit et aimoit mieux que personne, sans exception d'aucuns, *si ce n'étoit de ses bâtards* ; » même version dans l'Addition n° 790 (*ibidem*, p. 506) : « Il aimoit mieux ses valets que ses ministres et que ses enfants, *légitimes s'entend, non légitimés*, avec lesquels valets il étoit plus dangereux mille fois de se mettre mal qu'avec fils de France et ministres. »

3. Anecdote déjà racontée avec plus de développements dans le tome XII, p. 13-14.

titrés, hommes et femmes, mais à nuls autres, comment ils avoient été reçus, et il auroit trouvé bien mauvais qu'on ne les eût pas fait asseoir, et conduits fort loin, les hommes au carrosse[1].

Grâces naturelles du Roi en tout; son adresse, son air galant, grand, imposant.

Rien[2] n'étoit pareil à lui aux revues, aux fêtes[3], et partout où un air de galanterie pouvoit avoir lieu par la présence des dames. On l'a déjà dit, il l'avoit puisée[4] à la cour de la Reine sa mère et chez la comtesse de Soissons[5]; la compagnie de ses maîtresses l'y avoit accoutumé de plus en plus ; mais toujours majestueuse, quoique quelquefois avec de la gaieté[6], et jamais devant le monde rien de déplacé[7] ni d'hasardé, mais jusqu'au moindre geste, son marcher, son port, toute sa contenance, tout mesuré[8],

1. Il veut dire que le Roi aurait trouvé mauvais que les hommes à qui il envoyait quelqu'un de ses gentilshommes ordinaires ne le reconduisissent pas jusqu'à son carrosse.

2. Comparez l'Addition à Dangeau : ci-après, p. 415.

3. Même en jouant au billard, il conservait l' « air de maître du monde », disait Mlle de Scudéry.

4. Il y a bien *puisée,* au féminin, s'accordant avec *galanterie,* comme plus loin *majestueuse.*

5. Déjà dit ci-dessus, p. 5. Dans la notice du duché de Carignan (*Écrits inédits,* tome VII, p. 271), Saint-Simon écrivait, en parlant du salon de Mme de Soissons : « Là fut l'école de la galanterie, de l'esprit, des modes, des fêtes et de l'intrigue, et c'est là où le Roi commença à se former à cette galanterie et à cette politesse qu'il a conservée toute sa vie au plus haut point, le plus délicat, le plus distinctif, et qu'il a toujours su parfaitement joindre avec toute la majesté d'un grand roi et toutes les grâces d'un homme qui sait plaire. »

6. Mme de Motteville a exagéré en prétendant que Louis XIV ne riait presque jamais (*Mémoires,* tome I, p. 397) ; mais il faut reconnaître avec Spanheim (édition Bourgeois, p. 66) qu'il était plus sérieux qu'enjoué, quoique parfois il aimât à rire et se permît des malices (nos tomes IX, p. 62, et XII, p. 322). Est-ce un signe de gaieté naturelle que ce goût pour les chansons piquantes, fredonnées même avec plaisir, qu'a relevé le duc de Luynes (*Mémoires,* tome X, p. 167)?

7. Les éditeurs du *Journal de Dangeau* (tome XVI, p. 46) ont cependant cité à l'encontre une anecdote rapportée par Mlle d'Aumale.

8. Louis XIV était toujours maître de soi, de son visage, de sa parole (nos tomes VI, p. 263-264, X, p. 280, XVI, p. 324 et 325 ;

tout décent, noble, grand, majestueux[1], et toutefois très naturel, à quoi l'habitude et l'avantage incomparable et unique de toute sa figure[2] donnoit une grande facilité. Aussi, dans les choses sérieuses, les audiences d'ambassadeurs, les cérémonies, jamais homme n'a tant imposé[3], et il falloit commencer par s'accoutumer à le voir, si en le haranguant on ne vouloit s'exposer à demeurer court. Ses réponses en ces occasions étoient toujours courtes, justes, pleines[4], et très rarement sans quelque chose d'obli-

etc.). Mme de Maintenon écrivait en 1708 (*Lettres*, édition 1806, tome IV, p. 156-157) : « Notre roi est le seul qui se possède toujours dans la même égalité d'esprit, d'humeur et d'occupations ». Voir aussi le *Journal de Dangeau*, tome VIII, p. 366.

1. Ci-dessus, p. 6 et 105. Aux références indiquées à ces endroits relativement à la majesté, à la gravité, à la dignité continuelle du Roi, on peut ajouter un passage des *Lettres de Colbert*, tome VI, p. 469, et deux citations de nos *Mémoires*, tomes II, p. 369, et XXVII, p. 134. « En public il se tait et il garde son sérieux ; car il a la gravité d'un roi de théâtre », disait malicieusement Primi Visconti (*Mémoires*, p. 246). En 1723, l'Académie française donna comme sujet du prix de poésie fondé par M. de Clermont-Tonnerre, évêque de Noyon : « La décence et la dignité que le feu roi Louis XIV mettoit dans toutes ses actions » (*Les Registres de l'Académie françoise*, tome II, p. 146).

2. C'est l'abbé de Choisy (*Mémoires*, tome I, p. 233) qui, le premier, a parlé de son visage « solaire » ; avant lui, la Bruyère (*Caractères*, tome I, p. 388), d'accord avec tous les contemporains, avait noté la figure imposante du Roi. Au point de vue purement plastique, on trouvera de curieuses observations dans le *Journal de voyage du cavalier Bernin*, p. 99.

3. Dès le début du règne, Colbert (*Lettres*, tome VI, p. 478-479) insistait sur la grande idée qu'emportaient de lui les étrangers.

4. Il répondait aux ambassadeurs « courtement et sans jamais enfoncer » (notre tome XXVII, p. 140). Louis XIV parlait d'ailleurs peu en temps ordinaire, et moins encore quand il était mécontent (notre tome XXV, p. 23). Dans ses *Mémoires* (édition Dreyss, tome I, p. 195), il mettait en garde son fils contre les inconvénients du bavardage : « Ce n'est pas seulement dans les négociations importantes qu'un prince doit prendre garde à ce qu'il dit. C'est même dans les discours les plus ordinaires qu'il est le plus souvent en danger de faillir. Car il faut bien se garder de penser qu'un souverain, parce qu'il a l'autorité de tout faire, ait aussi la liberté de tout dire. Au

geant, quelquefois même de flatteur, quand le discours le méritoit. Le respect aussi qu'apportoit sa présence, en quelque lieu qu'il fût, imposoit un silence, et jusqu'à une sorte de frayeur[1].

Il aimoit fort l'air[2] et les exercices[3], tant qu'il en put faire. Il avoit excellé à la danse[4], au mail, à la paume[5]. Il étoit encore admirable à cheval à son âge[6]. Il aimoit à

contraire, plus il est grand et considéré, plus il doit considérer lui-même ce qu'il dit. Les choses qui ne seroient rien dans la bouche d'un particulier deviennent souvent importantes par la seule raison que c'est le prince qui les a dites. »

1. « Cette majesté effrayante si naturelle au Roi » (notre tome I, p. 69); cet « air à faire rentrer sous terre les plus résolus » (notre tome VIII, p. 632). Mme de Sévigné (*Lettres*, tome I, p. 482-483) lui appliquait ce vers du Tasse :

Porge piu di timor che di speranza.

Dès 1651, alors qu'il n'avait encore que treize ans, Benserade lui faisait dire dans le ballet des *Fêtes de Bacchus :*

Déjà mon froid imprime une crainte profonde,
Et je ne vois guère de monde
Qui ne tremble dans l'âme à mon royal aspect
Et ne soit glacé de respect.

2. Il reviendra plus loin sur ce goût : p. 350.

3. Jusserand, *les Sports dans l'ancienne France*, 1901, p. 394-399. Louis XIV en faisait presque une des obligations du souverain : « L'adresse en tous les exercices du corps.... est toujours de bonne grâce à un prince et fait juger avantageusement, par ce qu'on voit, de ce qu'on ne voit pas » (ses *Mémoires*, édition Dreyss, tome II, p. 568).

4. Il a été donné dans l'appendice XVIII de notre tome XIII une notice sur les ballets de Louis XIV, sur son goût pour la danse dans sa jeunesse et sur les succès qu'il y remporta.

5. Saint-Simon reviendra sur ces exercices dans la suite du portrait du Roi, p. 355, et nous donnerons alors le commentaire nécessaire.

6. C'est seulement en 1654, c'est-à-dire, lorsqu'il avait près de seize ans, qu'il avait commencé à prendre des leçons de l'écuyer Arnolfini, et il avait fait des progrès très rapides (*Gazette* de 1654, p. 104 et 224 ; Journal du valet de chambre Dubois dans la *Bibliothèque de l'École des Chartes*, deuxième série, tome IV, p. 24) ; mais il montait déjà à cheval auparavant ; ses succès à la course de bagues de 1650 (*Gazette*, p. 60) le prouvent. Plus tard, il figura honorablement dans les carrousels.

voir faire toutes ces choses avec grâce et adresse[1]. S'en bien ou mal acquitter devant lui étoit mérite ou démérite. Il disoit que, de ces choses qui n'étoient point nécessaires, il ne s'en falloit pas mêler si on ne les faisoit pas bien. Il[2] aimoit fort à tirer, et il n'y avoit point de si bon tireur que lui, ni avec tant de grâces[3]. Il vouloit des chiennes couchantes excellentes ; il en avoit toujours sept ou huit dans ses cabinets, et se plaisoit à leur donner lui-même à manger pour s'en faire connoître[4]. Il aimoit fort aussi à courre le cerf[5], mais en calèche, depuis qu'il s'étoit cassé le bras en courant à Fontainebleau, aussitôt après la mort de la Reine[6].

1. Il avait aussi appris très vite à nager en 1651, dans la Seine, à Clichy et à Madrid (*Gazette*, p. 744 et 791), et il s'en acquittait fort bien, si l'on en croit Saint-Amand dans son *Poème de la Lune*.

2. Ce qui va suivre, jusqu'à la fin du paragraphe, n'est point la copie de la grande Addition à Dangeau.

3. Il sera reparlé plus loin, p. 351, de la chasse à tir du Roi ; nous y renvoyons le commentaire.

4. Ainsi qu'on l'a vu (nos tomes XIII, p. 414, XXII, p. 289, XXVI, p. 361 et 372, et XXVII, p. 186), ces chiennes couchantes lui étaient fournies par MM. de Contades et d'Effiat, et le Roi avait l'habitude d'aller après ses repas leur porter, dans le cabinet qui leur était spécialement affecté auprès du cabinet du Conseil, des friandises de son dessert et surtout « force biscotins », dont il bourrait ses poches. Deux d'entre elles, Diane et Blonde, eurent l'honneur d'être peintes en 1702 par Desportes (Musée du Louvre, n° 168 ; d'autres sont représentées sous les n°s 169 à 172).

5. Il suffit d'ouvrir les journaux de la cour, Dangeau comme Sourches, pour constater que la chasse à courre était le divertissement le plus fréquent de Louis XIV, particulièrement pendant les longs séjours de Fontainebleau. Il n'y avait pas de jours particulièrement désignés ; on chassait aussi souvent que le Roi le désirait ; seuls les jours de fête étaient exceptés à cause des offices (*Dangeau*, tome X, p. 449). On trouvera ci-après, aux Additions et Corrections, quelques renseignements plus particuliers sur les chasses du Roi ; mais la matière est très abondante.

6. « Le 2 de ce mois, le Roi étant à la chasse du cerf, son cheval tomba, et S. M. crut avoir le bras cassé ; mais il s'est trouvé que ce n'étoit qu'une dislocation au coude que les chirurgiens ont très bien remis, et, grâces à Dieu, cet accident n'a eu aucune fâcheuse suite »

Il étoit seul dans une manière de soufflet[1], tiré par quatre petits chevaux, à cinq ou six relais, et il menoit lui-même à toute bride, avec une adresse et une justesse que n'avoient pas les meilleurs cochers[2], et toujours la même grâce à tout ce qu'il faisoit. Ses postillons étoient des enfants depuis neuf ou dix ans jusqu'à quinze[3], et il les dirigeoit.

Politique du plus grand

Il aima en tout la splendeur, la magnificence, la profusion[4]. Ce goût il le tourna en maxime par politique[5], et l'ins-

(*Gazette* du 3 septembre 1683, p. 492; *Correspondance générale de Mme de Maintenon*, tome II, p. 315). Marie-Thérèse était morte le 30 juillet.

1. « *Soufflet* se dit aussi d'une espèce de petite calèche, dont le dessus se replie en manière de soufflet » (*Académie*, 1718). Le *Dictionnaire de Trévoux* dit que c'était une voiture à deux roues; le « soufflet » du Roi en avait certainement quatre. Madame se servait aussi d'un pareil véhicule (*Dangeau*, tomes VI, p. 88, et IX, p. 177; Delamarre, *Traité de la police*, tome IV, p. 569). Doit-on le rapprocher du *soffietto* des campagnes romaines ?

2. Madame écrivait à la raugrave Amélie en 1702 (recueil Jæglé, tome I, p. 267): « Le Roi a une petite calèche et de tout petits chevaux; mais ils courent si bien qu'on suit toujours les chiens et qu'on ne perd presque jamais la chasse. » Dangeau dit de même (tome V, p. 287). Un jour un cerf sauta par-dessus les deux chevaux de derrière et arracha les rênes des mains du Roi (*Dangeau*, tome XI, p. 57). Il y emmenait parfois la duchesse de Bourgogne (*ibidem*, tome X, p. 442). Mais, avant 1700, il se servait de calèches plus grandes où il emmenait toujours des dames, par tour réglé (*ibidem*, tome VI, p. 434 et 448). Il conduisit encore sa petite calèche à la chasse du cerf le 9 août 1715, trois semaines avant sa mort; mais il en parut fatigué (*ibidem*, tome XVI, p. 9). Dangeau a relevé la dextérité de Louis XIV à conduire (tomes VII, p. 469, et XIV, p. 370); un tableau de J.-B. Martin (Versailles, n° 70) le représente menant sa voiture à quatre chevaux dans les allées de Versailles.

3. A cause de la petitesse des chevaux.

4. « Un prince aussi superbe ne pouvoit être que très magnifique. Aussi le fut-il en tout, en fêtes, en galanteries, en bâtiments;.... il vouloit toujours de la profusion en tout, et pour la qualité et pour la quantité » (*Parallèle*, p. 85). Il exagère toutes ses dépenses, disait Spanheim (*Relation*, édition Schefer, p. 296).

5. Saint-Simon a déjà noté cette politique de donner des bals et des

pira en tout à sa cour. C'étoit lui plaire que de s'y jeter en tables, en habits, en équipages, en bâtiments, en jeu. C'étoient des occasions pour qu'il parlât aux gens. Le fond étoit qu'il tendoit et parvint par là à épuiser tout le monde en mettant le luxe en honneur, et pour certaines parties en nécessité, et réduisit ainsi peu à peu tout le monde à dépendre entièrement de ses bienfaits pour subsister[1]. Il y trouvoit encore la satisfaction de son orgueil par une cour superbe en tout, et par une plus grande confusion qui anéantissoit de plus en plus les distinctions naturelles. C'est une plaie qui, une fois introduite, est devenue le cancer intérieur qui ronge tous les particuliers, — parce que de la cour il s'est promptement communiqué à Paris et dans les provinces et les armées, où les gens en quelque place ne sont comptés qu'à proportion de leur table et de leur magnificence depuis cette malheureuse introduction, — qui ronge tous les particuliers, qui force ceux d'un état à pouvoir voler[2] à ne s'y pas épargner pour la plupart, dans la nécessité de soutenir leur dépense ; et que[3] la confusion des états, que l'orgueil, que jusqu'à la bienséance entretiennent, qui par la folie du gros va tou-

luxe ; son mauvais goût.

fêtes coûteuses en pleine guerre pour rendre courage au royaume et montrer aux ennemis qu'il était sans inquiétude (nos tomes IV, p. 307, et XIII, p. 220). Il préférait ne pas avoir de bals, plutôt que sans magnificence, à cause de ce qu'en penseraient les étrangers (*Mémoires de Sourches*, tome VI, p. 109). Dans le *Parallèle* (p. 379), Saint-Simon dira avec son exagération coutumière que le Roi a dépensé des « milliards » en luxe.

1. Chéruel, dans son *Histoire de l'administration monarchique* (tome II, p. 362-363), a insisté sur la volonté évidente de Louis XIV de ruiner la noblesse par le luxe pour la domestiquer et l'empêcher d'être dangereuse comme sous les règnes précédents.

2. C'est-à-dire ceux qui sont en situation, par leurs fonctions, de pouvoir voler l'État.

3. Le manuscrit porte *que*, corrigé en *par* en interligne. Nous croyons indispensable pour la clarté de la phrase de rétablir la leçon primitive *que*, ce pronom se rapportant aux mots *cancer intérieur*, qui gouvernent toute la phrase.

jours en augmentant, dont les suites sont infinies, et ne vont à rien moins qu'à la ruine et au renversement général.

Le Roi ne fait rien à Paris, abandonne Saint-Germain, s'établit à Versailles, veut forcer la nature*.

Rien jusqu'à lui n'a jamais approché du nombre et de la magnificence de ses équipages de chasses et de toutes[1] ses autres sortes d'équipages[2]. Ses bâtiments, qui les pourroit nombrer? En même temps, qui n'en déplorera pas l'orgueil, le caprice, le mauvais goût? Il abandonna Saint-Germain, et ne fit jamais à Paris ni ornement ni commodité que le pont Royal[3], par pure nécessité, en quoi, avec son incomparable étendue, elle est si inférieure à tant de villes dans toutes les parties de l'Europe[4]. Lorsqu'on fit la place de Vendôme[5], elle étoit carrée[6]. M. de Louvois en

1. Il y a *tous* par mégarde dans le manuscrit.

2. La magnificence de ses équipages passa certainement de beaucoup celle de Louis XIII, et ne fit que croître avec le temps, comme Dangeau l'a remarqué pour la vénerie à la fin du règne (tome XV, p. 68, 93, 106 et 120). Cependant Spanheim (*Relation*, édition Bourgeois, p. 69) ne l'estimait pas prodigue, si ce n'est pour ses bâtiments et ses maîtresses.

3. Tome XIII, p. 106, note 9.

4. Les embellissements ou améliorations qui furent faits à Paris pendant le long règne de Louis XIV, si l'on en excepte la colonnade du Louvre, achevée à grand'peine sur les instances de Colbert, ne le furent point aux frais du Roi, mais bien par la Ville, ou par des particuliers, comme la place des Victoires par le maréchal de la Feuillade. La place de Vendôme, dont Saint-Simon va parler, commencée d'abord par Louvois comme surintendant des Bâtiments, fût vendue en 1698, par raison d'économie, à une compagnie de financiers qui l'achevèrent.

5. M. A. de Boislisle a publié en 1888 dans les *Mémoires de la Société de l'histoire de Paris*, tome XV, une notice très complète sur *la Place des Victoires et la place de Vendôme;* ce qui regarde cette dernière commence à la page 94; on ne peut mieux faire que d'y renvoyer.

6. Le plan primitif comportait en effet quatre façades symétriques ornées d'arcades (*ibidem*, p. 115-116).

* A la fin de la manchette, Saint-Simon a biffé *Ouvrages de Maintenon*, pour le reporter plus loin.

vit les quatre parements[1] bâtis[2]. Son dessein étoit d'y placer la Bibliothèque du Roi[3], les Médailles[4], le Balan-

1. Aucun lexique du dix-huitième siècle ne donne à ce mot la signification d'assemblage de « grosses pierres de taille dont un ouvrage est revêtu » (*Littré*), que notre auteur lui attribue ici. Pour le *Dictionnaire de Trévoux*, le *parement* n'est que « la face taillée d'une pierre », mais ne désigne pas encore un ensemble de maçonnerie formant façade.

2. C'est une erreur : car ce fut seulement au début de 1691 que Louvois fit publier les devis d'ouvrages de maçonnerie à faire pour les quatre « parements », qui devaient être construits aux frais du Roi ; les particuliers qui achèteraient les terrains situés derrière ces façades conservaient la faculté d'y bâtir ce qu'ils voudraient ; ils n'avaient d'autres obligations que d'entretenir les façades et de ne point en modifier les dispositions. Louvois mourut au mois de juillet de la même année, alors que rien n'était encore commencé (*la Place des Victoires*, p. 115 et 121-122).

3. L'ancienne « librairie » des rois de France, constituée par Charles V au Louvre, fut en grande partie dilapidée pendant l'occupation anglaise du début du quinzième siècle. Reconstituée par Charles VII et ses successeurs, elle fut transportée au château de Blois par Louis XII qui la réunit aux belles collections que ses ancêtres les ducs d'Orléans y avaient rassemblées. François Ier la transporta en 1544 à Fontainebleau, où elle resta jusqu'en 1595, qu'Henri IV la fit amener à Paris dans le collège de Clermont (Louis-le-Grand), confisqué sur les Jésuites. Ceux-ci ayant été rappelés en 1604, la Bibliothèque alla occuper une vaste salle du cloître des Cordeliers. En 1622, on loua pour la loger une grande maison rue de la Harpe près Saint-Côme, où elle resta jusqu'en 1666. Colbert, désirant l'avoir dans son voisinage, l'installa alors derrière son hôtel, dans deux maisons de la rue Vivienne, louées à raison de quatre mille cinq cents livres par an. En même temps, il demandait à Bernin de réserver dans le Louvre un grand emplacement pour l'y placer (*Lettres de Colbert*, tome V, p. 257). Ce projet ne fut point exécuté, pas plus que celui d'une construction spéciale à la place de Vendôme, ou d'une installation en 1704 à l'hôtel de Longueville, rue Saint-Thomas-du-Louvre (Archives nationales, registre O[1]365, fol. 222 v°). Enfin, en décembre 1716, on se décida à utiliser l'hôtel de Nevers, rue de Richelieu, mitoyen du palais Mazarin (*Gazette d'Amsterdam*, n^os^ CI et CIII), et le déménagement s'effectua presque entièrement dans le courant de 1721. Ce fut la dernière étape.

4. La Monnaie des médailles était installée depuis 1639 dans les galeries du Louvre : notre tome XVII, p. 409, note 9.

cier[1], toutes les académies[2], et le Grand Conseil[3], qui tient ses séances encore dans une maison qu'il loue[4]. Le premier soin du Roi, le jour de la mort de Louvois, fut d'arrêter ce travail, et de donner ses ordres pour faire couper à pans les angles de la place, en la diminuant d'autant, de n'y placer rien de ce qui y étoit destiné, et de n'y faire que des maisons, ainsi qu'on la voit[5].

1. « *Balancier,* machine avec laquelle on monnoie des pièces d'or, d'argent ou de cuivre, des médailles et des jetons » (*Académie,* 1718). On appelle le *Balancier du Roi* le lieu où est cette machine (*Dictionnaire de Trévoux*) ; ici cela veut dire la Monnaie, qui était alors près du pont Neuf, dans la rue qui porte encore ce nom ; ce n'est qu'en 1744 qu'on la transféra à l'hôtel de Conti, sur le quai, près de la rue Dauphine.

2. L'Académie française, celle des Inscriptions et médailles et celle des sciences tenaient alors leurs séances au Louvre ; celle de peinture et de sculpture, logée au palais Brion depuis 1671, ne vint au Louvre qu'en 1692, après la mort de Louvois.

3. Tome II, p. 76.

4. Il fut d'abord établi, en location, au cloître Saint-Germain l'Auxerrois ; en 1686, il se transporta, en location aussi, à l'ancien hôtel d'Aligre, rue Saint-Honoré, près la Croix-du-Trahoir, et il s'y tenait encore à l'époque où écrit Saint-Simon (1745). — Dans l'Addition à Dangeau, n° 44 (notre tome I, p. 364), Saint-Simon a précisé la disposition projetée de ces divers établissements ; mais il semble que ce ne fut jamais qu'une idée en l'air, sauf pour la Bibliothèque (*la Place des Victoires,* p. 108-109 et 122).

5. En réalité, cette décision ne fut prise qu'en 1698, sept ans après la mort de Louvois (*ibidem,* p. 129-133). Mme de Maintenon écrivait le 28 juillet à l'archevêque de Paris (*Correspondance générale,* tome IV, p. 242) : « M. de Pontchartrain proposa hier au Roi de jeter par terre tous les bâtiments de cette place de l'hôtel de Vendôme et d'en rebâtir une autre, dont Mansart donneroit le dessein. Le Roi répondit que M. de Louvois l'avoit fait faire presque malgré lui ; que tous ces Messieurs les ministres vouloient faire quelque chose qui leur fit honneur à l'avenir ; qu'ils avoient trouvé moyen de le donner au public comme aimant toutes ces vanités-là ; que j'étois témoin des chagrins que M. de Louvois et M. de la Feuillade lui avoient donnés là-dessus ; qu'il n'y retomberoit pas, et qu'il ne vouloit pas qu'on lui proposât rien d'approchant. Je vous avoue que je le louai de cette réponse ».

Saint-Germain[1], lieu unique pour rassembler les merveilles de la vue[2], l'immense plain pied[3] d'une forêt toute joignante, unique encore par la beauté de ses arbres, de son terrain, de sa situation, l'avantage et la facilité des eaux de source sur cette élévation, les agréments admirables des jardins, des[4] hauteurs et des terrasses, qui les unes sur les autres se pouvoient si aisément conduire dans toute l'étendue qu'on auroit voulu, les charmes et les commodités de la Seine, enfin une ville toute faite, et que sa position entretenoit par elle-même, il l'abandonna pour Versailles, le plus triste et le plus ingrat de tous les lieux, sans vue[5], sans bois, sans eau, sans terre, parce que tout y est sable mouvant ou marécage[6], sans air par consé-

1. Comparez la rédaction de l'Addition au *Journal de Dangeau* : ci-après, p. 416.

2. M. Étienne Desforges a publié en 1883 une *Notice historique sur le château de Saint-Germain-en-Laye*. Pendant la surintendance de Colbert, on y fit des travaux considérables, et, en 1682, ce fut la construction de cinq nouveaux pavillons en saillie qui obligea la cour à aller s'installer à Versailles (*Dictionnaire critique* de Jal, col. 786-787; *Lettres de Gui Patin*, édition 1846, tome III, p. 691 ; *Mémoires de Sourches*, tome I, p. 99).

3. Saint-Simon écrit comme toujours *plein pied*.

4. Les mots *jardins, des* ont été ajoutés en interligne. Le prêtre bolonais Locatelli a parlé avec éloge des jardins de Saint-Germain en 1664-1665 (*Voyage*, p. 171-172).

5. Cependant le château de Versailles est situé sur une éminence et a de tous côtés une vue plus étendue que n'avaient bien des châteaux contemporains, comme Chantilly, Vaux ou Dampierre.

6. Déjà dit plus brièvement dans le tome XXVII, p. 170. Les contemporains sont d'accord sur le mauvais choix de l'emplacement de Versailles. « Une très vilaine situation », disent les *Mémoires de Sourches*, tome I, p. 101, note 4. « Si le Roi, écrit l'abbé de Saint-Pierre (cité par Ossude, *le Siècle des beaux-arts et de la gloire*, p. 43), avoit mis à bâtir à Saint-Germain le quart de quarante millions qu'il dépensa depuis à Versailles, il auroit été fort loué, au lieu qu'il fut fort blâmé.... d'embellir un lieu que la nature n'avoit pas, à beaucoup près, aussi embelli que Saint-Germain. Ce fut, entre ses entreprises, une faute très considérable faite contre le bon sens ». Saint-Simon a raconté (Notice sur la maison de Saint-Simon, dans le tome XXI

quent, qui n'y peut être bon[1]. Il se plut à tyranniser la nature, à la dompter à force d'art et de trésors[2]. Il y bâtit tout l'un après l'autre, sans dessein général; le beau et le vilain furent cousus ensemble, le vaste et l'étranglé[3].

de l'édition des *Mémoires* de 1873, p. 63) l'anecdote du vieux Beringhen qualifiant Versailles devant le Roi de « favori sans mérite », mot attribué aussi au maréchal de Créquy (*Souvenirs de la marquise de Créquy*, tome III, p. 98). Mme de Sévigné (*Lettres*, tome V, p. 492) le cite à Bussy-Rabutin, et celui-ci lui répond (*ibidem*, p. 496) : « Je n'avois pas su qu'on eût appelé Versailles un favori sans mérite ; il n'y a rien de plus juste ni de mieux dit. Les rois peuvent, à force d'argent, donner à la terre une autre forme que celle qu'elle avoit de la nature ; mais la qualité de l'eau et celle de l'air ne sont pas en leur pouvoir ». Le mot est répété encore en 1683 par l'ambassadeur vénitien Sébastien Foscarini, qui qualifie Versailles de « terrain stérile dépourvu de tout avantage naturel » (*Relazioni*, série *Francia*, tome III, p. 361).

1. L'air de Versailles « étoit de tout temps très mauvais », disent les *Mémoires de Sourches*, tome II, p. 89, qui notent les douze cents malades des deux bataillons du régiment du Roi qui y travaillent en 1682. Quatre ans auparavant Mme de Sévigné (*Lettres*, tome V, p. 492) constate que pour ne pas « décrier l'air » de Versailles, on cache « la mortalité prodigieuse des ouvriers, dont toutes les nuits, comme de l'hôtel-Dieu, on emporte des charrettes pleines de morts ».

2. Répété dans le *Parallèle*, p. 112, 113 et 332, peut-être d'après la Fare. « L'art surmonte la nature », était une expression usuelle dans les romans de Mlle de Scudéry. Les travaux incroyables de Versailles et de Marly la méritent sans conteste.

3. Les ouvrages sur la construction du château sont nombreux. M. J. Guiffrey en a résumé les étapes dans l'Introduction de ses *Comptes des bâtiments du Roi*, tome I, p. XLII-XLVI, et en dernier lieu M. P. de Nolhac a consacré un magistral ouvrage à la *Création de Versailles* (1901). En 1674, Primi Visconti (*Mémoires*, p. 67) regardait le palais comme « inférieur à beaucoup d'autres » ; mais on n'était alors que dans une période transitoire. Le manque de plan d'ensemble et les remaniements continuels ne sont pas niables : « Il n'y a pas d'endroit à Versailles qui n'ait été modifié dix fois, et souvent il arrive que c'est tant pis », disait Madame (*Correspondance*, recueil Jæglé, tome II, p. 122). Selon la même princesse (*ibidem*, tome I, p. 242), le Roi avouait lui-même qu'il y avait « des fautes dans l'architecture de Versailles. Cela provient de ce que d'abord l'intention du Roi n'était pas d'y élever un aussi grand palais ; il ne voulait qu'agrandir

Son appartement et celui de la Reine y ont les dernières incommodités, avec les vues de cabinets et de tout ce qui est derrière les plus obscures, les plus enfermées, les plus puantes[1]. Les jardins, dont la magnificence étonne, mais dont le plus léger usage rebute, sont d'aussi mauvais goût[2]. On n'y est conduit dans la fraîcheur de l'ombre que par une vaste zone torride[3], au bout de laquelle il n'y a plus, où que ce soit, qu'à monter et à descendre[4]; et avec la colline, qui est fort courte, se terminent les jardins[5]. La recoupe[6] y brûle les pieds; mais, sans cette re-

un petit château qui se trouvait là. Mais ensuite l'endroit a plu au Roi; il n'a pas pu y demeurer sans avoir des logements en plus grand nombre. Au lieu de faire abattre entièrement le petit château et de faire un plan nouveau et vaste, il a, pour sauver le vieux château, bâti tout autour, et l'a recouvert en quelque sorte d'un beau manteau, ce qui a tout gâté ». On trouvera ci-après, aux Additions et Corrections, des extraits d'un mémoire tout à fait topique de Colbert. « On ne sait qu'y faire et défaire », disait Primi Visconti (*Mémoires*, p. 271) à propos des modifications constantes.

1. Si l'on se reporte au plan des appartements royaux donné dans notre tome XXVII, p. 254 (l'appartement particulier du Roi y occupe les pièces numérotées de 12 à 22, et celui de la Reine les pièces numérotées 6), on verra qu'il y a beaucoup d'exagération dans les dires de Saint-Simon, sans contester cependant que, d'une part, ces chambres et salons tous en enfilade et sans dégagements indépendants ne fussent très incommodément disposés, d'autre part que les petites cours, sur lesquelles ne donnaient en général que des pièces de service, ne fussent de dimensions trop restreintes pour l'air et la lumière.

2. C'est vers 1672 que les jardins furent transformés pour leur donner la disposition générale qu'ils ont conservée (Nolhac, *Création de Versailles*, p. 121 et suivantes).

3. Il veut parler de la grande terrasse découverte qui s'étend depuis le château jusqu'à la pente qui arrive au bassin de Latone; Colbert la blâmait déjà en 1665 (ci-après, p. 539, Additions et Corrections).

4. A descendre si l'on vient du château, à monter si l'on y va; il incrimine le terrain assez plat du petit parc.

5. Les parterres s'arrêtent en effet de tous côtés au bas de l'éminence sur laquelle est bâti le château; aussitôt après commencent les taillis, les futaies et les pelouses du parc proprement dit.

6. On appelle *recoupe* les menus morceaux qui tombent des pierres quand on les taille et dont on se sert pour empierrer les allées des

coupe, on y enfonceroit ici dans les sables, et là dans la plus noire fange. La violence qui y a été faite partout à la nature repousse et dégoûte malgré soi. L'abondance des eaux forcées et ramassées de toutes parts[1] les rend vertes, épaisses, bourbeuses; elles répandent une humidité malsaine et sensible, une odeur qui l'est encore plus[2]. Leurs effets, qu'il faut pourtant beaucoup ménager, sont incomparables[3]; mais de ce tout il résulte qu'on admire et qu'on fuit. Du côté de la cour, l'étranglé suffoque[4], et ces vastes

jardins (*Dictionnaire de Trévoux*); voyez Dussieux, *le Château de Versailles*, tome I, p. 85.

1. Un travail inséré dans les *Mémoires de la Société de Seine-et-Oise*, tome VII, 1866, p. 61-128, donne année par année l'indication des travaux d'hydraulique exécutés à Versailles. Dès 1661, Francine entreprend quelques adductions; puis en 1668 on commence à creuser le canal (ci-après, p. 167), dont la croisée est faite en 1671. Pour les fontaines, on n'avait d'abord que de l'eau pompée dans l'étang de Clagny ou dans la rivière de Bièvre et amenée dans des réservoirs au-dessus de la grotte, puis à Glatigny. En 1679, on travaille à capter les eaux du côté de Trappes, Rocquencourt, Saint-Cyr et Saclay; la même année on creuse la pièce d'eau des Suisses, et en 1680 on installe la machine de Marly. En 1682-83, on fait de gros travaux dans le sud-est de Versailles; le réservoir de la butte Montbauron est édifié par Louvois en 1684. Celui-ci, après avoir songé à aller chercher de l'eau jusque dans la Loire, se rejette sur l'Eure, et les travaux de Maintenon commencent en 1685 : ci-après, p. 169.

2. « Les eaux, qui sont putrides, infestent l'air » (*Mémoires de Primi Visconti*, p. 271). Pierre Narbonne (*Journal*, p. 321 et suivantes) trouvait Versailles fiévreux et malsain à cause des eaux croupissantes, et Fagon lui-même (*Journal de la santé du Roi*, p. 294) ne craint pas d'écrire que les jardins sont particulièrement mauvais à cause de « l'humidité et de la puanteur marécageuse de l'eau de toutes les fontaines qui jouoient et poussoient une eau croupie tout l'hiver ».

3. Le président de Brosses (*Lettres*, édition 1858, tome II, p. 213-214) les comparait à celles des palais et villas d'Italie. Mais le marquis de la Fare (*Mémoires*, p. 287) trouvait que ces fontaines, en s'éloignant de la nature à force d'être magnifiques, devenaient ridicules.

4. Cette opinion est toute personnelle à Saint-Simon, et semble d'autant moins justifiée que, de son temps, une seconde grille arrondie, placée à l'endroit où s'élève aujourd'hui la statue équestre de Louis XIV, séparait de la cour Royale et de la cour de Marbre l'avant-

ailes s'enfuient sans tenir à rien[1]. Du côté des jardins, on jouit de la beauté du tout ensemble ; mais on croit voir un palais qui a été brûlé, où le dernier étage et les toits manquent encore[2]. La chapelle qui l'écrase, parce que Mansart vouloit engager le Roi à élever le tout d'un étage, a de partout la triste représentation d'un immense catafalque[3]. La main-d'œuvre y est exquise en tous genres, l'ordonnance nulle; tout y a été fait pour la tribune, parce que le Roi n'alloit guères en bas[4], et celles des côtés sont inaccessibles, par l'unique défilé qui conduit à chacune[5]. On ne finiroit point sur les défauts monstrueux d'un palais si immense et si immensément cher[6], avec ses accompagnements,

cour ou cour des Ministres encadrée entre les deux bâtiments occupés par les secrétaires d'État.

1. Il veut parler des deux longues ailes destinées à des logements, que Mansart ajouta au nord et au sud du château, mais qu'on voit fort peu du côté de la cour.

2. Il y a évidemment contraste entre la façade sur la cour avec ses toits d'ardoises, et celle qui regarde les jardins et qui se termine par une terrasse à l'italienne ; mais la critique de notre auteur ne paraît pas justifiée ; elle aurait pu s'appliquer aussi bien à la colonnade du Louvre.

3. Elle « semble un enfeu par le haut », avait-il dit dans le tome XVI, p. 44; la présente phrase et ce qui va suivre ne sont que la répétition de ces premières remarques.

4. Il ne descendait en bas que les jours de communion, ou le vendredi saint pour l'adoration de la croix.

5. Le passage par la tribune de face est en effet étroit, et il manque des dégagements sur les côtés.

6. Les évaluations de ce que coûta Versailles sont très variables et ont été la plupart du temps très exagérées. Parmi les contemporains, les *Mémoires de Sourches* estimaient à cinquante millions la dépense déjà faite en 1682 (tome I, p. 101, note 4) ; en 1688, l'ambassadeur vénitien Jérôme Venier disait plus de cent (*Relazioni*, série *Francia*, tome III, p. 466), et Spanheim en 1690 l'évaluait à quatre-vingts (*Relation*, édition Bourgeois, p. 73). Voltaire passait de suite à cinq cents millions; puis à la fin du dix-huitième siècle, sans doute sous la poussée des idées hostiles à la royauté, on arrive à des chiffres fantastiques : Mirabeau parle de douze cents millions dans sa *Dix-neuvième lettre à ses commettants*, et Lémontey admet ce chiffre; Volney, en

qui le sont encore davantage : orangerie, potagers, chenils[1], grande et petite écuries pareilles[2], commun prodigieux[3]; enfin une ville entière où il n'y avoit qu'un très misérable cabaret, un moulin à vent, et ce petit château

ramenant le total des dépenses à la valeur de l'argent à son époque, écrit sans rire « quatre milliards six cents millions » et Duclos dit aussi « des milliards » (Ossude, *le Siècle des beaux-arts et de la gloire*, p. 73-74, 108, 116 et 136). Cependant, dès le début du règne de Louis XV, Jean-Roland Malet, commis du Contrôle général des finances, dans ses *Comptes-rendus de l'administration des finances* (qui ne furent publiés qu'en 1789), n'avait porté qu'à 155 852 000 livres le montant total des dépenses de l'ensemble des Bâtiments du Roi de 1661 à 1690, dont Versailles n'était qu'une partie ; à la même époque un mémoire manuscrit de Marinier, commis de Mansart, n'arrivait qu'au chiffre de 153 millions. Se basant sur ces documents, Guillaumot en 1801, Peignot en 1827, Eckard en 1836, concluaient à des dépenses beaucoup moins élevées. Ossude, en 1838 (*le Siècle des Beaux-Arts*, p. 221-229) se livrait à des calculs assez précis et croyait pouvoir s'arrêter, pour Versailles seul (p. 228) à la somme de 60 876 838 livres, dépensées entre 1664 et 1690. Plus tard, Walckenaer (*Mémoires sur Mme de Sévigné*, tome III, p. 453-454) parvenait pour l'ensemble des dépenses de Versailles jusqu'en 1715 à 116 257 330 livres. Enfin la publication intégrale des *Comptes des bâtiments du Roi*, par M. J. Guiffrey, a permis de trancher la question d'une façon définitive : dans le tableau récapitulatif qu'il a inséré à la fin de sa publication (tome V, p. 953-954), cet érudit a établi que la dépense totale de la construction de Versailles, y compris Trianon, ne s'est élevée de 1661 à 1715 qu'à la somme de 63 651 257 livres, et ce chiffre peut être regardé comme définitif.

1. Il a été parlé de l'Orangerie dans le tome XX, p. 184, du Potager et du Chenil dans les tomes XII, p. 104, XVI, p. 45, et XVII, p. 345.

2. Voyez tomes I, p. 104 et 144, VI, p. 396, XII, p. 104, et XIV, p. 357.

3. Le Grand-Commun, bâti par Mansart de 1682 à 1685 dans le voisinage de l'aile méridionale et en face de la Surintendance, était le centre des sept offices de la Maison du Roi. Outre les cuisines et tout ce qui pouvait concerner la nourriture tant du Roi que des princes et des courtisans, officiers et valets qui avaient « bouche à cour », il contenait le logement d'un très grand nombre de gens de service, environ quinze cents personnes. Voyez Dussieux, *le Château de Versailles*, tome II, p. 137 et suivantes. C'est aujourd'hui un hôpital militaire.

de carte que Louis XIII y avoit fait pour n'y plus coucher sur la paille, qui n'étoit que la contenance étroite et basse autour de la cour de Marbre[1], qui en faisoit la cour, et dont le bâtiment du fond n'avoit que deux courtes et petites ailes[2]. Mon père l'a vu, et y a couché maintes fois. Encore ce Versailles de Louis XIV, ce chef-d'œuvre si ruineux et de si mauvais goût, et où les changements entiers des bassins et de bosquets ont enterré tant d'or qui ne peut paroître[3], n'a-t-il pu être achevé ; parmi tant de salons entassés l'un sur l'autre, il n'y a ni salle de comédie[4], ni salle à banquets, ni de bal[5], et devant et derrière il reste

1. Il a été parlé de la cour de Marbre dans le tome VI, p. 225.

2. Ci-dessus, p. 129-130.

3. Il est intéressant de rapprocher tout ce qui précède, et ce qui va suivre sur Trianon et Marly, de ces lignes qu'adressait en 1688 au sénat de Venise l'ambassadeur Jérôme Venier (*Relazioni*, série *Francia*, tome III, p. 465) : « Versailles, Marly et Trianon, qui peuvent s'appeler les grâces de la France par les délices qu'ils renferment et les plaisirs qu'ils font naître, se refusent à toute description. On met toujours Versailles au-dessus des autres parce qu'il est le premier-né de la faveur royale. Avec les années, il s'accroît en élégance et en décoration ; il s'embellit de marbres, se peuple de statues, s'arrose d'eaux abondantes et merveilleuses. Le site ingrat a été vaincu par la force du génie, aidé de dépenses énormes qui ont contraint la nature même à céder à l'industrie et à l'art. Les deux autres sont les délicieux appendices du premier. Marly est moins somptueux ; mais, s'il n'égale pas Versailles par la quantité et la rareté de l'ornementation, il l'emporte par le plaisir qu'y trouve la cour. Le monarque s'y réduit à une existence familière, et le courtisan trouve plus d'agrément dans l'abord libre et la conversation plus facile du souverain. Trianon est une retraite réservée aux premiers seigneurs de la cour ; on l'a rebâti récemment en marbres précieux, comme pour servir d'écrin à la seule personne du Roi, qui dit volontiers avoir fait Versailles pour la cour, Marly pour ses amis et Trianon pour lui-même. »

4. La salle de théâtre ne fut en effet construite que sous Louis XV ; auparavant, quand on jouait une pièce devant le Roi, c'était dans la petite galerie ou dans un des salons.

5. Les mots *ny de bal* ont été ajoutés en interligne. — Saint-Simon oublie sans doute la grande galerie ou galerie des glaces, qui était une salle de bal merveilleuse. Comme « salle à banquets », il n'y en avait

beaucoup à faire. Les parcs et les avenues[1], tous en plants[2], ne peuvent venir[3]. En gibier, il faut y en jeter sans cesse[4]; en rigoles de quatre et cinq lieues de cours, elles sont sans nombre[5]; en murailles enfin, qui par leur immense contour enferment comme une petite province[6] du plus triste et du plus vilain pays du monde.

point en effet, pas plus qu'il n'y avait de salle à manger pour le Roi. En 1692 les deux festins des mariages du duc de Chartres et du duc du Maine s'étaient faits dans l'antichambre de l'appartement de la Reine (*Sourches*, tome IV, p. 11, et *Dangeau*, tome IV, p. 48-49 et note), et en temps ordinaire la table royale se dressait dans son antichambre, ou dans un cabinet, ou dans sa chambre. Il en fut de même jusqu'à la fin de la monarchie.

1. Louis XIV avait rédigé de sa propre main une sorte d'itinéraire pour la visite des jardins de Versailles, qui a été publié une première fois en 1867 par Arthur Mangin (*les Jardins*, p. 203-205), puis par J. Guibert, en 1899 (*Revue de l'histoire de Versailles*, p. 7-14), et dont M. de Nolhac a reproduit une page en fac-similé (*la Création de Versailles*, p. 13).

2. C'est-à-dire, plantés artificiellement.

3. Les arbres meurent assez vite à Versailles, et, à la fin du règne de Louis XV, on dut replanter presque toutes les avenues du parc.

4. Cela tenait, non pas à ce qu'il n'y pouvait pas vivre, mais aux hécatombes répétées qu'on en faisait : voyez ci-après, p. 351, ce qui sera dit de la chasse à tir de Louis XIV.

5. La longueur totale des rigoles creusées pour alimenter le canal et les eaux de Versailles est bien plus grande que ne le dit Saint-Simon ; il veut peut-être seulement parler de la distance de Versailles à laquelle elles s'étendaient. Un bon nombre de ces rigoles et des étangs auxquels elles aboutissaient existent encore, notamment dans la région de Trappes et sur le plateau de Saclay. Voyez Ossude, *le Siècle des beaux-arts*, p. 235-237.

6. Il a été parlé dans le tome XXV, p. 186, note 5, du petit parc et de sa muraille continue. Celle du grand parc, qui a presque entièrement disparue, avait vingt-deux mille cinq cents toises de tour, près de quarante-quatre kilomètres ; elle était percée de vingt-cinq portes et enfermait plus de six mille six cents hectares de terrain. La muraille laissait en dehors de son enceinte les villages suivants qui lui étaient limitrophes : Viroflay, Jouy-en-Josas, les Loges, Toussus-le-Noble, Châteaufort, Magny-les-Hameaux, Voisins-le-Bretonneux, Montigny-le-Bretonneux, Trappes, les Clayes, Villepreux, Saint-Nom-la-Bretèche ; puis elle revenait sur Versailles en longeant Rocquencourt et le Chesnay.

Trianon[1], dans ce même parc et à la porte de Versailles, d'abord maison de porcelaine à aller faire des collations, agrandie après pour y pouvoir coucher, enfin palais de marbre, de jaspe et de porphyre, avec des jardins délicieux[2]; la Ménagerie vis-à-vis[3], de l'autre côté de la croisée du canal de Versailles[4], toute de riens exquis, et garnie de toutes

1. Comparez l'Addition à Dangeau : ci-après, p. 417.

2. Nous avons eu à plusieurs reprises l'occasion de faire l'historique des constructions successives de Trianon et de ses jardins : tomes I, p. 102 et 554, IV, p. 323, X, p. 358, et surtout XVII, p. 102. Voyez ci-dessus (p. 165, note 3) la fin de la citation de Jérôme Venier.

3. Les mots *à vis*, oubliés, ont été remis en interligne. — Il a été parlé de la Ménagerie dans le tome XII, p. 104. On trouvera de nouveaux renseignements dans un article paru en mai 1899 dans la *Revue de l'histoire de Versailles*, et dans *la Création de Versailles*, par P. de Nolhac, p. 42-45.

4. Le grand canal, dont la longueur était de huit cents toises, près de seize cents mètres, fut commencé en 1668, et M. de Nolhac en a parlé savamment dans *la Création de Versailles*, p. 57 et suivantes. Son emplacement avait été choisi dans l'endroit le plus enfoncé du petit parc, afin que toutes les eaux pussent y aboutir (notre tome XI, p. 108). En 1671, on creusait la « croisée », c'est-à-dire les deux bras ; mais, dès 1669, on s'y promenait en bateau et on y inaugurait une galiote construite par l'ingénieur Leroy (*Gazette*, p. 668 et 902). En 1674, la république de Venise fit cadeau de deux gondoles, pour lesquelles on engagea deux gondoliers vénitiens, appelés Dominique Palmarini et Pierre Massaguti ; plus tard, on y lança une petite galère et des petits vaisseaux construits sur les plans de Langeron et de Tourville ; en 1706, les équipages de ces bâtiments formaient un groupe de vingt et un hommes, qui touchaient pour leurs appointements près de quinze mille livres (*Gazette* de 1674, p. 72 ; *Journal de Dangeau*, tome I, p. 162 et 285 ; *Mémoires de Sourches*, tomes I, p. 223, IV, p. 358 note, et V, p. 175 ; P. de Nolhac, *la Création de Versailles*, p. 73 et 243-244 ; Archives nationales, G^7 1008, 15 février 1707). La *Gazette* et les journaux de la cour mentionnent de très nombreuses fêtes de jour et de nuit sur le canal, surtout avant 1700, et M. Ém. Bourgeois (*le Grand siècle*, p. 99 et 133) a reproduit des gravures de deux d'entre elles. En 1708, le Roi y fit amener des oiseaux de mer, et installer à chaque bout des volières pleines d'oiseaux chanteurs (*Sourches*, tome XI, p. 69). La difficulté de le curer (*Mémoires de Luynes*, tome I, p. 274) faisait qu'il s'envasait rapidement.

sortes d'espèces de bêtes à deux et à quatre pieds les[1] plus rares; enfin Clagny[2], bâti pour Mme de Montespan en son propre, passé au duc du Maine, au bout de Versailles, château superbe avec ses eaux, ses jardins, son parc[3]; des aqueducs dignes des Romains de tous les côtés[4]; l'Asie ni l'antiquité n'offrent rien de si vaste, de si multiplié, de si travaillé, de si superbe, de si rempli de monuments les plus rares de tous les siècles, en marbres les plus exquis de toutes les sortes, en bronzes, en peintures, en sculptures, ni de si achevé des derniers[5].

1. Avant *les*, il y a un second *d'espèces*, biffé.

2. Nos tomes VI, p. 6, et XIII, p. 186.

3. Avant Louis XIV, il y avait à Clagny une vieille tour sur le bord d'un large étang longé par le chemin de Saint-Germain. En 1674, le Roi y fit élever un petit château pour Mme de Montespan; mais celle-ci trouva qu'une construction si mesquine était « bonne pour une fille d'Opéra » (*Mémoires de Luynes*, tome IX, p. 255-256), et on abattit dès 1676 pour reconstruire un véritable palais. M. de Nolhac a noté ces étapes dans *la Création de Versailles*, p. 193-197 et 244-245. Le coût s'en éleva à près de trois millions, selon Le Roi, *Histoire de Versailles*, tome I, p. 8, à deux seulement selon M. Guiffrey dans ses *Comptes des bâtiments*. Mme de Montespan s'y intéressa extrêmement : c'est « Didon qui fait bâtir Carthage », disait Mme de Sévigné (*Lettres*, tome III, p. 480), et, un peu plus tard (tome IV, p. 21) la marquise décrivait ainsi un coin des jardins : « Il y a un petit bois d'orangers dans de grandes caisses. On s'y promène ; ce sont des allées où l'on est à l'ombre, et, pour cacher les caisses, il y a des deux côtés des palissades à hauteur d'appui, toutes fleuries de tubéreuses, de roses, de jasmins, d'œillets. C'est assurément la plus belle, la plus surprenante, la plus enchantée nouveauté qui se puisse imaginer; on aime fort ce bois ». La Fontaine a chanté les beautés de Clagny dans *les Amours de Psyché*. Le feu baron Pichon possédait un album de tous les plans, profils et élévations des bâtiments, dressé en 1680 par Michel Hardouin sur l'ordre de Colbert (*Catalogue de la vente de la bibliothèque de M. le baron Pichon*, 1897, première partie, n° 444).

4. Outre les deux grands aqueducs de Marly et de Buc, qui existent encore, il y en avait treize autres secondaires (Ossude, *Le Siècle des Beaux-Arts*, p. 236).

5. Des derniers siècles. — Après ce mot, Saint-Simon a biffé *Mais l'e[au]*, qui commence le paragraphe suivant.

Ouvrages de Maintenon.

Mais l'eau manquoit, quoi qu'on pût faire, et ces merveilles de l'art en fontaines tarissoient, comme elles font encore à tous moments, malgré la prévoyance de ces mers de réservoirs qui avoient coûté tant de millions à établir et à conduire sur le sable mouvant et sur la fange. Qui l'auroit cru ? ce défaut devint la ruine de l'infanterie. Mme de Maintenon régnoit ; on parlera d'elle à son tour[1]. M. de Louvois alors étoit bien avec elle ; on jouissoit de la paix. Il imagina de détourner la rivière d'Eure entre Chartres et Maintenon[2], et de la faire venir toute entière à Versailles[3]. Qui pourra dire l'or et les hommes que la tentative obstinée en coûta pendant plusieurs années[4], jusque-là qu'il fut défendu, sous les plus grandes peines, dans le camp qu'on y avoit établi et qu'on y tint très longtemps, d'y parler des malades, surtout des morts, que le rude travail et plus encore l'exhalaison de tant de terres remuées tuoient ? Combien d'autres[5] furent des années à se rétablir de cette contagion ! Combien n'en ont pu reprendre leur santé pendant le reste de leur vie[6]! Et tou-

1. Ci-après, p. 189 et suivantes.

2. Il en a déjà été parlé dans notre tome XI, p. 39.

3. Pierre Clément (*le Gouvernement de Louis XIV*, p. 167 et suivantes) a relevé le premier l'exagération de notre auteur : on ne voulait amener à Versailles que deux pieds d'eau et non pas la rivière tout entière.

4. C'est à propos de la construction de ces aqueducs que le diplomate prussien Arnaud écrivait à Fuhrer, sénateur de Nüremberg, le 15 avril 1685 : « Le Roi, étant accoutumé d'entreprendre des choses à moitié impossibles dans un pays où il n'y a ni pierres ni autres matériaux, fait venir quantité de charbon d'Angleterre pour cuire des briques, et on dit que les cendres de ces charbons, mêlées avec de la chaux, serviront à un ciment fort extraordinaire pour la durée » (*Catalogue de vente Eugène Charavay*, 24 février 1883, n° 6).

5. *D'autres* a été ajouté en interligne.

6. Spanheim (*Relation*, édition Bourgeois, p. 73) dit qu'on y employa trente mille hommes pendant trois ans. Il y a dans le volume *France* 996, aux Affaires étrangères, fol. 17-23, une Instruction du mois d'avril 1688 pour la tenue de l'hôpital établi près des travaux par les commissaires des guerres.

tefois, non-seulement les officiers particuliers, mais les colonels, les brigadiers, et ce qu'on y employa d'officiers généraux, n'avoient pas, quels qu'ils fussent, la liberté de s'en absenter un quart d'heure, ni de manquer eux-mêmes un quart d'heure de service sur les travaux. La guerre enfin les interrompit en 1688, sans qu'ils aient été repris depuis ; il n'en est resté que d'informes monuments, qui éterniseront cette cruelle folie[1].

Marly. A la fin[2], le Roi, lassé du beau et de la foule, se persuada qu'il vouloit quelquefois du petit et de la solitude. Il chercha autour de Versailles de quoi satisfaire ce nouveau goût. Il visita plusieurs endroits; il parcourut les coteaux qui découvrent Saint-Germain et cette vaste plaine qui est au bas, où la Seine serpente et arrose tant de gros lieux et de richesses en quittant Paris. On le pressa de s'arrêter à Luciennes, où Cavoye eut depuis une maison dont la vue est enchantée[3]; mais il répondit que cette heureuse situation le ruineroit, et que, comme il vouloit un rien, il vouloit aussi une situation qui ne lui permît pas de songer à y rien faire.

Il trouva derrière Luciennes un vallon étroit, profond, à bords escarpés, inaccessible par ses marécages, sans aucune vue, enfermé de collines de toutes parts, extrêmement à l'étroit, avec un méchant village sur le penchant d'une de ces collines, qui s'appeloit Marly[4]. Cette clôture

1. En 1710, le Roi abandonna à Mme de Maintenon la propriété de tous les travaux, aqueducs, etc., abandonnés, et celle du terrain (Archives nationales, X^{1A} 8707, fol. 146 v°). Plus tard, on démolit une partie des aqueducs pour en employer les matériaux à la construction du château de Mme de Pompadour à Crécy, près de Dreux (*Inventaire des archives d'Eure-et-Loir*, tome IV, p. 307).

2. A rapprocher de l'Addition à Dangeau : ci-après, p. 417.

3. Il a été parlé de Luciennes ou Louveciennes et de la maison de Cavoye dans le tome XI, p. 24.

4. Marly était une ancienne seigneurie, dont on connaît les titulaires dès le onzième siècle ; elle appartenait alors aux Montmorency ; elle passa ensuite aux Levis et était possédée par les Phélypeaux de Pont-

sans vue, ni moyen d'en avoir, fit tout son mérite ; l'étroit du vallon où on ne se pouvoit étendre y en ajouta beaucoup[1]. Il crut choisir un ministre, un favori, un général d'armée[2]. Ce fut un grand travail que dessécher ce cloaque de tous les environs, qui y jetoient toutes leurs voiries[3], et d'y rapporter des terres[4]. L'ermitage fut fait. Ce n'étoit que pour y coucher trois nuits, du mercredi au samedi, deux ou trois fois l'année, avec une douzaine au plus de courtisans en charges les plus indispensables[5]. Peu à peu l'ermitage fut augmenté ; d'accroissement en accroissement, les collines taillées pour faire place et y bâtir, et celle du bout largement emportée pour donner au moins une échappée de vue fort imparfaite[6]. Enfin, en bâtiments, en jardins, en eaux, en aqueducs, en ce qui est si connu

chartrain quand Louis XIV l'échangea pour la terre de Neauphle.

1. Le duc de Luynes (*Mémoires*, tome II, p. 278) dit tenir du contrôleur des bâtiments Louis de Cotte les renseignements suivants qui contredisent formellement Saint-Simon : « Le Roi chargea M. Mansart de lui chercher un endroit aux environs de Versailles où il trouvât de la vue, de l'eau et des bois. Le lieu où est situé le château parut favorable, et M. Mansart en rendit compte au Roi. Tout étoit bois ; on prit un nombre prodigieux de paysans pour couper ces bois ; on bâtit d'abord les douze pavillons tels qu'ils sont aujourd'hui, au moins pour le dehors. On éleva ensuite le pavillon du château ; mais ce ne fut d'abord qu'une masse plus haute même qu'il n'est présentement, pour en voir l'effet ». M. de Nolhac (*la Création de Versailles*, p. 197-202) a montré l'exagération et la partialité de Saint-Simon. Mme de Montmorency écrivait à Bussy-Rabutin en juin 1679 que la situation était admirable et que ce serait un paradis terrestre (*Correspondance de Bussy-Rabutin*, tome IV, p. 387).

2. Il les préférait médiocres, a-t-il dit ci-dessus, p. 92-93.

3. L'état marécageux du terrain de Marly est confirmé par les Mélanges manuscrits de Philibert de Lamare, et par la *Vie de Colbert* (1695), p. 92.

4. M. de Nolhac a établi que ce fut seulement en juin 1679 que les premiers travaux d'abattage des bois furent commencés.

5. Comparez le passage des *Mémoires du baron de Breteuil* cité dans l'appendice I de notre tome XXI, p. 413.

6. Ce n'est qu'en 1715 qu'on abattit la montagne de Luciennes (*Gazette d'Amsterdam*, n° XXXVIII), pour étendre la vue.

et si curieux sous le nom de machine de Marly[1], en parcs, en forêt ornée et renfermée, en statues, en meubles précieux[2], Marly est devenu ce qu'on le voit encore, tout dépouillé qu'il est depuis la mort du Roi[3]: en forêts toutes venues et touffues qu'on y a apportées en grands arbres de Compiègne, et de bien plus loin sans cesse, dont plus

1. Cette célèbre machine, dont une bonne description a été donnée par le physicien de Prony dans la *Biographie universelle* de Michaud, article SUALEM, mériterait une étude historique approfondie sur sa construction. Jusqu'à présent on n'est point encore parvenu à élucider si son inventeur fut le gentilhomme liégeois Arnold de Ville ou le charpentier du même pays Rennequin Sualem. Les contemporains ne semblent connaître que de Ville (*Lettres de Colbert*, tome VII, p. CLII; *Mémoires de Sourches*, tome I, p. 423; *Gazette* de 1682, p. 358; *Mémoires de l'abbé de Choisy*, édition Lescure, tome I, p. 215-216); mais l'inscription funéraire de Sualem dans l'église de Bougival, où il est qualifié de « *seul* inventeur de la machine de Marly » (Guilhermy, *Inscriptions de la France*, tome III, p. 204), paraît être une revendication formelle contre une usurpation de paternité. L'article cité ci-dessus de M. de Prony, et celui de la *Nouvelle biographie générale* (v° SUALEM) sont favorables à celui-ci. M. J.-A. le Roi au contraire penche pour de Ville, qu'il regarde comme l'inventeur, tandis que Sualem ne serait que le constructeur (*Mémoires de la Société de Seine-et-Oise*, tome VII, 1866, p. 61-128, et *Curiosités historiques*, p. 115-137). Quoi qu'il en soit, les travaux commencèrent vers 1675, et les premières épreuves en furent faites en juin 1682. Il existe aux Archives nationales (O[1] 1493 et suivants) plusieurs cartons de documents sur cette machine, sa construction et son entretien.

2. Les quatre appartements principaux, ceux du rez-de-chaussée, avaient chacun une couleur spéciale; rouge pour le Roi, vert pour Monseigneur, aurore pour Monsieur, et bleu pour Madame; d'abord de damas, ces ameublements furent refaits en velours et en brocard dès février 1688 (*Dangeau*, tome II, p. 11 et 109). Le *Journal* parle encore en 1700 (tome VII, p. 425) d'un meuble magnifique que le Roi y fait mettre pour l'hiver, et ce mobilier fut encore renouvelé en 1715 (*ibidem*, tome XV, p. 347).

3. Saint-Simon parlera dans la suite des *Mémoires* (tome XIII de 1873, p. 279-282) du projet de destruction du château en 1716, et de la vente qui se fit de tout le riche mobilier; nous donnerons alors le commentaire nécessaire. Disons seulement qu'un état descriptif de chaque pièce et de chaque pavillon fut alors dressé et annexé à l'arrêt du conseil d'État (Archives nationales, E 1983, 18 janvier 1716).

des trois quarts mouroient, et qu'on remplaçoit aussitôt ; en vastes espaces de bois épais et d'allées obscures, subitement changées en immenses pièces d'eau où on se promenoit en gondoles, puis remises en forêts à n'y pas voir le jour dès le moment qu'on les plantoit[1]; je parle de ce que j'ai vu en six semaines ; en bassins changés cent fois ; en cascades de même à figures successives et toutes différentes[2]; en séjours de carpes[3] ornés[4] de dorures et de

1. Voyez le sixième couplet de la chanson donnée ci-après, appendice II.

2. Le relevé de tous les nouveaux bassins ou cascades, des plantations, des bosquets, des statues et œuvres d'art installées dans les jardins, des embellissements continuels que mentionnent les journaux de la cour, ce relevé serait interminable. Madame Palatine écrivait à la duchesse de Hanovre le 6 juillet 1702 (*Correspondance*, recueil Jæglé, tome 1, p. 269) : « Ce matin, j'ai été me promener avec le Roi à Marly. C'est comme si les fées y travaillaient ; car là où j'avais vu un grand vivier, j'ai trouvé une forêt ou un bois ; où il y avait une grande place et une escarpolette, j'ai aperçu un vaste réservoir où l'on mettra ce soir quelque chose comme cent trente carpes extraordinairement belles ». Voyez aussi Dussieux, *le Château de Versailles*, tome II, p. 374 et 382-385. Comme descriptions de Marly, on n'en connaît que de très sommaires pour l'époque de Louis XIV ; celle de Félibien, en 1745, est plus détaillée (*Archives curieuses*, deuxième série, tome XII, p. 125-147); pour l'époque antérieure, on trouvera des renseignements dans la *Vie de Colbert* (1695). De nos jours, outre les notices de MM. Dussieux et V. Sardou, Guillaumot a fait paraître en 1865 un ouvrage de vues, plans et essais de restitution du château, que nous avons déjà fréquemment utilisé. Les historiens consulteraient surtout avec profit les magnifiques atlas de plans et de vues coloriées qui sont conservés aux Archives nationales, O[1] 1468-1472.

3. Notre tome XV, p. 471-473. Dans la même lettre dont nous avons donné plus haut un extrait, Madame ajoutait à propos de ces carpes de Marly : « Il y en a qui sont comme de l'or, d'autres comme de l'argent, d'autres d'un beau bleu incarnat, d'autres tachetées de jaune, blanc et noir, bleu et blanc, jaune d'or et blanc, blanc et jaune d'or avec des taches rouges ou des taches noires ; bref, il y en a de tant d'espèces que c'est vraiment merveilleux » (cité par Dussieux, tome II, p. 384). Il y a dans le *Nouveau siècle* (tome IV, p. 336) une épigramme sur la mort d'une carpe que le Roi affectionnait.

4. Il a écrit *ornées*, sans doute par mégarde.

peintures les plus exquises, à peine achevées, rechangées et rétablies autrement par les mêmes maîtres, et cela une infinité de fois[1]; cette prodigieuse machine, dont on vient de parler, avec ses immenses aqueducs, ses conduites et ses réservoirs monstrueux[2], uniquement consacrée à Marly sans plus porter d'eau à Versailles ; c'est peu de dire que Versailles tel qu'on l'a vu n'a pas coûté Marly. Que si on y ajoute les dépenses de ces continuels voyages, qui devinrent enfin au moins égaux aux séjours de Versailles, souvent presque aussi nombreux, et tout à la fin de la vie du Roi le séjour le plus ordinaire[3], on ne dira point trop sur Marly seul en comptant par milliards[4]. Telle fut la fortune d'un repaire de serpents et de charognes, de crapauds et de grenouilles, uniquement choisi pour n'y pouvoir dépenser. Tel fut le mauvais goût du Roi en toutes choses[5], et ce plaisir superbe de forcer la nature, que ni

1. C'est Blain de Fontenay qui avait peint les fleurs de plomb dont étaient entourés les bassins des carpes ; il était chargé de réparer ces peintures tous les ans (Dussieux, p. 385), et il est probable qu'il en changeait les teintes, comme le dit Saint-Simon.

2. Les réservoirs se trouvaient dans ce qu'on appelait les « hauts », c'est-à-dire dans la partie du parc qui dominait le château ; les deux principaux étaient ceux de la Ramasse et du Trou-d'enfer.

3. C'est surtout à partir de 1702 que les voyages deviennent plus fréquents et plus longs ; rarement d'une semaine auparavant, ils commencent à se prolonger pendant dix jours, quinze jours, dix-huit jours (*Dangeau*, tomes VIII, p. 443, et IX, p. 218) ; en 1711, on y reste trois mois consécutifs, d'avril à juillet ; puis le Roi arrive à y séjourner presque la moitié de l'année (notre tome XXVI, p. 312).

4. C'est là une manière de parler. De 1679 à 1690, les constructions coûtèrent quatre millions et demi (*Lettres de Colbert*, tome V, p. XXXVIII ; Ossude, *le Siècle des Beaux-Arts*, p. 226) ; il semble difficile d'évaluer à plus du double la dépense de 1691 à 1715, période pendant laquelle on ne travailla guère qu'aux jardins ; à cela il faut ajouter le prix d'acquisition des terrains. Néanmoins il y a loin de ces chiffres à « compter par milliards ».

5. Tout ce qu'on sait de Marly, de sa décoration et de ses merveilleux jardins en font au contraire un modèle de goût et de magnificence de bon aloi, dont la disparition est une perte irréparable.

la guerre la plus pesante, ni la dévotion ne put émousser.

Amours du Roi.

De[1] tels excès de puissance, et si mal entendus, faut-il passer à d'autres plus conformes à la nature, mais qui, en leur genre, furent bien plus funestes? ce sont les amours du Roi. Leur scandale a rempli l'Europe, a confondu la France, a ébranlé l'État, a sans doute attiré les malédictions sous le poids desquelles il s'est vu si imminemment[2] près du dernier précipice, et a réduit[3] sa postérité légitime à un filet unique de son extinction en France[4]. Ce sont des maux qui se sont tournés en fléaux de tout genre, et qui se feront sentir longtemps. Louis XIV, dans sa jeunesse, plus fait pour les amours qu'aucun de ses sujets[5], lassé de voltiger et de cueillir des faveurs passagères[6], se fixa

1. Rapprocher ce qui va suivre de la rédaction première de l'Addition à Dangeau : ci-après, p. 419.

2. Adverbe qui n'était et n'est encore admis par aucun lexique ; Saint-Simon l'emploiera de nouveau dans la suite des *Mémoires*, tome XIX de 1873, p. 201.

3. Ces deux mots ont été ajoutés en interligne.

4. C'est-à-dire qu'il ne restait plus qu'un filet unique (Louis XV) pour éviter l'extinction de cette postérité légitime, abstraction faite de la branche d'Espagne.

5. Déjà, au seizième siècle, Brantôme, dans ses « Grands capitaines françois » (*Œuvres*, édition Lalanne, tome IV, p. 339), remarquait que « ceux de la race de Bourbon » étaient « fort d'amoureuse complexion ». Dans l'Addition n° 708 (notre tome XIV, p. 464), Saint-Simon l'a déjà qualifié de « maître galant ». Il y a dans les *Mémoires de Louis XIV*, édition Dreyss, tome II, p. 310-320, de curieuses réflexions sur l'inconvénient des maîtresses pour un souverain.

6. Dès 1651, Loret (*Muse historique*, tome I, p. 83 et 84) note ses premières manifestations, et le jeune Brienne prétend qu'encore presque enfant il était amoureux de la duchesse de Châtillon (*Mémoires*, tome II, p. 306-307). Outre ses inclinations successives et bien connues pour les sœurs Mancini, on lui attribua, peut-être bénévolement, quelques caprices sans conséquence : la princesse de Conti Martinozzi (*Mémoires de Cosnac*, tome I, p. 184-185), Mlle de la Motte-Argencourt (*Mémoires de Mme de Motteville*, tome IV, p. 83-85), Mlle de Marivault (Faugère, *Relation d'un Voyage à Paris en 1657*, p. 49-50

enfin à la Vallière[1]. On en sait les progrès et les fruits.

Mme de Montespan[2] fut celle dont la rare beauté[3] le toucha ensuite, même pendant le règne de Mme de la Vallière. Elle s'en aperçut bientôt[4]; elle pressa vainement son mari de l'emmener en Guyenne; une folle confiance ne voulut pas l'écouter[5]. Elle lui parloit alors de bonne
[Add. SᵗS. 1250] foi. A la fin le Roi en fut écouté, et l'enleva à son mari avec cet épouvantable fracas qui retentit avec horreur chez toutes les nations, et qui donna au monde le spectacle nouveau de deux maîtresses à la fois. Il les promena aux frontières, aux camps, des moments aux

et 66). Dans le tome I des *Mémoires*, p. 291, notre auteur s'est fait l'écho des bruits qui couraient aussi à propos de Mme de Beauvais, première femme de chambre d'Anne d'Autriche.

1. Ci-dessus, p. 7.

2. Il convient de rectifier ici certaines indications données dans notre tome I, p. 32, note 3. Depuis l'apparition de ce volume, M. J. Lemoine a établi, par la publication de l'acte de baptême de Mme de Montespan qu'elle naquit le 5 octobre 1640, à Lussac-les-Châteaux, en Poitou, et qu'elle ne reçut alors que le prénom de Françoise; si elle y joignit plus tard celui d'Athénaïs, ce fut bénévolement et sous l'influence de la société précieuse qu'elle fréquenta assidûment à l'hôtel d'Albret pendant les premiers temps qui suivirent son mariage (J. Lemoine, *De la Vallière à Montespan*, p. 127-128).

3. Tous les contemporains s'accordent sur les charmes de Mme de Montespan; voyez notamment les éloges enthousiastes et si souvent cités de Mme de Sévigné (*Lettres*, tome IV, p. 545 et 546). Primi Visconti (*Mémoires*, p. 10) disait de son côté : « Elle avoit les cheveux blonds, de grands yeux bleus couleur d'azur, le nez aquilin mais bien formé, la bouche petite et vermeille, de très belles dents, en un mot un visage parfait; pour le corps, elle étoit de taille moyenne et bien proportionnée. »

4. Selon Mme de Caylus (*Souvenirs*, p. 482), elle aurait été naturellement honnête, et l'on connaît son mot à propos de la Vallière, cité par Mademoiselle (*Mémoires*, tome IV, p. 49) et par Mme de Maintenon (*Lettres historiques et édifiantes*, tome II, p. 460-461) : « Si j'étois assez malheureuse, etc. ». Elle déplut d'abord au Roi, si l'on en croit les *Mémoires de Primi Visconti*, p. 10.

5. Déjà dit dans le tome XV, p. 89.

armées, toutes deux dans le carrosse de la Reine[1]. Les peuples accourant de toutes parts se montroient les trois reines, et se demandoient avec simplicité les uns aux autres s'ils les avoient vues. A la fin Mme de Montespan triompha, et disposa seule du maître et de sa cour, avec un éclat qui n'eut plus de voile[2] ; et, pour qu'il[3] ne manquât rien à la licence publique de cette vie, M. de Montespan, pour en avoir voulu prendre[4], fut mis à la Bastille, puis relégué en Guyenne[5], et sa femme eut de la comtesse de Soissons, forcée par sa disgrâce, la démission de

1. Dans notre tome VIII, p. 316, note 3, nous avions cru pouvoir affirmer qu'aucun récit contemporain n'indiquait que le Roi se fût jamais trouvé, comme le dit Saint-Simon, dans le même carrosse avec la Reine et ses deux maîtresses; si Mmes de la Vallière et de Montespan y entraient, ce n'était qu'en vertu de leurs charges de cour ; mais le Roi ne s'y trouvait pas en même temps qu'elles. Cependant un texte qui n'était pas encore mis au jour en 1894 confirme les dires de notre auteur : le marquis de Saint-Maurice, ambassadeur de Savoie, écrit le 2 mai 1670 à son maître (*Lettres*, tome I, p. 422) : « Le Roi partit lundi dernier de Saint-Germain pour le voyage de Flandre avec une des plus belles et des plus pompeuses suites que l'on puisse voir. Ils étoient huit dans son carrosse : lui, la Reine, Monsieur, Mme la duchesse d'Orléans, Mlle de Montpensier, la duchesse de la Vallière, la comtesse de Béthune et la marquise de Montespan ».

2. Pour tout cela, nous renvoyons aux ouvrages spéciaux de MM. Pierre Clément, *La Duchesse de la Vallière* et *Madame de Montespan*, et J. Lair, *Louise de la Vallière*, et à celui plus récent de MM. J. Lemoine et A. Lichtenberger, *De la Vallière à Montespan*.

3. Il y a *pour qui*, par erreur, dans le manuscrit.

4. Pour avoir voulu prendre quelque licence.

5. Sur tous ces incidents, on peut voir les *Mémoires de Mademoiselle*, tome IV, p. 152-155, les *Souvenirs de Mme de Caylus*, p. 499, les *Lettres de Colbert*, tome VI, p. 346-347, les *Œuvres de Louis XIV*, tome V, p. 576-577, les *Archives de la Bastille*, tome IV, p. 16-17, l'*Histoire amoureuse des Gaules*, tome II, p. 373 et suivantes, la lettre xxix de Mme Dunoyer, édition 1720, tome I, p. 288-289, P. Clément, *Mme de Montespan*, p. 10 et suivantes, J. Lair, *La Vallière*, p. 196-201, 207 et 283 ; J. Lemoine, *De La Vallière à Montespan*, p. 222 et suivantes ; etc. Ce n'est pas à la Bastille, qu'il fut enfermé, mais au For-l'Évêque (*Archives de la Bastille*, tome IV, p. 17 note, et l'ouvrage de J. Lemoine, p. 262-263).

la charge créée pour elle de surintendante de la maison de la Reine, à laquelle on supposa le tabouret attaché, parce que, ayant un mari, elle ne pouvoit être faite duchesse[1].

On vit après sortir de son cloître de Fontevrault[2] la reine des abbesses, qui, chargée de son voile et de ses vœux, avec plus d'esprit et de beauté encore que Mme de Montespan sa sœur[3], vint jouir de la gloire de cette Niquée[4] et être de tous les particuliers du Roi les plus charmants par l'esprit et par les fêtes[5], avec Mme de

1. Notre tome XVI, p. 429. Les provisions sont du 10 avril 1679 (Archives nationales, registre O[1] 3714, fol. 16 v°-18). Le lendemain, elle reçut un brevet qui lui attribuait un rang égal à celui des duchesses (*ibidem*, registre O[1] 23, fol. 97 v°).

2. Il a été parlé de cette abbaye chef d'ordre dans le tome X, p. 147, et aussi de la célèbre abbesse, Marie-Madeleine-Gabrielle de Rochechouart.

3. Saint-Simon a déjà fait son portrait et retracé son rôle auprès de sa sœur et du Roi, à l'occasion de sa mort en 1704 : tome XII, p. 161-163.

4. C'est une allusion à un épisode célèbre de l'*Amadis de Gaule* (livre VIII, chapitre XXIV). Niquée était fille du soudan de Babylone ; la magicienne Zyrphée, sa tante, l'enferma dans un palais enchanté, où elle resta quelque temps comme figée dans une apothéose d'une magnificence sans égale. Brantôme, dans *les Dames* (*Œuvres*, édition Lalanne, tomes VII, p. 398, et VIII, p. 29), Tallemant des Réaux (*Historiettes*, tome II, p. 200), Mme de Sévigné, à propos justement de Mme de Montespan (*Lettres*, tomes IV, p. 547, et V, p. 10, 170 et 246), et de nombreux écrivains du même temps, ont employé cette comparaison. Monmerqué, dans son commentaire des *Historiettes* (tome II, p. 208), a donné un bon résumé de l'épisode de Niquée et a même reproduit le passage principal de l'apothéose de l'héroïne. Le comte de Villa-Mediana en tira une pièce fort ampoulée et en style de phébus, qu'il appela *la Gloria di Niquea*, et qu'il fit jouer à ses dépens à Aranjuez par la reine d'Espagne et les principales dames de sa cour (*Historiettes*, tome I, p. 458).

5. L'abbesse de Fontevrault ne fit que deux séjours à Paris et à la cour : le premier entre juin et décembre 1675 ; elle avait été appelée par la maladie de son père, et elle retourna à son couvent dès qu'il fut mort. La seconde fois fut de la fin de 1679 à l'automne de 1680 ; on n'en sait pas la raison ; mais, à ce moment, Mme de Montespan,

Thiange, son autre sœur[1], et l'élixir le plus trayé[2] de toutes les dames de la cour. Les grossesses et les couches furent publiques[3]. La cour de Mme de Montespan devint le centre de la cour, des plaisirs, de la fortune, de l'espérance et de la terreur[4] des ministres et des généraux d'armée, et l'humiliation de toute la France. Ce fut aussi le centre de l'esprit, et d'un tour si particulier, si délicat, si fin, mais toujours si naturel et si agréable, qu'il se faisoit distinguer à son caractère unique. C'étoit celui de ces trois sœurs, qui toutes trois en avoient infiniment, et avoient l'art d'en donner aux autres. On sent encore avec plaisir ce tour charmant et simple dans ce qui reste de personnes qu'elles ont élevées chez elles et qu'elles s'étoient attachées; entre mille autres on les distingueroit dans les conversations les plus communes[5].

compromise dans l'affaire des Poisons et supplantée par Mlle de Fontanges, n'était plus guère en faveur (Pierre Clément, *L'Abbesse de Fontevrault*, p. 33-37).

1. Gabrielle de Rochechouart : tome V, p. 43.

2. Forme archaïque déjà relevée dans le tome III, p. 47.

3. La naissance des premiers enfants de Mme de Montespan fut au contraire entourée du plus profond mystère ; pour celle du premier, une fille, née en mars 1669, on n'a pas de renseignements ; on sait seulement qu'elle fut confiée dans le plus grand secret à Mme Scarron. Mais, pour le duc du Maine (31 mars 1670), on a ce passage des *Mémoires de Mlle de Montpensier* (tome IV, p. 394) : « J'ai ouï conter à M. de Lauzun que, le jour qu'elle accoucha de M. du Maine, ... on n'eut pas le temps de l'emmaillotter ; on l'entortilla dans un lange. Il le prit dans son manteau et le cacha, et l'emporta dans un carrosse qui l'attendoit ;.... il mouroit de peur qu'il ne criât ». Ce que raconta plus tard Mme de Maintenon (*Lettres historiques et édifiantes*, tome II, p. 461) montre bien quelles précautions extrêmes le Roi fit prendre pour que rien ne transpirât ; ce ne fut qu'après la reconnaissance des enfants en 1673 qu'on garda moins de mesures.

4. Les mots *la terreur* sont en interligne, au-dessus de *l'humiliation*, biffé.

5. Nouvelle allusion à l'esprit traditionnel des Mortemart, dont notre auteur a déjà parlé bien des fois, et en dernier lieu dans le tome XXVI, p. 300 et 309.

Madame de Fontevrault étoit celle des trois qui en avoit le plus ; c'étoit peut-être aussi la plus belle[1]. Elle y joignoit un savoir rare et fort étendu : elle savoit bien la théologie et les Pères; elle étoit versée dans l'Écriture ; elle possédoit les langues savantes[2] ; elle parloit à enlever quand elle traitoit quelque matière. Hors de cela, l'esprit ne se pouvoit cacher; mais on ne se doutoit pas qu'elle sût rien de plus que le commun de son sexe. Elle excelloit en tous genres d'écrire[3]. Elle avoit un don tout particulier pour le gouvernement et pour se faire adorer de tout son ordre, en le tenant toutefois dans la plus exacte régularité[4]. Quoiqu'elle eût été faite religieuse plus que très cavalièrement[5], la sienne[6] étoit pareille dans son abbaye. Ses séjours à la cour, où elle ne sortoit point de chez ses sœurs, ne donnèrent jamais d'atteinte à sa réputation que par l'étrange singularité de voir un tel habit partager une faveur de cette nature, et, si la bienséance eût pu y être en soi, il se pouvoit dire que, dans cette cour même, elle ne s'en seroit jamais écartée.

Mme de Thiange dominoit ses deux sœurs, et le Roi même, qu'elle amusoit plus qu'elles. Tant qu'elle vécut, elle le domina, et conserva, même après l'expulsion de Mme de Montespan hors de la cour, les plus grandes privances et des distinctions uniques[7].

1. « Elle avoit encore plus de beauté » que Mme de Montespan : tome XII, p. 161 ; nous avons signalé alors son portrait par Gantrel.

2. Les contemporains disent qu'elle savait le latin, le grec, l'italien, l'espagnol, et même l'hébreu, qu'elle aurait appris pour lire l'Écriture sainte dans le texte original ; on lui attribua, mais sans preuve, la traduction d'une partie du *Banquet* de Platon (P. Clément, *l'Abbesse de Fontevrault*, p. x, 40 et 261-271).

3. Pierre Clément a publié beaucoup de lettres d'elle dans l'appendice de l'ouvrage indiqué ci-dessus.

4. On peut voir dans le même ouvrage des circulaires à son ordre et des instructions à ses religieuses.

5. Déjà dit au tome XII, p. 162. — 6. Sa régularité.

7. On a vu dans le tome XV, p. 354-355, un exemple de la bonté avec laquelle le Roi supportait sa familiarité insolente.

Pour Mme de Montespan, elle étoit méchante, capricieuse, avoit beaucoup d'humeur, et une hauteur en tout dans les nues dont personne n'étoit exempt, le Roi aussi peu que tout autre[1]. Les courtisans évitoient de passer sous ses fenêtres, surtout quand le Roi y étoit avec elle ; ils disoient que c'étoit passer par les armes, et ce mot passa en proverbe à la cour[2]. Il est vrai qu'elle n'épargnoit personne, très souvent sans autre dessein que de divertir le Roi, et, comme elle avoit infiniment d'esprit, de tour et de plaisanterie fine, rien n'étoit plus dangereux que les ridicules qu'elle donnoit mieux que personne. Avec cela elle aimoit sa maison et ses parents[3], et ne laissoit pas de bien servir les gens pour qui elle avoit pris de l'amitié. La Reine supportoit avec peine sa hauteur avec elle, bien différente des ménagements continuels et des respects de la duchesse de la Vallière, qu'elle aima toujours, au lieu que de celle-ci il lui échappoit souvent de dire : « Cette pute[4] me fera mourir. » On a vu en son temps[5] la

1. « La Montespan était une créature pleine de caprices, qui ne pouvait se contraindre en rien, aimait toute espèce de divertissements, s'ennuyait d'être seule avec le Roi ; elle ne l'aimait que par intérêt et par ambition et se souciait fort peu de sa personne » (*Correspondance de Madame*, recueil Brunet, tome II, p. 74). « Comme tous les attraits de la beauté et de l'esprit se trouvoient accompagnés [chez elle] d'une humeur fière, impérieuse, pleine d'artifice et capable d'emportement, aussi s'accoutuma-t-elle insensiblement à la faire ressentir au Roi » (*Relation de Spanheim*, édition Bourgeois, p. 80). « Belle, spirituelle et railleuse », dit Primi Visconti (*Mémoires*, p. 10), qui la montre aussi (p. 40-43) dénigrant ses rivales possibles. « La plus méchante femme du monde », écrivait encore Madame (recueil Jæglé, tome II, p. 286).

2. Mlle d'Aumale (*Souvenirs*, tome II, p. 155-157) fait de Mme de Montespan un tableau analogue et raconte quelques anecdotes qui le confirment.

3. Allusion à ce qu'elle était cousine issue de germaine de la mère de notre auteur et qu'elle lui avait fait obtenir une place de dame du palais de la Reine (tome XV, p. 100).

4. Mot déjà rencontré dans notre tome XIX, p. 404, note 5.

5. En 1707 : tome XV, p. 88 et suivantes.

retraite, l'austère pénitence et la pieuse fin de Mme de Montespan.

Pendant son règne elle ne laissa pas d'avoir des jalousies. Mlle de Fontanges[1] plut assez au Roi pour devenir maîtresse en titre[2]. Quelque étrange que fût ce doublet[3], il n'étoit pas nouveau : on l'avoit vu de Mme de la Vallière et de Mme de Montespan, à qui celle-ci ne fit que rendre[4] ce qu'elle avoit prêté à l'autre. Mais Mlle de Fontanges[5] ne fut pas si heureuse, ni pour le vice, ni pour la fortune, ni pour la pénitence. Sa beauté la soutint un temps; mais son esprit n'y répondit en rien[6]. Il en falloit au Roi pour l'amuser et le tenir. Avec cela il n'eut pas le loisir de s'en dégoûter tout à fait : une mort prompte, qui ne laissa pas de surprendre, finit en bref ces nouvelles amours[7]. Presque tous ne furent que passades[8].

1. Marie-Angélique de Scorailles de Roussille : tome XVII, p. 334 et 620-622.

2. C'est en avril 1679 que sa faveur commença à apparaître; elle dura environ deux ans. Le rang de duchesse qui lui fut donné en avril 1681 semble en marquer la décadence: notre tome XVII, p. 620-621.

3. Les Dictionnaires de l'époque ne donnaient pas ce mot dans ce sens figuré.

4. *Prendre* corrigé en *rendre*.

5. *Elle* corrigé en *Mlle* et *de Fontange* ajouté en interligne.

6. « La Fontanges était une petite bête ; mais elle avait fort bon cœur, et elle était belle comme un ange » (*Correspondance de Madame*, recueil Brunet, tome I, p. 390). « Belle comme un ange et sotte comme un panier » (*Mémoires de l'abbé de Choisy*, tome II, p. 35).

7. Elle mourut à Port-Royal le 28 juin 1681; on crut au poison, mais sans preuve : notre tome XVII, p. 334 et 621.

8. Après ce mot, Saint-Simon a biffé *une infâme politique du mari*, qui va se retrouver un peu plus loin. — Les « passades » de Louis XIV, après son mariage, ou du moins les bonnes fortunes qu'on lui attribua en dehors des maîtresses en titre et de celles dont Saint-Simon va parler, sont assez nombreuses. Il est juste de dire que, si quelques femmes cédèrent, d'autres surent résister. En voici une énumération, pour laquelle on n'a pas tenu compte des assertions calomnieuses et parfois révoltantes contenues dans les chansons, les pamphlets ou les gazettes étrangères, quand elles ne sont pas corroborées par des renseignements plus sérieux : Anne-Lucie de la Motte-Houdancourt, plus

Un[1] seul subsista longtemps, et se convertit en affection jusqu'à la fin de la vie de la belle, qui sut en tirer les plus prodigieux avantages jusqu'au tombeau, et en laisser à ses deux fils l'abominable et magnifique héritage, qu'ils surent bien faire valoir[2]. L'infâme politique du mari, qui a un nom propre en Espagne qui veut dire cocu volontaire, et ne s'y pardonne jamais[3], souffrit volontiers cet amour, et en recueillit des fruits immenses en se confinant à Paris, servant à l'armée, n'allant presque point à la cour, faisant obscurément les fonds[4], et distri-

Belle inconnue très connue.

tard marquise de la Vieuville (*Motteville*, tome IV, p. 314-316; *Sourches*, tome III, p. 41), la princesse de Monaco, Catherine de Gramont (*Cosnac*, tome II, p. 213-214; *abbé de Choisy*, tome II, p. 60-62; *Spanheim*, édition Bourgeois, p. 76-77; *Primi Visconti*, p. 12; *Madame*, recueil Brunet, tome I, p. 254), Mlle de Théobon (*Primi Visconti*, p. 42; *Lettres de Mme de Sévigné*, tome IV, p. 555-556), la comtesse de Brancas, Suzanne Garnier (notre tome XI, p. 103, note 3), la marquise de Seignelay, Catherine-Thérèse de Matignon (*Spanheim*, édition Bourgeois, p. 385; *Lettres de Mme Dunoyer*, édition 1720, tome I, p. 105; Chansonnier, ms. Fr. 12691, p. 190), Mlle de Chausserais (*Saint-Simon*, édition 1873, tome XIII, p. 91, et notre tome XVIII, p. 446); enfin il a été parlé longuement dans notre tome XII (p. 106-107, et appendice VII) de cette Louise de Maisonblanche, mariée au baron de la Queue, que le Roi aurait eue de Mlle des Œillets, Claude de Vins, femme de chambre de Mme de Montespan, ou d'une jardinière de Trianon. Ajoutons encore que le marquis de Saint-Maurice (*Lettres*, tome I, p. 236) attribue au Roi un caprice pour Mme de Saint-Martin, femme de l'intendant de la maison de la Reine, et il ajoute : « L'on dit que le bon sire en a tâté ; mais de ces sortes de femmes il s'en sert comme des chevaux de poste, que l'on ne monte qu'une fois et qu'on ne voit jamais plus. »

1. A rapprocher de l'Addition, ci-après, p. 420; Saint-Simon développe ici cette première rédaction.

2. Saint-Simon veut parler de la princesse de Soubise, et il va répéter ce qu'il a déjà dit dans notre tome V, p. 255 et suivantes. Dans l'appendice XI du même volume, M. de Boislisle a montré alors combien les accusations de notre auteur sont peu prouvées et même invraisemblables. Nous ne reviendrons pas sur cette réfutation péremptoire.

3. Voyez notre tome XXIII, p. 111.

4. Dans une entreprise commerciale, *faire les fonds* c'est avancer

buant[1] tous les avantages que de concert avec lui sa belle moitié en tiroit. C'étoit la maréchale de Rochefort chez qui elle alloit attendre l'heure du berger[2], laquelle l'y conduisoit, et qui me l'a conté plus d'une fois, avec des contretemps qui lui arrivèrent[3], mais qui ne firent obstacle à rien, et ne venoient point du mari, qui étoit au fond de sa maison à Paris, qui, sachant et conduisant tout, ignoroit tout avec le plus grand soin, et changea depuis son étroite maison de la place Royale pour le palais des Guises[4], dont ils ne pourroient reconnoître l'étendue ni la somptuosité qu'il a pris depuis entre ses mains et en celles de ses deux fils. La même politique continua[5] le mystère de cet amour, qui ne le demeura que de nom, et tout au plus en très fine écorce. Le mystère le fit durer ; l'art de s'y conduire gagna les plus intéressées[6], et en bâtit la plus rapide et la plus prodigieuse fortune. Le même art le[7] soutint toujours croissant, et sut, quand il en fut encore temps, le tourner en amitié et en considération la plus distinguée. Il mit les enfants de cette belle, qui étoit pourtant rousse[8], en situa-

la première mise nécessaire pour obtenir les bénéfices escomptés. M. de Soubise aventurait son honneur conjugal en vue d'avantages matériels.

1. Au sens d'utiliser, de faire fructifier.

2. « On appelle figurément *l'heure du berger* le moment favorable aux amants » (*Dictionnaire de l'Académie*, 1718).

3. Déjà raconté dans nos tomes I, p. 85-86, et V, p. 256.

4. Pour l'ancien hôtel de Soubise, à la place Royale, voyez notre tome XIV, p. 272 ; quant au « palais des Guises », c'est aujourd'hui, comme il a été dit dans le tome VII, p. 76, le palais des Archives nationales, où les commentateurs successifs de Saint-Simon trouvent depuis plus de trente ans une hospitalité si libérale et qui leur est si précieuse.

5. Avant ce mot, il y a un *en* biffé.

6. Il y a bien *intéressées*, au féminin pluriel. Saint-Simon veut sans doute parler de Mme de Montespan et surtout de Mme de Maintenon, et faire allusion à la convention avec cette dernière, dont il va être question plus loin, p. 187.

7. Après *art*, Saint-Simon a biffé *tourna*.

8. Les portraits qu'on connaît de Mme de Soubise (notre tome V, p. 539) montrent en effet qu'elle était d'un blond assez ardent.

tion de s'élever et de s'enrichir, eux et les leurs, de plus en plus, même après elle, et de parvenir à un comble de tout, dont avec eux[1] jouit avec éclat la troisième génération, aujourd'hui dans toute son étendue, et qui a mis les plus obscurs par eux-mêmes et les plus ténébreux, mais de leur nom, en splendeur inhérente[2]. C'est savoir tirer plus que très grand parti la femme de sa beauté, le mari de sa politique et de son infamie, les enfants de tous les moyens mis en main par de tels parents, mais toujours comme les fils de la belle. Une autre[3] tira beaucoup aussi

1. Ces deux mots ont été ajoutés en interligne.

2. A l'époque où notre auteur écrit, 1745, les Soubise sont dans l'intimité de Mme de Pompadour et en passe d'obtenir toutes les faveurs.

3. Saint-Simon ne nommant pas cette autre, on a souvent cru qu'il s'agissait ici de Mme d'Heudicourt, Bonne de Pons (tome III, p. 213), amie de jeunesse de Mme Scarron. Certains pamphlets du temps prétendent bien que celle-ci fut une des « passades » du Roi ; mais rien ne semble prouvé, quoi qu'en dise Mme de Caylus (*Souvenirs*, p. 501). Néanmoins sa réputation n'était point intacte : Mme de Caylus (p. 500) insinue qu'avant son mariage le maréchal d'Albret, son parent, avait été amoureux d'elle ; la Fare de même (*Mémoires*, p. 288), et notre auteur a fait chorus (tome III, p. 216). Primi Visconti est plus général (*Mémoires*, p. 56) : « Comme elle avoit la réputation d'être un peu facile, beaucoup l'appeloient la Grande Louve », à cause de la charge de grand louvetier que possédait son mari. Cependant, pour ce qui regarde Louis XIV, nous ne connaissons rien qui mérite attention, et la faveur et l'intimité constante avec Mme de Maintenon et avec le Roi dont elle jouit jusqu'à sa mort, semblent être un argument contre toute liaison illicite. Nous pensons plutôt que Saint-Simon veut parler ici de la duchesse de Roquelaure, Marie-Louise de Montmorency-Laval (tome II, p. 249), et cela paraît évident si l'on rapproche les lignes présentes de ce qu'il a déjà dit de cette dame, pour qui le Roi « eut toujours de la considération et de la distinction », et qui réussit par « son art et son crédit » à faire d'une maison très obérée une des « plus solidement riches » du royaume, — et aussi sur « son camard et bouffon de mari », dont il rapporte cependant un bon mot assez peu flatteur pour la vertu de sa femme (nos tomes II, p. 246-249, XIII, p. 81, 182-183 et 301, XVI, p. 96, note 3, 102 et 104, XIX, p. 116 et 300, etc.). Les faiseurs de couplets n'épargnèrent pas Mme de Roquelaure (*Nouveau siècle*,

toute sa vie de la même conduite, mais ni la beauté, ni l'art, ni la position de cette belle, ni de son camard et bouffon de mari, ne permit à celle-ci ni la durée, ni la continuité, ni rien de l'éclat où l'autre parvint et se maintint, et qu'elle fit passer à ses enfants, petits-enfants, et en gros à tout leur nom. Celle-ci[1] n'avoit qu'à vouloir : quoique le commerce fût fini depuis très longtemps, et que les ménagements extérieurs fussent extrêmes, on connoissoit son pouvoir à la cour; tout y étoit en respect devant elle ; ministres, princes du sang, rien ne résistoit à ses volontés. Ses[2] billets alloient droit au Roi, et les réponses toujours à l'instant du Roi à elle, sans que personne s'en aperçût. Si très rarement, par cette commodité unique d'écriture, elle avoit à parler au Roi, ce qu'elle évitoit autant que cela étoit possible, elle étoit admise à l'instant qu'elle le vouloit. C'étoit toujours à des heures publiques, mais dans le premier cabinet du Roi, qui étoit et est encore celui du Conseil, tous deux assis au fond, mais les portes des deux côtés absolument ouvertes, affectation qui ne se pratiquoit jamais que lorsqu'elle étoit avec le Roi, et la pièce publique contiguë à ce cabinet pleine de tous les courtisans. Si quelquefois elle ne vouloit dire qu'un mot, c'étoit debout à la porte, en dehors du même cabinet, et devant tout le monde, qui, aux manières du Roi de l'aborder, de l'écouter, de la quitter, n'avoit pas peine à remarquer jusque dans les derniers temps de sa vie, qui finit plusieurs années avant celle du Roi, qu'elle ne lui étoit pas indifférente[3]. Elle fut belle jusqu'à la fin[4]. Une fois en

tome IV, p. 59-61); voyez aussi la note 7 de la page 182 dans notre tome XIII.

1. C'est-à-dire, Mme de Soubise.

2. Tout cela a été amplement commenté dans l'appendice XI de notre tome V.

3. La rédaction de l'Addition à Dangeau (ci-après, p. 421) est un peu différente.

4. On a vu quels soins et quelles précautions elle prenait pour con-

trois ans un court voyage à Marly[1]; jamais d'aucun particulier avec le Roi, même avec d'autres dames; l'unisson soigneusement gardé avec tout le reste de la cour. Elle y étoit presque toujours, et souvent au souper du Roi, où il ne la distingua jamais en rien. Telle étoit la convention avec Mme de Maintenon, qui de son côté contribua en récompense à tout ce qu'elle put desirer. Le mari, qui l'a survécue de quelques années[2], presque jamais à la cour, et des moments, vivoit obscur à Paris, enterré dans le soin de ses affaires domestiques, qu'il entendoit parfaitement, s'applaudissant du bon sens qui, de concert avec sa femme, l'avoit porté à tant de richesses, d'établissements et de grandeurs, sous les rideaux de gaze qui demeurèrent rideaux, mais qui ne furent rien moins qu'impénétrables.

Il ne faut pas oublier la belle Ludres, demoiselle de Lorraine, fille d'honneur de Madame[3], qui fut aimée un [*Add. SᵗS. 1251*]

server ses charmes et la fraîcheur de son teint : notre tome XVII, p. 73-74.

1. Le *Journal de Dangeau* mentionne le 30 mai 1697 (tome VI, p. 126) la présence de la princesse à Marly, en ajoutant qu'elle était « de celles qui n'avoient pas accoutumé d'y venir » ; nouveau voyage en août 1698 (*ibidem*, p. 402), et c'est tout jusqu'à sa mort en 1709.

2. Il mourut en 1712 : tome XXIII, p. 110-111.

3. Marie-Élisabeth ou Isabelle de Ludres, née en 1647, et admise dans le chapitre de Poussay (c'est pour cela qu'on l'appelait Madame), appartenait à une ancienne famille de la chevalerie lorraine, dont un des descendants, le comte de Ludres, a fait paraître en 1893 une bonne histoire (voyez ci-après, p. 189, fin de note) ; elle fut admise en 1665 parmi les filles d'honneur de Madame Henriette (James de Rothschild, *les Continuateurs de Loret*, tome I, p. 514 et 807). Auparavant, le duc Charles IV de Lorraine s'était épris d'elle et avait voulu l'épouser, et on prétendit que Mme de Cantecroix lui avait fait donner du poison (*Correspondance de Madame*, recueil Brunet, tome I, p. 457 ; d'Haussonville, *Réunion de la Lorraine*, deuxième édition, tome III, p. 156-160 ; Desnoiresterres, *les Cours galantes*, tome I, p. 24-30 et 51-52). A la mort de sa maîtresse, elle passa chez la Reine ; puis, lorsque la chambre des filles fut cassée à l'instigation de Mme de Montespan qui craignait d'y trouver des rivales (*Mémoires*

moment à découvert ; mais cet amour passa avec la rapidité d'un éclair, et l'amour de Mme de Montespan demeura le triomphant[1].

de Sourches, tome I, p. 136, note 3, et 256, note 6), elle revint auprès de la seconde Madame. Sa grande beauté (*ibidem*, p. 256, note 5), qu'elle conserva très tard (*Madame*, recueil Brunet, tome I, p. 458), lui attira de nombreux hommages ; dès 1667, Benserade (*Correspondance de Bussy-Rabutin*, tome I, p. 64) lui trouvait « l'air tendre et doux » et pensait qu'il lui fallait « un pigeon » ; parmi ses tenants, on citait Saint-Vallier, Charles de Sévigné, Vivonne, frère de Mme de Montespan, et même le jeune cardinal de Bouillon (Ulysse Chevalier, *Lettres de Lionne*, p. 217 ; Walckenaer, *Mémoires sur Mme de Sévigné*, tome IV, p. 286 et suivantes ; *Correspondance de Bussy*, tome II, p. 247). Dans une brochure parue en 1875, *Madame de Ludres et Madame de Montespan*, M. Éd. Meaume a cru pouvoir établir qu'elle devint maîtresse du Roi dès 1675 ; mais cela semble prématuré, et il faudrait plutôt retarder d'un an son entrée en faveur. Renvoyée au milieu de juin 1677 (voyez la note suivante), elle se retira d'abord aux Filles de Sainte-Marie de la rue de Bellechasse, puis à Port-Royal, enfin en 1686 aux Dames du Saint-Sacrement de Nancy, et resta en Lorraine jusqu'à sa mort le 28 janvier 1726. Selon Jal (*Dictionnaire critique*, col. 914), le n° 4266 du Musée de Versailles serait son portrait en Madeleine par Nocret ; on en connaît un autre gravé par Mariette, et elle figure aussi, en steinkerque et en falbala, dans le recueil de modes de Bonnart et Trouvain (*Collection Hennin*, n°s 6098 et 6197). Mais les plus intéressants sont restés dans sa famille ; le comte de Ludres les a énumérés et a reproduit, en tête du second volume de son livre, le beau portrait fait par Mignard que conserve le musée de Nancy.

1. Comme on l'a dit ci-dessus, il semble que ce fut dans le courant de 1676 que commença très secrètement sa faveur ; mais c'est seulement au début de 1677 que les documents du temps en parlent. Le 30 janvier, Bussy-Rabutin (*Correspondance*, tome III, p. 205) note qu'elle « fait bien du bruit à Saint-Germain » et qu'elle donne des alarmes à Mme de Montespan. Mais celle-ci n'apprit définitivement le succès de sa rivale que par une indiscrétion de Marcillac au commencement de juin ; elle fit une scène au Roi qui, mécontent peut-être de Mme de Ludres pour d'autres raisons (*Mémoires de Primi Visconti*, p. 186-188), se décida à la renvoyer. Le 5 juin, Mme de Scudéry écrit à Bussy (tome III, p. 269) : « Mme de Ludres est à Versailles, malade et affligée ; on dit qu'elle a refusé deux cent mille francs que le Roi lui a envoyés.... Si elle n'avoit pas tant fait la sultane pendant qu'elle

Il[1] faut passer à un autre genre d'amour, qui n'étonna pas moins toutes les nations que celui-ci les avoit scandalisées[2], et que le Roi emporta tout entier au tombeau. Mme Scarron; ses premiers temps.

espéroit le devenir, on auroit pitié d'elle ». Mme de Sévigné (*Lettres*, tome V, p. 170) mentionne aussi la victoire de la Montespan sur « la pauvre Io ». Elle refusa fièrement tous les présents que Louis XIV lui fit offrir par Chamarande, et au bout de quelques jours vint reprendre son service auprès de Madame ; mais la place n'était plus tenable pour elle ; en août 1677, elle se retira au château du Bouchet chez la maréchale de Clérembault, puis, en janvier suivant, au couvent des Visitandines du faubourg Saint-Germain, « oubliée comme si elle étoit morte du temps du déluge » (*Correspondance de Bussy*, tomes III, p. 277, 279, 280, 283 et 319, et IV, p. 21, 23, 31, 32 et 43 ; *Lettres de Sévigné*, tome V, p. 433, et recueil Capmas, tome II, p. 86-87). Enfin, en 1680, elle accepta vingt-cinq mille francs pour désintéresser ses créanciers et une pension de six mille livres (brevet du 8 octobre), portée à dix mille le 12 avril 1689 (*Sévigné*, tome VII, p. 96), et s'en alla alors à Nancy. Bussy trouvait qu'elle avait manqué d'habileté (*Correspondance*, tome IV, p. 32) : « De Ludres a eu la plus méchante conduite du monde dans le temps qu'elle disputoit le cœur du Roi. Il sembloit, par le bruit qu'elle faisoit, qu'elle songeoit plus à passer pour maîtresse qu'à l'être, et le Roi n'aime pas ces ostentations-là. Il faut dire la vérité : elle n'a ni le visage ni l'esprit comparables à l'esprit et au visage de Mme de Montespan, et le mérite d'être la dernière en date n'est quelquefois pas considérable aux personnes qui sont gens d'habitude comme est le Roi ». Ce n'est pas cependant qu'elle manquât d'esprit ; Mme de Sévigné (tome V, p. 311 et 313) cite d'elle des réponses assez spirituelles ; mais elle grasseyait, ou plutôt zézayait, horriblement (*ibidem*, tome II, p. 106 ; *Madame*, recueil Brunet, tome I, p. 458). Sur Mme de Ludres, on peut voir *les Cours galantes* par G. Desnoiresterres, tome I, p. 24-59, *Madame de Montespan* par Pierre Clément, p. 92 et suivantes, Walckenaer, *Mémoires sur Mme de Sévigné*, tome VI, p. 233, 269 et suivantes, une lettre de Madame du 3 septembre 1718 (recueil Brunet, tome I, p. 457-458) qui renferme d'intéressants détails, et surtout l'ouvrage du comte de Ludres, *Histoire d'une famille de la chevalerie Lorraine*, tome II, p. 5-26 et 61-183, et *La Belle de Ludre* par J.-N. Beaupré, Nancy, 1862.

1. Voyez la première rédaction dans l'Addition à Dangeau : ci-après, p. 421.

2. Dans le *Parallèle* (p. 397), il parlera de l' « abîme de fange » dans lequel son « inconcevable amour pour la vieille Scarron engloutit » Louis XIV.

A ce peu de mots qui ne reconnoîtroit la célèbre Françoise d'Aubigné, marquise de Maintenon, dont le règne permanent n'a pas duré moins de trente-deux ans[1]. Née dans les îles de l'Amérique[2], où son père, peut-être gentilhomme[3], étoit allé avec sa mère[4] chercher du pain, et que l'obscurité y a étouffés[5], revenue seule et au hasard en France, abordée à la Rochelle, recueillie au voisinage par pitié chez Mme de Neuillan, mère de la maréchale-duchesse

1. Pour le commentaire et la réfutation des erreurs et des calomnies que Saint-Simon va accumuler sur le « premier tome » de la vie de Mme de Maintenon jusqu'à son mariage avec le Roi, nous ne pouvons que renvoyer au travail si documenté sur *Paul Scarron et Françoise d'Aubigné* que M. A. de Boislisle a fait paraître en 1893 et 1894 dans la *Revue des Questions historiques*, tomes LIV, p. 86-144 et 389-443, et LVI, p. 48-110. C'est aux pages du tirage à part de ce travail que nous renverrons dans les notes qui vont suivre.

2. C'était une opinion courante à l'époque que Françoise d'Aubigné était née outre mer ; La Fare (*Mémoires*, p. 287) dit au Canada ; mais on disait généralement « aux Iles », et dans l'entourage de Scarron on l'appelait « la jeune Indienne » (lettre du chevalier de Méré, dans Lavallée, *Correspondance générale de Mme de Maintenon*, tome I, p. 65). La publication par Th. Lavallée (*La famille d'Aubigné et l'enfance de Mme de Maintenon*, p. 48) de l'acte de baptême du 28 novembre 1635 à l'église Notre-Dame de Niort, a tranché la question de lieu d'une façon certaine et celle de jour au moins approximativement ; il y a lieu de croire qu'elle naquit la veille, 27 novembre : car c'était la date que portait son inscription funéraire à Saint-Cyr, et que la Beaumelle indiquait, en même temps qu'il mentionnait son baptistaire (*Mémoires sur Mme de Maintenon*, édition 1757, tome I, p. 119).

3. Beauchet-Filleau, dans le *Dictionnaire historique des familles du Poitou*, tome I, p. 148-151, a achevé d'établir, après Bordier dans la seconde édition de la *France protestante*, article AUBIGNÉ, que la famille d'Aubigné était d'extraction roturière et qu'Agrippa avait falsifié des actes pour se donner comme noble quand il épousa Suzanne de Lezay ; toutes les tentatives de Mme de Maintenon et de son frère Charles pour se rattacher à l'ancienne famille des Aubigné d'Anjou ne reposent que sur des faux : *Paul Scarron et Françoise d'Aubigné*, p. 5 et suivantes.

4. Jeanne de Cardillac : tome VII, p. 24, et note 6.

5. C'est une erreur, comme il a déjà été dit au même endroit.

de Navailles[1], réduite par sa pauvreté et par l'avarice de cette vieille dame à garder les clefs de son grenier et à voir mesurer tous les jours l'avoine à ses chevaux ; venue à Paris à sa suite[2], jeune, adroite, spirituelle et belle, sans pain et sans parents, d'heureux hasards la firent connoître au fameux Scarron[3]. Il la trouva aimable, ses amis peut-être encore plus. Elle crut faire la plus grande fortune, et la plus inespérable d'épouser ce joyeux et savant cul-de-jatte, et des gens qui avoient peut-être plus besoin de femme que lui l'entêtèrent de faire ce mariage, et vinrent à bout de lui persuader de tirer par là de la misère cette charmante malheureuse[4]. Le mariage se fit[5]; la nouvelle épouse plut à toutes les compagnies qui alloient chez Scarron. Il la voyoit fort bonne et en tous genres[6]; c'étoit la mode d'aller chez lui, gens d'esprit, gens de la cour et de la ville, et ce qu'il y avoit de meilleur et de plus distingué, qu'il n'étoit pas en état d'aller chercher hors de chez lui, et que les charmes de son esprit, de son savoir, de son

1. Tome VII, p. 22-23; *Paul Scarron et Françoise d'Aubigné*, p. 6-8.

2. *Paul Scarron*, p. 11-12; Théophile Lavallée, *la Famille d'Aubigné*, p. 85-88.

3. M. de Boislisle (*Paul Scarron*, p. 34-39) a raconté comment les premières relations durent se produire entre Scarron et la pupille de Mme de Neuillan.

4. *Tallemant des Réaux* a exposé dans ses *Historiettes*, tome VII, p. 37-38, les motifs qui purent décider Scarron d'une part, la jeune fille de l'autre.

5. La date du mariage a été fixée à 1651 par Voltaire, à 1649 par le P. Laguille ; les historiens modernes, se basant sur un couplet de la *Muse historique* de Loret, l'avaient placée au mois de juin 1652. M. de Boislisle en publiant le contrat de mariage, qui fut passé le jeudi 4 avril 1652 (*Paul Scarron*, p. 53-58), a montré que le mariage dut être célébré le lendemain ou plutôt le surlendemain, et très probablement à Saint-Côme, paroisse des deux futurs époux.

6. Il faut rapprocher ceci de ce passage des *Mémoires de la Fare* (p. 287), avec lesquels Saint-Simon a des rencontres si singulières : « La bonne compagnie s'assembloit souvent chez lui avant qu'il fût marié. Sa femme ne l'écarta pas, et la compagnie devint encore meilleure dès qu'elle y fut ».

imagination, de cette gaieté incomparable parmi ses maux, et toujours nouvelle, cette rare fécondité, et la plaisanterie du meilleur goût, qu'on admire encore dans ses ouvrages, attiroit continuellement chez lui[1].

Mme Scarron fit donc là des connoissances de toutes les sortes, qui pourtant, à la mort de son mari, ne l'empêchèrent pas d'être réduite à la Charité[2] de sa paroisse de Saint-Eustache[3]. Elle y prit une chambre pour elle et pour une servante[4] dans une montée[5], où elle vécut très à l'étroit. Ses appâts élargirent peu à peu ce mal-être : Villars, père du maréchal[6], Beuvron, père d'Harcourt[7], Villarceaux[8], qui demeurèrent les trois tenants, bien

1. M. Paul Morillot (*Scarron et le genre burlesque*, p. 87 et suivantes) a essayé très heureusement de reconstituer la personnalité et l'entourage du poëte et d'en décrire l' « étincelante bigarrure ».

2. Tome III, p. 167, note 4.

3. Aussitôt après la mort de son mari, Mme Scarron se retira, comme le faisait beaucoup de jeunes veuves, dans un couvent d'Hospitalières de son voisinage qu'on appelait la Charité de la place Royale ou la Petite-Charité de Notre-Dame ; la maréchale d'Aumont, une Scarron parente de son mari, qui y avait une chambre meublée, la lui prêta (*Tallemant des Réaux*, tome VII, p. 40 ; A. de Boislisle, *Paul Scarron*, p. 115-116 ; notre tome III, p. 168, note 1). Où Saint-Simon a-t-il pris qu'elle alla habiter sur la paroisse Saint-Eustache et qu'elle y fut secourue par les « dames de charité » ? Il le répétera encore ci-après p. 274, comme il l'avait dit déjà dans le tome III, p. 167-168. Dans l'Addition à Dangeau (ci-après, p. 422 et 440), écrite dix ans avant les *Mémoires*, il n'avait parlé que d'une « montée » et point du tout de la paroisse Saint-Eustache.

4. Nanon Balbien : tome III, p. 168.

5. « *Montée*, petit escalier d'une petite maison ; il n'est en usage que parmi le peuple » (*Académie*, 1718).

6. Pierre, marquis de Villars : tome I, p. 77.

7. François III d'Harcourt, marquis de Beuvron : tome II, p. 34.

8. Louis de Mornay, marquis de Villarceaux : tome I, p. 107. — Le manuscrit porte ici *les trois Villarceaux*, et ce texte a toujours étrangement surpris tous les historiens de la jeunesse de Mme de Maintenon, d'autant plus que, dans tous les autres endroits où Saint-Simon a parlé de la prétendue mauvaise conduite de Mme Scarron (nos tomes I, p. 107-108, XIX, p. 358, et XXIII, p. 4, ci-après, p. 212, et

d'autres l'entretinrent[1]. Cela la remit à flot, et peu à peu l'introduisit à l'hôtel d'Albret, par là à l'hôtel de Richelieu et ailleurs[2]; ainsi de l'un à l'autre[3]. Dans ces maisons, Mme Scarron n'étoit rien moins que sur le pied de compagnie : elle y étoit à tout faire, tantôt à demander du bois, tantôt si on serviroit bientôt, une autre fois si le carrosse de celui-ci ou de celle-là étoient revenus[4], et ainsi de mille petites commissions dont l'usage des son-

dans la notice MONTCHEVREUIL : notre tome VI, p. 587-588), il n'est question que d'un seul Villarceaux ; de même, aucun autre auteur n'en a jamais mentionné plusieurs comme « tenants » de la jeune femme ; il serait d'ailleurs impossible d'en trouver trois, généalogie en mains. L'examen du manuscrit permet de voir d'où vient l'erreur : en effet les mots *les trois* terminent une ligne, et *Villarceaux* a été écrit presque entièrement sur la marge. Evidemment Saint-Simon, oubliant qu'il n'avait mentionné que Villars et Beuvron, a commencé à écrire *les trois* [*tenants*] ; puis, s'apercevant qu'il en omettait un, il a ajouté *Villarceaux*, et commencé la ligne suivante par : *qui demeurerent les trois tenants*, sans se rendre compte qu'il fallait biffer *les trois* avant *Villarceaux*. Ce qui confirme la vraisemblance de cette explication, c'est que, dans l'Addition à Dangeau (ci-après, p. 422), dont le présent texte est une reproduction presque mot à mot, il dit seulement *et Villarceaux*.

1. Ces prétendues relations, inventées par les racontars de cour et de ruelles et par les pamphlets parus en Hollande après 1685, ont été rejetées par tous les historiens sérieux : le duc de Noailles, *Histoire de Mme de Maintenon*, tome I, p. 207 et suivantes ; Th. Lavallée, *Correspondance générale de Mme de Maintenon*, tome I, p. 80 et suivantes ; Feuillet de Conches, *Causeries d'un curieux*, tome II, p. 587 et suivantes ; Chéruel, *Saint-Simon considéré comme historien*, p. 505-507 ; Geffroy, *Madame de Maintenon d'après sa correspondance authentique*, tome I, p. XVII-XIX et 18-20 ; A. de Boislisle, *Paul Scarron et Françoise d'Aubigné*, p. 118-122 ; nos tomes I, p. 80 et 107, note 3, et III, p. 179, note 2.

2. Il a été parlé des hôtels d'Albret et de Richelieu dans nos tomes III, p. 217, et XXIV, p. 152. Sur ces relations de la jeune veuve, voyez *Paul Scarron et Françoise d'Aubigné*, p. 123 et suivantes.

3. Le manuscrit porte *de l'une à l'autre* ; nous croyons préférable d'adopter la leçon de l'Addition (ci-après, p. 422), qui est bien plus compréhensible.

4. Ce verbe est bien ainsi au pluriel dans le manuscrit.

nettes, introduit longtemps depuis, a ôté l'importunité[1].

C'est dans ces maisons, principalement à l'hôtel de Richelieu, beaucoup plus encore à l'hôtel d'Albret, où le maréchal d'Albret tenoit un fort grand état[2], où Mme Scarron fit la plupart de ses connoissances, dont les unes lui servirent tant, et les autres leur devinrent si utiles. Les maréchaux de Villars et d'Harcourt par leurs pères[3], et avant eux, Villars, père du maréchal, en firent leur fortune ; la duchesse d'Arpajon, sœur de Beuvron[4], en fut, sans l'avoir pu imaginer, dame d'honneur de Madame la Dauphine de Bavière[5], à la mort de la duchesse de Richelieu, que la même raison avoit faite aussi dame d'honneur de la Reine, puis, par confiance, de Madame la Dauphine de Bavière[6], et le duc de Richelieu chevalier d'honneur pour rien, qui en eût de Dangeau cinq cent mille livres, à qui cette charge fit la fortune[7]. La princesse d'Harcourt[8], fille de Brancas, si connu par son esprit et par ses rares distractions[9], qui avoit été bien avec elle[10], Villar-

1. Les fragments d'entretiens de Mme de Maintenon qu'a donnés M. A. Geffroy (tome I, p. 20-24) confirment cela dans un certain sens, mais en écartant cette sorte de domesticité supérieure que Saint-Simon laisse entendre. Mme Scarron était fort bien à l'hôtel d'Albret ou de Richelieu « sur le pied de compagnie » ; mais elle manifestait son naturel serviable et obligeant en rendant à ses amis tous les petits services dont elle était capable ; Saint-Simon dénature et enlaidit ici comme toujours.

2. Notre tome XXIV, p. 196.

3. Ces trois mots ont été ajoutés sur la marge à la fin d'une ligne.

4. Catherine-Henriette d'Harcourt-Beuvron : tome II, p. 136.

5. Déjà dit dans le tome III, p. 178-179, et ceci est confirmé par les *Souvenirs de Mme de Caylus*, p. 493-494, qui rapportent, ainsi que les *Souvenirs de Mlle d'Aumale* (tome II, p. 136-137), que ce fut au refus de Mme de Maintenon, à qui la Dauphine et le Roi voulaient donner cette place.

6. Notre tome III, p. 221. — 7. *Ibidem*, p. 186 et 221.

8. Marie-Françoise de Brancas : tome I, p. 103.

9. Charles, comte de Brancas : tome VI, p. 74.

10. « Longtemps plus que bien », a-t-il dit lorsqu'il en a parlé dans le tome VI.

ceaux[1] et Montchevreuil, chevaliers de l'Ordre tous deux, au premier desquels son père fit passer à trente-cinq ans le collier qui lui étoit destiné, et nombre d'autres se sentirent grandement de ces premiers temps. Mais[2], avant d'aller plus loin, il faut éclaircir le maréchal d'Albret en peu de mots.

Extraction, famille et fortune du maréchal d'Albret.

Charles II d'Albret, comte de Dreux[3], vicomte de Tartas[4], fils de Charles Ier, connétable de France, eut d'Anne d'Armagnac[5], pour cinquième et dernier fils, Gilles d'Albret, seigneur de Castelmoron[6], mort sans enfants d'Anne d'Aiguillon[7] en 1479, qui de Jeannette le Sellier laissa un bâtard nommé Étienne, qui fut légitimé par[8] François Ier en 1527, et sénéchal du pays de Foix. De l'héritière de Miossens il laissa Jean, baron de Miossens, qui fut lieutenant général d'Henri d'Albret, roi de Navarre, en ses pays et seigneuries, et qui de Suzanne, fille de Pierre seigneur de Busset, bâtard de Bourbon évêque de Liège[9], laquelle fut gouvernante de notre roi Henri IV, laissa Henri, baron de

1. Ici c'est le fils, Charles de Mornay : tome I, p. 108-109, où ce qui va suivre a déjà été raconté.

2. Toute la digression que va faire notre auteur ne se retrouve pas dans la première rédaction de l'Addition à Dangeau, ci-après, p. 422; il ne recommencera à la suivre que trois pages plus loin : « Revenons à cette heure à Mme Scarron. »

3. Cette généalogie a déjà été faite par Saint-Simon, presque dans les mêmes termes et avec plus de détails, à propos du même maréchal d'Albret, dans notre tome XXIV, p. 189-196. On peut s'y reporter pour tous les personnages.

4. Tartas est une petite ville de Gascogne, dans le duché d'Albret, sur la Midouze, aujourd'hui chef-lieu de canton du département des Landes.

5. Fille du connétable Bernard VIII d'Armagnac, elle épousa Charles II d'Albret en 1418.

6. Castelmoron-d'Albret, département de la Gironde, arrondissement de la Réole, canton de Monségur.

7. Cette Anne d'Aiguillon fut mariée en 1463.

8. Avant *par*, il a biffé *en j*.

9. Il veut dire que ce Pierre était bâtard de Louis de Bourbon, évêque de Liège.

Miossens, chevalier du Saint-Esprit en 1595, et gouverneur et sénéchal de Navarre et Béarn, qui[1] d'Antoinette de Pons, fille du comte de Marennes, chevalier du Saint-Esprit[2], et sœur de la fameuse marquise de Guercheville, mère du duc de Liancourt, eut Henri, comte de Miossens, qui d'Anne de Pardaillan, sœur du père de M. de Montespan, mari de la maîtresse de Louis XIV, eut trois fils et plusieurs filles. L'aîné fut le premier mari d'Anne Poussart, qui se remaria au duc de Richelieu et mourut dame d'honneur de Madame la Dauphine de Bavière, sans enfants du duc de Richelieu ; mais elle avoit eu un fils de son premier mari[3]. Le second fut le maréchal d'Albret ; le troisième, aussi comte de Miossens, tué en duel en 1672 par Saint-Léger-Corbon, sans enfants[4].

Le maréchal d'Albret[5], fort dans le grand monde et les intrigues de la cour, eut la compagnie des gens d'armes de la garde, et fut chargé par le cardinal Mazarin de la conduite de Monsieur le Prince, M. le prince de Conti et M. de Longueville, du Palais-Royal, où ils furent arrêtés, à Vincennes, moyennant la promesse d'un bâton de maréchal de France, qu'il n'eut pourtant qu'à force de menaces en 1653. Il avoit été fait chevalier du Saint-Esprit en 1661[6], et il eut le gouvernement de Guyenne à la fin de 1670. Sans avoir beaucoup servi, et jamais en chef, ce fut un homme qui par son esprit, son adresse, sa hardiesse et sa magnificence se fit toujours fort compter. Il n'avoit qu'une fille unique de la fille de Guénegaud, trésorier de

1. Après *qui*, il a biffé *d'Ant. de Pardaillan sœur du pere de M. de Montespan mari de la maistresse de L. XIV*, qui se retrouve plus loin.

2. Ce comte de Marennes est Antoine de Pons, qui fut en effet de la première promotion du Saint-Esprit en 1578.

3. Charles-Amanieu, dit le marquis d'Albret : tome III, p. 218, note 4.

4. Déjà dit dans le tome XXIV, p. 188-189.

5. Tout cela a déjà été raconté dans nos tomes III, p. 213, 215 et suivantes, et XXIV, p. 194-196.

6. Ce détail avait été omis dans la rédaction du tome XXIV.

l'Épargne, frère du secrétaire d'État[1], qu'il avoit épousée. Il la maria au fils unique de son frère aîné et de la duchesse de Richelieu, lequel fut tué en galanterie et sans enfants en 1678, et sa veuve, qui étoit dame du palais de la Reine, fut depuis la première femme du comte de Marsan, dont elle s'emmouracha et qui lui donna[2] tout son bien[3]. Le maréchal d'Albret et M. et Mme de Richelieu vécurent toujours dans l'amitié la plus intime. Il vécut de même avec M. de Montespan, son cousin germain, et Mme de Montespan. Mais, quand celle-ci fut maîtresse, il devint son conseil, et abandonna pour elle M. de Montespan[4], par où il se maintint en grand crédit jusqu'à sa mort, qui arriva à Bordeaux, 3 septembre 1676, à soixante-deux ans, où il n'y avoit pas longtemps qu'il étoit allé. Il avoit, comme on l'a vu ailleurs[5], marié Mlles de Pons, ses nièces à la mode de Bretagne : l'une à son frère cadet, tué en duel ; l'autre, fort belle, à Heudicourt, à qui il fit acheter de Saint-Hérem la charge de grand louvetier, pour le décrasser et pour que sa femme pût paroître à la cour, où on l'a vue vivre longtemps et mourir dans la faveur et les privances de Mme de Maintenon et du Roi, et faire fort étrangement dame du palais Mme de Montgon, sa fille[6], au mariage de Mme la duchesse de Bourgogne, laquelle avoit été toute petite élevée avec M. du Maine et Madame la Duchesse, et logée avec eux, lorsqu'ils étoient cachés à Paris sous Mme Scarron, leur gouvernante[7], qui l'avoit prise pour en soulager Mme d'Heudicourt, sa bonne amie, qui, fille et mariée, ne bougeoit de l'hôtel d'Albret, où Mme Scarron

1. Madeleine de Guénegaud était non pas nièce du secrétaire d'État, mais sa sœur ; dans le tome XXIV, il n'avait pas commis cette erreur.
2. Il faudrait : à qui elle donna.
3. Déjà raconté avec plus de détail dans le tome XXIV, p. 193-194.
4. Répétition du tome III, p. 249.
5. Tomes III, p. 244 et 249-220, et XXIV, p. 188 et 196.
6. Louise Sublet d'Heudicourt : tome III, p. 243.
7. *Ibidem*, p. 220-221, et ci-après, p. 198.

l'avoit fort courtisée et où leur liaison intime s'étoit faite[1]. Revenons à cette heure à Mme Scarron.

Mme Scarron élève en secret M. du Maine et Madame la Duchesse, et reconnus et à la cour demeure leur gouvernante. Le Roi ne la peut souffrir et s'en explique très fortement. Elle prend le nom de Maintenon en acquérant

Elle dut à la proche parenté du maréchal d'Albret et de M. de Montespan l'introduction décisive à l'incroyable fortune qu'elle fit quatorze ou quinze ans après[2]. M. et Mme de Montespan ne bougeoient de chez le maréchal d'Albret, qui tenoit à Paris la plus grande et la meilleure maison, où abondoit la compagnie de la cour et de la ville la plus distinguée et la plus choisie. Les respects, les soins de plaire, l'esprit et les agréments de Mme Scarron réussirent fort auprès de Mme de Montespan. Elle prit de l'amitié pour elle, et, quand elle eut ses premiers enfants du Roi, M. du Maine et Madame la Duchesse[3], qu'on voulut cacher, elle lui proposa de les confier à Mme Scarron[4], à qui on donna une maison au Marais[5] pour

1. Dans ses Entretiens (recueil Geffroy, tome I, p. 32), Mme de Maintenon a laissé entrevoir combien elle avait été bonne et complaisante pour Mme d'Heudicourt lors de son mariage et depuis.

2. *Paul Scarron et Françoise d'Aubigné*, p. 144-145.

3. Saint-Simon oublie ou ignore que le duc du Maine, né le 31 mars 1670, ne fut point le premier enfant du Roi et de Mme de Montespan : un an auparavant, en mars 1669, était née une fille, qui mourut à trois ans, en 1672, et c'est pour elle qu'on recourut d'abord aux bons offices de Mme Scarron.

4. Il est probable que ce fut Mme d'Heudicourt, confidente de la favorite, qui eut l'idée de cette combinaison ; selon Mme de Caylus (*Souvenirs*, p. 481), ce fut Mme de Montespan qui la lui proposa. Geffroy (tome I, p. 26) et Walckenaer (*Mémoires sur Mme de Sévigné*, tome V, p. 232-235) ont examiné les motifs qui avaient pu décider Mme Scarron.

5. Dans son *Mémoire sur les Légitimés*, rédigé en 1720 (*Écrits inédits*, tome II, p. 40 et 141), Saint-Simon avait précisé davantage en indiquant la rue des Tournelles ; dans l'Addition à Dangeau (écrite vers 1735 ; ci-après, p. 423), il n'indique plus de lieu. En réalité, on ignore complètement où fut caché le premier enfant. Mme Scarron, en juillet 1668, habitait rue des Trois-Pavillons au Marais, très près de l'hôtel d'Albret ; on le sait d'une manière formelle par une déclaration faite par elle-même et dont la copie se trouve dans le manuscrit Clairambault 1165, fol. 163. Il est donc possible que l'enfant ait été logé non loin de là ; dans une lettre très postérieure adressée à l'abbé

y loger avec eux, et de quoi les entretenir et les élever la terre. [*Add. St-S. 1252*]

Gobelin (recueil Geffroy, tome I, p. 176), Mme de Maintenon fait allusion à un séjour rue des Tournelles. On sait aussi que le duc du Maine ne fut point, au début, réuni à sa sœur aînée ; mais qu'il fut placé ailleurs, en dehors de la barrière : Mme de Maintenon dit, dans un de ses Entretiens (recueil Geffroy, tome I, p. 33 ; comparez les *Mémoires de Mlle d'Aumale,* tome I, p. 55) : « J'allois souvent à pied de nourrice en nourrice, déguisée, portant sous mon bras du linge, de la viande, etc. ; je passois quelquefois la nuit entière chez un de ces enfants qui étoit malade, dans une petite maison hors de Paris ; je rentrois chez moi le matin par une petite porte de derrière, et, après m'être habillée, je montois en carrosse par celle de devant pour m'en aller à l'hôtel d'Albret ou de Richelieu, afin que ma société ordinaire ne s'aperçût de rien et ne soupçonnât pas seulement que j'eusse un secret à garder. » C'est seulement dans l'été de 1670, que les deux enfants furent réunis dans une grande maison isolée entourée de jardins, au bout de la rue de Vaugirard : Gourville écrit le 24 septembre 1670 au prince de Condé : « Mme Scarron est invisible depuis quelque temps, étant retirée dans un faubourg près le Luxembourg avec de petits enfants » (Archives de Chantilly), et Mme de Sévigné, le 4 décembre 1673 (*Lettres,* tome III, p. 298-299) : « Nous soupâmes hier avec Mme Scarron chez Mme de Coulanges.... Nous trouvâmes plaisant de l'aller remener à minuit au fin fond du faubourg Saint-Germain, fort au-delà de Mme de la Fayette, quasi auprès de Vaugirard, dans la campagne, une belle et grande maison, où l'on n'entre point. » Dans un plan figuré du faubourg Saint-Germain rédigé en 1675 (Archives nationales, KK 1015), on trouve au folio 27 v° cette mention pour la dernière maison de la rue de Vaugirard : « M. Tomo, y logent les jeunes princes » ; puis au folio 52 v°, dans l'énumération des propriétaires de la rue du Cherche-Midi au delà de la rue de Bagneux : « Les jardins de Madame Fouer ; logent dedans les petits princes. » La maison en question était donc située entre les rues de Vaugirard et du Cherche-Midi, avant l'endroit où elles se rejoignent. De ces indications et de la comparaison des plans de l'époque avec ceux de temps plus rapprochés, on peut presque à coup sûr reconnaître la maison en question dans une belle construction, la seule du dix-septième siècle dans les environs, qui existe encore au n° 25 actuel du boulevard du Montparnasse, avec façade sur la rue de Vaugirard, dont elle devait être alors séparée par une cour dans laquelle on bâtit plus tard de petites maisons de rapport. Le « M. Tome » du plan est Pierre Thomé, intéressé aux fermes générales, qui avait épousé une femme de chambre de Mme de Montespan (Archives nationales, MM 828, fol. 25), et cela expliquerait le choix de sa maison.

dans le dernier secret[1]. Dans les suites, ces enfants furent amenés à Mme de Montespan, puis montrés au Roi, et de là peu à peu tirés du secret, et avoués[2]. Leur gouvernante, fixée avec eux à la cour, y plut de plus en plus à Mme de Montespan, qui lui fit donner par le Roi à diverses reprises[3]. Lui, au contraire, ne la pouvoit souffrir; ce qu'il lui donnoit quelquefois, et toujours peu, n'étoit que par excès de complaisance, et avec un regret qu'il ne cachoit pas[4]. La terre de Maintenon[5] étant tombée en vente, la

1. Mme de Maintenon faisait elle-même allusion au « temps où elle étoit invisible », dans une lettre au marquis de Villette (recueil Geffroy, tome I, p. 39). Cette réclusion dura moins d'un an puisqu'elle recommençait à voir ses amis dès le mois de février 1671 (*Lettres de Mme de Sévigné*, tome II, p. 50).

2. Dès l'été de 1671, elle allait de temps en temps à la cour, sans doute pour y mener les enfants à leur mère (lettres au maréchal d'Albret, recueil Geffroy, p. 26-31). Enfin, les bâtards ayant été légitimés par la déclaration du 20 décembre 1673, le Roi les installa d'abord à Saint-Germain avec leur gouvernante, puis définitivement à Versailles (*Correspondance générale de Mme de Maintenon*, tome I, p. 203, lettre à son frère).

3. Avant même sa venue à la cour, au commencement de 1673, le Roi avait de sa main, sur l'état des pensions, changé en deux mille écus les deux mille livres pour lesquelles Mme Scarron y était inscrite : voyez la lettre de Mme de Coulanges, du 20 mars (*Lettres de Mme de Sévigné*, tome III, p. 195-196).

4. Mme de Maintenon elle-même confirme cette antipathie première de Louis XIV : « Le Roi ne me goûtoit pas, et d'abord il eut assez longtemps de l'éloignement pour moi; il me craignoit sur le pied de bel esprit, s'imaginant que j'étois une personne difficile et qui n'aimoit que les choses sublimes » (*Lettres historiques et édifiantes*, tome II, p. 454). Mlle d'Aumale rapporte la même chose (*Souvenirs*, tome I, p. 55); voyez aussi les *Souvenirs de Mme de Caylus*, p. 485-486.

5. Ce domaine, qui avait appartenu au commencement du seizième siècle à Jean Cottereau, surintendant des finances sous François Ier, était arrivé par héritage à une branche de la famille d'Angennes, qui le possédait depuis quatre générations. En 1675, la terre appartenait à Odet de Riants, marquis de Villeray, qui avait épousé Françoise d'Angennes; le frère de celle-ci, Charles-François, avait conservé le titre de marquis de Maintenon. Mme Scarron la décrivit à son frère en ces

proximité de Versailles en tenta si bien Mme de Montespan pour Mme Scarron, qu'elle ne laissa point de repos au Roi qu'elle n'en eût tiré de quoi la faire acheter à cette femme[1], qui prit alors le nom de Maintenon, ou fort peu de temps après[2]. Elle obtint aussi de quoi en raccommoder le château, et attaqua le Roi encore pour donner de quoi rajuster le jardin[3]; car MM. d'Angennes[4] y avoient

termes, lorsqu'elle fut allée la visiter : « C'est un gros château au bout d'un grand bourg ; une situation selon mon goût, et à peu près comme Mursay ; des prairies tout autour, et la rivière qui passe par les fossés ; il vaut dix mille livres de rente et en vaudra douze dans deux ans » (*Correspondance générale*, tome I, p. 251).

1. Le Roi avait promis cent mille francs à Mme Scarron pour la récompenser des soins qu'elle donnoit à ses enfants. Mme de Montespan, à la sollicitation de la duchesse de Richelieu, obtint qu'il doublerait la somme (*Correspondance générale*, tome I, p. 210 et 223) ; il accorda aussi à la gouvernante le bénéfice de plusieurs affaires de finances (*ibidem*, p. 217-218 et 219), et tout cela lui permit d'acquérir le domaine de Maintenon. Le contrat fut passé le 27 décembre 1674, moyennant deux cent quarante mille livres, dont la plus grosse part devait aller aux créanciers des Angennes (*Paul Scarron et Françoise d'Aubigné*, p. 171-173).

2. « Il est vrai que le Roi m'a nommée Madame de Maintenon, écrit-elle à l'abbé Gobelin le 6 février 1675 (*Correspondance générale*, tome I, p. 249), et que j'aurois de plus grandes complaisances pour lui que celle de porter le nom d'une terre qu'il m'a donnée. » Mlle de Montpensier (*Mémoires*, tome IV, p. 407) dit qu'on commença à employer ce nouveau nom vers Pâques de la même année. Il y avait déjà quelque temps que la nouvelle châtelaine s'efforçait de quitter petit à petit le nom de son mari ; elle ne signait plus que FRANÇOISE D'AUBIGNY, et avait laissé de côté les armes de Scarron (voir les documents inédits réunis à ce sujet par M. de Boislisle dans *Paul Scarron et Françoise d'Aubigné*, p. 151-156).

3. On sait par Mme de Sévigné (*Lettres*, tome V, p. 32) que le Roi envoya le Nostre en 1676 pour « ajuster cette belle et laide terre » ; mais on ne connaît pas ces nouveaux dons en espèces dont parle Saint-Simon. Cependant le 5 juin 1677, Mme de Scudéry écrit à Bussy-Rabutin (*Correspondance de Bussy*, tome III, p. 269) que le bruit court qu'on a donné à Mme Scarron deux cent mille écus de pierreries ; ce qui était faux.

4. Ci-dessus, p. 200, note 5.

tout laissé ruiner. C'étoit[1] à sa toilette où cela se passoit, et où le seul capitaine des gardes en quartier suivoit le Roi. C'étoit M. le maréchal de Lorge, homme le plus vrai qui fut jamais, et qui m'a souvent conté la scène dont il fut témoin ce jour-là. Le Roi fit d'abord la sourde oreille, puis refusa. Enfin, impatienté de ce que Mme de Montespan ne démordoit point et insistoit toujours, il se fâcha, lui dit qu'il n'avoit déjà que trop fait pour cette créature, qu'il ne comprenoit pas la fantaisie de Mme de Montespan pour elle, et son opiniâtreté à la garder aprés tant de fois qu'il l'avoit priée de s'en défaire[2]; qu'il avouoit pour lui qu'elle lui étoit insupportable, et que, pourvu qu'on lui promît qu'il ne la verroit plus et qu'on ne lui en parleroit jamais, il donneroit encore, quoique, pour en dire la vérité, il n'eût déjà que beaucoup trop donné pour une créature de cette espèce. Jamais M. le maréchal de Lorge n'a oublié ces propres paroles, et à moi et à d'autres il les a toujours rapportées précises et dans le même ordre, tant il en fut frappé alors, et bien plus à tout ce qu'il vit depuis de si étonnant et de si contradic-

1. L'anecdote qui va suivre est toute particulière à notre auteur, qui dit la tenir de son beau-père. Il est certain que dans ses lettres à son confesseur l'abbé Gobelin, dans le courant de cette année 1674, Mme Scarron dit à diverses reprises que Mme de Montespan l'a « brouillée avec le Roi », qu'elle lui en a « fait perdre l'estime », et qu'il la traite « sur le pied d'une bizarre qu'il faut ménager » (*Correspondance générale*, tome I, p. 211 et 221). Cela pourrait donner quelque vraisemblance à l'anecdote, qui se retrouve en première rédaction dans la grande Addition ci-après p. 423, et par allusion dans celle indiquée plus haut, nº 1252; voyez plus loin, p. 472.

2. Dans un Entretien de Mme de Maintenon, conservé par les Dames de Saint-Cyr, on lit, au sujet de cette amitié de Mme de Montespan à cette époque : « Mme de Montespan et moi nous avons été les plus grandes amies du monde ; elle me goûtoit fort, et moi, simple comme j'étois, je donnois dans cette amitié. C'étoit une femme de beaucoup d'esprit et pleine de charme; elle me parloit avec une grande confiance et me disoit tout ce qu'elle pensoit ». Comparez l'anecdote racontée par Mlle d'Aumale (*Souvenirs*, tome I, p. 56).

toire[1]. Mme de Montespan se tut bien court, et bien en peine d'avoir trop pressé le Roi.

Le Roi rapproché de Mme de Maintenon, qui enfin supplante Mme de

M. du Maine étoit extrêmement boiteux ; on disoit que c'étoit d'être tombé d'entre les bras d'une nourrice. Tout ce qu'on lui fit n'ayant pas réussi, on prit le parti de l'envoyer chez divers artistes[2] en Flandres et ailleurs dans le royaume[3], puis aux eaux, entre autres à Barèges[4]. Les

1. Si l'anecdote est vraie, il faut faire la part de l'exagération habituelle de notre auteur, surtout pour les termes offensants qu'il met dans la bouche du Roi.

2. Mot déjà expliqué dans le tome XX, p. 232, note 7.

3. « M. le duc du Maine, raconte Mlle d'Aumale (*Souvenirs sur Mme de Maintenon,* tome I, p. 56-57), étoit né droit et bien fait, et le fut jusqu'à trois ans, que les grosses dents lui percèrent et lui causèrent des convulsions si terribles qu'une de ses jambes se retira beaucoup plus que l'autre. On essaya en vain tous les remèdes de la faculté de Paris, après lesquels on le mena à Anvers, pour le faire voir à un homme dont on vantoit le savoir et les remèdes, et, comme on ne vouloit pas que M. le duc du Maine fût connu, Mme Scarron fit ce voyage sous le nom supposé d'une femme de condition du Poitou, la marquise de Surgère, qui menoit son fils à un empirique, dont les remèdes étoient apparemment bien violents, puisqu'il allongea la jambe de M. le duc du Maine beaucoup plus que l'autre ; mais il ne la fortifia pas, et les douleurs extrêmes qu'il souffrit ne servirent qu'à la lui faire traîner. » La Beaumelle a placé ce voyage au mois d'avril 1674, et a inventé deux lettres de la gouvernante à la mère pendant cette absence (Lavallée, *Correspondance générale,* tome I, p. 197-199). Nous ne croyons pas qu'il y ait eu d'autres voyages « ailleurs dans le royaume ». Dans l'Addition (ci-après, p. 423), il avait dit seulement : « aux eaux et chez des artistes fameux ». En novembre 1674, on recourut pour lui aux soins d'un médecin anglais (*Correspondance générale de Mme de Maintenon,* tome I, p. 237), puis, plus tard, à ceux du prieur de Cabrières (*Lettres de Sévigné,* tome VI, p. 361).

4. Il a été parlé de cette station thermale dans le tome XXIII, p. 382. Mme Scarron fit deux voyages à Barèges avec le jeune prince : le premier en 1675 ; elle quitta Versailles le 28 avril et y revint le 5 novembre (*Correspondance générale,* tome I, p. 268-293). Le second se fit deux ans plus tard, en 1677 ; partis de Versailles le 8 juin, la gouvernante et son pupille restèrent à Barèges jusqu'au milieu d'août ; ils se rendirent alors à Bagnères de Bigorre, où l'on pensait qu'une saison serait favorable ; on revint ensuite à Barèges pour quelques

Montespan. [Add. S^tS. 1253] lettres que la gouvernante écrivoit à Mme de Montespan pour lui rendre compte de ses voyages étoient montrées au Roi ; il les trouva bien écrites ; il les goûta, et les dernières commencèrent à diminuer son éloignement[1]. Les humeurs de Mme de Montespan achevèrent l'ouvrage. Elle en avoit beaucoup; elle s'étoit accoutumée à ne s'en pas contraindre. Le Roi en étoit l'objet plus souvent que personne ; il en étoit encore amoureux ; mais il en souffroit[2]. Mme de Maintenon le reprochoit à Mme de Montespan, qui lui en rendit de bons offices auprès du Roi. Ces soins d'apaiser sa maîtresse lui revinrent aussi d'ailleurs, et l'accoutumèrent à parler quelquefois à Mme de Maintenon, à s'ouvrir à elle de [ce] qu'il desiroit qu'elle fît auprès de Mme de Montespan, enfin à lui conter ses chagrins contre elle et à la consulter là-dessus[3]. Admise ainsi peu à peu dans l'intime confidence, et sans milieu, de l'amant

jours ; on en partit au milieu de septembre pour rentrer à Versailles dans les premiers jours d'octobre (*Ibidem*, p. 336-353 ; le *Mercure* de juillet, p. 135-146, crut devoir en entretenir ses lecteurs). Mme de Maintenon profita du voyage pour visiter ses parents de Poitou.

1. Aucune de ces lettres ne nous est parvenue. La Beaumelle en a fabriqué deux, une pour 1675, l'autre pour 1677, toutes deux courtes et sans grand intérêt (*Correspondance générale*, tome I, p. 278 et 341). Mais il est certain que, pendant le double voyage de 1675 et de 1677, la gouvernante dut correspondre avec la mère, et aussi avec le Roi lui-même. Pour 1675, nous avons sur ce dernier point le témoignage formel de Pellisson : dans une lettre du 3 juin (*Lettres historiques*, tome II, p. 277-278), il dit avoir vu entre les mains de Louis XIV une lettre de Mme de Maintenon longue de huit ou dix pages. Il y avait alors une raison à cette correspondance directe, c'est que, dans le carême de 1675, à l'instigation de Bossuet, le Roi s'était séparé de Mme de Montespan et qu'il était parti sans la revoir pour la campagne de Flandre. Voir aussi le passage de la lettre de Mme de Sévigné cité ci-dessous, p. 205, note 2.

2. Les lettres de Mme de Sévigné font de fréquentes allusions à ces discussions entre les amants : voir notamment tomes IV, p. 127-128, et V, p. 56, 82, 87 et 363, et une lettre de Madame dans le recueil Brunet, tome II, p. 74.

3. On a fort peu de renseignements sur ces petits événements d'un

et de la maîtresse, et par le Roi même, l'adroite suivante sut la cultiver, et fit si bien par son industrie, que peu à peu elle supplanta Mme de Montespan, qui s'aperçut trop tard qu'elle lui[1] étoit devenue nécessaire[2]. Parvenue à ce

caractère si intime. Une seule lettre de Mme de Maintenon à l'abbé Gobelin, du mois d'avril 1675 (*Correspondance générale*, tome I, p. 268) y fait allusion : « Vous entendrez dire que je vis hier le Roi ; ne craignez rien ; il me semble que je lui parlai en chrétienne et en véritable amie de Mme de Montespan. » Il semble hors de doute que, secondant les efforts de Bossuet, elle conseillait au Roi une rupture complète, et c'est sans doute alors qu'elle employa cet argument dont Mlle d'Aumale nous a conservé le souvenir (tome I, p. 67) : « Sire, lui dit-elle, vous aimez fort vos mousquetaires.... Que feriez-vous si on venoit dire à Votre Majesté qu'un de ces mousquetaires... a pris la femme d'un homme vivant et qu'il vit actuellement avec elle ? Je suis sûre que, dès ce soir, il sortiroit de l'hôtel des mousquetaires et n'y coucheroit pas, quelque tard qu'il fût. »

1. A elle-même; voyez ci-après, p. 209.

2. La mésintelligence entre les deux amies commença de bonne heure ; dès le 13 septembre 1674, elle écrivait à l'abbé Gobelin (*Correspondance générale*, tome I, p. 220) : « Mme de Montespan et moi avons eu aujourd'hui une conversation fort vive, et, comme je suis la partie souffrante, j'ai beaucoup pleuré, et elle en a rendu compte au Roi à sa mode. » Puis le 27 février suivant (*ibidem*, p. 254) nouvelles confidences au confesseur : « Il se passe ici des choses terribles entre Mme de Montespan et moi ; le Roi en fut hier témoin, et ces démêlés-là.... me mettent dans un état que je ne pourrois soutenir longtemps. » Le 7 août de la même année 1675, pendant le voyage que le duc du Maine fit à Barèges, Mme de Sévigné rendait compte de ces dissentiments à sa fille (*Lettres*, tome IV, p. 22-23) : « Je veux, ma bonne, vous faire voir un petit dessous de cartes qui vous surprendra : c'est que cette belle amitié de Mme de Montespan et de son amie qui voyage est une véritable aversion depuis près de deux ans : c'est une aigreur, c'est une antipathie, c'est du blanc, c'est du noir. Vous demandez d'où vient cela : c'est que l'amie est d'un orgueil qui la rend révoltée contre les ordres de l'autre. Elle n'aime pas à obéir ; elle veut bien être au père, mais non pas à la mère. Elle fait le voyage à cause de lui, et point du tout pour l'amour d'elle ; elle lui rend compte et point à elle. On gronde l'ami d'avoir trop d'amitié pour cette glorieuse ; mais on ne croit pas que cela dure.... Ce secret roule sous terre depuis plus de six mois. » Spanheim (*Relation*, édition Bourgeois, p. 87) confirme ces éclats de jalousie de la favorite.

point, Mme de Maintenon fit à son tour ses plaintes au Roi de tout ce qu'elle avoit à souffrir d'une maîtresse qui l'épargnoit si peu lui-même[1], et, à force de se plaindre l'un à l'autre de Mme de Montespan, celle-ci en prit tout à fait la place, et se la sut bien assurer. La fortune, pour n'oser nommer ici la Providence, qui préparoit au plus superbe des rois l'humiliation la plus profonde, la plus publique, la plus durable, la plus inouïe, fortifia de plus en plus son goût[2] pour cette femme adroite et experte au métier, que les jalousies continuelles de Mme de Montespan rendoient encore plus solide, par les sorties fréquentes que son humeur aigrie lui faisoit faire sans ménagement sur le Roi et sur elle[3], et c'est ce que Mme de Sévigné

1. « J'ai ouï raconter à Mme de Maintenon que, étant un jour avec Mme de Montespan dans une crise la plus violente du monde, le Roi les surprit. En les voyant toutes deux fort échauffées, il demanda ce qu'il y avoit. Mme de Maintenon prit la parole d'un grand sang froid et dit au Roi : « Si Votre Majesté veut passer dans cette autre « chambre, j'aurai l'honneur de le lui apprendre. » Le Roi y alla ; Mme de Maintenon le suivit, et Mme de Montespan demeura seule.... Quand Mme de Maintenon se vit tête à tête avec le Roi, elle ne dissimula rien ; elle peignit l'injustice et la dureté de Mme de Montespan d'une manière vive, et fit voir combien elle avoit lieu d'en appréhender les effets. Les choses qu'elle citoit n'étoient pas inconnues du Roi ; mais, comme il aimoit encore Mme de Montespan, il chercha à la justifier » (*Souvenirs de Mme de Caylus*, p. 487).

2. Les mots *son goust*, oubliés, ont été ajoutés en interligne. Mme de Sévigné expliquait bien comment ce « goût » avait pu naître et se développer : « Elle lui fait connoître, disait elle en parlant de Mme de Maintenon, un pays nouveau qui lui étoit inconnu, qui est le commerce de l'amitié et de la conversation sans contrainte et sans chicane ; il en paroît charmé » (*Lettres*, tome VI, p. 533-534).

3. Ce sont les lettres de Mme de Sévigné qui fournissent les plus sûrs renseignements sur la naissance et l'accroissement du goût du Roi pour Mme de Maintenon. Dès le mois de mai 1676, elle note que « l'amie » est « triomphante », que « tout est comme soumis à son empire » (*Lettres*, tome IV, p. 435) ; le 22 juillet (p. 535), qu'elle est « mieux qu'elle n'a jamais été » ; le 26 août (tome V, p. 38) que « sa faveur est extrême » et que le Roi « en parle comme de sa première ou seconde amie ». Puis le silence se fait pendant les années 1677 à

sait peindre si joliment en énigme[1] dans ses lettres à Mme de Grignan, où elle l'entretient quelquefois de ces mouvements de cour, parce que Mme de Maintenon avoit été à Paris assez de la société de Mme de Sévigné, de Mme de Coulanges[2], de Mme de la Fayette, et qu'elle commençoit à leur faire sentir son importance. On y voit aussi dans le même goût des traits charmants sur la faveur voilée, mais brillante, de Mme de Soubise[3].

Cette même Providence, maîtresse absolue des temps

1679 ; c'est le temps des visées du Roi sur Mme de Soubise, et des liaisons avec Mme de Ludres et avec Mlle de Fontanges. C'est seulement le 24 novembre 1679 (tome VI, p. 98) que la marquise de nouveau mentionne que Mme de Maintenon est « toujours parfaitement bien » avec le Roi et « très mal » avec sa maîtresse. Puis, à partir de 1680, elle note les « conversations infinies », « d'une longueur à faire rêver tout le monde », les visites de tous les soirs chez le Roi, où elle reste quelquefois quatre heures durant, dans un cercle de familiers (tomes VI, p. 316, 348, 438, 475, VII, p. 78, etc.).

1. La marquise désigne habituellement la favorite par « Quanto », « Quantova », le Roi par « l'ami », « le maître de toutes choses », la Reine par « la dame du château », « la dame qui est au-dessus », Mme de Maintenon, c'est « l'amie », « l'enrhumée », etc. C'est ce que Saint-Simon veut dire par « énigme ».

2. Marie-Angélique Dugué de Bagnols, née, dit-on, en 1641, épousa le 16 décembre 1659 Philippe-Emmanuel de Coulanges, fils du tuteur de Mme de Sévigné (notre tome XX, p. 11) ; elle ne mourut que le 3 août 1728, âgée de quatre-vingt-deux ans, ce qui reporterait sa naissance à 1646. Son testament est aux Archives nationales, registre Y 316, fol. 82 v°. C'était une des intimes de Mme de Sévigné. Mme de Caylus (*Souvenirs*, p. 492) a peint en quelques mots son esprit vif, brillant et caustique ; voyez aussi Walckenaer, *Mémoires sur Mme de Sévigné*, tome III, p. 28-29, 397 et suivantes, Éd. de Barthélemy, *la Marquise d'Huxelles*, p. 158-160, et Desnoiresterres, *Les Cours galantes*, tome II, p. 170 et suivantes. Saint-Simon fera son portrait à l'occasion de la mort de son mari en 1716 : suite des *Mémoires*, tome XII, p. 417. Sur la fin de la faveur de Mme de Montespan, elle disait que celle-ci était encore « assez bien à la cour pour être gouvernante des enfants de Mme de Maintenon » (Bibliothèque nationale, ms. Nouv. acq. fr. 4529, p. 43).

3. Voyez notamment, dans les lettres de 1676, celles des 19 août, 2 et 30 septembre (tome V, p. 26, 49 et 82).

et des événements, les disposa encore en sorte que la Reine vécut assez pour laisser porter ce goût à son comble, et point assez pour le laisser refroidir[1]. Le plus grand malheur qui soit donc arrivé au Roi, et les suites doivent faire ajouter à l'État, fut la perte si brusque de la Reine, par l'ignorance profonde et l'opiniâtreté du premier médecin d'Aquin[2], au plus fort de ce nouvel attachement enté sur le dégoût de la maîtresse, dont les humeurs étoient devenues insupportables, et que nulle politique n'avoit pu arrêter. Cette beauté impérieuse, accoutumée

1. Marie-Thérèse, comme on l'a dit déjà à plusieurs reprises, mourut après une très courte maladie le 30 juillet 1683. Elle avait toujours estimé Mme de Maintenon ; elle la regardait « comme l'amie et la personne de confiance » du Roi, et point du tout comme sa maîtresse (*Sévigné*, tome VI, p. 176). Depuis l'abandon de Mlle de Fontanges, le Roi s'était rapproché de la Reine, et celle-ci attribuait ce retour à la salutaire influence de Mme de Maintenon : voyez ce que rapportent à ce sujet Mlle d'Aumale (*Souvenirs*, tomes I, p. 77-78, et II, p. 116, et le passage cité par Lavallée, *Correspondance générale*, tome II, p. 93), *les Souvenirs de Mme de Caylus*, p. 498, et Madame (*Correspondance*, recueil Brunet, tome II, p. 75 et 76).

2. Il faut rapprocher cette accusation des deux extraits des Lettres de Madame (recueil Brunet, tome II, p. 114 et 201), où la vindicative princesse (en 1719) accuse Fagon d'avoir tué la Reine pour faire place à Mme de Maintenon ; Saint-Simon ne va pas aussi loin. Voici le second de ces extraits : « Notre reine est morte d'un abcès qu'elle avait sous le bras. Au lieu de le tirer au dehors, Fagon, qui, par grand malheur, était alors son médecin, la fit saigner ; cela fit crever l'abcès dans l'intérieur ; tout tomba sur le cœur, et l'émétique qu'il lui donna là-dessus étouffa la Reine. Le chirurgien qui saigna la Reine lui dit : « Monsieur, y songez-vous bien ? ce sera la mort de ma maîtresse. » Fagon dit : « Faites ce que je vous ordonne, Gervais. » Le chirurgien pleurait amèrement et disait à Fagon : « Vous voulez donc que ce soit « moi qui tue la Reine, ma maîtresse ? » A onze heures il la fit saigner ; à midi il lui donna l'émétique, et à trois heures du soir elle était morte.... Le Roi fut très touché ; mais le vieux méchant diable de Fagon l'avait fait à dessein, afin d'assurer par là la fortune de la vieille guenipe. » Il faut remarquer que Saint-Simon accuse l'ignorance de d'Aquin, et Madame l'opiniâtreté de Fagon, qui était en effet premier médecin de la Reine, tandis que d'Aquin l'était du Roi.

à dominer et à être adorée, ne pouvoit résister au désespoir toujours présent de la décadence de son pouvoir, et ce qui la jetoit hors de toute mesure, c'étoit de ne pouvoir se dissimuler une rivale abjecte à qui elle avoit donné du pain, qui n'en avoit encore que par elle, qui de plus lui devoit cette affection qui devenoit son bourreau, par l'avoir assez aimée pour n'avoir pu se résoudre à la chasser tant de fois que le Roi l'en avoit pressée[1], une rivale encore si au-dessous d'elle en beauté, et plus âgée qu'elle de plusieurs années[2]; sentir que c'étoit pour cette suivante, pour ne pas dire servante, que le Roi venoit le plus chez elle, [Add. S^tS. 1254] qu'il n'y cherchoit qu'elle, qu'il ne pouvoit dissimuler son malaise lorsqu'il ne l'y trouvoit pas; et le plus souvent la quitter, elle, pour entretenir l'autre tête à tête; enfin avoir à tous moments besoin d'elle pour attirer le Roi, pour se raccommoder avec lui de leurs querelles, pour en obtenir des grâces qu'elle lui demandoit[3]. Ce fut donc dans des

1. Ci-dessus, p. 202.

2. Mme de Montespan était née en 1640 et Mme de Maintenon en 1635.

3. Madame, dans une lettre du 5 mars 1719 (recueil Brunet, tome II, p. 74-75) a assez exactement résumé ce qui dut se passer entre les trois acteurs; il n'est pas inutile de la reproduire ici comme commentaire de tout ce que vient de dire Saint-Simon, en faisant la part de la calomnie. « La Montespan est cause que le Roi s'est épris de la vieille guenipe. D'abord, afin de l'avoir auprès de ses enfants, elle a caché au Roi que cette bête avait mené une vie fort désordonnée. Elle a recommandé à tous ceux qui approchaient le Roi de louer cette femme et de vanter sa vertu et sa piété. On a persuadé de la sorte au Roi que tout ce que l'on disait de mal et de défavorable sur son compte n'était que mensonge, et il ne s'est plus écarté de cette opinion fort erronée. La Montespan était une créature pleine de caprices, qui ne pouvait se contraindre en rien, aimait toute espèce de divertissements, s'ennuyait d'être seule avec le Roi. Elle ne l'aimait que par intérêt et par ambition et se souciait fort peu de sa personne. Pour l'amuser, elle avait imaginé de faire venir la Maintenon, afin qu'il ne s'aperçût pas qu'elle jouait et se divertissait. Cependant le Roi, qui aimait fort la vie retirée, aurait volontiers passé son temps auprès de celle-ci; il lui reprochait souvent de ne pas l'aimer assez; il en résultait des

temps si propices à cette enchanteresse que le Roi devint libre. Il passa les premiers jours à Saint-Cloud, chez Monsieur d'où il alla à Fontainebleau, où il passa tout l'automne[1]. Ce fut là où son goût, piqué par l'absence[2], la lui fit trouver insupportable[3].

Le Roi épouse

A son retour, on prétend, car il faut distinguer le cer-

brouilleries ; ils se querellaient fort. Alors paraissait la Scarron, et elle mettait la paix et consolait le pauvre Roi. Elle lui faisait remarquer de plus en plus la mauvaise humeur de la Montespan, jouait la dévote, et faisait entendre au Roi que Dieu lui envoyait cette affliction à cause du péché qu'il commettait avec la Montespan ; cette femme est éloquente et a de fort beaux yeux. Le Roi s'habitua ainsi à elle, et crut qu'elle ferait de lui un saint. Il la poursuivit ; mais elle tint bon et lui fit entendre que, bien qu'elle lui portât la plus grande inclination du monde, elle ne voulait pourtant pas offenser Dieu. Cela donna au Roi une si grande admiration pour cette femme, et un tel dégoût pour la vie dissipée de la Montespan, qu'il songea à se convertir.... Cela l'irrita (la Montespan) ; elle était de mauvaise humeur quand le Roi venait chez elle. La Maintenon au contraire ne cessait de plaindre le Roi ; elle lui disoit qu'il se damneroit, s'il ne vivait pas mieux avec la Reine. Le Roi redisait cela à la Reine, qui, étant la meilleure femme du monde, croyait avoir de très grandes obligations envers la Maintenon ; elle la distinguait et consentit à ce qu'elle fût nommée deuxième dame d'atour de la Dauphine de Bavière, en sorte que la Maintenon n'avait plus rien de commun avec la Montespan. Celle-ci en devint si furieuse, qu'elle raconta au Roi toute la vie de la Scarron ; mais le Roi, qui savait bien que c'était un méchant diable et que, dans sa colère, elle n'épargnait personne, n'en voulut rien croire, quelque chose qu'elle lui pût dire. »

1. Aussitôt après la mort de la Reine, Louis XIV quitta Versailles et alla à Saint-Cloud chez son frère ; mais il en partit le 3 août pour Fontainebleau, où il fut suivi le 4 par la Dauphine ; il ne revint à Versailles que le 9 octobre (*Gazette* de 1683, p. 396, 408 et 599 ; *Souvenirs de Mlle d'Aumale*, tome I, p. 79).

2. C'est une erreur. Mlle d'Aumale dit que Mme de Maintenon alla à Fontainebleau (*Souvenirs*, tome I, p. 79, et Lavallée, *Correspondance générale*, tome II, p. 302) et ajoute même qu'elle fit le voyage dans le carrosse du Roi ; les lettres écrites par elle en août et septembre à son frère, à Mme de Brinon, à l'abbé Gobelin, etc., prouvent qu'elle était alors à la cour auprès du Roi.

3. Lui fit trouver l'absence insupportable.

Mme de Maintenon.

tain de ce qui ne l'est pas, on prétend, dis-je, que le Roi parla plus librement à Mme de Maintenon, et qu'elle, osant essayer ses forces, se retrancha habilement sur la dévotion et sur la pruderie de son dernier état, que le Roi ne se rebuta point, qu'elle le prêcha et lui fit peur du diable, et qu'elle ménagea son amour et sa conscience l'un par l'autre avec un si grand art[1], qu'elle parvint à ce que nos yeux ont vu, et que la postérité refusera de croire[2]. Mais ce qui est très certain, et bien vrai, c'est que, quelque temps après le retour du Roi de Fontainebleau, et au milieu de l'hiver qui suivit la mort de la Reine, chose que la postérité aura peine à croire, quoique parfaitement vrai et avéré, le P. de la Chaise, confesseur du Roi, dit la messe en pleine nuit dans un des cabinets du Roi à Versailles.

1. M. Taphanel (*La Beaumelle et Saint-Cyr*, p. 228) a établi l'authenticité du mot historique bien connu et souvent contesté : « Je le renvoie désolé, mais non désespéré », dont la forme exacte serait : « Il s'en retourne désespéré, sans être rebuté. »

2. Lavallée (*Correspondance générale*, tome II, p. 303 et 304) a pensé que Louis XIV n'attendit pas le retour à Versailles et que le mariage se décida pendant le séjour de Fontainebleau. Il est certain que les lettres que Mme de Maintenon écrivit pendant cette période contiennent des phrases bien énigmatiques : dès le 7 août, à son frère : « La raison qui vous empêche de me voir est si utile et si glorieuse que vous n'en devez avoir que de la joie ; il ne me convient point d'avoir aucun commerce ; » le 14, à son cousin Villette : « Les nouvelles que vous me mandez sont fausses ; le Roi n'a point de galanterie ; vous pouviez le dire sans craindre de passer pour mal instruit ; » le 22, à Mme de Brinon : « Il n'y a rien à répondre sur l'article de Louis et de Françoise ; ce sont des folies. Je voudrois seulement savoir pourquoi elle ne le voudroit pas ; car je n'aurois jamais cru que l'exclusion sur cette affaire fût venue par elle ; » le 20 septembre, à l'abbé Gobelin : « Ne m'oubliez pas devant Dieu ; car j'ai grand besoin de forces pour faire un bon usage de mon bonheur. » Mlle d'Aumale prétend qu'à Fontainebleau elle fut logée dans l'appartement de la Reine, parce que le Roi ne pouvait se passer de sa société, et Mme de Caylus (*Souvenirs*, p. 501-502) décrit l'agitation contenue de l'esprit de Mme de Maintenon à ce moment, effet de son incertitude, de ses craintes, de ses espérances, et tout cela ne cessa qu'à la fin du voyage, vers cette fin de septembre où elle parlait de son « bonheur » à l'abbé Gobelin.

Bontemps, gouverneur de Versailles, premier valet de chambre en quartier et le plus confident des quatre[1], servit cette messe, où ce monarque et la Maintenon furent mariés, en présence d'Harlay, archevêque de Paris, comme diocésain[2], de Louvois, qui tous deux avoient, comme on l'a dit[3], tiré parole du Roi qu'il ne déclareroit jamais ce mariage, et de Montchevreuil uniquement en troisième[4], parent, ami, et du même nom de Mornay que Villarceaux, à qui autrefois il prêtoit sa maison de Montchevreuil tous les étés, sans en bouger lui-même avec sa femme, où Vil-

1. Des quatre premiers valets de chambre.

2. Dans une lettre à la Beaumelle du 1er juin 1755, Mme de Louvigny disait tenir du P. Griffet, auteur du *Traité des preuves en histoire*, l'anecdote suivante sur le mariage du Roi : « Il nous dit que M. de Harlay, qui en fit la célébration, mit l'acte dans sa poche ; qu'il étoit si paresseux que, quand il changeoit d'habit, il renfermoit celui qu'il quittoit dans une armoire, plutôt que de tirer les papiers de ses poches et de les mettre en sûreté, et qu'à sa mort on trouva quantité de vieilles culottes sous la clef, dont l'une renfermait l'acte en question, qui passa de main en main sans savoir ce qu'il est devenu » (Taphanel, *La Beaumelle et Saint-Cyr*, p. 207-208).

3. Ci-dessus, p. 63-64.

4. Nous avons déjà eu occasion (tome VIII, p. 42, note 1) d'étudier la question du mariage de Louis XIV et de Mme de Maintenon, et de dire que la réalité en est admise sans conteste possible, mais que les historiens ne s'accordent pas sur la date, les uns tenant pour la fin de 1683, les autres pour 1684, 1685 ou même 1686. Lavallée (*Correspondance générale de Mme de Maintenon*, tome II, p. 341 et suivantes) a établi qu'il fut certainement effectué avant le 18 juin 1684 (où elle y fait une allusion fort claire dans une lettre à son frère), et très probablement avant le 7 avril (où il y en a une assez vague) ; il pense même qu'on pourrait admettre la fin de janvier. Geffroy (*Madame de Maintenon d'après sa correspondance*, tome I, p. 155) adopte le courant du même mois, et M. de Boislisle s'est rallié à cette opinion. Elle concorde d'ailleurs avec ce que dit plus haut Saint-Simon, qui, pour cette fois paraît bien informé. Si l'on remarque que Mme de Maintenon fut installée avant le 15 novembre 1683 (ci-après, p. 214, note 1) dans l'appartement qu'elle occupa jusqu'à la fin de sa vie, on peut penser que le mariage suivit de près cette installation et qu'il serait peut-être antérieur au 1er janvier 1684.

larceaux entretenoit cette reine comme à Paris, et où il payoit toute la dépense, parce que son cousin étoit fort pauvre, et qu'il avoit honte de ce concubinage chez lui à Villarceaux, en présence de sa femme, dont il respectoit la patience et la vertu[1].

Mme de Maintenon toute puissante, quitte les armes de son premier mari à l'exemple de Mme de Montespan et de Mme de Thiange.

Mme de Maintenon, n'osant porter les armes d'un tel époux, supprima celles de son premier mari[2], et ne porta plus que les siennes seules, et sans cordelière[3], imitant à meilleur titre Mme de Montespan depuis ses amours, et même Mme de Thiange, qui, du vivant de leurs maris, quittèrent leurs armes[4] et leur livrée, qu'elles ne reprirent jamais, et portèrent toujours depuis celles de Rochechouart seules[5]. On a vu, à l'occasion de la mort du duc de Créquy, les prédictions étonnantes de cette épouvantable fortune[6].

1. Tout cela a été déjà dit et réfuté dans le tome I, p. 107-108 et dans *Paul Scarron et Françoise d'Aubigné*, p. 118-120. Si Mme Scarron avait eu à ce moment des relations coupables avec Villarceaux, comment plus tard aurait-elle osé dire ce que rapporte Mlle d'Aumale (*Souvenirs*, tome I, p. 186) : « Elle contoit un jour que, dans le temps qu'elle étoit à la campagne avec Mme de Montchevreuil, elle menoit la vie la plus innocente et la plus tranquille, et qui assurément plaisoit à Dieu. »

2. Les armes des Scarron étaient : d'azur, à la bande bretessée d'or.

3. L'ancienne famille des Aubigné d'Anjou, à laquelle le grand-père de Mme de Maintenon, Agrippa, s'était frauduleusement rattaché (ci-dessus, p. 190), portait de gueules, au lion d'hermines, couronné, armé et lampassé d'or ; c'est cet écusson qu'avait adopté Mme de Maintenon, dès avant 1680 (voyez ci-dessus, p. 201, note 2), et elle n'y joignait pas la cordelière de veuve.

4. Les armes originaires des Pardaillan étaient d'argent à trois fasces ondées d'azur ; mais le marquis de Montespan avait adopté un écu beaucoup plus compliqué. Les Damas de Thiange portaient une croix ancrée de gueules sur fond d'or.

5. Cela a déjà été dit dans notre tome X, p. 148 et 502.

6. Ce n'est pas dans les Mémoires qu'il a parlé de ces prédictions, mais dans une Addition à Dangeau (notre tome XIV, p. 464 et 465). Il est curieux que Saint-Simon n'ait rien dit nulle part d'une autre prophétie de la grandeur future de Mme de Maintenon qui lui aurait été faite par un maçon ou architecte du nom de Barbé, alors qu'elle

La satiété des noces, ordinairement si fatale à des noces de cette espèce, ne fit que consolider la faveur de Mme de Maintenon. Bientôt après elle éclata par l'appartement qui lui fut donné à Versailles au haut du grand escalier, vis-à-vis de celui du Roi, et de plain pied[1]. Depuis ce moment, le Roi y alla tous les jours de sa vie passer plusieurs heures, à Versailles et en quelque lieu qu'il fût[2], où elle fut toujours logée aussi proche de lui, et de plain pied autant qu'il fut possible[3]. Les suites, les succès, l'entière confiance, la rare dépendance, la toute-puissance, l'adoration publique, universelle, les ministres, les généraux d'armée, la famille royale la plus proche, tout en un mot à ses pieds; tout bon et tout bien par elle, tout réprouvé sans elle; les hommes, les affaires, les choses, les choix, les justices, les grâces, la religion, tout sans exception en sa main, et le Roi et l'État ses victimes; quelle

n'était encore que Mme Scarron, quoique cette prédiction fût bien connue de son temps, puisque, après le *Segraisiana*, où on la rencontre pour la première fois (p. 12), elle fut reproduite par Mme Dunoyer (*Lettres historiques et galantes*, édition 1720, tome I, p. 81), par Languet de Gergy dans ses *Mémoires* (p. 113), et jusque par le duc de Luynes (*Mémoires*, tome IX, p. 251, où le nom de la profession a été pris pour celui du prophète). Mme de Maintenon en parla elle-même aux Dames de Saint-Cyr (*Lettres historiques et édifiantes*, tome II, p. 459); Moréri y fit allusion dans son *Dictionnaire* (tome VII, p. 94), et le P. Griffet ne dédaigna pas d'en discuter l'authenticité et d'en fournir une explication naturelle (*Traité des Preuves*, p. 37-39).

1. Cet appartement, qui a été décrit dans notre tome XVI, p. 470-471, avait été donné par le Roi à Mme de Maintenon probablement dès le retour à Versailles en octobre 1683, et certainement avant le 15 novembre, puisque, à cette date, elle en parle dans une lettre à Mme de Brinon (*Correspondance générale*, tome I, p. 333), et c'est encore une preuve que le mariage devait être décidé à cette époque et dut s'accomplir très peu de temps après.

2. On reviendra plus loin (p. 249-250) sur ces visites quotidiennes.

3. Cependant, à Marly, jusqu'en septembre 1694, elle avait logé en haut (*Dangeau*, tome V, p. 71); à Fontainebleau, son logement ouvrait sur la salle des gardes du Roi (notre tome XIII, p. 154).

elle fut, cette fée incroyable, et comment elle gouverna sans lacune, sans obstacle, sans nuage le plus léger, plus de trente ans entiers, et même trente-deux, c'est l'incomparable spectacle qu'il s'agit de se retracer, et qui a été celui de toute l'Europe.

Caractère de Mme de Maintenon.

C'étoit[1] une femme de beaucoup d'esprit, que[2] les meilleures compagnies, où elle avoit d'abord été soufferte et dont bientôt elle fit le plaisir, avoient fort polie et ornée de la science du monde, et que la galanterie avoit achevé de tourner au plus agréable. Ses divers états l'avoient rendue flatteuse, insinuante, complaisante, cherchant toujours à plaire[3]. Le besoin de l'intrigue, toutes celles qu'elle avoit vues, en plus d'un genre, et de beaucoup desquelles elle avoit été, tant pour elle-même que pour en servir d'autres, l'y avoient formée, et lui en avoient donné le goût, l'habitude et toutes les adresses[4]. Une grâce in-

1. La première rédaction du portrait qui va suivre se trouve dans la grande Addition à Dangeau (ci-après, p. 425 et suivantes). A la peinture assez partiale que notre auteur va faire du caractère de Mme de Maintenon et qu'il abrègera dans le *Parallèle des trois rois Bourbons*, p. 244 et suivantes, il est fort difficile d'opposer ou de comparer des morceaux du même genre rédigés par des contemporains bien informés, parce qu'il n'y en a pas. Voltaire lui-même, comme tous les autres, n'a mentionné que des traits épars sans vue d'ensemble, et l'on ne peut citer les recueils de Caractères parus en 1703 et en 1706, parce que ce sont, à son égard, de véritables pamphlets. On peut néanmoins consulter avec intérêt les portraits assez brefs, mais généralement bienveillants et élogieux, que les divers ambassadeurs vénitiens envoyèrent à la Seigneurie (*Relazioni*, série *Francia*, tome III, p. 363, 448, 549 et 591).

2. Avant *que*, il y a un *dont*, biffé.

3. Dès 1653, le chevalier de Méré écrivait d'elle : « Elle est douce, reconnoissante, secrète, fidèle, modeste, intelligente, et, pour comble d'agréments, elle n'use de son esprit que pour se divertir ou pour se faire aimer » (Lavallée, *Correspondance générale*, tome I, p. 65-66).

4. Comment concilier cette adresse et ce talent pour les intrigues avec ce que notre auteur a dit dans le tome XIV, p. 133, que Mme de Maintenon était « la reine des dupes », en dehors du gouvernement et du Roi ?

comparable à tout, un air d'aisance, et toutefois de retenue et de respect, qui par sa longue bassesse lui étoit devenu naturel, aidoient merveilleusement ses talents, avec un langage doux, juste, en bons termes, et naturellement éloquent et court[1]. Son beau temps, car elle avoit trois ou quatre ans plus que le Roi[2], avoit été celui des belles conversations, de la belle galanterie, en un mot de ce qu'on appeloit les ruelles[3], [et] lui en avoit tellement donné l'esprit, qu'elle en retint toujours le goût et la plus forte teinture. Le précieux et le guindé ajouté à l'air de ce temps-là, qui en tenoit un peu, s'étoit augmenté par le vernis de l'importance[4], et s'accrut depuis par celui de la dévotion, qui devint le caractère principal, et qui fit semblant d'absorber tout le reste ; il lui étoit capital pour se maintenir où il l'avoit portée, et ne le fut pas moins pour gouverner. Ce dernier point étoit son être ; tout le reste y fut sacrifié sans réserve[5]. La droiture et la franchise étoient trop difficiles à accorder avec une telle vue, et avec une telle fortune ensuite, pour imaginer qu'elle en retînt plus que la parure[6]. Elle n'étoit pas aussi tellement fausse que ce fût son véritable goût ; mais la nécessité lui en

1. On peut juger de son langage, au moins d'une certaine façon, par ses Entretiens et ses conversations notés par les Dames de Saint-Cyr et dont Lavallée a publié les principaux dans son recueil des *Lettres historiques et édifiantes*. La Fare (*Mémoires*, p. 288) a parlé de sa « conversation douce et spirituelle ».

2. Pas tout à fait trois ans.

3. Notre tome VI, p. 275.

4. La « grâce incomparable », l' « air d'aisance », le « langage juste, en bons termes et naturellement éloquent et court », notés ci-dessus, ne se peuvent guère accorder avec « le précieux et le guindé ».

5. Il va revenir ci-après, p. 254, sur le gouvernement de Mme de Maintenon.

6. Elle écrivait cependant en 1706 au duc d'Orléans : « Vous savez, Monseigneur, que je suis bien plus propre à porter une vérité dure qu'une fausse louange. L'honneur que j'ai d'approcher les grands depuis longtemps ne m'a point changée là-dessus » (recueil Geffroy, tome II, p. 96).

avoit de longue main donné l'habitude, et sa légèreté naturelle la faisoit paroître au double de fausseté plus qu'elle n'en avoit. Elle n'avoit de suite en rien que par contrainte et par force. Son goût étoit de voltiger en connoissances et en amis[1] comme en amusements, excepté quelques amis fidèles de l'ancien temps dont on a parlé, sur qui elle ne varia point, et quelques nouveaux des derniers temps[2], qui lui étoient devenus nécessaires. A l'égard des amusements, elle ne les put guères varier depuis qu'elle se vit reine. Son inégalité tomba en plein sur le solide, et fit par là de grands maux. Aisément engouée, elle l'étoit à l'excès; aussi facilement déprise, elle se dégoûtoit de même, et l'un et l'autre très souvent sans cause ni raison. L'abjection et la détresse où elle avoit si longtemps vécu[3] lui avoit rétréci l'esprit, et avili le cœur et les sentiments. Elle pensoit et sentoit si fort en petit, en toutes choses, qu'elle étoit toujours en effet moins que Mme Scarron, et qu'en tout et partout elle se retrouvoit[4] telle. Rien n'étoit si rebutant que cette bassesse jointe à une situation si radieuse; rien aussi n'étoit à tout bien empêchement si

1. Ci-après, p. 281.

2. Madame disait de même : « La pantocrate est d'un caractère bien inégal ; tous ses amis s'en plaignent. Quant à moi, je ne saurais dire si elle est inégale dans ses amitiés ; toujours est-il que, dans la haine, je la trouve fort constante » (*Correspondance*, recueil Jæglé, tome I, p. 172). Et ailleurs (p. 187) : « La pantocrate n'est pas aussi fidèle aux amis qu'elle s'est fait depuis qu'elle est dévote qu'à ceux qui datent du Marais. » Saint-Simon a mentionné à maintes reprises sa gratitude pour ses anciens amis, les Richelieu, les Albret, les Heudicourt, les Harcourt-Beuvron, et bien d'autres (nos tomes I, p. 80 et 108, III, p. 198 et 221, etc.), et cela est confirmé par les *Lettres de Mme Dunoyer*, édition 1720, tome I, p. 80.

3. Saint-Simon oublie que, depuis son mariage avec Scarron, c'est-à-dire quand elle avait dix-sept ans à peine, elle n'avait cessé de fréquenter une société, un peu mêlée peut-être, mais dans laquelle elle se rencontrait avec beaucoup de gens d'esprit et de la première qualité.

4. Avant *retrouvoit*, il a biffé *trouvoit telle*.

dirimant, comme rien[1] de si dangereux que cette facilité à changer d'amitié et de confiance.

Elle avoit encore un autre appât trompeur. Pour peu qu'on pût être admis à son audience et qu'elle y trouvât quelque chose à son goût, elle se répandoit avec une ouverture qui surprenoit et qui ouvroit les plus grandes espérances ; dès la seconde, elle s'importunoit, et devenoit sèche et laconique. On se creusoit la tête pour démêler et la grâce et la disgrâce, si subites toutes les deux ; on y perdoit son temps. La légèreté en étoit la seule cause, et cette légèreté étoit telle qu'on ne se la pouvoit imaginer[2]. Ce n'est pas que quelques-uns n'aient échappé à cette vacillité[3] si ordinaire ; mais ces personnes n'ont été que des exceptions[4], qui ont d'autant plus confirmé la règle qu'elles-mêmes ont éprouvé force nuages dans leur faveur, et que, quelle qu'elle ait été, c'est-à-dire depuis son dernier mariage, aucune ne l'a approchée qu'avec précaution et dans l'incertitude.

On peut juger des épines de sa cour, qui d'ailleurs étoit

1. Avant *rien*, Saint-Simon a biffé *cette facilité à changer*, qui va se retrouver plus loin.

2. Saint-Simon a parlé à bien des reprises du « naturel changeant » de Mme de Maintenon (tome XVIII, p. 287), de « son inconstance naturelle et de sa légèreté » (tome VI, p. 559), de son engouement qui la faisait se prendre « fort aux figures » (tome III, p. 189) et ne jamais résister « aux grâces de la nouveauté » (tome V, p. 424), de son « humeur volage » qui « étoit de prendre en gré, puis en confiance sans raison, et de laisser là sans cause ceux qu'elle y avoit pris » (tome XVI, p. 252). Madame n'a noté que son caractère inégal ; mais elle a bien remarqué sa mine pincée et son air désagréable quand on lui déplaisait (recueil Brunet, tome II, p. 145). On y reviendra ci-après, p. 281.

3. Ce mot, qui a été employé par notre auteur dans l'Addition correspondante (ci-après, p. 426) et dans le *Parallèle*, p. 243, toujours pour Mme de Maintenon, n'est donné par aucun lexique, et Littré n'en a cité que le présent exemple.

4. Il pense sans doute à Mmes d'Heudicourt, de Montchevreuil et de Dangeau.

presque inaccessible et par sa volonté, et par le goût du Roi, et encore par la mécanique des temps et des heures[1], d'une cour qui toutefois opéroit une grande et intime partie de toutes choses, et qui presque toujours influoit sur tout le reste.

Goût de direction.

Elle eut la foiblesse d'être gouvernée par la confiance, plus encore par les espèces de confessions, et d'en être la dupe par la clôture où elle s'étoit enfermée[2]. Elle eut aussi la maladie des directions, qui lui emporta le peu de liberté dont elle pouvoit jouir. Ce que Saint-Cyr lui fit perdre de temps en ce genre est incroyable[3]; ce que mille autres couvents lui en coûtèrent ne l'est pas moins[4]. Elle se

1. Il reviendra plus loin sur cette « mécanique » (ci-après, p. 243), qui ne lui laissait voir « le jour que par le trou d'une bouteille » (notre tome XXIII, p. 387).

2. « Vous savez, écrivait Mme de Maintenon à la princesse des Ursins (recueil Bossange, tome II, p. 446) que M. le maréchal de Villeroy m'honore du nom de taupe, et qu'il prétend qu'il n'y a personne ici qui soit plus mal avertie que moi ; je trouve que je n'en sais que trop. » Et ailleurs (*ibidem*, p. 19) : « Je suis un peu comme Agnès ; je crois ce qu'on me dit et ne creuse pas davantage. »

3. Il est incontestable qu'elle s'occupa de Saint-Cyr avec une minutie et une persévérance incroyables ; il suffit de lire les lettres et les instructions réunies par Lavallée dans les deux volumes des *Lettres historiques et édifiantes*, et dans les *Conseils et instructions aux demoiselles de Saint-Cyr*, pour voir qu'elle ne néglige aucun détail, si infime qu'il soit, pour la gestion de cette maison, au point de vue matériel et financier comme à celui de l'éducation et de la direction morale et spirituelle. Était-ce du temps perdu ? Et Saint-Simon, qui va bientôt lui reprocher de trop s'occuper des affaires de l'État, est mal venu à la blâmer de consacrer un temps trop considérable à Saint-Cyr.

4. En dehors de la correspondance que Mme de Maintenon entretint avec l'abbesse de Gomerfontaine, Mme de la Viefville, parente du cardinal de Noailles, et avec Mme de la Mairie, prieure de Bisy, toutes deux anciennes élèves de Saint-Cyr, on connaît fort peu de lettres d'elle à des supérieures de couvents. Saint-Simon a donc tort de généraliser deux cas particuliers. A Gomerfontaine, abbaye ruinée et fort relâchée, il est naturel que l'abbesse, qui n'avait que vingt-huit ans, se soit adressée à Mme de Maintenon pour avoir des conseils et des directions, qu'elle lui donna très volontiers certainement, et dont on

croyoit l'abbesse universelle, surtout pour le spirituel, et de là entreprit des détails de diocèses; c'étoient là ses occupations favorites. Elle se figuroit être une Mère de l'Église; elle en pesoit les pasteurs du premier ordre, les supérieurs de séminaires et de communautés, les monastères et les filles qui les conduisoient, ou qui y étoient les principales[1]. De là une mer d'occupations frivoles,

peut admirer la solidité et le bon sens; il en est de même pour Bisy, où l'on s'occupait d'éducation. Que Mme de Maintenon aimât la direction des jeunes filles, c'est certain, et elle ne s'en fit pas faute à Saint-Cyr, où son titre de fondatrice l'y autorisait; mais il y a très loin de cette action restreinte et très légitime à « gouverner des monastères de filles de toutes parts », comme Saint-Simon va le redire ci-après, p. 248. Mlle d'Aumale (*Souvenirs*, tome I, p. 165) cite quelques couvents et séminaires qu'elle aidait de ses charités, et c'est tout. Il est cependant croyable que, s'il en avait été comme le dit notre auteur, la secrétaire n'aurait point manqué de nous le faire savoir, puisqu'elle ne pouvait regarder cette direction universelle que comme très glorieuse pour sa maîtresse. Voyez l'Introduction aux *Souvenirs de Mlle d'Aumale*, par le comte d'Haussonville, tome I, p. XXIX et suivantes, et Geffroy, *Madame de Maintenon d'après sa correspondance*, tome II, p. 64-65. Il est vrai qu'elle avait un bref du pape pour entrer dans tous les couvents de France et une permission de l'archevêque de Paris pour ceux de son diocèse; elle le dit elle-même (lettre à Mme de Vancy, du 28 septembre 1693, dans les *Lettres historiques et édifiantes*, tome I, p. 318); mais c'était seulement pour pénétrer dans les clôtures, et non point pour diriger, et on voit par la même lettre qu'elle ne voulait pas s'en servir si les supérieures des couvents n'y consentaient, même pour y aller voir une amie.

1. Nous avons eu naguère communication de deux gros volumes manuscrits appartenant à une collection particulière, et provenant de Saint-Cyr, dans le premier desquels se trouve la copie de très nombreuses lettres de personnages ecclésiastiques adressées à Mme de Maintenon. Une grande partie des évêques de France s'y trouve représentée; il y a quelques ecclésiastiques du second ordre, presque point de religieux, si ce n'est quelques jésuites. La plupart de ces lettres sont de courtoisie ou de remerciement, ou n'ont trait qu'à des affaires infimes. Quelques-unes d'entre elles, émanées soit des cardinaux français, soit des principaux évêques, parlent de choses plus importantes : assemblées du clergé, nominations, questions de doctrine ou de discipline; mais elles sont toujours assez banales, et leur lecture

illusoires, pénibles, toujours trompeuses, des lettres et des réponses à l'infini, des directions d'âmes choisies, et toutes sortes de puérilités qui aboutissoient d'ordinaire à des riens, quelquefois aussi à des choses importantes, et à de déplorables méprises en décisions, en événements d'affaires, et en choix[1].

Persécution du jansénisme.

La dévotion, qui l'avoit couronnée, et par laquelle elle sut se conserver, la jeta, par art et par goût de régenter, qui se joignit à celui de dominer, dans ces sortes d'occupations, et l'amour-propre, qui n'y rencontroit jamais que des adulateurs, s'en nourrissoit. Elle trouva le Roi qui se croyoit apôtre, pour avoir toute sa vie persécuté le jansénisme, ou ce qui lui étoit présenté comme tel. Ce champ parut propre à Mme de Maintenon à repaître ce prince de son zèle et à s'introduire dans tout. L'ignorance la plus grossière en tous genres dans laquelle on avoit eu grand soin d'élever le Roi[2], et par divers intérêts de l'entretenir ensuite, et de lui inculquer de bonne heure la défiance générale et l'exacte clôture dans lesquelles il s'est barricadé sous la clef de ses ministres, et, à d'autres égards, sous celle de son confesseur et de ceux qu'il a eu intérêt

ne donne pas l'impression que Mme de Maintenon ait eu dans ces matières l'influence considérable et prépondérante que lui attribue Saint-Simon. Si elle influa sur le choix des nouveaux évêques, on ne peut nier que, en général, depuis 1685 jusqu'à la fin du règne, ces choix n'aient été excellents au point de vue de la doctrine et des mœurs. Saint-Simon lui a surtout reproché, ainsi qu'à Godet des Marais, d'avoir introduit dans l'épiscopat des gens de rien ; quand on se rappelle le mal fait à l'église catholique par les prélats grands seigneurs et débauchés de l'époque précédente, on ne peut l'en blâmer. Notre auteur va revenir sur ces divers points ci-après, p. 282 et suivantes, avec plus de détails.

1. Au témoignage de Mlle d'Aumale, elle ne voulait pas, par raison de conscience, se mêler de la distribution des bénéfices ; elle ne consentait à recommander quelque candidat que quand un évêque lui en répondait (*Souvenirs*, tome I, p. 181, et le fragment de la lettre à Mme de Caylus donné en note).

2. Ci-dessus, p. 25-26.

de lui produire, lui avoit fait prendre de bonne heure la pernicieuse habitude de prendre parti sur parole[1] dans les questions de théologie, et entre les différentes écoles catholiques, jusqu'à en faire sa propre affaire à Rome.

La Reine mère, et le Roi bien plus qu'elle dans les suites[2], séduits par les jésuites, s'étoient laissé persuader par eux le contradictoire exact et précis de la vérité : savoir[3] que toute autre école que la leur en vouloit à l'autorité royale, et n'avoit qu'un esprit d'indépendance et républicain[4]. Le Roi là-dessus, ni sur bien d'autres choses[5], n'en savoit pas plus qu'un enfant[6]. Les jésuites n'ignoroient pas à qui ils avoient affaire. Ils étoient en possession d'être les confesseurs du Roi et les distributeurs des bénéfices, dont ils avoient la feuille ; l'ambition des courtisans et la crainte que ces religieux inspiroient aux ministres leur donnoit une entière liberté. L'attention si vigilante du Roi à se tenir toute sa vie barricadé contre tout le monde en affaires[7] leur étoit un rempart assuré, et leur donnoit la facilité de lui parler, et la sécurité d'y être seuls reçus sur les choses qui regardoient la religion,

1. *Parole* est en interligne au-dessus de *parle*, biffé.

2. Notre auteur va répéter ce qu'il a dit déjà si souvent sur l'aversion du Roi pour les jansénistes, les menées des jésuites à cet égard, la persuasion de Louis XIV que les jansénistes étaient des ennemis de son autorité, etc. : voyez nos tomes V, p. 507, VI, p. 432, XIII, p. 273, XIV, p. 379, XVIII, p. 261, 267-269 et 441, XIX, p. 318, XX, p. 332, 336 et 350, etc.

3. *Sçavoir* ajouté en interligne.

4. Déjà dit souvent, particulièrement dans nos tomes XVIII, p. 261 et 268, et XXIII, p. 385 et 403.

5. *Choses,* en interligne.

6. « C'est quelque chose d'inconcevable, disait Madame (*Correspondance,* recueil Rolland, p. 161), comme le grand homme est simple en fait de religion !... Cela vient de ce qu'il n'a jamais rien appris des choses de la religion, n'a jamais lu la Bible et croit tout bonnement ce qu'on lui débite à ce sujet. » Voyez aussi recueil Jægle, tomes I, p. 130, et III, p. 37.

7. Ci-dessus, p. 45 et 221.

et d'être seuls écoutés. Il leur fut donc aisé de le préoccuper, jusqu'à l'infatuation la plus complète, que quiconque parloit autrement qu'eux étoit janséniste, et que janséniste étoit être ennemi du Roi et de son autorité, laquelle étoit la partie foible et sensible du Roi jusqu'à l'incroyable. Ils parvinrent donc à disposer en plein de lui à leur gré, et par conscience et par jalousie de son autorité sur tout ce qui regardoit cette affaire, et encore sur tout ce qui y avoit le moindre trait, c'est-à-dire sur toutes choses et gens qu'il leur convenoit de lui montrer par ce côté.

Antérieure* dissipation des saints et savants solitaires de Port-Royal.

C'est par où ils dissipèrent ces saints solitaires illustres, que l'étude et la pénitence avoient assemblés à Port-Royal[1], qui firent de si grands disciples, et à qui les chrétiens seront à jamais redevables de ces ouvrages fameux qui ont répandu une si vive et si solide lumière pour discerner la vérité des apparences, le nécessaire de l'écorce, en faire toucher au doigt l'étendue si peu connue, si obscurcie, et d'ailleurs si déguisée, éclairer la foi, allumer la charité, développer le cœur de l'homme, régler ses mœurs, lui présenter un miroir fidèle, et le guider entre la juste crainte et l'espérance raisonnable[2]. C'étoit donc à en poursuivre jusqu'aux derniers restes, et partout, que la dévotion du Roi s'exerçoit[3], et celle de Mme de Maintenon conformée sur la sienne, lorsqu'un autre champ parut plus propre à présenter à ce prince. Le jansénisme commençoit à paroître usé ; il ne sembloit plus bon aux jésuites qu'à faute de mieux, et au besoin ils étoient bien sûrs d'y retrouver longtemps de quoi glaner, lorsque, après quelque intervalle, ils lui pourroient rendre quelques grâces de nouveauté. Avec de telles avances pour se

1. Tome XXIII, p. 183.
2. Allusion aux ouvrages de Pascal, de Nicole, du grand Arnauld, de Lemaistre de Sacy, etc.
3. Ce verbe, oublié, a été ajouté en interligne.

* Ce mot a été ajouté après coup au commencement de la manchette.

croire en droit de commander aux consciences, il restoit peu à faire pour exciter le zèle du Roi contre une religion solennellement frappée des plus éclatants anathèmes par l'Église universelle, et qui s'en étoit elle-même frappée la première en se séparant de toute l'antiquité sur des points de foi fondamentaux.

Révocation de l'édit de Nantes.

Le Roi étoit devenu dévot[1], et dévot dans la dernière ignorance. A la dévotion se joignit la politique[2]. On voulut lui plaire par les endroits qui le touchoient le plus sensiblement, la dévotion et l'autorité. On lui peignit les hugenots avec les plus noires couleurs : un État dans un État, parvenu à ce point de licence à force de désordres, de révoltes, de guerres civiles, d'alliances étrangères, de résistance à force ouverte contre les rois ses prédécesseurs, et jusqu'à lui-même réduit à vivre en traités avec eux. Mais on se garda bien de lui apprendre la source de tant de maux, les origines de leurs divers degrés et de leurs progrès, pourquoi et par qui les huguenots furent premièrement armés, puis soutenus, et surtout de lui dire un seul mot des projets de si longue main pourpensés, des horreurs et des attentats de la Ligue contre sa couronne, contre sa maison, contre son père, son aïeul[3] et tous les siens. On lui voila avec tant de soin ce que l'Évangile, et, d'après cette divine loi, les apôtres et tous les Pères à leur suite, enseignent sur la manière de

1. Ce fut sous l'influence incontestable de Mme de Maintenon que le Roi, séparé de Mme de Montespan, se tourna vers la dévotion. Commencée en 1683, avant la mort de la Reine, cette évolution atteignit son apogée vers 1685. Madame (*Correspondance*, recueil Jæglé, tome I, p. 46 et 53) en signale à cette époque des effets tout à fait personnels à elle-même.

2. Comparez la rédaction de l'Addition à Dangeau : ci-après, p. 428, et celle du *Parallèle*, p. 222-226.

3. Il avait d'abord écrit *son grd pere, son bisayeul*; il a biffé *grd* et *bis*. Pour corriger une erreur (car Henri III n'était pas le bisaïeul de Louis XIV), Saint-Simon ne s'est point aperçu qu'il en commettait une autre en parlant des attentats de la Ligue contre Louis XIII.

prêcher Jésus-Christ, de convertir les infidèles et les hérétiques, et de se conduire en ce qui regarde la religion. On toucha un dévot de la douceur de faire aux dépens d'autrui une pénitence facile, qu'on lui persuada sûre pour l'autre monde[1]. On saisit l'orgueil d'un roi en lui montrant une action qui passoit le pouvoir de tous ses prédécesseurs, en lui détournant les yeux de tant de grands exploits personnels et de tant de hauts faits d'armes pensés et résolus par son héroïque père, et par lui-même exécutés à la tête de ses troupes avec une vaillance qui leur en donnoit et qui les fit vaincre souvent contre toute apparence dans les plus grands périls, en l'y voyant à leur tête aussi exposé qu'eux, et de toute la conduite de ce grand roi, qui abattit sans ressource ce grand parti huguenot[2], lequel[3] avoit soutenu sa lutte depuis François Ier avec tant d'avantages, et qui, sans la tête et le bras de Louis le Juste[4], ne seroit pas tombé sous les volontés de Louis XIV. Ce prince[5] étoit bien éloigné d'arrêter sa vue sur un si solide emprunt. On le détermina, lui[6] qui se piquoit si principalement de gouverner par lui-même, d'un chef-d'œuvre tout à la fois de religion et de politique, qui faisoit triompher la véritable par la ruine de toute autre, et qui rendoit le roi absolu en brisant toutes ses chaînes avec les huguenots, et en détruisant à jamais ces rebelles, toujours prêts à pro-

1. C'est ce que disait aussi Madame (recueil Jæglé, tome III, p. 31) : « La vieille ordure et les jésuites lui ont fait accroire qu'en persécutant les réformés il réparerait aux yeux de Dieu et des hommes le scandale qu'il a donné en pratiquant le double adultère avec Mme de Montespan. » Même idée dans la *Relation de Spanheim*, édition Bourgeois, p. 97.

2. Voyez le *Parallèle des trois rois Bourbons*, p. 33 et suivantes.

3. *Lequel* est en interligne, au-dessus de *qui*, biffé.

4. Ce nom est écrit en capitales dans le manuscrit.

5. Les mots *Ce prince* sont en interligne, au-dessus de *qui luy mesme*, biffé.

6. Saint-Simon avait d'abord écrit *On picqua ce Prince* ; il a biffé les trois derniers mots pour écrire en interligne : *le determina luy*.

fiter de tout pour relever leur parti et donner la loi à ses rois.

Les grands ministres n'étoient plus alors. Le Tellier au lit de la mort[1], son funeste fils étoit le seul qui restât; car Seignelay ne faisoit guères que poindre[2]. Louvois, avide de guerre, atterré sous le poids d'une trêve de vingt ans qui ne faisoit presque que d'être signée, espéra qu'un si grand coup porté aux huguenots remueroit tout le protestantisme de l'Europe, et s'applaudit en attendant de ce que, le Roi ne pouvant frapper sur les huguenots que par ses troupes, il en seroit le principal exécuteur, et par là de plus en plus en crédit. L'esprit et le génie de Mme de Maintenon, tel qu'il vient d'être représenté avec exactitude, n'étoit rien moins que propre ni capable d'aucune affaire au delà de l'intrigue. Elle n'étoit pas née ni nourrie à voir sur celle-ci au delà de ce qui lui en étoit présenté, moins encore pour ne pas saisir avec ardeur une occasion si naturelle de plaire, d'admirer, de s'affermir de plus en plus par la dévotion. Qui d'ailleurs eût su un mot de ce qui ne se délibéroit qu'entre le confesseur, le ministre alors comme unique, et l'épouse nouvelle et chérie, et qui de plus eût osé contredire[3]? C'est ainsi que sont menés à

1. L'édit de révocation de l'édit de Nantes est du 18 octobre 1685; le chancelier le Tellier mourut le 30. On sait que Voltaire (*Siècle*, chapitre xxxvi) raconte qu'en scellant l'édit il prononça les premiers versets du cantique de Siméon.

2. Il avait succédé à son père Colbert en septembre 1683.

3. La participation de Mme de Maintenon à la révocation de l'édit de Nantes est un sujet qui restera éternellement controversé. Certains contemporains, comme Madame et comme Spanheim (*Relation*, édition Bourgeois, p. 92), ce dernier avec une modération bien remarquable, l'accusent d'y avoir poussé, par dévotion peut-être, par politique assurément; les historiens protestants sont en général fort durs à son endroit. Par contre, ses panégyristes, Languet de Gergy (*Mémoires*, p. 255 et suivantes) et Mlle d'Aumale (*Souvenirs*, tome II, p. 162-166) l'en disculpent presque complètement; le premier raconte même qu'ayant voulu préconiser auprès du Roi les moyens de douceur, il lui aurait répondu par une allusion à sa naissance huguenote qui lui

tout, par une voie ou par une autre, les rois qui, par grandeur, par défiance, par abandon à ceux qui les tiennent, par paresse ou par orgueil, ne se communiquent qu'à deux ou trois personnes, et bien souvent à moins, et qui mettent entre eux et tout le reste de leurs sujets une barrière insurmontable.

La révocation de l'édit de Nantes sans le moindre prétexte et sans aucun besoin[1], et les diverses proscriptions plutôt que déclarations qui la suivirent[2], furent les fruits de

aurait fermé la bouche. Le mieux serait évidemment de s'en rapporter à ce qu'elle a pu écrire ou faire alors : malheureusement sa correspondance « authentique » est très pauvre sur ce sujet (il est regrettable que le dernier éditeur de Spanheim n'ait justement cité comme commentaire que des extraits de lettres fausses inventées par la Beaumelle) : Geffroy (tome I, p. 164-165 et 166) n'a pu trouver que deux lettres où elle se réjouit des conversions innombrables qu'on annonce au Roi, et où elle ne parle que de mesures de persuasion. Il est cependant incontestable que, pour la conversion de ses propres cousins Villette et surtout de leurs jeunes enfants, elle ne recula pas devant l'enlèvement des enfants à leurs parents, et cela dès 1680-1681 : voyez les lettres données dans le recueil Geffroy, tome I, p. 117, 118, 120-121 et 124. On peut admettre comme vraisemblable qu'elle approuva en principe l'effort de conversion tenté, mais qu'elle blâma les moyens de coercition violente que Louvois fit employer.

1. Ce sont surtout les historiens protestants qui ont étudié cette question : dès 1693-95, Élie Benoît faisait paraître à Delft en cinq volumes une *Histoire de l'édit de Nantes,* dont le dernier tome parle de sa révocation ; en 1788, Rulhière publiait deux volumes d'*Éclaircissements historiques sur les causes de la révocation de l'édit de Nantes* ; plus récemment, en 1853, Ch. Weiss composait son *Histoire des réfugiés protestants depuis la révocation de l'édit de Nantes.* Du côté des historiens catholiques, la question n'a été examinée que dans les ouvrages d'histoire générale de l'Église, ou à des points de vue particuliers, comme le travail de Ch. Gérin sur *Le pape Innocent XI et la révocation de l'édit de Nantes* (*Revue des Questions historiques,* tome XXIV, 1878, p. 377-441). Le volume *France* 78 du Dépôt des affaires étrangères renferme en vingt feuillets (fol. 49-69) un fragment des Mémoires de Fr. Hébert, curé de Versailles, sur les motifs de la révocation ; nous ne croyons pas que ce document ait été encore utilisé.

2. Saint-Simon veut parler d'une série de mesures complémentaires qui suivirent l'édit de révocation : par exemple, en janvier 1686, les

ce complot affreux qui dépeupla un quart du royaume, qui ruina son commerce, qui l'affoiblit[1] dans toutes ses parties, qui le mit si longtemps au pillage public et avoué des dragons[2], qui autorisa les tourments et les supplices dans lesquels ils firent réellement mourir tant d'innocents de tout sexe par milliers, qui ruina un peuple si nombreux, qui déchira un monde de familles, qui arma les parents contre les parents pour avoir leur bien et les laisser mourir de faim, qui fit passer nos manufactures aux étrangers[3], fit fleurir et regorger leurs États aux dépens du nôtre et leur fit bâtir de nouvelles villes, qui leur donna le spectacle d'un si prodigieux peuple proscrit, nu, fugitif, errant sans crime, cherchant asile loin de sa patrie ; qui mit nobles, riches, vieillards, gens souvent très estimés pour leur piété, leur savoir, leur vertu, des gens aisés, foibles, délicats, à la rame et sous le nerf très effectif du comite[4], pour cause unique de religion, enfin qui, pour comble de toutes horreurs, remplit toutes les provinces du royaume de parjures et de sacriléges, où tout retentissoit d'hurlements[5] de ces infortunées victimes de l'erreur, pendant que tant d'autres sacrifioient leurs conciences[6] à leurs biens

deux édits prescrivant de séparer les enfants de leurs parents non convertis et dépouillant les réfractaires de la faculté de tester ; en mai, la déclaration relative à ceux qui sortiraient du royaume ; en juillet, l'interdiction absolue de rentrer imposée aux anciens ministres ; etc.

1. Les mots *qui l'affoiblit* ont été ajoutés sur la marge à la fin d'une ligne et au commencement de la suivante.

2. Sur les dragonnades, voir l'*Histoire de Louvois* par C. Rousset, tome III, chapitre VII, p. 429 et suivantes.

3. Ce ne fut pas tant l'édit de révocation que les mesures qui le précédèrent qui déterminèrent cet exode : dans un mémoire adressé à la Reynie (ms. Franç. 21773 de la Bibliothèque nationale, fol. 143), il est dit que, de 1682 à 1684, trente mille ouvriers avaient quitté Paris pour aller s'établir à l'étranger, « sans ce qu'il en est sorti des autres villes du royaume ».

4. Surveillant de la chiourme d'une galère : notre tome XX, p. 178.

5. Saint-Simon n'aspire pas ici la lettre initiale de ce mot.

6. Il y a *leur* au singulier et *consciences* au pluriel dans le manuscrit.

et à leur repos, et achetoient l'un et l'autre par des abjurations simulées, d'où sans intervalle on les traînoit à adorer ce qu'ils ne croyoient point, et à recevoir réellement le divin corps du Saint des saints, tandis qu'ils demeuroient persuadés qu'ils ne mangeoient que du pain, qu'ils devoient encore abhorrer. Telle fut l'abomination générale enfantée par la flatterie et par la cruauté. De la torture à l'abjuration, et de celle-ci à la communion, il n'y avoit pas souvent vingt-quatre heures de distance, et leurs bourreaux étoient leurs conducteurs et leurs témoins. Ceux qui, par la suite, eurent l'air d'être changés avec plus de loisir, ne tardèrent pas, par leur fuite ou par leur conduite, à démentir leur prétendu retour.

Presque tous les évêques se prêtèrent à cette pratique subite et impie[1]. Beaucoup y forcèrent; la plupart animèrent les bourreaux, forcèrent les conversions, et ces étranges convertis à la participation des divins mystères, pour grossir le nombre de leurs conquêtes, dont ils envoyoient les états à la cour pour en être d'autant plus considérés et approchés des récompenses.

Les intendants des provinces se distinguèrent à l'envi à les seconder, eux et les dragons, et à se faire valoir aussi à la cour par leurs listes. Le très peu de gouverneurs et de lieutenants généraux de province qui s'y trouvoient, et le petit nombre de seigneurs résidant chez eux, et qui

1. Pour le deux-centième anniversaire de la révocation, M. le pasteur Frank Puaux a publié dans la *Revue historique*, tome XXIX, 1885, p. 241-279, un travail par lequel il cherche à établir que la responsabilité de la mesure doit retomber sur le clergé de France et surtout sur l'épiscopat, qui y poussa presque tout entier; il néglige cependant de faire remarquer que certains évêques, notamment le cardinal Bonsy à Montpellier et M. le Camus à Grenoble firent preuve d'une modération à laquelle rend hommage le protestant Spanheim (édition Bourgeois, p. 431 et 438), et écrivirent même à la cour pour dénoncer l'iniquité des mesures prescrites; la lettre du cardinal le Camus à ses curés fit mauvais effet à la cour (*Mémoires de Sourches*, tome II, p. 60).

purent trouver moyen de se faire valoir à travers les évêques et les intendants, n'y manquèrent pas.

Le Roi recevoit de tous les côtés des nouvelles et des détails de ces persécutions et de toutes ces conversions. C'étoit par milliers qu'on comptoit ceux qui avoient abjuré et communié : deux mille dans un lieu, six mille dans un autre, tout à la fois, et dans un instant[1]. Le Roi s'applaudissoit de sa puissance et de sa piété. Il se croyoit au temps de la prédication des apôtres, et il s'en attribuoit tout l'honneur. Les évêques lui écrivoient des panégyriques ; les jésuites en faisoient retentir les chaires et les missions. Toute la France étoit remplie d'horreur et de confusion, et jamais tant de triomphes et de joie, jamais tant de profusion de louanges. Le monarque ne doutoit pas de la sincérité de cette foule de conversions ; les convertisseurs avoient grand soin de l'en persuader et de le béatifier par avance. Il avaloit ce poison à longs traits. Il ne s'étoit jamais cru si grand devant les hommes, ni si avancé devant Dieu dans la réparation de ses péchés et du scandale de sa vie. Il n'entendoit que des éloges, tandis que les bons et vrais catholiques[2] et les saints évêques gémissoient de tout leur cœur de voir des orthodoxes imiter, contre les erreurs et les hérétiques, ce que les tyrans hérétiques et païens avoient fait contre la vérité, contre les confesseurs et contre les martyrs. Ils ne se pouvoient surtout consoler de cette immensité de parjures et de sa-

1. « Il s'est encore converti cent mille âmes en Guyenne depuis un mois, écrivait Mme de Maintenon à Mme de Brinon le 20 septembre 1685 (recueil Geffroy, tome I, p. 164) ; la ville de Saintes est convertie par délibération ; mon frère a harangué celle de Cognac pour les convier à suivre cet exemple, et tout s'est rendu. » A l'abbé Gobelin, le 26, elle écrit (*ibidem*, p. 166) : « Le Roi se réjouit à tous les courriers qui arrivent et qui nous apprennent des millions de conversions. »

2. L'opinion générale était favorable aux mesures prises par l'autorité royale, si l'on peut croire que Bussy-Rabutin et Mme de Sévigné représentent le sentiment commun (*Correspondance de Bussy-Rabutin*, tome V, p. 470 et 476).

criléges. Ils pleuroient amèrement l'odieux durable et irrémédiable que de détestables moyens répandoient sur la véritable religion, tandis que nos voisins exultoient de nous voir ainsi nous affoiblir et nous détruire nous-mêmes, profitoient de notre folie, et bâtissoient des desseins sur la haine que nous nous attirions de toutes les puissances protestantes. Mais à ces parlantes vérités le Roi étoit inaccessible. La conduite même de Rome à son égard ne put lui ouvrir les yeux, de cette cour qui n'avoit pas eu honte autrefois d'exalter la Saint-Barthélemy, jusqu'à en faire des processions publiques pour en remercier Dieu, et jusqu'à avoir employé les plus grands maîtres à peindre dans le Vatican cette action exécrable. Odescalchi occupoit le pontificat, sous le nom d'Innocent XI[1]. C'étoit un bon évêque, mais un prince très incapable, entièrement autrichien, et ses ministres de même génie. La grande affaire de la régale l'avoit brouillé avec le Roi dès l'entrée de son pontificat[2]. Les quatre propositions de l'assemblée du clergé de 1682[3] l'irritèrent bien davantage. Cette main basse[4] sur les huguenots ne put tirer de lui la moindre approbation[5]. Il s'en tint toujours à l'attribuer à politique pour détruire un parti qui avoit tant et si longtemps agité la France, et, l'affaire des franchises[6] étant survenue après,

1. Tome II, p. 358.

2. Il a déjà été parlé de l'affaire de la régale dans nos tomes XII, p. 412 et 622-624, et XXV, p. 177. Michaut a traité la question dans son livre sur *Louis XIV et Innocent XI*, et plus récemment M. Marc Dubruel l'a reprise sur des documents nouveaux dans un article de la *Revue des Questions historiques*, tome LXXXI, 1907, p. 101-137.

3. Notre tome XXII, p. 115.

4. « On dit *faire main basse* pour dire, ne donner point de quartier » (*Académie*, 1718).

5. Dans un consistoire tenu le 18 mars 1686, le pape avait tenu d'abord un discours approbateur, dont le résumé fut inséré dans la *Gazette*, p. 174-175 ; mais, par la suite, il revint sur cette impression première et se tint à cet égard dans un silence dont on s'étonna en France : voyez le travail de Ch. Gérin dont il a été parlé ci-dessus, p. 227, note 1.

6. Tome V, p. 43.

les deux cours se portèrent à de grandes extrémités. Par l'événement, et sur le point d'honneur des franchises, et sur le point si capital des propositions de 1682, on ne s'aperçut que[1] trop que M. de Lionne n'étoit plus, et que nous étions bien éloignés du temps de la fameuse affaire des Corses et du traité de Pise[2].

Établissement de Saint-Cyr. Vues de Mme de Maintenon, qui manque une seconde fois la déclaration de son mariage.

Le[3] magnifique établissement de Saint-Cyr suivit de près la révocation de l'édit de Nantes. Mme de Montespan avoit bâti à Paris une belle maison de Filles de Saint-Joseph qu'elle avoit fondée pour l'instruction des jeunes filles[4], et leur apprendre toutes sortes d'ouvrages, dont il en est sorti de parfaitement beaux en toutes sortes d'ornements d'église, et d'autres meubles superbes pour le Roi et pour qui en a voulu faire faire, et c'est dans cette maison que Mme de Montespan se retira lorsqu'elle fut obligée de quitter tout à fait la cour. L'émulation porta Mme de Maintenon à des vues plus hautes et plus vastes, qui, en gratifiant la pauvre noblesse, l'en pût faire regarder comme une protectrice en qui toute la noblesse devoit[5] s'intéresser[6]. Elle espéra s'aplanir un chemin à faire déclarer son mariage en s'illustrant par un monument dont elle pût entretenir et amuser le Roi, qui l'amusât elle-même, et qui pût lui servir de retraite si elle avoit le malheur de perdre le Roi, comme il arriva en effet[7]. La

1. Avant *trop*, Saint-Simon a biffé *disje*.
2. Tome V, p. 11-12.
3. Ici l'écriture change dans le manuscrit, indiquant un arrêt du travail. — Comparer ce paragraphe avec la rédaction de l'Addition, ci-après, p. 431.
4. Voyez nos tomes III, p. 330, et XV, p. 91, et le commentaire donné à cette occasion.
5. *Devoit* est en interligne au-dessus de *pust*, biffé.
6. Il a déjà été parlé fréquemment de la célèbre maison de Saint-Cyr (notamment tomes II, p. 208, et VI, p. 297), et nous avons eu l'occasion de signaler l'ouvrage de Théophile Lavallée, paru en 1862, *Madame de Maintenon et la maison royale de Saint-Cyr*.
7. Nous l'avons vue dans le précédent volume (p. 291), se retirer à Saint-Cyr avant même que Louis XIV fût mort.

riche mense abbatiale[1] de Saint-Denis, qu'elle fit unir à Saint-Cyr[2], diminua d'autant la dépense d'une aussi grande fondation aux yeux du Roi et du public, et l'objet en étoit en soi si utile qu'il ne reçut que de justes applaudissements.

Mme de Maintenon seconde dame d'atour de la Dauphine de Bavière, qu'elle environne de personnes toutes à elles, inutilement. Malheurs et mort de

Sa déclaration étoit toujours son plus ardent desir. L'opposition que Louvois y avoit si héroïquement mise sur le point d'éclater le perdit bientôt après, comme on l'a vu[3], et l'archevêque de Paris avec lui, qu'il s'y étoit associé. Elle[4] n'éteignit[5] pas pour cela toute son espérance. Elle s'étoit flattée d'en avoir jeté[6] les fondements sans y avoir pu penser alors ; car ce fut du vivant de la Reine que, pour se recrépir et passer l'éponge sur sa première vie, elle fit entendre au Roi modestement sa noblesse[7], puis au mariage de Monseigneur l'importance d'environner la Dauphine de personnes sûres, et de lui donner à elle-même un titre

1. On appelait mense abbatiale la partie des revenus d'un monastère qui était spécialement affectée aux dépenses de l'abbé.

2. Cette mense abbatiale, dont le revenu était estimé sous Mazarin à quarante mille écus, mais qui n'atteignait alors que cent quatorze mille livres, était restée sans titulaire depuis la mort du cardinal de Retz en 1679. Ce fut par un brevet du 2 mai 1686 que le Roi en attribua le revenu à la nouvelle maison (Archives nationales, registre O[1]30, fol. 216) ; mais le Saint Siège n'y consentit pas facilement, et ce fut seulement par une bulle du 23 février 1691 que le pape Innocent XII régularisa l'opération, qui ne fut définitivement achevée que par l'enregistrement au Parlement en novembre 1692 (registre X[1A] 8687, fol. 41 ; voyez aussi Lavallée, *Lettres historiques et édifiantes*, tome I, p. 32, et *la Maison royale de Saint-Cyr*, p. 57). Selon le duc de Luynes (*Mémoires*, tome X, p. 167), le nonce aurait fait mettre de bonnes nullités dans la bulle de réunion.

3. Ci-dessus, p. 64 et suivantes.

4. Ici Saint-Simon ne suit plus l'Addition à Dangeau (ci-après, p. 431); il va combiner sa première rédaction sous une autre disposition et dans un récit différent.

5. *Esteignit* est en interligne au-dessus de *perdit*, biffé, et plus loin *son* est aussi en interligne.

6. *Avoir* a été ajouté en interligne ; mais *jetter* n'a pas été mis au participe ; les mots *sans* et *penser* qui suivent portent aussi des corrections.

7. *Paul Scarron et Françoise d'Aubigné*, p. 159-165.

cette Dauphine.

auprès d'elle, qui lui donnât droit et moyen d'y veiller. C'est ce qui, comme on l'a vu[1], y fit passer Mme de Richelieu, dame d'honneur de la Reine, moyennant la charge de chevalier d'honneur à son mari, pour l'exercer et la vendre après tant qu'il pourroit sans en avoir rien payé, qui étoient, comme on l'a vu, les anciens et intimes amis de Mme de Maintenon, laquelle fut faite seconde dame d'atour avec la maréchale de Rochefort[2]. La distance étoit étrange entre les deux dames d'atour ; il n'en falloit qu'une[3] ; le choix de la seconde indigna tout le monde. La première étoit de longue main accoutumée au servage des ministres et des maîtresses[4], et ne songea qu'à plaire à ce soleil levant dans son automne. Elle se flatta aussi de succéder à la duchesse de Richelieu, beaucoup plus âgée qu'elle et infirme ; elle y fut trompée : le Roi voulut une duchesse. On a vu[5] comment et pourquoi Mme de Maintenon y bombarda Mme d'Arpajon, à l'étonnement de toute la cour, et plus de la duchesse d'Arpajon que de personne.

Malgré tous ces entours, la fierté allemande séduisit l'esprit et le plus cher intérêt de la Dauphine. Monseigneur, qui n'aimoit point Mme de Maintenon, ne contraignit point son épouse. Il était toujours alors avec la princesse de Conti, qui le gouvernoit[6], et qui, fille de Mme de la Vallière, n'avoit rien de commun avec les enfants de Mme de Montespan, ni avec leur gouvernante, desquels tous elle étoit fort éloignée. Elle n'aimoit pas mieux la

1. Ci-dessus, p. 194.

2. Il a été parlé de la nomination des deux dames d'atour de la Dauphine dans le tome I, p. 86.

3. Il n'y avait en effet ordinairement qu'une dame d'honneur et qu'une dame d'atour pour la Dauphine comme pour la Reine.

4. Elle avait eu une liaison avec Louvois, avait été fort bien avec Mme de Montespan, et, au dire de Saint-Simon (ci-dessus, p. 184), intermédiaire entre le Roi et Mme de Soubise.

5. Ci-dessus, p. 194.

6. Nos tomes II, p. 184, XV, p. 11, XVI, p. 259, XVIII, p. 321, XIX, p. 249, et XXI, p. 63.

Dauphine, dont elle craignoit la concurrence et pis dans la confiance de Monseigneur. Elle ne fut donc pas fâchée de la voir prendre si mal avec Mme de Maintenon, et se mettre par ses manières à cet égard de travers avec le Roi, et perdre toute considération, comme il arriva[1]. Elle fut peu comptée. On prétendit que la princesse de Conti, excessivement parfumée, la vit de fort près et longtemps, comme elle venoit d'accoucher de M. le duc de Berry[2]. Quoi qu'il en soit, sa courte vie depuis ne fut plus qu'une maladie continuelle, plus ou moins forte[3], et sa mort soulagea mari, beau-père, et plus que tous belle-mère, qui, quatorze mois après, se vit aussi délivrée de Louvois[4]. Ce fut pour lors que l'espérance d'être déclarée reprit toutes ses forces. Monseigneur et Monsieur y auroient été des obstacles; mais ils vivoient

1. Selon les *Souvenirs de Mme de Caylus* (p. 496), la Dauphine se serait aliéné le Roi par ses goûts pour une vie retirée, son peu de complaisance pour les obligations de cour et sa passion pour sa femme de chambre Bessola.

2. Saint-Simon a déjà dit cela dans deux Additions au *Journal de Dangeau* (nos tomes I, p. 521, et XII, p. 469). Le fait semble exact, quoiqu'on ne s'accorde pas sur la personne qui portait les parfums : les *Mémoires de Sourches* (tome I, p. 434) prétendent que c'était Madame ; celle-ci (*Correspondance*, recueil Brunet, tome II, p. 87) s'en défend et en accuse Mme de Maintenon. La Dauphine redoutait beaucoup les odeurs : pendant sa dernière grossesse, en février 1686, elle fut incommodée par des « senteurs d'Angleterre » que portait Madame (*Dangeau*, tome I, p. 303) ; plus tard, dans sa dernière maladie, elle eut de « cruelles vapeurs » à la suite de la visite de l'empirique Caretti, dont la perruque était imprégnée de poudre odorante (*ibidem*, tome III, p. 83 ; *Sourches*, tome III, p. 216).

3. On crut que l'accoucheur Clément l'avait blessée à la naissance du duc de Berry (31 août 1686), et elle-même était persuadée que c'était la cause de son état languissant et de sa mort, si l'on en croit ses paroles à ce fils, à ses derniers moments (*Sourches*, tome III, p. 228 ; *Correspondance de Madame*, recueil Brunet, tome II, p. 86). Madame insiste sur sa mort suspecte (*ibidem*, tome I, p. 230, et II, p. 117).

4. La Dauphine était morte le 20 avril 1690 ; Louvois mourut le 16 juillet 1691 ; il y eut près de quinze mois entre les deux événements.

dans une telle dépendance du Roi[1] que leur considération n'étoit comptée pour rien à cet égard. On a vu pp. [2] combien le bruit fut grand que la déclaration du mariage étoit imminente, lors de l'ouverture de l'appartement de la Reine, demeuré jusque-là fermé, depuis que la Dauphine y étoit morte, que ce fut sous prétexte d'y exposer à l'admiration de la cour les superbes ornements des quatre couleurs[3] que le Roi envoyoit à l'église de Strasbourg[4], et le mot étrange à bout portant que Tonnerre, évêque-comte de Noyon, lâcha au Roi en plein petit couvert sur cette déclaration.

[Add. St-S. 1255]

Fénelon, archevêque de Cambray, et Bossuet, évêque de Meaux, consultés et

Ce fut en effet alors qu'elle fut sur le point d'être faite. Mais le Roi, plein encore de ce qui lui étoit arrivé là-dessus, consulta le célèbre Bossuet, évêque de Meaux, et Fénelon, archevêque de Cambray, qui l'en dissuadèrent l'un et l'autre[5], et qui, cette seconde fois, firent manquer

1. « Tout contribua.... à le faire trembler devant le Roi », a-t-il dit de Monseigneur (tome XXI, p. 56), et de Monsieur : « Il étoit difficile d'être plus timide et plus soumis qu'étoit Monsieur avec le Roi » (tome VIII, p. 345). Comparez ci-dessus, p. 101.

2. Il y a ici un blanc dans le manuscrit. En effet ce n'est point dans les *Mémoires* que Saint-Simon a déjà raconté l'anecdote qui va suivre, mais ailleurs : elle se trouve d'abord dans l'Addition à l'article du 13 août 1684 du *Journal de Dangeau* (ci-après, p. 474, n° 1255), puis dans une autre au 28 février 1699 (notre tome I, p. 378-379); il l'a répétée dans la notice de M. de Clermont-Tonnerre, évêque de Noyon (notre tome VIII, p. 435), enfin dans celle du duché d'Estrées (*Écrits inédits*, tome VI, p. 138).

3. Les quatre couleurs liturgiques: blanc, rouge, vert et violet (ou noir).

4. La *Gazette* décrivit ces ornements dans son article de Paris du 11 avril 1693 ; mais les journaux de la cour n'en firent pas mention alors. C'est seulement en novembre 1698 que les *Mémoires de Sourches* (tome VI, p. 92) annoncèrent que le prince de Murbach et l'abbé de Soubise étaient venus remercier le Roi de ce présent au nom du chapitre. D'après Lavallée (*Madame de Maintenon et la maison royale de Saint-Cyr*, p. 47), ces ornements auraient été brodés, au moins en partie, par les jeunes filles réunies par Mme de Maintenon au château de Noisy, embryon de la maison de Saint-Cyr.

5. La consultation de Bossuet est probable, celle de Fénelon est

le coup pour toujours. L'archevêque étoit déjà mal avec Mme de Maintenon sur l'affaire de Mme Guyon, sans espérance de retour, à cause de Godet, évêque de Chartres, comme on l'a vu en son temps[1], mais encore alors assez entier auprès du Roi, où il ne tarda pas d'être perdu sans ressource. Bossuet échappa à la disgrâce, que Mme de Maintenon n'entreprit même pas, par plusieurs raisons. Godet, qui la possédoit absolument, comme on l'a vu ailleurs[2], avoit besoin de la plume et du grand nom de Bossuet pour pousser Fénelon à bout. Bossuet tenoit au Roi par l'habitude et l'estime, et par être entré en évêque des premiers temps dans la confiance la plus intime du Roi, et la plus secrète, dans les temps de ses désordres; enfin il avoit rendu à Mme de Maintenon, sans que ce fût son objet, le service le plus sensible[3]. C'étoit un homme dont l'honneur, la vertu, la droiture étoit aussi inséparable que la science et la vaste érudition[4]. Sa place de précepteur

contraires à la déclaration du mariage. Le premier achève d'être perdu; raisons qui sauvent l'autre.

confirmée par Madame (recueil Jæglé, tome I, p. 179), par Mme Dunoyer (*Lettres*, édition 1720, tome I, p. 36-37), par le marquis d'Argenson (*Mémoires*, tome III, p. 359-360), et même par Mlle d'Aumale (*Souvenirs*, tome II, p. 169); on peut voir, dans ce dernier ouvrage (*ibidem*, p. 170 note) la lettre d'Antoine Arnauld à M. du Vaucel qui ne peut se rapporter qu'au mariage du Roi et qui approuve qu'il reste secret; elle est l'expression de ce qu'en pensaient les gens religieux et sensés, même jansénistes.

1. Tomes II, p. 338-346, et III, p. 39 et suivantes. Si le projet de déclaration du mariage est contemporain de l'exposition des ornements pour la cathédrale de Strasbourg, c'est-à-dire du printemps de 1693, Fénelon n'était pas alors « déjà mal » avec Mme de Maintenon à cause de Mme Guyon et de ses doctrines. Tout au plus la fondatrice de Saint-Cyr commençait-elle alors à avoir des doutes sur l'orthodoxie de la doctrine du pur amour, et c'est seulement au milieu de 1694 qu'elle consulta à ce sujet divers prélats, notamment le futur cardinal de Noailles (*Correspondance générale*, tome III, p. 405).

2. « Le dépositaire de son cœur et de son âme, pour qui elle n'eut jamais rien de caché » (notre tome XVIII, p. 233).

3. En obligeant le Roi à se séparer de Mme de Montespan, ce qui avait laissé le champ libre à Mme de Maintenon.

4. Voyez ce qu'il en a dit à l'occasion de sa mort (tome XII, p. 52-

de Monseigneur l'avoit familiarisé avec le Roi, qui s'étoit adressé plus d'une fois à lui dans les scrupules de sa vie. Bossuet lui avoit souvent parlé là-dessus avec une liberté digne des premiers siècles et des premiers évêques de l'Église. Il avoit interrompu le cours du désordre plus d'une fois[1]; il avoit osé poursuivre le Roi, qui lui avoit échappé. Il fit à la fin cesser tout mauvais commerce[2], et il acheva de couronner cette grande œuvre par les derniers coups qui chassèrent pour jamais Mme de Montespan de la cour. Mme de Maintenon, au centre de la gloire, ne pouvoit goûter de repos tant qu'elle y voyoit son ancienne maîtresse demeurante, et tous les jours visitée par le Roi[3].

53). Madame le regardait comme « très intelligent, divertissant et agréable dans ses discours », et « pas guindé » (*Correspondance*, recueil Jæglé, tome I, p. 175).

1. P. Clément, *Madame de Montespan*, p. 62 et suivantes. Bossuet avait obtenu une première séparation pour le carême de 1675, bientôt suivie d'une réconciliation au retour de la campagne.

2. Louis XIV se détachait de plus en plus de Mme de Montespan; la charge de surintendante de la maison de la Reine (10 avril 1679) et la pension de quinze mille livres qui lui fut donnée quelques jours après (15 mai) semblèrent aux courtisans le signal de sa disgrâce. C'était le moment où le Roi s'éprenait de Mlle de Fontanges. Après la retraite de celle-ci à Maubuisson pour raisons de santé (fin de 1680), un commerce intermittent dut reprendre avec l'ancienne favorite; le Roi va encore fréquemment chez elle; mais, comme il s'attache de plus en plus à Mme de Maintenon (*Lettres de Sévigné*, tomes VI, p. 316, 347, 475, et VII, p. 78), l'influence de celle-ci vient en aide aux objurgations de Bossuet. Le 25 avril 1682, le P. Léonard note (Bibliothèque nationale, ms. Franç. 10265, fol. 15 v°) que « le Roi ne fit point médianoche chez Mme de Montespan, ce qui a été remarqué de toute la cour. » C'est la rupture définitive.

3. Au début, le Roi allait en effet chez elle tous les jours (*Dangeau*, tome I, p. 46, 60, 63, 87, 88, 240, etc.). Peu à peu, ce fut moins souvent, et, en décembre 1684 Louis XIV prit pour lui-même le petit appartement qu'elle occupait au premier étage de Versailles, de plain pied à celui du Roi, et lui donna en échange l'appartement des Bains, au rez-de-chaussée (*Dangeau*, tome I, p. 77 et 112). En mai 1686, il refuse de l'emmener dans le voyage projeté de la cour aux eaux de Barèges (*Sourches*, tome I, p. 385-386). Les années suivantes, elle a

C'étoit, ce lui sembloit, autant de temps et de reste d'autorité pris sur elle. De plus, elle ne pouvoit éviter de lui rendre, sinon d'anciens respects, au moins de grands égards, et des devoirs apparents. Outre qu'ils la faisoient trop souvenir de son ancienne bassesse, elle en éprouvoit souvent de Mme de Montespan d'amères et de bien expresses commémoraisons[1], sans ménagement[2]. Les visites journelles[3] en demi-public du Roi à son ancienne maîtresse, toujours entre la messe et le dîner, pour les rendre plus nécessairement courtes, et par bienséance, faisoient un contraste fort ridicule avec son assiduité longue de tous les jours chez celle qui l'avoit servie, et chez qui, sans nom de maîtresse ni d'épouse, étoit le creuset de la cour et de l'État. Cette sortie de la cour de Mme de Montespan, pour n'y plus revenir, fut donc une grande délivrance pour Mme de Maintenon, et elle n'ignora pas qu'elle la dut à Monsieur de Meaux toute entière, qui à la fin lui en attira les ordres réitérés[4].

Mme de Montespan chassée pour toujours de la cour.

des regains de faveur : le Roi retourne chez elle fréquemment (*Dangeau*, tomes II, p. 3, 50, 51, etc., et III, p. 266 et 276), mais par pure courtoisie.

1. Le *Dictionnaire de l'Académie* de 1718 ne donnait que *commémoration*, et seulement au sens ecclésiastique ; l'Académie n'admit l'autre forme qu'en 1740.

2. L'anecdote rapportée dans une suite de l'*Histoire amoureuse des Gaules* (édition Livet, tome III, p. 173-174) est peut-être un écho de ces « expresses commémoraisons ». Mme de Montespan s'adressant un jour à Mme de Maintenon : « Feu votre mari dit à ses amis que vous aviez voulu mettre dans votre contrat de mariage que vous ne seriez obligée de rester avec lui que depuis six heures du matin, qu'il se levoit, jusqu'à dix heures du soir, qu'il se couchoit, mais que, depuis ces mêmes dix heures jusqu'au lendemain six, vous étiez votre propre maîtresse et qu'il vous abandonnoit à votre sage conduite, sans relever pour ce temps-là que de vous-même. » A quoi Mme de Maintenon répliqua : « Ne me sauriez-vous pas dire aussi chez quel notaire ce contrat fut passé ? » — « Il y aura moyen, repartit la Montespan, d'en trouver la note dans la poésie de M. Scarron. »

3. Ci-dessus, p. 114.

4. Dangeau écrit le 15 mars 1691 (tome III, p. 300) : « Mme de Mon-

Époque de l'union la plus intime entre Mme de Maintenon et le duc du Maine. Crayon léger de celui-ci.

Ce fut l'époque de l'union si parfaite et si intime de M. du Maine et de Mme de Maintenon, et de l'adoption qu'elle en fit[1], qui s'approfondit[2] et se consolida toujours depuis de plus en plus, qui lui fraya le chemin à toutes les incroyables grandeurs où de l'une à l'autre il parvint, et qui enfin l'auroit mis sur le trône, si telle avoit pu être la puissance de son ancienne mie[3]. Le duc du Maine étoit trop continuellement dans l'intérieur du Roi, pour ne s'être pas aperçu de bonne heure de la faveur naissante de Mme de Maintenon, de ses progrès rapides, et que les

tespan, qui est depuis quelques jours à Saint-Joseph, a fait dire au Roi par Monsieur de Meaux que le parti qu'elle prenoit étoit un parti de retraite pour toujours ; elle demeurera une partie du temps à Fontevrault et l'autre à Saint-Joseph. » Le récit des *Mémoires de Sourches* (tome III, p. 365) est plus explicite : « La marquise de Montespan voyant que le Roi menoit avec lui son fils le comte de Toulouse, et qu'il retiroit de ses mains Mlle de Blois, sa fille, pour la confier aux soins de la marquise de Montchevreuil, elle en conçut un si terrible chagrin, qu'il lui fit oublier toutes les sages résolutions qu'elle avoit prises de ne donner au Roi aucun prétexte de se défaire d'elle, et, dans le premier mouvement, elle envoya chercher l'évêque de Meaux, et le pria d'aller dire au Roi de sa part que, puisqu'il lui ôtoit ses enfants, elle voyoit bien qu'il n'avoit plus aucune considération pour elle, et qu'elle le prioit de trouver bon qu'elle se retirât à sa maison de Saint-Joseph à Paris. Le prélat auroit peut-être bien voulu n'être point chargé d'une semblable commission ; mais il ne put s'en défendre, et, aussitôt qu'il s'en fut acquitté, le Roi lui répondit avec joie qu'il donnoit à la marquise de Montespan la permission qu'elle demandoit, et sur le champ il disposa de son appartement dans le château de Versailles en faveur du duc du Maine, son fils. »

1. Mme de Maintenon avait toujours eu une très grande préférence pour le duc du Maine, dont l'infirmité avait demandé des soins plus maternels : dès 1688, Madame écrivait : « Elle aime ce gamin boiteux comme si c'étoit son propre enfant » (recueil Jæglé, tome I, p. 63) ; voyez notre tome XV, p. 23.

2. *S'approndit* corrigé en *s'approfondit* par l'adjonction de *fo* en interligne.

3. Voyez la tirade virulente par laquelle il a terminé en 1714 (tome XXIV, p. 361-362) son récit de l'élévation des bâtards au rang de princes du sang habiles à succéder à la couronne.

premiers effets n'en pouvoient être que la disgrâce de Mme de Montespan. Personne n'avoit plus d'esprit que le duc du Maine, ni d'art caché sous toutes les sortes de grâces qui peuvent charmer, avec l'air le plus naturel, le plus simple, quelquefois le plus naïf; personne ne prenoit plus aisément toutes sortes de formes; personne ne connoissoit mieux les gens qu'il avoit intérêt de connoître; personne n'avoit plus de tour, de manége, d'adresse pour s'insinuer auprès d'eux; personne encore, sous un extérieur dévot, solitaire, philosophe, sauvage, ne cachoit des vues plus ambitieuses ni plus vastes, que son extrême timidité de plus d'un genre servoit encore à couvrir. On a vu ailleurs son caractère[1]; on n'en rappelle ici que ce qui sert à la matière que l'on traite, sans vouloir s'en écarter. Le duc du Maine s'aperçut donc de bonne heure des épines de sa position entre sa mère et sa gouvernante, que l'enlèvement du cœur du Roi rendoit irréconciliables. Il sentit en même temps que sa mère ne lui seroit qu'un poids fort entravant[2], tandis qu'il pouvoit tout espérer de sa gouvernante. Le sacrifice lui en fut donc bientôt fait. Il entra donc dans tout avec Monsieur de Meaux pour hâter la retraite de sa mère; il se fit un mérite auprès de Mme de Maintenon de presser lui-même Mme de Montespan de s'en aller à Paris pour ne plus revenir à la cour; il se chargea de lui en porter l'ordre du Roi, et à la fin l'ordre très positif; il s'en acquitta sans ménagement; il la fit obéir, et se dévoua par là Mme de Maintenon sans réserve[3]. Il fut longtemps très mal avec sa mère, qui ne

1. Notre tome XV, p. 19-20; Saint-Simon a souvent indiqué des traits du caractère du duc du Maine.

2. *Entravant* corrige *emb[arrassant]*. — Aucun lexique ne donne cet adjectif verbal.

3. Tout cela a déjà été raconté dans le tome XV, p. 90-91, et nous avons cité en note les textes de Madame et des *Lettres de Mme Dunoyer*, qui corroborent (et qui ont peut-être inspiré) les dires de notre auteur. En dehors de ces témoignages très postérieurs, on n'en a point de

le vouloit point voir, et jamais depuis il n'y fut véritablement bien. Ce fut aussi la moindre de ses peines. Il eut à lui celle qui régnoit, et qui régna toujours, et il l'eut au point d'en disposer toute sa vie, et que toute la sienne elle ne mit point de bornes à son affection pour lui.

Ce grand pas fait de l'expulsion sans retour de Mme de Montespan, Mme de Maintenon[1] prit un nouvel éclat. Ayant manqué pour la seconde fois la déclaration de son mariage, elle comprit qu'il n'y avoit plus à y revenir[2], et eut assez de force sur elle-même pour couler doucement par-dessus, et ne se pas creuser une disgrâce pour n'avoir pas été déclarée reine[3]. Le Roi, qui se sentit affranchi, lui sut un gré de cette conduite qui redoubla pour elle son affection, sa considération, sa confiance. Elle eût peut-être succombé sous le poids de l'éclat de ce qu'elle avoit voulu paroître, elle s'établit de plus en plus par la confirmation de sa transparente énigme[4].

contemporains sur la manière dont fut consommée cette rupture définitive.

1. *Montespan* corrigé en *Maintenon,* en conservant la majuscule initiale et en écrivant en interligne la fin du mot.

2. Et cependant, lorsqu'il a raconté en 1699 l'étrange visite faite au Roi par le maréchal-ferrant de Salon (notre tome VI, p. 222-231), il a laissé entendre que c'était une supercherie nouvelle pour faire déclarer le mariage, et Madame en était convaincue (recueil Jæglé, tome III, p. 155).

3. Dès le mois de juin 1692, Madame reconnaissait que c'était une habileté à Mme de Maintenon de ne pas chercher à faire établir officiellement sa situation auprès du Roi : « Elle n'est pas si folle que de se faire déclarer reine ; elle connaît trop bien l'humeur de son homme. Si elle faisait cela, elle tomberait bien vite en disgrâce et serait perdue » (*Correspondance,* recueil Jæglé, tome I, p. 92-93).

4. M. A. Geffroy (*Madame de Maintenon d'après sa correspondance authentique,* tome I, p. xxv) a cru pouvoir affirmer, avec une très grande vraisemblance, que, si le mariage n'a pas été déclaré, c'est que Mme de Maintenon elle-même ne le voulait pas, par modestie, par honneur, par « bonne gloire ». Il semble bien que c'est à ce sentiment raffiné que correspond cette phrase d'une lettre qu'elle écrivait à son frère dès le 27 septembre 1684 (*ibidem,* p. 160-161) : « Je suis

Mécanique, vie particulière et conduite de Mme de Maintenon.

Mais[1] il ne faut pas s'imaginer que, pour en user et s'y soutenir, elle n'eût besoin d'aucune adresse. Son règne, au contraire, ne fut qu'un continuel manège, et celui du Roi une perpétuelle duperie. Elle ne voyoit personne chez elle en visite[2], et n'en rendoit jamais aucune; cela n'avoit que fort peu d'exceptions. Elle alloit voir la reine d'Angleterre[3] et la recevoit chez elle[4]; quelquefois[5] chez Mme de Montchevreuil, sa plus intime amie[6], qui alloit très ordinairement chez elle. Depuis sa mort, elle alla voir quelquefois M. de Montchevreuil, mais rarement[7], qui entroit chez elle toutes les fois qu'il vouloit, mais des instants[8]. Le duc de Richelieu eut toute sa vie le même

incapable de vouloir rien demander de déraisonnable à celui à qui je dois tout, et je n'ai pas voulu qu'il fît pour moi-même une chose au-dessus de moi. »

1. Comparez l'Addition à Dangeau, ci-après, p. 433, dont la rédaction première est ici très développée.

2. Pour comprendre ce que Saint-Simon veut dire, il faut faire la distinction entre les visites, où l'on se présentait comme on voulait, et les audiences, que l'on faisait demander par avance. Plus loin, notre auteur va les distinguer clairement. C'est en audience que lui-même s'est rendu chez la marquise lorsque sa femme a été nommée dame d'honneur de la duchesse de Berry (tome XIX, p. 334-335).

3. Dans une lettre à Mme des Ursins (recueil Bossange, tome II, p. 286), Mme de Maintenon raconte qu'elle lui fit une visite de deux heures à l'occasion de la mort de la princesse sa fille. « La cour de France et la cour d'Angleterre me font l'honneur d'être souvent dans ma chambre », disait-elle encore (*Lettres historiques et édifiantes*, tome II, p. 202).

4. Elle la recevait aussi à Saint-Cyr (*Dangeau*, tome II, p. 390).

5. Elle allait quelquefois.

6. La connaissance était ancienne, puisqu'elle remontait au temps de l'hôtel d'Albret, et l'intimité avait augmenté encore lorsque Mme de Montchevreuil avait été nommée gouvernante des filles de la Dauphine, et son mari gouverneur du comte de Vermandois et du duc du Maine.

7. Écrit *ram^t*.

8. « M. de Montchevreuil étoit favori de Mme de Maintenon, qui le regardoit plutôt comme son frère que comme son ami », disait le marquis de Sourches en 1686 (*Mémoires*, tome I, p. 374).

privilége[1]. Elle alloit quelquefois encore chez Mme de Caylus, sa bonne nièce, qui étoit souvent chez elle. Si, en deux ans une fois, elle alloit chez la duchesse du Lude[2], ou quelque femme aussi marquée, entre trois ou quatre au plus[3], c'étoit une distinction et une nouvelle, quoiqu'il ne s'agît que d'une simple visite. Mme d'Heudicourt, son ancienne amie, alloit aussi chez elle à peu près quand elle vouloit, et sur les fins le maréchal de Villeroy, quelquefois Harcourt, jamais d'autres[4]. On a vu, lors du brillant voyage de Mme des Ursins, qu'elle alloit aussi très souvent chez elle en particulier à Marly[5], et Mme de Maintenon la fut voir une fois[6]. Jamais elle n'alloit chez aucune princesse du sang, même chez Madame[7]. Aucune d'elles aussi n'alloit chez elle, à moins que ce ne fût par audiences, ce qui étoit extrêmement rare et qui faisoit nouvelle. Mais, si elle avoit à parler aux filles du Roi, ce qui n'arrivoit pas souvent, et presque jamais que pour leur laver la tête[8], elle les envoyoit chercher ; elles y arrivoient tremblantes, et en sortoient en pleurs. Pour le duc

1. C'était encore un ami du temps de Scarron.

2. Mme de Maintenon « n'avoit aucun goût pour elle » (notre tome III, p. 163).

3. C'est-à-dire, qu'il n'y avait que trois ou quatre femmes au plus qu'elle honorait de cette distinction.

4. C'était tous de vieilles connaissances des hôtels d'Albret et de Richelieu : la duchesse du Lude était alors la comtesse de Guiche ; Mme d'Heudicourt, Bonne de Pons, était parente du maréchal d'Albret ; Harcourt était fils d'un ancien ami. Cette énumération est la confirmation de la constance pour les amitiés de son jeune temps dont il a été parlé plus haut, p. 217.

5. Nos tomes XII, p. 435, 436, 439, et XIII, p. 54 et 61.

6. Nous n'avons pas trouvé mention de cette visite dans les journaux de la cour.

7. Cependant elle alla la voir à l'occasion de la mort de Monsieur (*Correspondance de Madame*, recueil Jæglé, tome I, p. 241 ; notre tome VIII, p. 350).

8. Locution déjà notée dans le tome V, p. 7. — Selon Madame (recueil Jæglé, tome I, p. 53), elle régentait toute la famille royale et était la cause que le Roi n'en aimait personne.

du Maine, les portes tombèrent toujours devant lui en quelque lieu qu'il fût, et, depuis le mariage du duc de Noailles[1], il la voyoit aussi quand il vouloit, son père avec ménagement, sa mère fort à lèche-doigt[2]; le Roi et elle la craignoient et ne l'aimoient point[3]. Le cardinal de Noailles, jusqu'à l'affaire de la Constitution, la voyoit réglément en particulier le jour qu'il avoit son audience du Roi, une fois la semaine[4]; et après, le cardinal de Bissy à peu près tant qu'il voulut, et le cardinal de Rohan avec mesure. Son frère[5], tant qu'il vécut, la désola. Il entroit chez elle à toute heure, lui tenoit des propos de l'autre monde[6], et lui faisoit souvent des sorties[7]. De crédit avec elle, pas le moins du monde[8]. Sa belle-sœur[9] ne parut jamais à la cour ni dans le monde; Mme de Maintenon la traitoit bien par pitié, sans que cela allât au plus petit crédit[10]; mais

1. Qui avait épousé Mlle d'Aubigné sa nièce.

2. « *A lèche doigt,* façon de parler adverbiale qui se dit en parlant des choses à manger qu'on ne donne qu'en petite quantité » (*Académie,* 1718). Au sens figuré, à lèche doigt veut donc dire rarement, modérément.

3. Déjà dit dans le tome XVI, p. 381.

4. Ce jour était le mercredi (notre tome XIII, p. 276; *Dangeau,* tomes XII, p. 356, et XIII, p. 93 et 97; *Sourches,* tome XI, p. 191).

5. Charles, comte d'Aubigné : tome I, p. 136.

6. Dire des choses étranges, incroyables, extravagantes. Les lexiques du temps ne donnaient pas cette locution, mais seulement celle d'homme de l'autre monde, au sens de personnage démodé, suranné. L'*Académie* ne l'a insérée que dans ses dernières éditions.

7. A rapprocher de tout ce qu'il a raconté déjà de lui dans le tome IV, p. 292 et suivantes.

8. Elle lui avait fait donner beaucoup par le Roi : une pension de vingt-quatre mille livres, plusieurs gouvernements, le cordon du Saint-Esprit; mais c'était un « panier percé, fou à enfermer », et elle avait toujours à se défendre contre ses récriminations; il y a dans les premiers volumes de la *Correspondance générale* de très nombreuses lettres d'elle à lui, qui sont très suggestives sur ce point; voyez aussi les *Souvenirs de Mlle d'Aumale,* tome II, p. 140-141.

9. Geneviève-Philippe Piètre : tome IV, p. 296.

10. « Sotte à merveille, de mine tout à fait basse, d'aucune sorte de

elle dînoit quelquefois avec elle, et ne la laissoit venir à Versailles que le moins qu'elle pouvoit, peut-être deux ou trois fois l'an au plus, et coucher une nuit. Godet, évêque de Chartres, et Aubigny[1], archevêque de Rouen, elle ne les voyoit qu'à Saint-Cyr.

Ses audiences étoient pour le moins aussi difficiles à obtenir que celles du Roi, et le peu qu'elle en accordoit presque toutes à Saint-Cyr[2], où on alloit la trouver au jour et heure donnée[3]. On l'attendoit à Versailles à sortir de chez elle ou à y rentrer, quand on avoit un mot à lui dire, gens de peu et même pauvres gens, et personnes considérables. On n'avoit là qu'un instant, et c'étoit à qui le saisiroit. Les maréchaux de Villeroy, Harcourt, souvent Tessé, quelquefois dans les derniers temps M. de Vaudémont, lui ont parlé de la sorte, et, si c'étoit en rentrant chez elle, ils ne la suivoient pas au delà de son antichambre, où elle coupoit très court et les laissoit. Bien d'autres lui ont parlé de la sorte. Moi jamais en pas un lieu, que ce que j'ai rapporté[4]. Un très petit nombre de dames, à qui le Roi étoit accoutumé et qui étoient de ses particuliers, la voyoient quelquefois aux heures où le Roi n'étoit pas, et rarement quelques-unes dînoient avec elle[5].

Ses matinées[6], qu'elle commençoit de fort bonne heure,

mise, et qui embarrassoit également Mme de Maintenon à l'avoir et à ne l'avoir pas » (note tome IV, p. 297).

1. Claude-Maur d'Aubigny, d'abord évêque de Noyon : tome VIII, p. 77.

2. A Fontainebleau, elle les donnait dans sa maison de la ville : tome XVI, p. 274.

3. Ainsi dans le manuscrit.

4. Tome XIX, p. 334-335.

5. Mlle d'Aumale (*Souvenirs*, tome I, p. 171) a énuméré les dames qui faisaient partie de sa société ordinaire, ce qu'on appelait *le familier* ou *la cabale* : c'étaient ses deux nièces la duchesse de Noailles et la comtesse de Caylus, Mmes de Dangeau, de Lévis, fille du duc de Chevreuse, d'O, d'Heudicourt avec Mme de Montgon, sa fille, auxquelles on peut ajouter Mme de Montchevreuil jusqu'à sa mort.

6. Mme de Maintenon elle-même, dans un entretien bien connu

étoient remplies par des audiences obscures de charité ou de gouvernement spirituel ; quelquefois par quelques ministres, très rarement par quelques généraux d'armée ; encore ces derniers, quand ils avoient un rapport particulier à elle, comme les maréchaux de Villars, de Villeroy, d'Harcourt, et quelquefois Tessé[1]. Assez souvent, dès huit heures du matin et plus tôt, elle alloit chez quelque ministre. Rarement elle dînoit chez eux, avec leurs femmes et une compagnie fort trayée. C'étoient là les grandes faveurs, et une nouvelle[2], mais qui ne menoient à rien qu'à de l'envie et à quelque considération. M. de Beauvillier fut des premiers et des plus longtemps favorisé de ces dîners, et fréquents, comme on l'a remarqué ailleurs[3],

avec Mme de Glapion dont M. Geffroy a donné en dernier lieu un texte revisé (*Madame de Maintenon d'après sa correspondance authentique*, tome II, p. 43-52), a raconté ce qu'était une de ses journées, en 1705, et nous allons avoir à citer fréquemment ce très curieux document.

1. « On commence à entrer chez moi vers sept heures et demie. C'est d'abord M. Mareschal ; il n'est pas plus tôt sorti que M. Fagon entre ; il est suivi de M. Blouin ou de quelque autre qu'on envoie savoir de mes nouvelles... Ensuite viennent des gens de plus grande conséquence : un jour M. Chamillart, un autre M. l'archevêque ; aujourd'hui c'est un général d'armée qui va partir, demain une audience qu'il faut donner et qui m'a été demandée » (*ibidem*, p. 44-45). Mais sa journée avait commencé plus tôt : « Elle se levoit ordinairement entre six et sept heures, alloit aussitôt à la messe, communioit deux ou quatre fois la semaine » (*Souvenirs de Mlle d'Aumale*, tome I, p. 168). C'est au retour que commençait le défilé.

2. Les journaux de la cour ne parlent jamais de ces visites ou de ces dîners, et nous n'en avons trouvé la mention dans aucun document contemporain. Seule Mlle d'Aumale donne ce renseignement assez vague (*Souvenirs*, tome I, p. 184) : « Elle alloit quelquefois dîner chez quelques seigneurs ou dames ; quand elle rentroit chez elle, elle me disoit souvent : « Voilà bien du temps perdu. »

3. Dans le tome II, p. 342, Saint-Simon a parlé de ces dîners une ou deux fois la semaine à l'hôtel de Beauvillier ou à l'hôtel de Chevreuse, où Mme de Maintenon se trouvait « en cinquième avec les deux sœurs et les deux maris, avec la clochette sur la table pour n'avoir point de valets autour d'eux et causer sans contrainte ». L'affaire du

jusqu'à ce que Godet, évêque de Chartres, en renversa les escabelles[1], et arrêta tout court les progrès de Fénelon, qui s'étoit fait leur docteur. Les ministres chargés de la guerre, surtout des finances, furent toujours ceux à qui Mme de Maintenon avoit le plus affaire, et qu'elle cultiva[2]. Rarement, et plus que rarement, alla-t-elle chez les autres, mais pour affaires, et souvent d'État, et dès le matin, sans jamais[3] dîner chez ces derniers.

L'ordinaire, dès qu'elle étoit levée, c'étoit de s'en aller à Saint-Cyr[4], et d'y dîner dans son appartement[5], seule ou avec quelque favorite de la maison, d'y donner des audiences le moins qu'elle pouvoit, d'y régenter au dedans, d'y gouverner l'Église au dehors, d'y lire et d'y répondre des lettres, d'y gouverner des monastères de filles de

quiétisme avait rompu ces relations et tourné en aversion cette intimité première (tome XXV, p. 59). Nous avons eu tort dans le tome II de croire qu'il s'agissait des hôtels de Chevreuse et de Beauvillier à Paris; c'est évidemment de leurs maisons de Versailles qu'il était question ; elles s'élevaient côte à côte rue de la Bibliothèque à deux pas du château. Mlle d'Aumale (*Souvenirs*, tome II, p. 128) a expliqué les motifs de cette intime liaison avec les deux duchesses.

1. Avant *escabelles*, Saint-Simon a biffé *escable* corrigé en *escabelles*. — « On dit figurément qu'*on a bien dérangé les escabelles à quelqu'un* pour dire qu'on lui a rompu toutes ses mesures, qu'on a mis du désordre dans ses affaires » (*Académie*, 1718).

2. Particulièrement Barbezieux, Pontchartrain, Chamillart, Voysin et Desmaretz.

3. *Jamais* en interligne.

4. Elle n'allait passer la matinée à Saint-Cyr que deux ou trois fois par semaine au plus ; Saint-Simon vient de parler à la page précédente de l'occupation de ses matinées à Versailles. « Quand on étoit à Versailles, le Roi n'alloit pas chez Mme de Maintenon le matin, pour ne pas interrompre sa journée et lui laisser la liberté d'aller à Saint-Cyr les jours qu'elle vouloit » (*Souvenirs de Mlle d'Aumale*, tome II, p. 299).

5. Cet appartement était situé au rez-de-chaussée dans une aile voisine de la chapelle et un peu en dehors du reste de la maison ; il donnait sur la « cour verte » et faisait vis-à-vis au réfectoire (Lavallée, *Madame de Maintenon et la maison royale de Saint-Cyr*, p. 396-397, avec le plan joint).

toutes parts[1], d'y recevoir des avis et des lettres d'espionnages, et de revenir à peu près justement au temps que le Roi passoit chez elle[2]. Devenue plus vieille et plus infirme, en arrivant entre sept et huit heures du matin à Saint-Cyr, elle s'y mettoit au lit pour se reposer, ou faire quelque remède. A Fontainebleau, elle avoit une maison à la ville[3], où elle alloit souvent pour y faire les mêmes choses qu'à Saint-Cyr[4]. A Marly, elle s'étoit fait accommoder un petit appartement qui avoit une fenêtre dans la chapelle; elle en faisoit souvent le même usage que de Saint-Cyr; mais cela s'appeloit le Repos, et ce Repos étoit inaccessible, sans exception que de Mme la duchesse de Bourgogne[5].

A Marly, à Trianon, à Fontainebleau, le Roi alloit chez elle les matins des jours qu'il n'y avoit point de Conseil, et qu'elle n'étoit pas à Saint-Cyr; à Fontainebleau, depuis sa messe jusqu'au dîner, quand le dîner n'étoit pas quelquefois au sortir de la messe pour aller courre le cerf[6], et

1. Ci-dessus, p. 219-220.

2. Comme le Roi ne venait généralement pas chez elle avant cinq ou six heures du soir, cela ferait croire qu'elle passait ses journées à Saint-Cyr.

3. On n'est point certain de l'emplacement qu'occupait cette maison, que Mme de Maintenon ne devait avoir qu'en location; l'absence de tout acte d'achat ou de vente semble l'établir. On croit qu'elle se trouvait à l'extrémité de la grande rue, vers le carrefour de la Pointe, et qu'elle devint soit l'hôtel des Fermes, soit l'hôtel d'Argouges (Félix Herbet, *L'ancien Fontainebleau*, 1912, p. 199). Il en a déjà été parlé dans nos tomes XVI, p. 254 et 274, et XXI, p. 10.

4. Pendant les séjours à Fontainebleau, Mme de Maintenon s'occupait beaucoup des pauvres et des enfants; elle établit une charité et des écoles à Avon, et aimait à aller interroger les enfants et leur faire le catéchisme : voyez les *Souvenirs de Mlle d'Aumale*, tome I, p. 154-159, les *Mémoires de Languet de Gergy*, p. 234, le recueil Geffroy, tome II, p. 174, et de nombreuses lettres du recueil des *Lettres historiques et édifiantes*, où elle parle des pauvres et des enfants d'Avon.

5. Il a déjà été parlé de ce « Repos » dans nos tomes XIX, p. 233, et XXI, p. 10.

6. « A Marly et à Trianon, où il n'y avoit pas de conseils, dit

il y étoit une heure et demie, et quelquefois davantage. A Trianon et à Marly, la visite duroit beaucoup moins, parce que, en sortant de chez elle, il s'alloit promener dans ses jardins. Ces visites étoient presque toujours tête à tête, sans préjudice de celles de toutes les après-dînées[1], qui étoient rarement tête à tête que fort peu de temps, parce que les ministres y venoient chacun à son tour travailler avec le Roi[2]. Le vendredi, qu'il arrivoit souvent qu'il n'y en avoit point, c'étoient les dames familières avec qui il jouoit, ou une musique[3]; ce qui se doubla et tripla de jours tout à la fin de sa vie[4].

Vers les neuf heures du soir, deux femmes de chambre venoient déshabiller Mme de Maintenon. Aussitôt après, son maître d'hôtel et un valet de chambre apportoient son couvert, un potage et quelque chose de léger. Dès qu'elle avoit achevé de souper, ses femmes la mettoient dans son lit, et tout cela en présence du Roi et du ministre, qui n'en discontinuoit pas son travail, et qui n'en parloit pas plus bas, ou, s'il n'y en avoit point, des dames familières. Tout cela gagnoit dix heures, que le Roi alloit souper, et

Mlle d'Aumale (*Souvenirs*, tome II, p. 299), il alloit chez elle le matin après sa messe jusqu'à son dîner, et souvent se promenoit avec elle. A Fontainebleau, il y venoit aussi presque tous les matins, après la messe, avant d'entrer au Conseil, et tous les jours après dîner, quand il n'y avoit pas de conseils. » Voyez notre tome VI, p. 413.

1. « Il venoit régulièrement tous les jours sur les cinq ou six heures, quelquefois plus tôt ou plus tard, selon que sa promenade ou ses conseils finissoient; il y demeuroit jusqu'à dix heures, qui étoit l'heure de son souper » (*Mlle d'Aumale*, tome I, p. 169).

2. Pour les dernières années du règne, ce travail quotidien des divers secrétaires d'État chez Mme de Maintenon avec le Roi est noté régulièrement par le *Journal de Dangeau*.

3. Voyez par exemple dans Dangeau les articles des vendredis 2, 9 et 30 décembre 1712, 6, 13, 27 janvier, 10 et 24 février 1713, etc.

4. En effet, c'est plusieurs fois par semaine que, en 1715, Dangeau note les jeux, les musiques et les dîners avec les dames familières chez Mme de Maintenon.

en même temps on tiroit les rideaux de Mme de Maintenon[1].

Dans les voyages, c'étoit la même chose. Elle partoit de bonne heure avec quelque favorite, comme Mme de Montchevreuil toujours tant qu'elle vécut, Mme d'Heudicourt, Mme de Dangeau, Mme de Caylus. Un carrosse du Roi la menoit, toujours affecté pour elle, même pour aller de Versailles, etc., à Saint-Cyr, et des Épinais, écuyer de la petite écurie[2], la mettoit dans le carrosse, et l'accompagnoit à cheval[3]; c'étoit sa tâche de tous les jours[4]. Dans les voyages, le carrosse de Mme de Maintenon menoit ses femmes de chambre, et suivoit celui du Roi où elle étoit[5]. Elle s'arrangeoit de façon que le Roi, en arrivant, la trouvoit toute établie lorsqu'il passoit chez elle[6]. Partie autorité, partie invention de seconde dame d'atour de la

1. Tout cela déjà dit et commenté dans le tome XVI, p. 471-472.

2. Adrien de Bonsens, sieur des Épinais, d'une famille normande dont la généalogie est dans le *Dictionnaire de la noblesse* de la Chenaye des Bois (il y est appelé Jean ; mais les divers *État de la France* le nomment toujours Adrien), était entré comme écuyer à la petite écurie par la protection de Beringhen; il reçut en 1697 une charge de maître d'hôtel, qu'il ne garda pas, dans la maison de la future duchesse de Bourgogne, eut en novembre 1702 une pension de trois mille livres pour avoir donné au duc de Berry des leçons d'équitation, passa en mars 1707 écuyer ordinaire ou cavalcadour, commandant la petite écurie sous le premier écuyer, puis écuyer du Roi servant par quartier en juin 1709 (*Dangeau*, tome VI, p. 219-220 ; *Sourches*, tomes V, p. 376, VII, p. 400, X, p. 276, XI, p. 349, et XII, p. 324 ; *Mercure*, de juin 1709, p. 345). Nous le retrouverons dans le prochain volume. — Saint-Simon écrit *des Epinays*.

3. La fonction de l'écuyer consistait à aider à monter et à descendre de carrosse, à courir à cheval auprès de la portière, et à offrir la main si l'on avait besoin d'aide pour marcher.

4. Voir la longue note de l'annotateur des *Mémoires de Sourches*, tome X, p. 276.

5. Non pas le carrosse qu'occupait le Roi, puisqu'il vient de dire qu'elle voyageait seule « avec quelque favorite », mais le carrosse de l'écurie royale qu'elle occupait.

6. Ci-après, p. 272.

Dauphine de Bavière, son carrosse et sa chaise, avec ses porteurs ayant sa livrée[1], entroient partout comme ceux des gens titrés[2].

Reine en particulier à l'extérieur[3] pour le ton, le siége et la place en présence du Roi, de Monseigneur, de Monsieur, de la cour d'Angleterre et de qui que ce fût[4], elle étoit très simple particulière au dehors, et toujours aux dernières places. J'en ai vu les fins aux dîners du Roi à Marly, mangeant avec lui et les dames, et à Fontainebleau en grand habit chez la reine d'Angleterre, comme je l'ai remarqué ailleurs[5], cédant absolument sa place, et se reculant partout pour les femmes titrées, même pour des femmes de qualité distinguée, ne se laissant jamais forcer par les titrées, mais par celles de qualité ordinaire avec un air de peine et de civilité, et par tous ces endroits polie, affable, parlante, comme une personne qui ne prétend rien et qui ne montre rien[6], mais qui imposoit fort, à ne considérer que ce qui étoit autour d'elle[7].

1. Nous ne savons pas quelle était la couleur de cette livrée.

2. Saint-Simon parlera plus en détail de cette usurpation dans la suite des *Mémoires*, tome XIII de 1873, p. 182.

3. Il veut dire que, dans le particulier, elle était reine pour toute l'apparence extérieure.

4. « Mme de Maintenon ne veut pas qu'on la traite en reine pour ce qui est du rang ; mais elle veut qu'on ait autant de considération pour elle, et même plus, que si elle était reine, qu'on la consulte sur tout et qu'on ne fasse rien sans son conseil ou son ordre » (*Correspondance de Madame*, recueil Jægló, tome I, p. 212).

5. Dans le tome XV, p. 242, il a dit qu'à ces dîners Mme de Maintenon se plaçait parmi les dames non titrées vers le milieu de la table.

6. *Souvenirs de Mlle d'Aumale*, tome II, p. 172 : « L'élévation de Mme de Maintenon ne fut nullement pour elle un sujet de gloire et de vanité ; elle n'en fut jamais ni plus impérieuse ni plus fière. Son humilité la suivit partout ; sa modestie ne l'abandonna jamais ; elle vécut toujours de la façon du monde la plus régulière. »

7. Valincour a dépeint l'affluence qui se pressait autour d'elle, lorsqu'elle paraissait en public (lettre publiée dans la *Revue d'histoire littéraire* d'octobre-décembre 1903, p. 671-672). La rédaction de tout ce paragraphe était bien plus développée dans l'Addition, ci-après, p. 440-441.

Toujours très bien mise, noblement, proprement, de bon goût, mais très modestement et plus vieillement[1] alors que son âge. Depuis qu'elle ne parut plus en public, on ne voyoit que coiffes et écharpe noire quand par hasard on l'apercevoit[2].

Elle n'alloit jamais chez le Roi qu'il ne fût malade, ou que les matins des jours qu'il avoit pris médecine[3], et à peu près de même chez Mme la duchesse de Bourgogne ; jamais ailleurs pour aucun devoir[4].

Chez elle[5], avec le Roi, ils étoient chacun dans leur fauteuil, une table devant chacun d'eux, aux deux coins de la cheminée, elle du côté du lit, le Roi le dos à la muraille du côté de la porte de l'antichambre, et deux tabourets devant sa table, un pour le ministre qui venoit travailler, l'autre pour son sac. Les jours de travail, ils n'étoient seuls ensemble que fort peu de temps avant que le ministre entrât[6], et

1. *L'Académie* n'a admis cet adverbe qu'en 1878 ; Littré n'en cite que le présent exemple.

2. « Elle étoit obligée d'être vêtue d'une manière convenable à la place qu'elle tenoit ; cependant, sur la fin, elle retrancha ce qu'elle put de son ajustement, ôtant l'or de tous ses habits, sous prétexte que cela étoit trop lourd pour les porter, et je sais qu'elle ne pouvoit souffrir une jupe noire sans galon d'or, et ce fut quelque temps après me l'avoir dit qu'elle l'ôta » *(Mlle d'Aumale,* tome I, p. 187). Il y a quelques lettres à Mme de Caylus sur ses acquisitions d'étoffes dans le recueil Geffroy, tome II, p. 42 et 58, et dans la *Correspondance générale,* tome V, p. 337).

3. *Souvenirs de Mlle d'Aumale,* tome II, p. 298. Il sera parlé des jours de médecine du Roi, ci-après, p. 362.

4. Déjà dit ci-dessus, p. 243.

5. Tout ce qui va suivre a déjà été expliqué à peu près dans les mêmes termes dans le tome XVI, p. 470-471 ; comparez la rédaction de l'Addition à Dangeau : ci-après, p. 434.

6. Elle racontait à Mme de Brinon (recueil Geffroy, tome II, p. 48) : « Quand le Roi est revenu de la chasse, il vient chez moi ; on ferme la porte, et personne n'entre plus. Me voilà donc seule avec lui. Il faut essuyer ses chagrins s'il en a, ses tristesses, ses vapeurs ; il lui prend quelquefois des pleurs dont il n'est pas le maître, ou bien il se trouve incommodé, il n'a pas de conversation. Il vient quelque ministre.... »

moins encore fort souvent après qu'il étoit sorti. Le Roi passoit à une chaise percée, revenoit au lit de Mme de Maintenon[1], où il se tenoit debout fort peu, lui donnoit le bonsoir, et s'en alloit se mettre à table[2]. Telle étoit la mécanique de chez Mme de Maintenon. On a vu sur Mme la duchesse de Bourgogne ce qui l'y regardoit[3], tant qu'elle a vécu.

Adresse et conduite de Mme de Maintenon pour gouverner.

Pendant le travail, Mme de Maintenon lisoit ou travailloit en tapisserie[4]. Elle entendoit tout ce qui se passoit entre le Roi et le ministre, qui parloient tout haut. Rarement elle y mêloit son mot, plus rarement ce mot étoit de quelque conséquence. Souvent le Roi lui demandoit son avis ; alors elle répondoit avec de grandes mesures[5]. Jamais, ou

1. Dans le tome XVI, p. 472, et ci-dessus, p. 250, il a expliqué que Mme de Maintenon se couchait pendant que le Roi travaillait avec le ministre.

2. Voyez *ibidem*, et recueil Geffroy, tome II, p. 50.

3. Tome XXII, p. 284-285.

4. Languet de Gergy (*Mémoires*, p. 301) confirme qu'elle ne restait jamais inoccupée.

5. La question de l'influence de Mme de Maintenon sur le gouvernement a été de tout temps très controversée. Tandis que ses panégyristes ou plutôt ses familiers, comme Languet de Gergy (*Mémoires*, p. 230-231, 250 et suivantes), Mlle d'Aumale (*Souvenirs*, tome II, p. 173-176 et 241-245) et les Dames de Saint-Cyr, affirment qu'elle ne prenait aux affaires qu'une part minime, qu'elle n'y intervenait pour donner son avis que sur la demande formelle du Roi, qu'elle se tenait volontairement à l'écart, etc., d'autres contemporains disent absolument le contraire, et, dans un excellent travail sur le rôle politique de Mme de Maintenon (*Revue des Questions historiques*, tome XLVII, 1890), Mgr Baudrillart a réuni (p. 103-113) tous les témoignages de ce genre qu'il a pu recueillir dans la *Correspondance de Madame*, dans le *Journal de Torcy*, dans les *Mémoires de Louville* et dans sa correspondance avec les Beauvillier, dans les *Mémoires de Villars* et dans ceux de *Noailles*. Ajoutons ici celui de Mme Dunoyer qui écrivait dès 1695 dans ses *Lettres historiques et galantes* (édition 1720, tome I, p. 24) : « Le destin de l'État se décide dans sa chambre. Le Roi s'y renferme tous les jours au retour de la promenade et y reste jusqu'à dix heures qu'il va souper. M. de Pontchartrain, contrôleur général des finances s'y rend. Mme de Maintenon file dans un coin sans paroître faire

comme jamais, elle ne paroissoit affectionner rien, et moins encore s'intéresser pour personne ; mais elle étoit d'accord avec le ministre, qui n'osoit en particulier ne pas convenir

attention à ce qui se passe ; mais, à toutes les propositions que ce ministre fait, le Roi se tourne du côté de Mme de Maintenon et lui demande : « Que dites-vous à cela, Madame ? » Elle donne modestement son avis, et tout ce qu'elle dit est fait. » Voilà donc des témoignages bien opposés. Si l'on interroge les écrits de Mme de Maintenon elle-même, on n'est pas moins surpris d'y trouver pareille contradiction : au cardinal de Noailles, elle dit qu'elle n'entre dans rien parce que le Roi ne veut pas qu'elle fasse le ministre d'État ; à la reine d'Espagne, qu'elle ne se mêle de rien et ne peut rien ; à Mme des Ursins surtout, qu'elle ne s'occupe pas des affaires, qu'on aurait autant d'éloignement à les lui communiquer qu'elle a de répugnance à les entendre, qu'elle a trop de franchise et pas assez de dissimulation pour s'occuper de politique, etc. (*Correspondance générale*, tome V, p. 275 ; recueil Bossange, tome II, p. 3-5, 11-12, 22-23 ; recueil Geffroy, tome II, p. 36, 141, 344, 347). Par contre, elle écrit au cardinal de Noailles : « Quand on est du Conseil, on est mystérieux. Le Roi nous a imposé silence sur ce qui se passa il y a quinze jours ; » mais elle ajoute : « J'en suis tout affligée non seulement par rapport à l'affaire présente, mais pour toutes celles que ces Messieurs auront à traiter. Cet échantillon me fait voir que je mourrois de douleur si j'assistois au Conseil » (*Correspondance générale*, tome IV, p. 263) ; à Mme des Ursins, elle avoue que Torcy lui fait voir toutes les lettres d'Espagne, qu'elle a été fort agitée dans un conseil tenu chez elle, qu'elle s'est trop mêlée parfois des affaires (recueil Bossange, tomes I, p. 32, 119 et 441, et III, p. 87) ; après la défaite du duc d'Orléans devant Turin, elle lui écrit une lettre qui ne peut avoir été inspirée que par le Roi lui-même (recueil Geffroy, tome II, p. 95). Enfin voici un témoignage tout à fait curieux : dans le fameux entretien avec Mme de Glapion auquel nous avons fait déjà plusieurs emprunts, le rédacteur fait dire à Mme de Maintenon (recueil Geffroy, tome II, p. 48-49), à propos du travail des ministres chez elle : « Si on veut que je sois en tiers dans ce conseil, on m'appelle ; si on ne veut pas de moi, je me retire un peu plus loin. » Or, Mme de Louvigny, qui copia cette pièce pour la Beaumelle, avoua plus tard, dans une lettre à celui-ci (Taphanel, *La Beaumelle et Saint-Cyr*, p. 215), que, pour se mettre d'accord avec ce que disaient Languet de Gergy et les Dames de Saint-Cyr, elle a modifié ce passage, et qu'il y avait dans la rédaction primitive de l'Entretien : « Quand il travaille avec ses ministres, et qu'on ne m'appelle pas, *ce qui est très rare*, je me retire. » Il faut donc conclure que, malgré les affirmations de ses

de ce qu'elle vouloit, ni encore moins broncher en sa présence. Dès qu'il s'agissoit donc de quelque grâce ou de quelque emploi, la chose étoit arrêtée entre eux avant le travail où la décision s'en devoit faire, et c'est ce qui la retardoit quelquefois, sans que le Roi ni personne en sût la cause. Elle mandoit au ministre qu'elle vouloit lui parler auparavant. Il n'osoit mettre la chose sur le tapis qu'il n'eût reçu ses ordres, et que la mécanique roulante des jours et des temps leur eût donné le loisir de s'entendre. Cela fait, le ministre proposoit et montroit une liste. Si de hasard le Roi s'arrêtoit à celui que Mme de Maintenon vouloit, le ministre s'en tenoit là, et faisoit en sorte de n'aller pas plus loin. Si le Roi s'arrêtoit à quelque autre, le ministre proposoit de voir ceux qui étoient aussi à portée, laissoit après dire le Roi, et en profitoit pour exclure. Rarement proposoit-il expressément[1] celui à qui il en vouloit venir, mais toujours plusieurs, qu'il tâchoit de balancer également pour embarrasser le Roi sur le choix. Alors le Roi lui demandoit son avis. Il parcouroit encore les raisons de quelques-uns, et appuyoit enfin sur celui qu'il vouloit. Le Roi presque toujours balançoit, et demandoit à Mme de Maintenon ce qu'il lui en sembloit. Elle sourioit, faisoit l'incapable, disoit quelquefois un mot de quelque autre, puis revenoit, si elle ne s'y étoit pas tenue d'abord, sur celui que le ministre avoit appuyé, et déterminoit ; tellement que les trois quarts des grâces et des choix[2], et les trois quarts encore du quatrième quart de ce

panégyristes, intéressés sans doute à ce qu'on ne fît pas de leur héroïne le bouc émissaire de toutes les mauvaises mesures, en dépit même de celles de Mme de Maintenon (qui, on le remarquera, ne se trouvent guère que dans des lettres à Mme des Ursins et sur la fin de la puissance de celle-ci), il faut conclure qu'il était *très rare* qu'elle ne participât pas au travail des ministres avec Louis XIV, et que Saint-Simon n'a rien exagéré sur ce point ; il n'en est peut-être pas de même pour les manèges qu'il va lui attribuer.

1. *Expressem^t* ajouté sur la marge.

2. Il faut bien remarquer qu'il ne s'agit que de grâces et d'emplois,

qui passoit par le travail des ministres chez elle, c'étoit elle qui en disposoit[1]. Quelquefois aussi, quand elle n'affectionnoit personne, c'étoit le ministre même, avec son agrément et son concours, sans que le Roi en eût aucun soupçon. Il croyoit disposer de tout et seul, tandis qu'il ne disposoit, en effet, que de la plus petite partie, et toujours encore par quelque hasard, excepté des occasions rares de quelqu'un qu'il s'étoit mis dans la fantaisie, ou si quelqu'un qu'il vouloit favoriser lui avoit parlé pour quelqu'un. En affaires, si Mme de Maintenon les vouloit faire réussir, manquer, ou tourner d'une autre façon, ce qui étoit beaucoup moins ordinaire que ce qui regardoit les emplois et les grâces[2], c'étoit la même intelligence entre elle et le ministre, et le même manége à peu près[3]. Par ce détail,

comme il l'a dit plus haut, et non pas d'affaires ou de décisions politiques ; il va y venir plus loin..

1. Mgr Baudrillart, dans le travail cité ci-dessus, a examiné le reproche fait à Mme de Maintenon d'avoir peuplé de ses créatures les postes élevés sans se soucier de leur capacité ; il a étudié séparément (p. 143-149) le cas de Chamillart, Voysin, Harcourt, Boufflers, Marcin, Villars, et il a conclu que, si elle a influé sur ces choix, elle était d'accord en cela avec le sentiment du Roi et avec celui du public, et qu'à tout prendre on ne pouvait pas trouver mieux la plupart du temps.

2. A noter cette restriction importante.

3. Les correspondances directes entre Mme de Maintenon et plusieurs des généraux d'armée ne sont pas niables ; Mgr Baudrillart en a cité de nombreux exemples. Pour les ministres ou les ambassadeurs, les témoignages sont plus rares : on connaît cependant un long rapport sur la marine en 1694-95, qui lui fut adressé par Chamillart (abbé Esnault, *Michel Chamillart*, tome I, p. 5 et suivantes), et un grand mémoire d'Amelot sur les affaires d'Espagne en 1708 (baron de Girardot, *Correspondance de Louis XIV avec Amelot*, tome II, p. 101-105). Enfin on a vu (notre tome X, p. 120-123) que, par sollicitude, elle faisait, en 1702, cacher au Roi les nouvelles qui pouvaient le chagriner, et une note du P. Léonard (Archives nationales, M 766, n° 2, article du 1er janvier 1703) nous apprend que le Roi, pour éviter cela, fit ordonner aux généraux d'adresser leurs lettres à Monseigneur. — Quant aux conseils d'État qui se seraient tenus chez elle, on en a plusieurs mentions : pour celui qui conclut à l'acceptation du testament de Charles II, il y a doute, Torcy niant, d'autres, comme Dangeau, affirmant (notre

on voit que cette femme habile faisoit presque tout ce qu'elle vouloit, mais non pas tout, ni quand et comme elle vouloit[1].

Il[2] y avoit une autre ruse si le Roi s'opiniâtroit : c'étoit alors d'éviter la décision en brouillant et allongeant la matière, en en substituant une autre comme venant à propos de celle-là, et qui la détournât, ou en proposant quelque éclaircissement à prendre. On laissoit ainsi émousser les premières idées, et on revenoit une autre fois à la charge avec la même adresse, qui très souvent réussissoit. C'étoit encore presque la même chose pour charger ou diminuer les fautes, faire valoir les lettres et les services, ou y glisser légèrement, et préparer ainsi la perte ou la fortune[3]. C'est là ce qui rendoit ce travail chez Mme de Maintenon si important pour les particuliers, et c'est ce qui rendoit les ministres si nécessaires à Mme de Maintenon à avoir dans sa dépendance. C'est aussi ce qui les aida puissamment à s'élever à tout, et à augmenter sans cesse leur crédit et leur pouvoir, et pour eux et pour les leurs, parce que Mme de Maintenon leur faisoit litière de toutes ces choses pour se les attacher entièrement.

Quand ils étoient près de venir travailler, ou qu'ils sor-

tome VII, p. 308-309) ; mais les journaux de la cour mentionnent des conseils de guerre tenus dans sa chambre les 9 décembre 1702 et 19 décembre 1707, et un conseil d'État « complet » le 26 mars 1710 (*Dangeau*, tomes IX, p. 61, XII, p. 33, et XIII, p. 129 ; *Sourches*, tomes X, p. 440, et XII, p. 179) ; mais ce ne fut certainement là que des exceptions.

1. Elle-même reconnaissait que bien des choses lui échappaient : le 1er mars 1711, elle écrit au duc de Noailles (recueil Geffroy, tome II, p. 273) : « Le Roi me dit hier que M. Voysin venoit de lui lire votre lettre ; qu'il n'y avoit rien de particulier,.... voilà tout ce que j'en saurai. »

2. Comparez l'Addition à Dangeau : ci-après, p. 435.

3. Dans le tome XXI, p. 315, il avait dit déjà : « Vouloir et faire sur les choses intérieures et qui, par leur nature, pouvoient s'amener de loin par degrés avec adresse, fut toujours pour elle une seule et même chose. »

toient de chez elle, elle prenoit son temps de sonder le Roi sur eux, de les excuser ou de les vanter, de les plaindre de leur grand travail, d'en exalter le mérite, et, s'il s'agissoit de quelque chose pour eux, d'en préparer les voies, quelquefois d'en rompre la glace, sous prétexte de leur modestie et du service du Roi, qui demandoit qu'ils fussent excités à le soulager et à faire de bien en mieux. Ainsi c'étoit entre eux un cercle de besoins et de services réciproques, dont le Roi ne se doutoit pas le moins du monde[1]. Aussi les ménagements entre eux étoient-ils infinis et continuels. Mais, si Mme de Maintenon ne pouvoit rien, ou presque rien, sans eux, de ce qui passoit par eux, eux aussi ne pouvoient se maintenir sans elle, beaucoup moins malgré elle. Dès qu'elle se voyoit à bout de les pouvoir ramener à son point quand ils s'en étoient écartés, ou qu'ils étoient tombés en disgrâce auprès d'elle, leur perte étoit jurée ; elle ne les manquoit pas. Il lui falloit du temps, des couleurs, des souplesses, quelquefois beaucoup, comme lorsqu'elle perdit Chamillart[2]. Louvois y avoit succombé avant lui[3]. Pontchartrain ne s'en sauva qu'à l'aide de son esprit, qui plaisoit au Roi, et des épines des finances pendant la guerre, et du sens et de l'adresse de sa femme, demeurée longtemps bien avec Mme de Maintenon, depuis même qu'il y fut mal, enfin par la porte dorée de la chancellerie, qui s'ouvrit bien à propos pour lui[4]. Le duc de Beauvillier y pensa faire naufrage par deux fois à longue distance l'une de l'autre, et n'en auroit pas échappé sans

1. Dès 1686, l'auteur des *Mémoires de Sourches* (tome I, p. 379) parlait de sa « politique raffinée » qui lui faisait donner « tour à tour sa protection à chacun des ministres pour les engager dans ses intérêts, et qui balançoit leur autorité en les égalant les uns aux autres, sans souffrir qu'il y en eût aucun qui s'élevât trop au-dessus de ses compétiteurs. »

2. Notre tome XVII, p. 159-160 et 422 et suivantes.

3. Ci-dessus, p. 67 et suivantes.

4. Cela a été raconté lors de la mort du chancelier Boucherat en 1699 : notre tome VI, p. 281-282 et 286.

deux espèces de miracles, comme on l'a vu ici en son temps[1]. Si les ministres, et les plus accrédités, en étoient là avec Mme de Maintenon, on peut juger de ce qu'elle pouvoit à l'égard de toutes les autres sortes de personnes bien moins à portée de se défendre, et même de s'apercevoir. Bien des gens eurent donc le cou rompu sans en avoir pu imaginer la cause, et se donnèrent bien des sortes de mouvements pour la découvrir et pour y remédier, et très inutilement.

Le court et rare travail des généraux d'armée se passoit ordinairement les soirs en sa présence et du secrétaire d'État de la guerre[2]. Par celui de Pontchartrain, rempli du rapport des espionnages et des histoires de toute espèce de Paris et de la cour[3], elle étoit à portée de faire beaucoup de bien et de mal. Torcy ne travailloit point chez elle[4], et ne la voyoit comme jamais. Aussi ne l'aimoit-elle point[5], et moins encore sa femme, dont le nom d'Arnauld gâtoit tout leur mérite. Torcy avoit les postes ; c'étoit par lui que le secret en passoit au Roi tête à tête[6], et le Roi souvent en portoit des morceaux à lire à Mme de Maintenon ; mais cela n'avoit point de suite ; elle n'en savoit que par lambeaux, selon ce que le Roi s'avisoit de lui en dire ou de lui en porter.

Toutes les affaires étrangères passoient au conseil d'État,

1. En 1698 et en 1709 : nos tomes V, p. 144 et suivantes, et XVII, p. 158 et suivantes.

2. De l'examen du *Journal de Dangeau,* qui note soigneusement ces particularités, il semble que ce travail des généraux d'armée avant leur départ ou à leur retour ne se passa chez Mme de Maintenon que dans les huit ou dix dernières années du règne ; encore ne fut-ce pas une règle sans exception. Avant 1706 ou 1707, le *Journal* mentionne les audiences des généraux ou officiers le matin ou dans l'après-midi, à des heures où le Roi n'était pas chez Mme de Maintenon.

3. Ci-dessus, p. 137-138.

4. Il va expliquer pourquoi quelques lignes plus bas.

5. L'antipathie de Mme de Maintenon pour Torcy, mais non pour sa femme, a été déjà énoncée dans les tomes XI, p. 241, et XV, p. 368.

6. Ci-dessus, p. 138-141.

ou, si c'étoit quelque chose de pressé, Torcy le portoit sur-le-champ au Roi, ainsi à des heures rompues[1], et point de travail réglé et particulier avec lui. Mme de Maintenon eût fort desiré ce genre de travail réglé chez elle, pour avoir la même influence sur les affaires d'État, et sur ceux qui s'en mêloient, comme elle l'avoit sur les autres parties. Mais Torcy sut bien sagement se préserver de ce dangereux piége. Il s'en défendit toujours, en disant modestement qu'il n'avoit point d'affaires pour entretenir ce travail[2]. Ce n'étoit pas que le Roi ne lui dît tout là-dessus[3]; mais elle sentoit toute la différence d'assister à un travail réglé où elle agissoit avec loisir, adresse et mesures prises, ou d'être obligée de prendre son parti entre le Roi et elle sur ce qu'il lui apprenoit de cette matière, et de n'avoir d'autre ressource qu'en elle-même, et d'aller de front avec lui, si elle vouloit une chose plutôt qu'une autre, nuire aux gens à découvert, ou les servir de même. Le Roi y étoit même fort en garde. Il lui est arrivé plusieurs fois que, lorsqu'on ne s'y prenoit pas avec assez de tour et de délicatesse, et qu'il apercevoit que le ministre ou le général d'armée favorisoit un parent ou un protégé de Mme de Maintenon, il tenoit

1. Cela pouvait se produire pendant le temps où le Roi était chez Mme de Maintenon, et alors le ministre y entrait. Torcy en cite incidemment un exemple dans son *Journal*, p. 125, et notre auteur a raconté (tome XXIII, p. 90-91) une anecdote où l'on voit Torcy portant au Roi chez Mme de Maintenon des dépêches importantes qu'il vient de recevoir.

2. Dans le tome X, p. 316, il a déjà dit que Torcy était le seul ministre « qui se fût préservé de partager ou plutôt de soumettre son département à Mme de Maintenon ».

3. On ne peut constater, avant 1700, l'influence de Mme de Maintenon sur la gestion des affaires étrangères; mais, pour ce qui regarde l'Espagne jusqu'en 1715, elle est indéniable: sa correspondance suivie avec la princesse des Ursins, avec le roi et la reine d'Espagne, avec les ambassadeurs tels qu'Harcourt, Amelot, Brancas, etc., en sont des preuves. Dans l'article déjà cité, Mgr Baudrillart (*Revue des Questions historiques*, tome XLVII, 1890, p. 114 et suivantes) l'a établi avec d'abondantes preuves.

ferme contre pour cela même, puis disoit, partie fâché, partie se moquant d'eux : « Un tel a bien fait sa cour ; car il n'a pas tenu à lui de bien servir un tel, parce qu'il est parent ou protégé de Mme de Maintenon. » Et ces coups de caveçon[1] la rendoient très timide et très mesurée, quand il étoit question de se montrer au Roi à découvert sur quelque chose ou sur quelqu'un. Aussi[2] répondoit-elle toujours à quiconque s'adressoit à elle, même pour les moindres choses, qu'elle ne se mêloit de rien, et, si bien rarement elle s'ouvroit davantage et que la chose regardât le département d'un ministre sur lequel elle comptât, elle renvoyoit à lui et promettoit de lui en parler; mais, encore une fois, rien n'étoit plus rare. On ne laissoit pas cependant d'aller à elle, pour, par ce devoir, ne l'avoir pas contraire, et par l'espérance aussi que, nonobstant cette réponse banale, elle feroit peut-être ce qu'on desiroit, comme cela arrivoit quelquefois[3]. Il y avoit peut-être cinq ou six per-

1. Tomes I, p. 116, et VIII, p. 4.

2. Ce qui va suivre, jusqu'à la fin du paragraphe, ne se retrouve pas dans la grande Addition (ci-après, p. 437) qui a servi de canevas à toute cette récapitulation.

3. « Elle auroit été bien fâchée que l'on eût su tous les refus que le Roi lui faisoit, de crainte qu'il ne fût blâmé. Elle en a bien essuyés. Il n'étoit pas porté pour ses parents et ses amis, au moins pour le plus grand nombre. Cependant tous vouloient passer par elle, dans les grâces qu'ils demandoient, non seulement ses parents, mais toute la cour, à commencer par les princes; on croyoit qu'elle avoit part à tout. Bien des fois, j'ai vu qu'on venoit la remercier d'une grâce du Roi comme gouvernement, pensions, évêché, abbayes; elle se tournoit de mon côté et me disoit : « Il m'apprend qu'il l'a ; si je m'en fusse « mêlée, cela n'auroit pas si bien réussi. » (*Souvenirs de Mlle d'Aumale*, tome I, p. 96). Et, dans un autre passage (tome II, p. 177), la confidente revient sur le même sujet : « Il n'est pas douteux que Mme de Maintenon avoit beaucoup de pouvoir sur l'esprit du Roi ; cependant elle ménageoit son crédit avec la plus grande circonspection. Elle savoit qu'il ne falloit demander au Roi que des choses justes ; elle sentoit que, dans sa situation, elle devoit moins que personne l'importuner de ses demandes ;.... elle fit du bien, il est vrai, à ses parents ; mais elle ne voulut jamais employer sa faveur à obtenir pour eux beaucoup de

sonnes au plus de tous états, desquelles[1] la plupart étoient de ces amis de son ancien temps, à qui elle répondoit plus franchement, quoique toujours foiblement et mesurément, et pour qui en effet elle agissoit au mieux qu'il lui étoit possible ; ce néanmoins, réussissant très ordinairement pour eux, elle n'y réussissoit pas toujours. Ce fut par le desir extrême de se mêler des affaires étrangères, comme elle se mêloit de toutes les autres, et l'impossibilité d'en attirer le travail chez elle, qu'elle prit le parti, qu'on a détaillé en son temps[2], de tous les manéges par lesquels elle rendit la princesse des Ursins maîtresse de tout en Espagne, et l'y maintint jusqu'à la paix d'Utrecht, aux dépens de Torcy et des ambassadeurs de France en Espagne, c'est-à-dire, comme on l'a vu[3], aux dépens de l'Espagne et de la France, parce que Mme des Ursins eut l'adresse de lui faire tout passer par les mains, et de lui persuader qu'elle ne gouvernoit la cour et l'État en Espagne que sous ses ordres et par ses volontés. Revenons un moment à ces coups de caveçon du Roi dont on vient de parler.

Coups de caveçon du Roi pour gouverner, qui ne

Le Tellier[4], dans des temps bien antérieurs, et longtemps avant d'être chancelier de France, connoissoit bien le Roi là-dessus. Un[5] de ses meilleurs amis, car il en avoit parce qu'il savoit en avoir, l'avoit prié de quelque chose qu'il desiroit fort et qui devoit être proposé dans le travail par-

dignités ou d'emplois que d'autres auroient mérités aussi bien, et peut-être remplis beaucoup mieux. »

1. Il y a *desquels*, au masculin, dans le manuscrit.
2. Notre tome XI, p. 226-236.
3. Tomes XII, p. 392-396, et XIII, p. 19.
4. Ici reprend la reproduction de l'Addition : ci-après, p. 437.
5. L'anecdote qui va être racontée se retrouve encore quatre autres fois dans les écrits de Saint-Simon : d'abord dans sa lettre anonyme au Roi, datée d'avril 1712 (*Écrits inédits*, tome IV, p. 39-40), puis dans une Addition à l'article du 30 octobre 1685 du *Journal de Dangeau*, (indiquée ci-contre), ensuite dans la grande Addition de 1715 (ci-après, p. 437), enfin dans le *Parallèle des trois rois Bourbons*, p. 231.

l'empêchent pas de l'être en plein. [Add. StS. 1256]

ticulier de ce ministre avec le Roi. Le Tellier l'assura qu'il y feroit tout son possible. Son ami ne goûta point sa réponse, et lui dit franchement que, dans la place et le crédit où il étoit, ce n'étoit pas de celles-là qu'il lui falloit donner. « Vous ne connoissez pas le terrain, lui répliqua le Tellier. De vingt affaires que nous portons ainsi au Roi, nous sommes sûrs qu'il en passera dix-neuf à notre gré ; nous le sommes également que la vingtième sera décidée au contraire. Laquelle des vingt sera décidée contre notre avis et notre desir, c'est ce que nous ignorons toujours, et très souvent c'est celle où nous nous intéressons le plus. Le Roi se réserve cette bisque[1] pour nous faire sentir qu'il est le maître et qu'il gouverne, et, si par hasard il se présente quelque chose sur quoi il s'opiniâtre, et qui soit assez importante pour que nous nous opiniâtrions aussi, ou pour la chose même, ou pour l'envie que nous avons qu'elle réussisse comme nous le desirons, c'est très souvent alors, dans le rare que cela arrive, une sortie sûre ; mais, à la vérité, la sortie essuyée et l'affaire manquée, le Roi, content d'avoir montré que nous ne pouvons rien et peiné de nous avoir fâchés, devient après souple et flexible, en sorte que c'est alors le temps où nous faisons tout ce que nous voulons. » C'est en effet comme le Roi se conduisit avec ses ministres toute sa vie, toujours parfaitement gouverné par eux, même par les plus jeunes et les plus médiocres, même par les moins accrédités et considérés, et toujours en garde pour ne l'être point, et toujours persuadé qu'il réussissoit pleinement à ne le point être.

Il avoit la même conduite avec Mme de Maintenon, à qui de fois à autre il faisoit des sorties terribles et dont il s'applaudissoit. Quelquefois elle se mettoit à pleurer devant lui, et elle étoit plusieurs jours sur de véritables épines[2]. Quand elle eut mis Fagon auprès du Roi, au lieu de

1. Tome IV, p. 171.
2. La cour soupçonnait ces scènes intimes : en 1698, Madame écri-

d'Aquin, qu'elle fit chasser, parce qu'il étoit de la main de Mme de Montespan, et pour avoir un homme tout à elle et de beaucoup d'esprit, qu'elle s'étoit attaché dans les voyages aux eaux où il avoit suivi le duc du Maine[1], et un homme dont elle pût tirer un continuel parti dans cette place intime de premier médecin[2], qu'elle voyoit tous les matins[3], elle faisoit la malade quand il lui arrivoit de ces scènes, et c'étoit d'ordinaire par où elle les faisoit finir avec le plus d'avantage[4].

vait (recueil Jæglé, tome I, p. 182) : « La pantocrate a un grand pouvoir ; mais, à ce qu'on dit, elle n'est pas gaie du tout ; elle pleure souvent à chaudes larmes. » Et Mme de Louvigny, dame de Saint-Cyr, dans une lettre à la Beaumelle de février 1755 (Taphanel, *La Beaumelle à Saint-Cyr*, p. 217), lui parlait de « l'humeur inégale » du Roi, qui lui faisoit dire à Mme de Maintenon : « De quoi vous mêlez-vous ? » sur les choses mêmes où il l'avoit consultée. Voyez aussi les *Souvenirs de Mlle d'Aumale*, tome I, p. 97.

1. Ci-dessus, p. 203.

2. Les causes de la chute de d'Aquin et de l'élévation de Fagon ont été racontées dans notre tome I, p. 284-290.

3. Ci-dessus, p. 247, note 1. — Avant *matins*, Saint-Simon a biffé *jou[rs]*.

4. Elle se contraignit de bonne heure à affecter, dans ses rapports avec le Roi, une bonne humeur constante, et une égalité d'âme qui n'était point dans son caractère. Mlle d'Aumale a rapporté à cet égard de curieux aveux de Mme de Maintenon (*Souvenirs*, tome I, p. 99) ; celle-ci disait à sa confidente : « Ma vie a été un miracle : quand je pense que je suis née impatiente et que jamais le Roi ne s'en est aperçu, quoique souvent je me sentisse à bout et prête à tout quitter ; que je suis née franche, et qu'il me falloit toujours dissimuler dans les premières années de ma faveur. Quelquefois je me fâchois, quand le Roi ne m'accordoit pas ce que je demandois pour mes parents et mes amis ; mais je rends grâces à Dieu de ce qu'après cela j'ai été vingt-six ans sans dire un mot qui marquoit le moindre chagrin. Quelquefois j'étois outrée et prête à sortir de la cour ; il n'y a que Dieu qui sache ce que j'ai souffert dans ces temps-là. Le Roi entroit dans ma chambre : il n'y paroissoit pas ; j'étois de bonne humeur ; je ne songeois qu'à l'amuser, qu'à le retirer des femmes, ce que je n'aurois pu faire s'il ne m'avoit trouvé complaisante et toujours égale ; il auroit été chercher son plaisir ailleurs, s'il ne l'avoit trouvé avec moi. Je pensois que Dieu ne m'avoit pas mise où j'étois pour le faire souffrir, mais

Dureté du Roi. Excès de contrainte avec lui.

Ce[1] n'est pas que cet artifice, ni même la réalité la plus effective, eût aucun pouvoir d'ailleurs de contraindre le Roi en quoi que ce pût être. C'étoit un homme uniquement personnel, et qui ne comptoit tous les autres, quels qu'ils fussent, que par rapport à soi. Sa dureté là-dessus étoit extrême[2]. Dans les temps les plus vifs de sa vie pour ses maîtresses, leurs incommodités les plus opposées aux voyages et au grand habit de cour, car les dames les plus privilégiées ne paroissoient jamais autrement dans les carrosses ni en aucun lieu de cour, avant que Marly eût adouci cette étiquette[3], rien, dis-je, ne les en pouvoit dispenser. Grosses, malades, moins de six semaines après leurs couches, dans d'autres temps fâcheux, il falloit être en grand habit, parées et serrées dans leurs corps[4], aller en Flandres[5] et plus loin encore, danser, veiller, être des fêtes, manger, être gaies et de bonne compagnie, changer de lieu, ne paroître craindre ni être incommodées du chaud, du froid, de l'air, de la poussière, et tout cela précisément aux jours et aux heures marquées, sans déranger rien d'une minute[6]. Ses filles, il les a traitées toutes pareil-

pour tâcher de le sanctifier. Voilà ce qui me fit prendre la résolution de ne plus paroître fâchée quand il me refusoit quelque chose. »

1. Comparez l'Addition à Dangeau : ci-après, p. 438.

2. Outre les deux exemples de dureté égoïste qu'il va rappeler plus loin, Saint-Simon en a cité un autre dans le tome IX, p. 60. L'auteur des *Mémoires de Sourches* (tome V, p. 373) raconte que, le Roi étant allé pour trois jours à Marly au mois de décembre, il y mena fort peu de courtisans, « parce que, dit-il lui-même le lendemain, moins il en menoit, moins il y avoit de gens qui trouvassent mauvais qu'il se promenât par les temps les plus fâcheux. » Il n'admettait pas que rien empêchât les plaisirs et les voyages de la cour (notre tome XII, p. 468).

3. Au sujet de l'obligation du grand habit, voyez nos tomes XII, p. 299, notes 3 et 4, XV, p. 470, et XVIII, p. 25, et les *Lettres de Madame*, recueil Jæglé, tome I, p. 272.

4. Leurs corps de jupe : tome XVIII, p. 25, note 4.

5. Allusion à Mme de Montespan qui, en 1673, alla accoucher à Tournay de la fille qui devint Madame la Duchesse.

6. En avril 1670, Madame Henriette écrivait à Mme de Saint-

lement. On a vu en son temps qu'il n'eut pas plus de ménagement pour Mme la duchesse de Berry[1], ni même pour Mme la duchesse de Bourgogne, quoi que Fagon, Mme de Maintenon, etc., pussent dire et faire, quoiqu'il aimât Mme la duchesse de Bourgogne aussi tendrement qu'il en étoit capable, qui toutes les deux s'en blessèrent, et ce qu'il en dit avec soulagement[2], quoiqu'il n'y eût point encore d'enfants[3].

Voyages du Roi; sa manière d'aller.

Il[4] voyageoit toujours son carrosse plein de femmes : ses maîtresses, après ses bâtardes, ses belles-filles, quelquefois Madame, et des dames quand il y avoit place[5]. Ce n'étoit que pour les rendez-vous de chasse, les voyages de Fontainebleau, de Chantilly, de Compiégne, et les vrais

Chaumont (*Mémoires de Cosnac*, tome I, p. 415) : « Le Roi n'est point de ces gens à rendre heureux ceux qu'il veut le mieux traiter. Ses maîtresses, à ce que nous voyons, ont plus de trois dégoûts la semaine. Voyez à quoi ses amis se doivent attendre. » Bussy-Rabutin pense aussi que, s'il aime bien ses maîtresses, il s'aime encore mieux qu'elles (*Correspondance*, tome IV, p. 48).

1. Tome XXII, p. 69-72.

2. Tome XV, p. 469 et suivantes.

3. Après ce mot, il a biffé *directs*. — Dans l'Addition (ci-après, p. 438-439), il a inséré deux anecdotes qui avaient déjà été racontées dans les *Mémoires* et qu'il n'a pas reproduites ici.

4. Comparez l'Addition à Dangeau, ci-après, p. 439.

5. Quelquefois il emmenait avec lui Monseigneur, ou Monsieur, ou le duc de Bourgogne, et les autres places n'étaient occupées que par des dames : ainsi en 1684, il fit le voyage de Chambord ayant dans son carrosse Monseigneur, la Dauphine, Mme de Maintenon, la princesse de Conti, Mlle de Montpensier et la duchesse d'Arpajon (*Dangeau*, tome I, p. 55) ; en 1687, celui de Luxembourg, avec la duchesse de Bourbon et la princesse de Conti, ses filles, Mme de Maintenon, la princesse d'Harcourt et la duchesse de Chevreuse (*ibidem*, tome II, p. 42). Le *Journal* donne toujours la composition du carrosse du Roi pour les voyages de Fontainebleau, et souvent pour ceux de Marly ; parfois huit dames s'y empilaient avec le souverain, et la duchesse de Bourgogne ne regardait pas à se trouver en onzième à l'occasion dans le sien propre (*Dangeau*, tomes VI, p. 166, et VII, p. 331). Ordinairement on laissait vide le strapontin de la portière du côté du Roi, afin qu'il fût plus à son aise (*ibidem*, tome XI, p. 493).

voyages, que cela étoit ainsi. Pour aller tirer, se promener, ou pour aller coucher à Marly ou à Meudon, il alloit seul dans une calèche[1]. Il se défioit des conversations que ses grands officiers auroient pu tenir devant lui dans son carrosse, et on prétendoit que le vieux Charost, qui prenoit volontiers ces temps-là pour dire bien des choses, lui avoit fait prendre ce parti, il y avoit plus de quarante[2] ans[3]. Il convenoit aussi aux ministres, qui sans cela auroient eu de quoi être inquiets tous les jours, et à la clôture exacte qu'en leur faveur lui-même s'étoit prescrite[4], et à laquelle il fut si exactement fidèle. Pour les femmes, ou maîtresses d'abord, ou filles ensuite, et le peu de dames qui pouvoient y trouver place, outre que cela ne se pouvoit empêcher, les occasions en étoient restreintes à une grande rareté, et le babil fort peu à craindre. Dans ce carrosse, lors des voyages, il y avoit toujours beaucoup de toutes sortes de choses à manger : viandes, pâtisseries, fruits[5]. On n'avoit pas sitôt fait un quart de lieue que le

1. Comme pour la chasse à courre : ci-dessus, p. 153-154 ; notre tome II, p. 102.

2. *40* corrige *50*.

3. En 1700, Dangeau remarque (tome VII, p. 417) que, depuis longtemps, le Roi ne va plus en carrosse avec des courtisans, « chose qui lui étoit fort ordinaire autrefois ». Déjà, en avril 1699, le P. Léonard inscrivait dans ses notes (Archives nationales, carton M 757, p. 173) : « Le Roi va seul à présent dans son carrosse ; le capitaine des gardes dans un autre avec les seigneurs de la suite, ce qui les chagrine à cause de l'occasion qu'ils avoient d'entretenir et de parler à S. M. »

4. Ci-dessus, p. 221.

5. D'après les *Mémoires de Sourches* (tome VI, p. 75), c'est à partir de 1698 que Louis XIV prit l'habitude de ne plus s'arrêter en route pour les repas et de manger dans son carrosse, afin de rester moins longtemps en chemin ; mais le *Journal de Dangeau* (tomes I, p. 70, et II, p. 42) fait remonter cet usage dès avant 1684. L'*État de la France* ne donne pas le détail de ce que le service de la bouche préparait pour ces repas de voyage dans les coffres du carrosse ; mais on peut en avoir une idée par ce que transportaient pour les collations de chasse la « haquenée du gobelet » et le « sommier de chasse » : comme viandes, il y avait des tranches de veau, de mouton, de bœuf salé et

Roi demandoit si on ne vouloit pas manger. Lui jamais ne goûtoit à rien entre ses repas, non pas même à aucun fruit[1] ; mais il s'amusoit à voir manger, et manger à crever. Il falloit avoir faim, être gaies, et manger avec appétit et de bonne grâce ; autrement il ne le trouvoit pas bon, et le montroit même aigrement : on faisoit la mignonne, on vouloit faire la délicate, être du bel air ; et cela n'empêchoit pas que les mêmes dames ou princesses qui soupoient avec d'autres à sa table le même jour, ne fussent obligées, sous les mêmes peines, d'y faire aussi bonne contenance que si elles n'avoient mangé de la journée. Avec cela, d'aucuns besoins il n'en falloit point parler[2], outre que pour des femmes ils auroient été très embarrassants avec les détachements de la maison du Roi et les gardes du corps devant et derrière le carrosse, et les officiers et les écuyers aux portières, qui faisoient une poussière qui dévoroit[3] tout ce qui étoit dans le carrosse. Le Roi, qui aimoit l'air, en vouloit toutes les glaces baissées, et auroit trouvé fort mauvais que quelque dame eût tiré le rideau contre le soleil, le vent ou le froid[4]. Il ne falloit seulement pas

de jambon placées dans du pain, des pâtés de volaille et de gibier ; puis des fruits de la saison, des oranges, des confitures, divers gâteaux, six bouteilles de vin et aussi de l'eau ; pour les jours maigres, la viande était remplacée par des œufs durs, des pâtés d'œufs brouillés, des tourtes de fromage à la crème, des chaussons de poires, des talmousses, des petits choux (*État de la France*, année 1712, p. 105-106 et 114).

1. Déjà dit dans le tome XXVII, p. 185.

2. Une phrase de Dangeau, en août 1713 (tome XIV, p. 471), à propos d'un voyage à Fontainebleau, confirme implicitement cette contrainte : « Madame, dit-il, qui, dans les voyages du Roi est toujours dans son carrosse, n'a point voulu y venir, parce qu'elle a une petite incommodité qui l'auroit obligée d'arrêter quelquefois ; elle est venue dans son carrosse. » Dufort de Cheverny, qui écrivait il est vrai cinquante ans plus tard, prétend même que Louis XIV ne permettait pas qu'on se mouchât ou qu'on crachât devant lui (*Mémoires*, tome I, p. 109) ; cela est faux, si l'on s'en rapporte à l'anecdote de Pontchartrain travaillant avec le Roi citée dans notre tome XXI, p. 283.

3. *Dévoroient* corrigé en *dévoroit*.

4. « On ne fait pas attention ici à la poussière, écrivait Madame

s'en apercevoir, ni d'aucune autre sorte d'incommodité, et alloit toujours extrêmement vite, avec des relais le plus ordinairement[1]. Se trouver mal étoit un démérite à n'y plus revenir.

Aventure de la duchesse de Chevreuse.

J'ai ouï conter à la duchesse de Chevreuse, que le Roi a toujours fort aimée et distinguée, et qu'il a, tant qu'elle l'a pu, voulu avoir toujours dans ses voyages et dans ses particuliers[2], que, allant dans son carrosse avec lui de Versailles à Fontainebleau, il lui prit au bout de deux lieues un de ces besoins pressants auxquels on ne croit pas pouvoir résister. Le voyage étoit tout de suite, et le Roi arrêta en chemin pour dîner, sans sortir de son carrosse. Ces besoins, qui redoubloient à tous moments, ne se faisoient pas sentir à propos, comme à cette dînée[3], où elle eût pu descendre un moment dans la maison vis-à-vis ; mais le repas, si ménagé qu'elle le put faire, redoubla l'extrémité de son état. Prête à [tous] moments[4] à être forcée de l'avouer et de mettre pied à terre, prête aussi très souvent à perdre connoissance, son courage la soutint jusqu'à Fontainebleau, où elle se trouva à bout. En mettant pied à terre, elle vit le duc de Beauvillier, arrivé de la veille avec les enfants de France, à la portière du Roi. Au lieu de monter à sa suite, elle prit le duc par le bras, et lui dit qu'elle alloit mourir si elle ne se soulageoit. Ils traversèrent un bout de la cour Ovale[5], et entrèrent dans la cha-

(recueil Brunet, tome I, p. 88) : j'ai vu dans les voyages une poussière telle qu'on ne pouvait se voir dans le carrosse, et cependant le Roi n'ordonnait pas aux cavaliers de s'éloigner un peu. »

1. Il y avait quatre relais disposés entre Versailles et Fontainebleau (*Dangeau*, tome VII, p. 417), et on ne s'arrêtait que le temps de changer de chevaux.

2. Voyez notre tome XXIII, p. 188-189 et 200.

3. « *Dînée*, le repas ou la dépense que l'on fait à dîner dans les voyages ; il signifie aussi le lieu où l'on va dîner en voyageant » (*Académie*, 1718).

4. Le manuscrit porte *à oments* (sic).

5. Il a été parlé de cette cour dans notre tome VI, p. 312.

pelle de cette cour[1], qui heureusement se trouva ouverte, et où on disoit des messes tous les matins. La nécessité n'a point de loi ; Mme de Chevreuse se soulagea pleinement dans cette chapelle, derrière le duc de Beauvillier, qui en tenoit la porte. Je rapporte cette misère pour montrer quelle étoit la gêne qu'éprouvoit journellement ce qui approchoit le Roi avec le plus de faveur et de privance ; car c'étoit alors l'apogée de celles de la duchesse de Chevreuse. Ces choses, qui semblent des riens, et qui sont des riens en effet, caractérisent trop pour les omettre. Le Roi avoit quelquefois des besoins et ne se contraignoit pas de mettre pied à terre[2] ; alors les dames ne bougeoient du carrosse.

Mme de Maintenon voyage à part ; n'en est

Mme de Maintenon, qui craignoit fort l'air[3] et bien d'autres incommodités[4], ne put gagner là-dessus aucun privilége. Tout ce qu'elle obtint[5], sous prétexte de modestie

1. C'est la « chapelle basse », qui avait été fondée par Louis VII et qui était dédiée à saint Saturnin ; on a eu occasion dans le tome V, p. 396, note 3, de distinguer les trois chapelles de Fontainebleau.

2. Gourville en cite un exemple (*Mémoires*, tome II, p. 62).

3. C'est pour cela qu'elle s'était fait fabriquer cette « niche » dont il a été question dans notre tome XV, p. 242.

4. Quoique les *Mémoires de Sourches* (tome II, p. 222-223) mentionnent en 1688 une crise de rhumatismes et des maux de dents, la santé de Mme de Maintenon semble être restée très bonne jusque vers 1700 ; elle avait alors soixante-cinq ans. Mais, depuis 1701, on peut relever dans les journaux de la cour des accès de fièvre très fréquents. Si l'on en croit Dangeau (tome IX, p. 232), elle en aurait eu de presque continuels pendant quatorze mois en 1702-1703, au point de ne dormir qu'avec de l'opium (*Dangeau*, tome VIII, p. 511 ; *Sourches*, tome VII, p. 324). Elle écrivait en octobre 1706 à la princesse des Ursins (recueil Bossange, tome I, p. 57) : « Je suis un fantôme qu'on traîne partout de lit en lit et de niche en niche ; j'ai été assez malade ; ensuite, j'ai eu quatre ou cinq jours d'une parfaite santé ; il y en a deux que la fièvre m'a reprise. » Elle était aussi sujette à des « vapeurs » et à d'autres incommodités (notre tome X, p. 504 ; recueil Bossange, tome IV, p. 117 ; *Sourches*, tomes X, p. 187 et 191, et XII, p. 138). Avec les années, ces dispositions maladives ne firent qu'augmenter.

5. *Obtint* est en interligne au-dessus de *gaigna*, biffé.

guères moins contrainte.

et d'autres raisons, fut de voyager à part, de la manière que je l'ai rapporté[1]; mais, en quelque état qu'elle fût, il falloit marcher[2], et suivre à point nommé, et se trouver arrivée et rangée avant que le Roi entrât chez elle[3]. Elle fit bien des voyages à Marly dans un état à ne pas faire marcher une servante; elle en fit un à Fontainebleau qu'on ne savoit pas véritablement si elle ne mourroit pas en chemin[4]. En quelque état qu'elle fût, le Roi alloit chez elle à son heure ordinaire, et y faisoit ce qu'il avoit projeté; tout au plus elle étoit dans son lit. Plusieurs fois, y suant la fièvre à grosses gouttes, le Roi, qui, comme on l'a dit[5], aimoit l'air, et qui craignoit le chaud dans les chambres[6], s'étonnoit en arrivant de trouver tout fermé, et faisoit ouvrir les fenêtres, et n'en rabattoit rien, quoiqu'il la vît dans cet état, et jusqu'à dix heures qu'il s'en alloit souper, et sans considération pour la fraîcheur de la nuit[7].

1. Ci-dessus, p. 251. — Les *Mémoires de Sourches* (tome II, p. 55) indiquent comme premier exemple de cette séparation le retour de Longwy en mai 1687, et ce fut alors que son carrosse commença à être accompagné par un écuyer du Roi et quelques gardes.

2. Avec le Roi, disait Mme de Maintenon, « il ne faut point compter sur les incommodités; avec lui il n'y a que grandeur, magnificence et symétrie » (lettre à la princesse des Ursins, recueil Bossange, tome II, p. 421). Cependant nous voyons en 1702 qu'il retarda de dix jours le départ pour Fontainebleau à cause d'un accès de fièvre de Mme de Maintenon (*Sourches*, tome VII, p. 364).

3. Ci-dessus, p. 254.

4. C'est probablement du voyage de septembre 1702 que Saint-Simon veut parler, où Madame elle-même avoue qu'elle lui faisait pitié (recueil Jæglé, tome I, p. 274). Sourches remarque aussi que la fièvre ne l'empêchait pas de s'habiller pour recevoir le Roi chez elle (tome IX, p. 234).

5. Ci-dessus, p. 152 et 269, et ci-après, p. 350.

6. Et cependant il s'enrhumait facilement dans les courants d'air (*Journal de la santé du Roi*, p. 293, 301, 331, etc.); aussi l'hiver, les fenêtres de sa chambre étaient calfeutrées et ne s'ouvraient pas (*ibidem*, p. 315).

7. Mme des Ursins fait allusion aux fenêtres toujours ouvertes de la chambre de Mme de Maintenon, qui l'exposent à tous les vents (Geffroy,

S'il devoit y avoir musique, la fièvre, le mal de tête n'empêchoit rien, et cent bougies dans les yeux. Ainsi le Roi alloit toujours son train, sans lui demander jamais si elle n'en étoit point incommodée[1].

Les gens de Mme de Maintenon, car tout en est curieux, étoient en très petit nombre[2], peu répandus, modestes, respectueux, humbles, silencieux, et ne s'en firent jamais accroire[3]. C'étoit l'air de la maison, et ils n'y seroient pas

Domestique de Mme de Maintenon.

Lettres de la princesse des Ursins, p. 262). Elle-même écrit au duc de Noailles : « Si j'habite encore longtemps la chambre du Roi (à Marly), je deviendrai paralytique ; il n'y a ni porte ni fenêtre qui ferme ; on y est battu d'un vent qui me fait souvenir des ouragans de l'Amérique » (Geffroy, *Madame de Maintenon d'après sa correspondance*, tome II, p. 56) ; et à Mme des Ursins : « Ne croyez pas que je puisse mettre des paravents devant ma grande fenêtre ; on n'arrange pas sa chambre comme on veut quand le Roi y vient tous les jours, et il faut périr en symétrie » (recueil Bossange, tome II, p. 433 ; voir aussi p. 412).

1. Dans un entretien avec Mme de Glapion (*Lettres historiques et édifiantes*, tome II, p. 165), Mme de Maintenon peignait bien l'inconscience de cet égoïsme : « [Le Roi] ne croit pas que je me contraigne. Comme il est toujours le maître partout et fait tout ce qu'il veut, il n'imagine pas qu'on soit autrement que lui... Les grands.... ne se contraignent jamais, et ils ne pensent pas même que les autres se contraignent pour eux, ni ne leur en savent point de gré, parce qu'ils sont tellement accoutumés de voir que tout se fait par rapport à eux qu'ils n'en sont plus frappés et n'y prennent pas garde. »

2. Sa maison se composait d'un écuyer (différent de ce des Épinais dont il a été parlé ci-dessus, p. 254), de trois valets de chambre (elle n'en avait primitivement qu'un, et n'en prit deux autres que pour le service de la duchesse de Bourgogne qui était souvent chez elle), un maître d'hôtel, un officier et un aide d'office, un cuisinier et son aide, un cocher, un postillon, un palefrenier, trois laquais, deux porteurs de chaise, deux ou trois femmes de chambre, une servante et un marmiton (*Souvenirs de Mlle d'Aumale*, tome I, p. 188-189). Après la mort du Roi, elle se débarrassa de tous, ne gardant que ses femmes de chambre (Geffroy, *Madame de Maintenon d'après sa correspondance*, tome II, p. 375-376). Voir ci-après aux Additions et Corrections divers renseignements sur ce personnel.

3. « On dit qu'*un homme s'en fait accroire*, pour dire qu'il présume trop de lui-même » (*Académie*, 1718). Mme de Maintenon fait

demeurés sans cela. Ils y faisoient avec le temps une fortune modérée, suivant leur état, et qui ne pouvoit donner d'envie ni occasion de parler ; tous demeuroient dans une obscurité plus ou moins aisée. Ses femmes passoient leur vie enfermée[1] chez elle. Non-seulement elle ne vouloit point qu'elles sortissent, mais elle les empêchoit de recevoir personne, et la fortune qu'elle leur faisoit étoit courte et rare[2]. Le Roi les connoissoit toutes et tous ; il étoit familier avec eux, et y causoit souvent, lorsqu'il passoit quelquefois chez elle avant qu'elle y fût rentrée. Il n'y avoit d'un peu distingué que cette ancienne servante du temps qu'après la mort de Scarron elle étoit à la Charité de Saint-Eustache[3], logée dans cette montée où cette servante faisoit sa chambre et son petit pot-au-feu dans[4] la même chambre. Nanon[5] de ce temps-là, et que Mme de Maintenon a toujours appelée ainsi, qui d'abord avoit été son unique domestique, et qui l'avoit constamment suivie et servie dans tous ses divers états, étoit devenue Mlle Balbien[6], dévote comme elle, et vieille. Elle étoit d'autant plus importante qu'elle avoit toute la confiance domestique de Mme de Maintenon, et l'œil sur ces demoiselles qu'on a vu ailleurs qui se succédoient de Saint-Cyr auprès d'elle[7], sur ses

l'éloge de plusieurs de ses gens en 1715 (recueil Geffroy, tome II, p. 375-376).

1. Ce mot est bien au féminin singulier.

2. Une lettre de Chamillart à Mme de Bouville, femme de l'intendant d'Orléans (*Correspondance des contrôleurs généraux*, tome III, nº 176), de septembre 1708, montre cependant quelle attention les ministres avaient à ne point mécontenter ces domestiques lorsque quelque place ou quelque faveur avait été promise à l'un d'eux ou à un de leurs parents.

3. Saint-Simon répète ce qu'il a déjà faussement affirmé ci-dessus, p. 192.

4. *Dans* est en interligne au-dessus de *de*, biffé.

5. Il écrit *Nannon*.

6. Tome III, p. 168, et ci-dessus, p. 192.

7. C'est à propos de Mlle d'Osmont (tome XII, p. 423) que Saint-Simon a parlé de ces demoiselles de Saint-Cyr « des plus prêtes à en

nièces[1], et sur Mme la duchesse de Bourgogne même, qui ne l'ignoroit pas, et qui habilement, sans la gâter, en avoit fait sa bonne amie[2]. Elle se coiffoit et s'habilloit comme sa maîtresse ; elle affectoit d'en tout imiter[3]. A commencer par les enfants légitimes et les bâtards, à continuer par les princes du sang et par les ministres, il n'y avoit celui ni celle qui ne la ménageât, et qui ne fût en contrainte, et, le dirai-je, en respect devant elle. S'en servoit qui pouvoit pour de l'argent, quoique, au fond, elle se mêlât de fort peu de chose. Elle étoit très raisonnablement sotte, et n'étoit méchante que rarement, et encore par bêtise, quoique ce fût une personne toute composée, toute sur le merveilleux, et qui ne se montroit presque jamais. On en[4] a pourtant vu un échantillon à propos de la place qu'eut la duchesse du Lude, que, quatre heures devant, le Roi avoit paru si éloigné de lui donner[5]. Sa protection pour aller à Marly ne lui fut pas infructueuse[6]. Elle avoit l'air doux, humble, empesé[7], important, et toutefois respectueux[8].

sortir », qu'elle « trayoit d'ordinaire... pour se les attacher, écrire ses lettres et la suivre partout. »

1. Elle la chargea particulièrement de l'éducation de Mlle d'Aubigné, fille de son frère (*Lettres historiques et édifiantes*, tome I, p. 299 ; *Mémoires de Sourches*, tome VI, p. 114).

2. Il a raconté en 1712 quels soins intimes Nanon rendait à l'occasion à la princesse (tome XXII, p. 285-286).

3. Peut-être même jusqu'à l'écriture ; car on voit la maîtresse en 1705 lui dicter une lettre pour le duc de Noailles (recueil Geffroy, tome II, p. 56).

4. *En* a été ajouté en interligne. — 5. Notre tome III, p. 165-170.

6. Il veut dire qu'elle se faisait payer sa protection pour obtenir d'être inscrit sur la liste de Marly.

7. Épithète déjà appliquée à la princesse de Vaudémont : tome XV, p. 40.

8. Nous pouvons ajouter divers renseignements à ceux déjà donnés sur Nanon Balbien dans nos tomes III, p. 168-170, XIII, p. 262, note 7, et XVIII, p. 5, note 3 ; rappelons qu'elle était morte le 3 décembre 1705 (*Mémoires de Sourches*, tome IX, p. 431). Sa maîtresse avait en effet la plus grande confiance en elle, et s'en servit constamment comme intermédiaire dans l'administration intérieure de

Nécessité des détails sur Mme de Maintenon.

On l'a dit, Mme de Maintenon étoit particulière en public, hors de ses yeux reine, quelquefois même sous ses yeux, comme à l'attaque de Compiègne dont il [a] été parlé ici en son temps[1], et aux promenades de Marly, quand par complaisance elle en faisoit quelqu'une où le Roi vouloit lui montrer quelque chose de nouvellement achevé. Je me trouve, je l'avoue, entre la crainte de quelques redites et celle de ne pas[2] expliquer assez en détail des curiosités que nous regrettons dans toutes les Histoires et dans presque tous les Mémoires des divers temps. On voudroit y voir les princes, avec leurs maîtresses et leurs ministres, dans leur vie journalière. Outre une curiosité si raisonnable, on en connoîtroit bien mieux les mœurs du temps et le génie des monarques, celui de leurs maîtresses et de leurs ministres, de leurs favoris, de ceux qui les ont le plus approchés, et les adresses qui ont été

Saint-Cyr, où elle aidait à l'occasion l'infirmière et où elle suppléa la maîtresse générale des classes pendant la période de formation (Lavallée, *Lettres historiques et édifiantes*, tome I, p. 41, 177, 227, 255 et 273; *Mémoires de Languet de Gergy*, p. 327). Son titre officiel en 1685 était « première damoiselle d'honneur de Mme la marquise de Maintenon » (Archives nationales, registre Y 247, fol. 236 vo). La faveur de sa maîtresse lui avait procuré des avantages pécuniaires : c'est ainsi qu'elle possédait à Versailles des terrains qui furent occupés de 1678 à 1684 par un magasin du service des bâtiments (Guiffrey, *Comptes des bâtiments*, tome II, p. 1088 et 1142); à la fin de 1692, elle reçut du Roi une « gratification » de trente-six mille livres en rentes sur la Ville, au sujet de laquelle elle adressa un placet au contrôleur général (Archives nationales, G7 992, liasse de janvier 1693). Le 31 mai 1700, elle-même constitua une rente de cent cinquante livres sur les aides et gabelles au profit des Augustines de Notre-Dame du Grand Marché à Meaux, dont l'abbesse était une Montchevreuil, en considération de deux de ses tantes qui y étaient religieuses (Archives nationales, registre Y 273, fol. 427). Enfin il est parlé d'elle avec éloge dans les *Mémoires de Manseau*, maître d'hôtel de Mme de Maintenon, publiés en 1902 par A. Taphanel, p. 21, 22 et 176, et Languet de Gergy (*Mémoires*, p. 305) loue sa piété et sa prudence.

1. Tome V, p. 367 et suivantes.

2. Manuscrit : *ne ne pas*, par mégarde.

employées pour les gouverner ou pour arriver aux divers buts qu'on s'est proposés. Si ces choses doivent passer pour curieuses, et même pour instructives dans tous les règnes, à plus forte raison d'un règne aussi long et aussi rempli que l'a été celui de Louis XIV, et d'un personnage unique dans la monarchie depuis qu'elle est connue, qui a, trente-deux ans durant, revêtu ceux de confidente, de maîtresse, d'épouse, de ministre, et de toute-puissante, après avoir été si longuement néant, et, comme on dit, avoir si longtemps et si publiquement rôti le balai[1]. C'est ce qui m'enhardit sur l'inconvénient des redites. Tout bien considéré, j'estime qu'il vaut mieux hasarder qu'il m'en échappe quelqu'une que ne pas mettre sous les yeux un tout ensemble si intéressant. Revenons donc un moment sur nos pas.

Grandeur particulière de Mme de Maintenon.

Reine dans le particulier[2], Mme de Maintenon n'étoit jamais que dans un fauteuil, et dans le lieu le plus commode de sa chambre, devant le Roi, devant toute la famille royale, même devant la reine d'Angleterre. Elle se levoit tout au plus pour Monseigneur et pour Monsieur, parce qu'ils alloient rarement chez elle[3]; M. le duc d'Orléans, ni aucun prince du sang, jamais que par audiences, et comme jamais; mais Monseigneur, Messeigneurs ses fils, Monsieur et M. le duc de Chartres[4], toujours en partant pour l'armée, et le soir même qu'ils en arrivoient, ou, s'il étoit trop tard,

1. Saint-Simon écrit ici *ballet,* comme dans le tome V, p. 302, où nous avons déjà eu la même locution. Le *Dictionnaire de l'Académie* de 1718, au mot Rostir, donnait cette définition : « On dit proverbialement *rôtir le balai* pour dire passer sa vie ou plusieurs années en quelque emploi sans y faire fortune ; » mais il ajoutait : « On dit aussi d'une coquette qui a vieilli dans l'intrigue, dans la galanterie, qu'*elle a longtemps rôti le balai.* »

2. Ce qui va suivre a déjà été dit en partie ci-dessus, p. 252-253. Comparez l'Addition à Dangeau, ci-après, p. 441.

3. Sur sa situation à l'égard de Monsieur et de Monseigneur, voyez nos tomes VIII, p. 322-323, et XXI, p. 62-63. Cependant Mme de Maintenon disait que ce dernier venait souvent vers l'heure du dîner (recueil Geffroy, tome II, p. 46).

4. Il vient de l'appeler, trois lignes plus haut, le duc d'Orléans.

de bonne heure le lendemain. Pour aucun autre fils de France, leurs épouses, ou les bâtardes du Roi, elle ne se levoit point, ni pour personne, sinon un peu pour les personnes ordinaires avec qui elle n'avoit point de familiarité et qui en obtenoient des audiences; car, modeste et polie, elle l'a toujours affecté à ces égards-là. Presque jamais elle n'appeloit Madame la Dauphine[1] que « mignonne »[2], même en présence du Roi et des dames familières et des dames du palais, et cela jusqu'à sa mort, et, quand elle parloit d'elle ou de Mme la duchesse de Berry, et devant les mêmes, jamais elle ne disoit que « la duchesse de Bourgogne » et « la duchesse de Berry », ou « la Dauphine », très rarement « Madame la Dauphine », et de même « le duc de Bourgogne », « le duc de Berry », « le Dauphin », presque jamais « Monsieur le Dauphin » ; on peut juger des autres. On a vu comment elle mandoit les princesses légitimes et bâtardes, comme elle leur lavoit la tête, les transes avec quoi elles venoient à ses ordres, les pleurs avec lesquels[3] elles s'en retournoient, et leurs inquiétudes tant que la disgrâce duroit[4], et qu'il n'y avoit que Mme la duchesse de Bourgogne qui eût[5] pris le dessus avec les grâces nonpareilles et ce soin attentif qu'on en a vu en parlant d'elle[6]. Elle ne l'appeloit jamais que « ma tante »[7].

Ce qui étonnoit toujours, c'étoient les promenades qu'on vient de dire[8] qu'elle faisoit avec le Roi par excès de complaisance dans les jardins de Marly. Il auroit été cent fois plus librement avec la Reine, et avec moins de galanterie. C'étoit un respect le plus marqué, quoiqu'au milieu de la

1. Il veut parler de la duchesse de Bourgogne.
2. Tome XIV, p. 398. — 3. Le manuscrit porte *lesquelles*.
4. Il a déjà dit un mot ci-dessus, p. 244, de ces réprimandes; mais nous ne croyons pas qu'il en ait cité aucun exemple précis, si ce n'est l'allusion qu'il y a faite lors du mariage de Mlle de Blois : tome I, p. 72.
5. *Eust* corrige *ait*. — 6. Tome XXII, p. 279 et 284-285.
7. Nos tomes III, p. 277, IX, p. 59, XIV, p. 398, XIX, p. 212, XXII, p. 284 ; *Souvenirs de Mlle d'Aumale*, tome II, p. 227.
8. Ci-dessus, p. 276.

cour et en présence de tout ce qui s'y vouloit trouver des habitants de Marly[1]. Le Roi s'y croyoit en particulier, parce qu'il étoit à Marly. Leurs voitures alloient joignant à côté l'une de l'autre[2]; car presque jamais elle ne montoit en chariot: le Roi seul dans le sien[3], elle dans une chaise à porteurs. S'il y avoit à leur suite Madame la Dauphine ou Mme la duchesse de Berry, ou des filles du Roi, elles suivoient ou environnoient à pied, ou si elles montoient en chariot avec des dames, c'étoit pour suivre, et à distance, sans jamais doubler. Souvent le Roi marchoit à pied à côté de la chaise. A tous moments[4] il ôtoit son chapeau et se baissoit pour parler à Mme de Maintenon, ou pour lui répondre si elle lui parloit, ce qu'elle faisoit bien moins souvent que lui, qui avoit toujours quelque chose à lui dire ou à lui faire remarquer. Comme elle craignoit l'air dans les temps même les plus beaux et les plus calmes, elle poussoit à chaque fois la glace de côté de trois doigts, et la refermoit incontinent. Posée à terre à considérer la fontaine nouvelle, c'étoit le même manége. Souvent la Dauphine se venoit percher sur un des bâtons de devant, et se mettoit de la conversation; mais la glace de devant demeuroit toujours fermée. A la fin de la promenade, le Roi conduisoit Mme de Maintenon jusqu'auprès

1. Mlle d'Aumale dit de même (*ibidem*, p. 171-172) : « Le Roi contribuoit lui-même aux honneurs qu'on lui rendoit par les égards, les politesses et les attentions qu'il avoit pour elle, surtout en public. S'il étoit à la promenade avec ses courtisans, du plus loin qu'il la voyoit venir à lui, il ôtoit son chapeau et alloit au-devant d'elle. Cet exemple de considération et cet extérieur de respect, auquel il ne manquoit jamais dans l'occasion, faisoient que tout le monde, plutôt peut-être pour plaire au Roi que par pur égard pour elle, la traitoit avec tout le respect possible. »

2. Comparez un passage du *Journal de Dangeau*, tome VII, p. 85.

3. Ce chariot du Roi, pour se promener dans les jardins, a été déjà décrit dans le tome XVIII, p. 223.

4. Tout ce manège, et aussi l'attitude de la duchesse de Bourgogne assise sur un des bâtons de la chaise, ont été exposés précédemment à l'occasion du camp de Compiègne : tome V, p. 367-369.

du château, prenoit congé d'elle, et continuoit sa promenade. C'étoit un spectacle auquel on ne pouvoit s'accoutumer. Ces bagatelles échappent presque toujours aux Mémoires; elles donnent cependant plus que tout l'idée juste de ce que l'on y recherche, qui est le caractère de ce qui a été, qui se présente ainsi naturellement par les faits.

Autorité particulière de Mme de Maintenon.

La[1] conduite des belles-petites-filles du Roi[2] et de ses bâtardes, les ordres à y mettre et à y donner, les galanteries et la dévotion ou la régularité des dames de la cour, les aventures diverses, le maintien des femmes des ministres, et celui des ministres mêmes, les espionnages de toutes les sortes dont la cour étoit pleine, les parties qui se faisoient de ces princesses avec les jeunes dames ou celles de leur âge, et tout ce qui s'y passoit, les punitions qui alloient quelquefois à être en pénitence, et même[3] chassée; les récompenses, qui étoient la distribution arrêtée tout à fait, ou plus ou moins fréquente[4], des distinctions, d'être des voyages de Marly ou des amusements de la Dauphine, toutes ces choses entroient dans les occupations de Mme de Maintenon[5]. Elle en amusoit le Roi, enclin à les prendre sérieusement; elles étoient utiles[6] à entretenir la conversation, à servir ou à nuire, et à prendre de loin des tournants auprès du Roi sur bien des choses qu'elle y savoit habilement faire entrer de droite[7] et de gauche.

On a déjà vu qu'elle répondoit à tout ce qui avoit recours

1. Comparez l'Addition à Dangeau : ci-après, p. 442.
2. Les duchesses de Bourgogne et de Berry.
3. *Mesme* ajouté en interligne.
4. Le mot *fréquente* est au pluriel dans le manuscrit, sans doute par inadvertance.
5. Il y a quelque allusion à tout cela dans l'entretien avec Mme de Glapion que nous avons eu déjà souvent l'occasion de citer : recueil Geffroy, tome II, p. 45 et 51 ; voir aussi p. 130-132 du même recueil, et les *Mémoires de Languet de Gergy*, p. 406-410.
6. *Estoient utiles* est en interligne, au-dessus de *servoient*, biffé.
7. Il y a bien ici *droitte*, au féminin, comme dans l'Addition.

à elle qu'elle ne se mêloit de rien[1], et que ce qui l'approchoit de bien près n'avoit pas peu à essuyer de cette prodigieuse inconstance naturelle, qui, sans autre cause, changeoit si souvent ses goûts, ses inclinations, ses volontés[2]. Les remèdes qu'on y cherchoit y étoient des poisons. L'unique parti à prendre étoit de glisser, de se tenir plus réservé, plus à l'écart, comme on se met à couvert de la pluie en se détournant un peu[3] de son chemin. Quelquefois elle se rapprochoit et se rouvroit d'elle-même, comme d'elle-même elle s'étoit fermée et éloignée, sinon il n'y avoit point de ressource à espérer. Ces mutations, qui étoient également en gens et en choses, étoient accablantes pour les ministres, pour les personnes qui se trouvoient en quelque commerce d'affaires avec elle, et pour les femmes dont, en très petit nombre et très rare, elle s'étoit imaginée de vouloir régler la conduite. Ce qui lui plaisoit hier, pas plus loin que cela, étoit un démérite aujourd'hui ; ce qu'elle avoit approuvé, même suggéré, elle le blâmoit ensuite, tellement qu'on ne savoit jamais si on étoit digne d'amour ou de haine. C'eût été se perdre de lui montrer en excuse cette variation, qui s'étendoit, sur ces personnes choisies, jusqu'à leur manière de s'habiller et de se coiffer, et personne de tout ce qui à divers titres l'a approchée de près n'a été exempt, plus ou moins, de ces hauts et bas insupportables[4]. La domination et le gouvernement furent les seules choses sur lesquelles elle n'en eut jamais.

1. Ci-dessus, p. 262. — 2. Ci-dessus, p. 217.
3. Les mots *se detournant un peu* sont en interligne, au-dessus de *s'ecartant,* biffé.
4. Déjà dit plus brièvement ci-dessus, p. 102. Voici un passage de Mlle d'Aumale (*Souvenirs*, tome I, p. 229) qui corrobore jusqu'à un certain point ce que dit Saint-Simon : « Quelques personnes l'ont accusée d'être un peu changeante ; elle étoit naturellement bonne et aisée à contenter ; une parole dite à propos, un air d'esprit, une physionomie lui faisoient quelquefois juger favorablement des gens qu'elle voyoit ; mais, dans la suite, elle découvroit des défauts dans ces mêmes personnes qui la dégoûtoient. J'en ai vu plusieurs pour qui elle a eu

Adresse de Mme de Maintenon à se saisir des affaires ecclésiastiques.

On[1] a vu avec quelle adresse elle se servit de la princesse des Ursins pour se mêler de tout ce qui regarda la cour et les affaires d'Espagne, et les ôter de la main de Torcy autant qu'elle le put pour avoir échoué à faire venir travailler chez elle ce ministre, comme faisoient les autres, et jusqu'à quel point Mme des Ursins en sut profiter[2]. Les affaires ecclésiastiques furent de même bien longtemps l'objet de son envie. Elle leur donna quelques légères atteintes à l'occasion du jansénisme et de la révocation de l'édit de Nantes, comme on l'a vu[3], mais passagèrement, et on n'a fait qu'effleurer ce grand objet, qui fut la cause de sa préférence pour le duc de Noailles, en parlant de ce mariage en son temps[4]. Il faut maintenant expliquer mieux comment elle réussit enfin à entrer aussi dans les matières ecclésiastiques, et à prendre aussi[5] une part principale dans cette partie du gouvernement.

Elle vit longtemps avec grande amertume le P. de la Chaise en possession de tout ce ministère, non-seulement avec une entière indépendance d'elle, mais sans aucuns devoirs de sa part, et elle dans une entière ignorance à cet égard[6]. L'éloignement du Roi marqué pour Harlay, archevêque de Paris, après une faveur si entière et si longue, avoit satisfait sa vengeance, on en a vu la cause[7], mais non ses desirs. Le confesseur du Roi n'en étoit devenu que plus maître des bénéfices, et de tout ce qui regardoit les affaires dont l'archevêque avoit été tout à fait écarté[8].

des bontés particulières pendant longtemps, et changer après, parce qu'elle y voyoit des défauts que souvent on lui avoit cachés. »

1. Ce paragraphe ne se retrouve pas dans la grande Addition à Dangeau ; c'est seulement avec le suivant que recommencent les emprunts : ci-après, p. 443.

2. Ci-dessus, p. 263. — 3. Ci-dessus, p. 221 et suivantes.

4. Tome V, p. 124-125.

5. Cet *aussy* a été ajouté en interligne, et avant *prendre*, Saint-Simon a biffé *y*.

6. Nos tomes V, p. 144, et XVII, p. 48-49.

7. Ci-dessus, p. 67. — 8. Tome II, p. 348 et 350.

C'est ce qui donna si peu de goût à Mme de Maintenon[1] pour le mariage de sa nièce avec le petit-fils du duc de la Rochefoucauld, qu'on a vu que le Roi vouloit faire, et qui en valut la préférence aux Noailles[2]. Je n'assurerai pas que ce fût dans cette vue éloignée qu'elle leur aida à faire nommer le frère du maréchal-duc de Noailles à l'archevêché de Paris, à la mort d'Harlay, en août 1695[3], chose d'autant plus difficile que les jésuites ne l'aimoient pas, que le Roi ne le connoissoit comme point, parce qu'il ne venoit presque jamais à Paris, et encore pour des moments, et qu'il fallut le porter à Paris sans aucune participation du P. de la Chaise. On ne put même l'y bombarder[4] à l'insu du confesseur, parce qu'il fallut forcer ce prélat, qui non-seulement fit toute la résistance qui lui fut possible, mais qui affecta de se rendre suspect du côté de la doctrine[5]. Il avoit[6] d'abord été nommé à l'évêché de Cahors; quelques mois après il fut transféré à Châlons[7]. La proximité ni la dignité de ce siège, dont l'évêque est comte et pair de France, ne purent le[8] résoudre à quitter l'épouse à laquelle il avoit été destiné par son sacre, quoiqu'il ne pût encore l'avoir connue; il fallut un commandement exprès du Pape pour l'y obliger[9]. Il brilla à Châlons avec les mœurs d'un ange, par une résidence continuelle, une sollicitude pastorale douce, appliquée, ins-

Innocence éminente de la vie et de la fortune du cardinal de Noailles.

1. Ces quatre mots ont été ajoutés en interligne, lorsque Saint-Simon a biffé *luy* avant *donna*.

2. Tome V, p. 123-125. — 3. Tome II, p. 357-361.

4. Verbe déjà rencontré dans nos tomes I, p. 66, et XXIII, p. 357.

5. En approuvant les *Réflexions morales* du P. Quesnel : tome II, p. 359.

6. Après *avoit*, Saint-Simon a biffé un premier *esté*.

7. Cet évêché, dont l'étendue n'était pas considérable entre les grands diocèses de Reims, Troyes, Langres, Toul et Verdun, ne comptait que trois cent quatre paroisses; mais il rapportait trente mille livres, et son titulaire était un des six pairs ecclésiastiques avec le titre de comte, comme Saint-Simon va le dire.

8. *Le* est en interligne.

9. Déjà dit dans le tome II, p. 358, ainsi que ce qui va suivre.

tructive, pleine des plus grands exemples, et une désoccupation[1] totale de tout ce qui n'étoit point de son ministère. Le crédit de sa famille, armée d'une si grande réputation, l'emporta sur les voies ordinaires. Il réussit à Paris comme il avoit fait à Châlons, sans être ébloui d'un si grand théâtre ; il plut extrêmement au Roi et à Mme de Maintenon, et, pour achever ce qui le regarde ici personnellement, il ne parut ni neuf ni embarrassé aux affaires, et il fit admirer ses lumières, son savoir, et, ce qui est fort rare en même temps, sa modestie et une magnificence convenable, aux assemblées du clergé où il présida au gré du clergé et de la cour[2]. Enfin il fut cardinal en 1700 avec la même répugnance qu'il avoit eue à changer de sièges[3]. Tant de vertus reçurent à la fin[4] la récompense que le monde leur donne, beaucoup de croix et de tribulations qu'il porta avec courage, et pour le bien de l'Église avec trop de douceur, d'équanimité, de crainte de se retrouver soi-même[5], de ménagement et de charité pour ceux qui en surent étrangement profiter, et qui ont achevé de l'épurer et de le sanctifier, sans avoir pu ébranler son âme, ni la pureté de ses intentions et de sa doctrine; car, pour ses dernières années, la tête n'y étoit plus: elle avoit succombé sous le poids des années, des travaux, de la persécution[6]. J'en ai été le témoin oculaire,

1. Tome XVIII, p. 400.

2. Il avait rempli ce rôle en 1700 et en 1705 (nos tomes VII, p. 179-184, et XIII, p. 270-273), et nous avons vu que, la seconde fois, le Roi, poussé par le P. de la Chaise avait été mécontent de ce qu'il avait soumis à l'assemblée des questions de doctrine et de discipline.

3. Tome VII, p. 149-151. — 4. *Fin* corrige *fois*.

5. C'est-à-dire, de crainte de faire trop attention à lui-même, à sa cause personnelle.

6. Saint-Simon fait allusion aux variations du cardinal sur la question de la Constitution Unigenitus. Après avoir été très intransigeant sur ce sujet jusqu'au point de fulminer l'interdit contre les Jésuites et contre leurs trois maisons de Paris, il finit, sous l'influence de sa nièce la maréchale de Gramont, par consentir à accepter la Constitution ; puis en mai 1728 il se rétracta en prétendant qu'on avait abusé de sa

et, si Dieu m'en accorde le temps, je ne le[1] laisserai pas ignorer à la fin de ces *Mémoires*[2], quoique cet événement outrepasse[3] les bornes que je m'y suis proposées.

On ne répétera pas ce qu'on a vu pp. 776, et 883, 4 et 5[4], sur Godet, évêque de Chartres, ni même sur Bissy, depuis cardinal. On se contentera de faire souvenir ici que la Chétardye, dont on a parlé au long aux mêmes dernières pages[5], et Bissy alors, n'étoient pas à portée du Roi, et que Godet, qui n'avoit point d'occasion ordinaire d'approcher du Roi, ne pouvoit que s'y présenter de front et à découvert bien rarement, sur chose préparée par Mme de Maintenon; mais il n'y pouvoit revenir souvent, ni être à portée de ces puissants moyens d'insinuation qui opèrent tout avec de la suite par des conversations fréquentes sans objet apparent. Le P. de la Chaise les avoit tous, et se gardoit fort d'être emblé, ni même écorné[6], par l'évêque de Chartres, qui lui en donnoit pourtant quelquefois, et dont chaque écorne[7] le réveilloit et le ren-

bonté; mais, sous la pression de sa famille, il changea encore de sentiment, et par un mandement du 11 octobre 1728, il finit par se soumettre complètement à la doctrine romaine, et ce fut dans ses sentiments qu'il mourut le 4 mai 1729. Il avait soixante dix-huit ans, et il semble bien que sa tête était quelque peu affaiblie. Voyez les lettres publiées à la suite des *Mémoires de Mathieu Marais*, tomes III, p. 546, 549, 578 et 588, et IV, p. 25-26 et 29-30, et les *Mémoires de Villars*, tome V, p. 172-173 et 182; le *Dictionnaire de Moréri* est absolument muet sur cette période de la vie du cardinal.

1. *Le* ajouté en interligne.

2. Saint-Simon n'a pas tenu sa promesse, et l'on peut le regretter : car nous y perdons certainement un tableau où sa verve mordante aurait eu amplement à s'exercer.

3. Ce verbe ne fut admis qu'en 1740 par le *Dictionnaire de l'Académie*.

4. Ces pages du manuscrit correspondent aux pages 49 de notre tome XVII, et 229 à 241 de notre tome XVIII.

5. Tome XVIII, p. 240-241.

6. Le mot *emblé* a passé déjà dans nos tomes I, p. 137, et VI, p. 338, et le participe *écorné* dans le tome XX, p. 316.

7. Substantif déjà noté dans le tome XIII, p. 346.

doit plus attentif. Un archevêque de Paris, avec la grâce du choix tout frais et de la nouveauté, porté par sa réputation, par une famille si établie, et par tout l'art de Mme de Maintenon, qui tout d'abord comme son ouvrage l'avoit pris en grand goût, étoit un instrument bien plus à la main avec un jour d'audience du Roi réglé par semaine[1], et toujours matière à la fournir, et même à la redoubler quand il en avoit envie. C'est ce qui forma cette grande faveur, dont sa droiture et ses ménagements de conscience, si fort en garde contre soi-même et si peu contre les autres, perdirent tous les avantages dans les suites, mais dont Mme de Maintenon sut tirer tous les siens[2] pour entrer enfin dans les matières ecclésiastiques. Elle s'y initia par l'affaire de Monsieur de Cambray, qui lia si étroitement l'archevêque de Paris avec elle et avec Monsieur de Chartres[3]. Par ce moyen elle saisit auprès du Roi la clef de la seule espèce d'affaires et de grâces où jusqu'alors elle n'avoit pu donner que de légères atteintes, et c'est ce qui lui fit préférer le neveu de l'archevêque de Paris à tout autre mariage, en mars 1698[4]. Elle fit, comme on l'a vu[5], épouser au Roi la querelle contre Monsieur de Cambray à Rome, jusqu'à en faire sa propre affaire à découvert, et par là s'établit de plus en plus dans la confiance des matières de religion qui entraînoient si nécessairement celles des bénéfices, et les moyens d'avancer et de reculer qui bon lui sembloit.

Cabales dévotes.

On[6] a vu que Monsieur de Chartres étoit passionné sulpicien, qu'il logeoit toujours à Paris dans ce séminaire[7],

1. On a vu ci-dessus, p. 245, que c'était le mercredi.
2. Tous ses avantages.
3. Tomes III, p. 39-47, et IV, p. 66 et suivantes.
4. Ci-dessus, p. 282. — Avant *mars*, il a biffé *169[8]*.
5. Notre tome VI, p. 147 et suivantes.
6. Voyez l'Addition à Dangeau (ci-après, p. 444), dont la rédaction est assez différente.
7. Tome XVIII, p. 235.

qu'il l'éleva sur les ruines de celui des Missions étrangères[1], de Saint-Magloire et des Pères de l'Oratoire[2]; enfin qu'il se substitua, en mourant, la Chétardye, curé de Saint-Sulpice[3], auprès de Mme de Maintenon, qu'il dirigea et dont il eut toute la confiance. Il faut le dire encore, la crasse ignorance des Sulpiciens, leur platitude suprême, leurs sentiments follement ultramontains[4], ne pouvoient barrer les vastes desseins des jésuites, et ils étoient tout ce qui leur falloit pour ruiner l'élévation, l'excellente morale, le goût de l'antiquité, le savoir juste et exact qu'on puisoit chez les Pères de l'Oratoire, si éloignés en tout des sentiments de la Compagnie, et si conformes pour le gros avec l'Université et les restes précieux du fameux Port-Royal, dont les jésuites étoient les ennemis et les persécuteurs. Ils en achevoient ainsi la ruine par des gens dévoués à Rome par une conscience stupide, qui mettoient tout le mérite en des pratiques basses, vaines, ridicules, sous le poids desquelles ils abrutissoient les jeunes gens qui leur étoient confiés, à qui ils ne pouvoient rien apprendre, parce qu'eux-mêmes ne savoient rien du tout, pas même vivre, marcher, ni dire quoi que ce soit à propos[5]. Aussi la vogue des prêtres de la Mis-

1. Les mots *des Missions estrangeres* ont été ajoutés en interligne ; mais Saint-Simon n'a pas corrigé *celui* en *ceux*. — Il a été parlé de ce séminaire dans notre tome II, p. 360, et note 1.

2. Le séminaire de Saint-Magloire (tome VII, p. 84), dirigé par les Oratoriens (la phrase pourrait faire croire que c'était deux établissements différents), avait eu beaucoup de vogue, et nous avons vu (tome XXIII, p. 400) le cardinal de Noailles y faire élever le futur cardinal de Rohan. Saint-Simon n'avait pas encore précisé l'hostilité de Godet des Marais contre ces séminaires ; dans le tome XVIII, p. 236-237, il s'était contenté de dire qu'il avait poursuivi, en haine du jansénisme, les « particuliers, corps, écoles » qui en étaient soupçonnés, et c'était le cas pour l'Oratoire.

3. Tome XVIII, p. 240.

4. Nos tomes II, p. 339, IV, p. 83, et XX, p. 79-80 et 339-340.

5. Nous avons rencontré souvent déjà ces expressions méprisantes pour les Sulpiciens ; voyez notamment dans le tome VII, p. 179.

sion[1], dont l'institut n'étoit que faire le catéchisme dans les villages[2], et qui ne s'étoient pas rendus capables de mieux, et de ceux de Saint-Sulpice, aussi grossiers, aussi ignorants et aussi ultramontains les uns que les autres, prit le grand vol, parce que la porte des bénéfices fut fermée à la fin à tout ce qui n'étoit pas élevé chez eux. Mme de Maintenon, séduite par la Chétardye et par Bissy sur les mêmes voies dont le feu évêque de Chartres l'avoit de longue main entêtée, régnoit sur ces nouveaux séminaires de mode. Elle en étoit devenue la protectrice déclarée depuis que l'art des jésuites l'avoit brouillée sans y paroître avec les directeurs des Missions étrangères[3], qui avoient été longtemps ses directeurs à elle-même, et auxquels Monsieur de Chartres succéda auprès d'elle[4], lorsque la fameuse affaire des cérémonies chinoises et indiennes

1. Ou de Saint-Lazare, fondés par saint Vincent de Paul : tome XV, p. 171.

2. Le premier des objets proposés par leur fondateur à l'activité des Lazaristes était en effet l'instruction du peuple des campagnes, au moyen des prédications et des missions ; mais le second était « de procurer l'avancement des personnes ecclésiastiques dans la piété et les sciences requises à leur état », par les séminaires, les retraites d'ordinands et les conférences ecclésiastiques.

3. Par l'entremise de son confesseur l'abbé Gobelin, qu'elle avait eu pour directeur de sa conscience dès les temps de Scarron et qui ne mourut qu'en 1691, Mme de Maintenon avait été mise en relations avec les prêtres des Missions étrangères, et particulièrement avec les abbés Tiberge et de Brisacier, qui, depuis 1681, alternaient de trois ans en trois ans comme supérieurs de cette congrégation ; elle s'était servie d'eux pour les constitutions de Saint-Cyr, et nous les avons vus en 1695 (tome II, p. 359) intervenir à propos de la nomination de M. de Noailles à l'archevêché de Paris.

4. Ce n'est que par intermittences et à cause de la vieillesse et des incommodités de l'abbé Gobelin qu'elle avait eu recours aux abbés de Brisacier et Tiberge pour la direction de sa conscience ; quoique l'abbé Gobelin ne mourût qu'en 1691, comme il vient d'être dit, Mme de Maintenon s'était mise au moins deux ans auparavant entre les mains de Godet des Marais : on connaît de lui une lettre du 2 novembre 1689 (Lavallée, *Correspondance générale,* tome III, p. 204) qui ne peut émaner que d'un confesseur en titre.

brouilla[1] les Missions étrangères avec les jésuites de la manière la plus éclatante et la plus irréconciliable[2]. Ce n'est pas que les jésuites n'eussent de la jalousie de cette basse prêtraille[3], qui usurpoit trop de crédit à leur gré, et réciproquement ceux-ci des jésuites; mais ils se souffroient et vivoient bien ensemble, par le besoin qu'ils avoient les uns des autres dans leur haine commune des Pères de l'Oratoire et du clergé éclairé, qu'ils taxoient à tout hasard de jansénisme. A la tête de ceux-ci étoit le cardinal de Noailles, qui avoit bien la science des saints, mais non assez de celle des hommes pour les soutenir, ni pour se soutenir lui-même; trop de droiture, de conscience, de piété pour prévoir, ni pour remédier après avoir éprouvé.

Bissy, qui de loin, et dès Toul, avoit su prendre ses contours secrets par les jésuites, par Saint-Sulpice, par Monsieur de Chartres, qui s'en étoit entêté et qui le laissa à Mme de Maintenon comme son Élisée[4], alloit au grand, et sentit le besoin qu'il avoit de quelque grande affaire, par le cours et les intrigues de laquelle il pût se rendre le maître de Mme de Maintenon, du Roi par elle, et, par un concert étroit et secret, ne faire qu'un avec les jésuites par leur besoin réciproque, eux de lui auprès de Mme de Maintenon, lui d'eux à Rome, et gouverner ainsi toutes les affaires ecclésiastiques[5]. La frayeur que les jésuites avoient conçue de l'élévation du cardinal de Noailles sans eux, de sa faveur, de l'appui qu'il trouvoit dans sa famille, s'étoit tournée en fureur. Leur P. Tellier, que

1. *Broüillerent* corrigé en *broüilla*.
2. Notre tome VII, p. 165 et suivantes.
3. L'Académie n'admit ce terme de dénigrement que dans l'édition de 1798 de son *Dictionnaire*. Littré n'en cite que des exemples de Voltaire et de d'Alembert; mais on le trouve dans les pamphlets du seizième siècle. — Saint-Simon parle ici des Sulpiciens et des Lazaristes.
4. Déjà dit dans le tome XX, p. 335.
5. Tout cela, et ce qui va suivre, a déjà été raconté avec force détails dans le même volume, p. 330 et suivantes.

Saint-Sulpice avoit, comme [on] l'a vu[1], fait succéder au P. de la Chaise, étoit un homme bien différent de lui. Il ne tarda pas à sentir ses forces, à embarrasser dans ses toiles[2] le cardinal de Noailles comme une araignée fait une mouche, à lui susciter mille[3] défensives[4], à profiter de sa vertu, de sa candeur, de sa modération, enfin à le pousser jusqu'à donner fatalement les mains à la destruction radicale de ce fameux reste de Port-Royal des Champs qui palpitoit encore[5], dont la barbare dispersion de ce qui y restoit de religieuses, le rasement[6] des bâtiments à n'y pas laisser pierre sur pierre, le violement des sépulcres, la profanation[7] de ce lieu saint réduit en guéret[8], excita l'indignation publique et fit une brèche irréparable au cardinal de Noailles. De l'un à l'autre, à force des plus profondes menées, se noua la terrible affaire de la Constitution[9], qui perdit ce cardinal avec Mme de Maintenon, plus encore qu'avec le Roi. Les mêmes intrigues firent déclarer le Roi et Mme de Maintenon parties[10], avec une violence qui fit la fortune de Bissy et lui donna toute la confiance de Mme de Maintenon, qui n'aimoit pas les jésuites ni le P. Tellier[11]. Ainsi Bissy, au

1. Tome XVII, p. 55 et suivantes.
2. Les trois derniers mots ont été ajoutés en interligne.
3. Écrit : *mil.*
4. Au sens d'obligation ou de nécessité de se défendre, que ne donnait aucun lexique.
5. Tome XVIII, p. 281 et suivantes.
6. Le manuscrit porte *rastement,* sans doute par inadvertance.
7. Écrit *prophanation.*
8. « *Guéret,* terre labourée et non ensemencée » (*Académie,* 1718).
9. Tome XX, p. 330 et suivantes.
10. Au sens de parties dans un procès.
11. Cette sorte d'aversion n'était point ignorée des jésuites, puisque, en 1700, Bourdaloue crut devoir manifester à Mme de Maintenon la peine que la Compagnie en éprouvait (Lavallée, *Correspondance générale,* tome IV, p. 310), et celle-ci ne nia pas. Sur les causes de cette aversion nous savons seulement qu'elle les trouvait trop faciles pour la réception des sacrements (*ibidem,* p. 315). Nous avons dit que le

comble de ses vœux après tant d'années de soupirs et d'intrigues, devint le premier personnage, et jusqu'à quel point n'en abusa-t-il pas, tandis que Mme de Maintenon étoit la dupe de son hypocrisie! Trompée qu'elle fut par ses souplesses, ses bassesses, et par les éloges qu'il lui donnoit avec sa fausse simplicité et son apparence grossière, elle se crut la prophétesse qui sauvoit[1] le peuple de Dieu de l'erreur, de la révolte et de l'impiété. Dans cette idée, excitée par Bissy et pour se mêler de plus en plus des choses ecclésiastiques, elle anima le Roi à toutes les horreurs, à toutes les violences, à toute la tyrannie qui furent alors exercées sur les consciences, les fortunes et les personnes, dont les prisons et les cachots furent remplis[2]. Bissy lui suggéroit tout, et obtenoit tout. Ce fut alors[3] qu'elle nagea en plein dans la direction des affaires de l'Église, et il fallut que le P. Tellier, malgré toutes ses profondeurs, vînt par Bissy compter avec elle jusque sur la distribution des bénéfices[4]. Cela lui pesoit cruel-

P. Bliard, dans son livre sur le *P. le Tellier*, p. 215, croyait que le mot d'aversion outrepassait la vérité. Voyez nos tomes XVII, p. 48, XXIII, p. 386, et XXVI, p. 87.

1. Les mots *qui sauvoit*, répétés deux fois, ont été biffés la seconde.

2. Saint-Simon exagère et se trompe en attribuant à l'époque de Louis XIV les refus de sacrements et les emprisonnements qui furent appliqués sous Louis XV aux anticonstitutionnaires. Mais il est certain que Mme de Maintenon s'intéressa vivement à cette malheureuse affaire de la Constitution Unigenitus : dans *Madame de Maintenon d'après sa correspondance*, Geffroy a inséré deux entretiens avec Mme de Glapion (tome II, p. 113-114 et 177), où ses préoccupations se montrent à découvert ; il faut aussi lire dans le même recueil les lettres adressées au cardinal de Noailles (p. 13, 70, 216, 284, 312 et 342) et à Languet de Gergy, curé de Saint-Sulpice (p. 304). On se rappelle que la Constitution ne fut promulguée qu'en 1713, et qu'en 1715 le Parlement ne l'avait pas encore publiée officiellement.

3. Comparez l'Addition à Dangeau : ci-après, p. 446.

4. Par deux fois dans ses lettres (*Correspondance générale*, tome IV, p. 453, et recueil Geffroy, tome II, p. 41), Mme de Maintenon manifeste sa répugnance à se mêler de l'attribution des bénéfices ecclésiastiques, « parce que, disait-elle, on charge sa conscience de tous les maux qui

lement; mais la persécution qu'il avoit entreprise, la perte surtout du cardinal de Noailles qu'il ne prétendoit pas dépouiller de moins que de la pourpre, de son siége et de la liberté, enfin le triomphe de leur moderne école sur la ruine de toutes les autres, étoient pour lui des objets si intéressants et si vifs, qu'il n'y avoit chose qu'il ne leur sacrifiât. On a vu qu'il n'y en eut qu'une qu'il ne put digérer; ce fut le choix de Fleury pour précepteur[1]. Lui étoit nommé confesseur et sous-précepteur[2]. Il lui étoit donc capital pour être le maître, et il le vouloit être partout, de faire un précepteur à son gré. Il s'opposa[3] en face entre le Roi et Mme de Maintenon dans la chambre de celle-ci[4], et, si ses efforts ne réussirent pas, ce ne fut pas sans lui en avoir donné toute la peur, et Fleury ne l'a oublié de sa vie; il ne lui en falloit pas tant pour ne jamais pardonner. Tellier n'a pas assez vécu[5] pour voir, ni même pour se douter du succès inouï de ce premier degré de fortune.

en peuvent arriver ». Mais il n'est pas improbable qu'étant donnée la part qu'elle prit certainement aux affaires de la Constitution elle ait surveillé à ce point de vue les nominations d'évêques qui se firent dans les dernières années du règne.

1. Saint-Simon n'a point encore parlé dans ses *Mémoires* de la nomination de Fleury comme précepteur de Louis XV, ni par conséquent de l'opposition qu'y fit le P. le Tellier; d'ailleurs cette nomination ne fut faite par le Roi que dans son codicille du 23 (25) août, sept jours avant sa mort (notre tome XXVII, p. 372). Mais il a raconté (tome XXVI, p. 85 et suivantes) les menées de l'évêque pour arriver à se faire nommer à ce poste; sa candidature put être agitée dans les derniers temps de la vie du Roi.

2. Seulement confesseur (tome XXVII, p. 372).

3. Il avait d'abord écrit : *il s'y opposa.*

4. Saint-Simon avait déjà dit cela dans l'Addition (ci-après, p. 446), et il l'a répété à deux reprises dans ses *Écrits inédits*, tomes II, p. 479, et VIII, p. 311-312. Le duc de Luynes (*Mémoires*, tome IX, p. 174-176) a raconté les intrigues qui amenèrent cette nomination de Fleury, et il dit en tenir le détail de M. du Puy, ancien gentilhomme du duc de Bourgogne, resté auprès de son fils.

5. Exilé après la mort de Louis XIV, il mourut à la Flèche le 2 septembre 1719.

S'il l'avoit vu d'où il est, et que de là on fût aussi sensible aux mêmes passions qui ont occupé toutes entières[1] nos âmes pendant leur union avec leurs corps, il auroit su bien bon gré aux jésuites de l'art infini avec lequel ils parvinrent[2] à manier ce maître du royaume malgré tout son éloignement d'eux, et se servir de lui, sans qu'il s'en soit jamais douté, à tout ce qui leur fut utile, pour ruiner tout ce qu'ils haïssoient et craignoient, et pour y substituer tout ce qui leur fut avantageux. Mais ce n'est pas ici le lieu ni le temps de s'étendre sur cette matière.

Utilité de la Constitution à Mme de Maintenon.

Celle de la Constitution, poursuivie avec tant de suite, d'artifices, d'acharnement, de violence et de tyrannie, fut donc, comme on l'a vu[3], le fruit amer[4] de la nécessité pressante où les affaires indiennes et chinoises réduisirent les jésuites, de l'ambition démesurée de Bissy pour sa fortune, de celle de Rohan pour augmenter la sienne du moment que Tallard pour ses vues personnelles l'y eut déterminé[5], et tous deux pour être chefs du parti tout-puissant, enfin de l'intérêt de Mme de Maintenon de gouverner l'Église comme elle faisoit[6] l'État depuis si longtemps, et que cette partie principale n'échappât plus à sa domination. Ce champ une fois ouvert, il n'y eut plus de bornes. Le goût changeant de Mme de Maintenon s'étoit dépris du cardinal de Noailles à force d'artifices de Bissy et des Sulpiciens et Missionnaires, aiguisés et soufflés par les jésuites. Elle n'avoit plus besoin de lui pour s'initier dans les affaires ecclésiastiques[7]; ce pont, dont elle s'étoit pour cela si utilement servie, n'avoit plus d'usage. Engouée de la nou-

1. *Touttes* est en interligne au-dessus de *tous*, biffé, et *entieres* corrige *entiers*.

2. *Parvinrent* a été écrit en interligne au-dessus de *sceurent* biffé et *à* a été ajouté avant *manier*.

3. Ci-dessus, p. 288 et suivantes.

4. Ces trois mots ont été ajoutés en interligne.

5. Tome XXIII, p. 403 et suivantes.

6. Après ce mot il a biffé *deja*.

7. Ci-dessus, p. 285-289.

veauté de Bissy, l'Élisée du feu évêque de Chartres auprès d'elle[1], et l'admiration de l'idiot la Chétardye, divinisa toute sa conduite à ses yeux[2]. Son alliance avec les Noailles, son ancienne amitié pour le cardinal de Noailles, qui se tournèrent en fureur contre lui, l'enfla comme d'un sacrifice fait à la vérité et à la soumission à l'Église.

La conduite barbare qu'on avoit tenue avec les huguenots après la révocation de l'édit de Nantes devint en gros le modèle de celle qu'on tint, et souvent toute la même, à l'égard de tout ce qui ne put goûter la Constitution[3]. De là les artifices sans nombre pour intimider et gagner les évêques, les écoles, le second ordre et le bas clergé ; de là cette grêle immense et infatigable de lettres de cachet ; de là cette butte[4] avec les parlements ; de là ces évocations sans nombre ni mesure, cette interdiction de tous les tribunaux, enfin ce déni total et public de justice, et de tous moyens d'en pouvoir être protégé pour quiconque ne ployoit pas sa conscience sous le joug nouveau, et même encore sous la manière dont il étoit présenté ; de là cette inquisition ouverte jusque sur les simples laïques, et la persécution ouverte ; ce peuple entier d'exilés et d'enfermés dans les prisons, et beaucoup dans les cachots, et le trouble et la subversion dans les monastères ; de là, enfin, cet inépuisable pot au noir[5] pour barbouiller qui on vouloit, qui ne s'en pouvoit douter, pour estropier[6] auprès du Roi

1. Il l'a déjà nommé ainsi ci-dessus, p. 289.

2. Phrase incorrecte ; il y a bien une virgule dans le manuscrit après *la Chetardie*. Le sens est que l'engouement de la nouveauté de Bissy et l'admiration de la Chétardye firent qu'elle crut sa propre conduite inspirée par Dieu.

3. Tous les excès dont Saint-Simon va faire un tableau si saisissant, ne sont point, nous l'avons dit déjà, de l'époque de Louis XIV et de Mme de Maintenon, mais seulement du ministère du cardinal de Fleury.

4. Il y a bien *butte* dans le manuscrit, et non *lutte*, et cette locution peut se comprendre à la rigueur.

5. Mot déjà rencontré dans le tome XXII, p. 7.

6. Nous avons déjà eu l'emploi de ce verbe au figuré dans nos tomes XI, p. 251, et XVI, p. 55.

qui on jugeoit à propos des gens de la cour et du monde, pour écarter et pour proscrire toutes sortes de personnes, et disposer de leurs places à la volonté des chefs du parti régnant, des jésuites et de Saint-Sulpice, qui pouvoient tout en ce genre, et qui obtenoient tout sans le plus léger examen ; de là ce monde innombrable de personnes de tout état et de tout sexe dans les mêmes épreuves que les chrétiens soutinrent sous les empereurs ariens, surtout sous Julien l'Apostat[1], duquel on sembla adopter la politique et imiter les violences ; et, s'il n'y eut point de sang précisément répandu, je dis précisément, parce qu'il en coûta la vie d'une autre sorte à bien de ces victimes, ce ne fut pas la faute des jésuites, dont l'emportement surmonta cette fois la prudence, jusqu'à ne se pas cacher de dire qu'il falloit répandre du sang.

On a vu ailleurs[2] combien le crédit de Godet, évêque de Chartres, avoit perdu l'épiscopat en France en le remplissant de cuistres de séminaires et de leurs élèves, sans science, sans naissance, dont l'obscurité et la grossièreté faisoient tout le mérite, et que le Tellier acheva de l'anéantir en le vendant à découvert, non pour de l'argent, mais pour ses desseins, et sous des conventions sur lesquelles son esprit emporté, violent à l'excès, sa sagacité et ses artificieuses précautions, le gardèrent de se laisser tromper, dont le secret ne put demeurer longtemps caché, et dont la découverte ne l'arrêta pas dans la posture où il étoit parvenu à se mettre[3]. On peut comprendre et mieux voir encore, par tout ce qui est arrivé, ce qui se pouvoit attendre de tous ces choix. Bissy, dans les mêmes errements, le

1. Julien, dit l'Apostat, neveu de Constantin, né en 331, devint césar en 355, succéda à Constance comme empereur en 361, et s'efforça de rétablir le paganisme en persécutant les chrétiens ; mais il fut tué en 363 dans une bataille contre les Perses.

2. Tomes XVII, p. 49, XVIII, p. 237, et XXVII, p. 55. — Rapprocher ce qui va suivre du texte de l'Addition à Dangeau (ci-après, p. 447), dont la rédaction est assez différente quant à la forme.

3. Déjà dit, avec moins d'ampleur, dans le tome XXVII, p. 55.

soutenoit de toutes ses forces naissantes, et a bien profité depuis de ses leçons. Tels ont été les funestes ressorts qui ont perdu l'église de France, et qui, la dernière de toutes les nationales, l'ont[1] enfin abattue sous le joug de l'empire romain[2], lequel par différentes routes avoit déjà écrasé toutes les autres. C'est à quoi la fureur[3] personnelle du cardinal Fleury contre le P. Quesnel, dont on a vu la cause[4], a eu l'honneur de mettre le comble, d'inonder la France non-seulement de proscriptions, mais[5] d'expatriations, de l'accabler de.....[6] lettres de cachet, de compte fait après sa mort dans les bureaux des secrétaires d'État, et de pourvoir dignement et sûrement après sa mort à la continuité de sa vengeance.

Malheurs des dernières années du Roi; le rendent plus dur et non moins dupe. Adresse de Mansart.

Telles[7] furent les dernières années de ce long règne de Louis XIV, si peu le sien, si continuellement et successivement celui de quelques autres. Dans ces derniers temps, abattu sous le poids d'une guerre fatale, soulagé de personne par l'incapacité de ses ministres et de ses généraux, en proie tout entier à un obscur et artificieux domestique, pénétré de douleur, non de ses fautes, qu'il ne connoissoit ni ne vouloit connoître, mais de son impuissance contre toute l'Europe réunie contre lui, réduit aux plus tristes extrémités pour ses finances et pour ses frontières, il n'eut de ressources qu'à se reployer sur lui-même, et à appesantir sur sa famille, sur sa cour, sur les consciences, sur tout son malheureux royaume cette dure domination, que pour avoir voulu trop étendre[8], et par des voies trop peu con-

1. Les mots *l'ont* sont en interligne, au-dessus de *l'a* corrigé et biffé.
2. Sous le joug de la cour romaine, de la papauté.
3. On avait imprimé précédemment *faveur*; l'adjectif *personnelle* a été ajouté sur la marge du manuscrit.
4. Tome XXVI, p. 88-89. — L'incidente a été ajoutée en interligne.
5. *Mais* est en interligne, au-dessus de *et de*, surchargé et biffé.
6. Ce nombre est resté en blanc dans le manuscrit.
7. Comparez l'Addition à Dangeau : ci-après, p. 448.
8. La rédaction de l'Addition disait d'une façon plus correcte et plus compréhensible : « telle que, pour avoir voulu trop l'étendre ».

certées, il en avoit manifesté la foiblesse, dont ses ennemis abusoient avec mépris. Retranché jusque dans ses tables à Marly[1] et dans ses bâtiments, il éprouvoit, jusque dans la bagatelle de ces derniers, les mêmes artifices par lesquels il[2] étoit gouverné en grand. Mansart, qui en étoit le surintendant peu capable, mais pourtant avec un peu plus de goût que son maître, l'obsédoit avec des projets, qui de l'un à l'autre le conduisoient aux plus fortes dépenses[3]. C'étoient autant d'occasions de s'enrichir, où il réussit merveilleusement, et de se perpétuer les privances qui le rendoient une sorte de personnage que les ministres même ménageoient, et à qui toute la cour faisoit la sienne. Il avoit l'art d'apporter au Roi des plans informes, mais qui lui mettoient le doigt sur la lettre, à quoi ce délié maçon aidoit imperceptiblement. Le Roi voyoit ainsi, ou le défaut à corriger, ou le mieux à faire. Mansart, toujours étonné de la justesse du Roi, se pâmoit d'admiration, et lui faisoit accroire qu'il n'étoit lui-même qu'un écolier auprès de lui, et qu'il possédoit les délicatesses de l'architecture et des beautés des jardins aussi excellemment que l'art de gouverner. Le Roi l'en croyoit volontiers sur sa parole, et si, comme il arrivoit souvent, il s'opiniâtroit sur quelque chose de mauvais goût, Mansart admiroit également et l'exécutoit, jusqu'à ce que le goût du changement donnât ouverture pour y en faire. Avec tout cela Mansart, devenu insolent, se mit à fatiguer le Roi de demandes pour soi et pour les siens, souvent étranges[4], et fit si bien, qu'il fut aussi de ceux dont le Roi se sentit fort soulagé quand il mourut[5].

1. A partir de 1710 : tome XIX, p. 214-217.

2. Avant cet *il*, Saint-Simon a biffé *on luy avoit persuadé qu'il avoit*.

3. Il va répéter sur Mansart tout ce qu'il avait déjà dit en 1708 (tome XVI, p. 40-43) lors de la mort de celui-ci.

4. Dans le tome XVI, il n'avait point été parlé de ces demandes pour sa famille, et Saint-Simon avait donné une autre cause au refroidissement du Roi à son égard.

5. Tome XVI, p. 48.

Sa brusque fin fut, comme on l'a vu[1], le commencement de la fortune de d'Antin, qui eut sa charge, à la vérité fort rognée de nom et d'autorité, par le démérite de n'être pas, comme Mansart, de race et de condition[2] servile. Tant que Mme de Montespan vécut, jamais Mme de Maintenon n'avoit souffert qu'il parvînt à mieux qu'à des bagatelles ; mais, délivrée de son ancienne maîtresse, elle s'adoucit pour son fils, qui en sut bien profiter, et qui marcha depuis à pas de géant dans la privance, et jusque dans une sorte de confiance du Roi, comme il marcha du même pas à la fortune[3].

Malheurs du Roi dans sa famille et dans son intime domestique, et sa grandeur dans les revers de la fortune.

A[4] ces malheurs d'État, il s'en joignit de famille, et les plus sensibles pour le Roi. Il avoit tenu avec grand soin les princes du sang fort bas, instruit par l'expérience de son jeune âge. Leur rang n'étoit monté que pour élever les bâtards, encore avec des préférences de ceux-ci pour leurs principaux domestiques, qu'on a vues en leur lieu[5], infiniment dégoûtantes pour les princes du sang. De gouvernements ni de charges, ils n'en avoient que ce qui avoit été rendu au grand prince de Condé par la paix des Pyrénées, non à lui, mais au dernier Monsieur le Prince, son fils, et continués au fils de ce dernier en épousant une bâtarde, puis au fils de ce mariage, à la mort de son père[6]. De privances ni d'entrées, aucunes, sinon par ce mariage[7], qui n'avoit rien communiqué au prince de Conti[8], et, pour le

1. Tome XVI, p. 49 et suivantes.
2. Les mots *et de condition* ont été ajoutés en interligne.
3. Tome XVI, p. 53-56.
4. Comparez ci-après, p. 449, la rédaction de l'Addition au *Journal de Dangeau*.
5. Tome XVII, p. 263-264.
6. C'est-à-dire, la charge purement honorifique de grand maître de France et le gouvernement de Bourgogne.
7. Tome XVII, p. 235.
8. Il veut parler du prince de Conti, François-Louis, mort en 1709 ; le fils de celui-ci eut au contraire les entrées du cabinet lorsqu'il eût épousé la fille de Madame la Duchesse, bâtarde du Roi : nos tomes XIX, p. 75, et XXIV, p. 41.

commandement des armées, on a vu avec quel soin ils en furent tous écartés[1]. Il fallut les derniers malheurs et toute la faveur personnelle de Chamillart, pour oser proposer d'en donner une au prince de Conti, et par capitulation à M. le duc d'Orléans[2], pour qui le Roi eut encore moins de répugnance, non comme neveu, mais comme gendre bâtardement, et, quand l'excès de la décadence força enfin le Roi de donner l'armée de Flandres au prince de Conti, il n'étoit plus temps, et ce prince, dont toute la vie s'étoit écoulée dans la disgrâce, mourut avec le regret de ne jouir pas d'une destination qu'il avoit tant et si inutilement souhaitée[3], et qu'il avoit eu la satisfaction de voir également desirée par la cour, par les troupes et par toute la France, desquels tous il étoit les délices et l'espérance[4]. On a vu en leur lieu les malheurs de M. le duc d'Orléans en Italie[5], et l'éclat contre lui en Espagne de la princesse des Ursins, si cruellement appuyée en France de Mme de Maintenon[6]. Depuis l'année 1709, les plaies domestiques redoublèrent chaque année, et ne se retirèrent plus de dessus la famille royale. Celle qui causa trop tard la disgrâce du duc de Vendôme fut d'autant plus cruelle qu'elle ouvrit peu les yeux[7]. M. le prince de Conti et Monsieur le Prince furent emportés peu après, à six semaines l'un de l'autre[8]. Monsieur le Duc les suivit dans l'année, c'est-à-dire dans les douze mois[9], et le plus vieux des princes du sang qui

1. Tomes IV, p. 143-144, et VIII, p. 264-269.
2. En 1706 : tome XIII, p. 391-392.
3. *Souhaitée* est en interligne au-dessus de *desirée*, biffé.
4. Voyez notre tome XVII, p. 122, 127 et 133-135.
5. Tome XIV, p. 40 et suivantes. — 6. Tome XVI, p. 161-163.
7. Saint-Simon fait allusion à la campagne désastreuse de 1708, à la défaite d'Audenarde, aux dissentiments entre Vendôme et le duc de Bourgogne, etc., racontés dans notre tome XVI.
8. Le prince de Conti mourut le 21 février 1709, et son cousin Henri-Jules de Bourbon, prince de Condé, le 1er avril suivant : notre tome XVII, p. 120 et suivantes, 230 et suivantes.
9. Le 3 mars 1710 dans : notre tome XIX, p. 50 et suivantes.

restèrent n'avoit alors au plus que dix-sept ans[1]. Monseigneur mourut ensuite[2]. Mais bientôt après le Roi fut attaqué par des coups bien plus sensibles : son cœur, que lui-même avoit comme ignoré jusqu'alors, par la perte de cette charmante Dauphine[3]; son repos, par celle de l'incomparable Dauphin[4]; sa tranquillité sur la succession à sa couronne, par la mort de l'héritier huit jours après[5], et par l'âge et le dangereux état de l'unique rejeton de cette précieuse race, qui n'avoit que cinq ans et demi[6]; tous ces coups frappés rapidement, tous avant la paix, presque tous durant les plus terribles périls du royaume. Mais qui pourroit expliquer les horreurs qui furent l'accompagnement des trois derniers, leurs causes et leurs soupçons si diamétralement opposés, si artificieusement semés et inculqués, et les effets cruels de ces soupçons jusque dans leur foiblesse ? La plume se refuse à ce mystère d'abomination[7]. Pleurons-en le succès funeste, comme la source d'autres succès horribles dignes d'en être sortis; pleurons-les comme le chef-d'œuvre des ténèbres, de la privation la

1. Louis-Henri, duc de Bourbon, fils du précédent, avait pris dix-sept ans le 18 août 1709, étant né en 1692 (tome I, p. 12).

2. Le 14 avril 1711 : tome XXI, p. 22.

3. Tome XXII, p. 272-279.

4. *Ibidem*, p. 298-304.

5. Louis de France, duc de Bretagne, dauphin depuis le 18 février 1712, mourut le 8 mars suivant : *ibidem*, p. 350-351.

6. Les mots *cinq ans et demi* sont en interligne au-dessus de *deux ans*, biffé. — Louis XV, né le 15 février 1710, n'avait que deux ans lorsqu'il devint dauphin par la mort de son frère (8 mars 1712), mais il avait en effet cinq ans et demi, lorsque, le 1er septembre 1715, il succéda sur le trône à son arrière-grand-père. Il semble que Saint-Simon aurait dû laisser le premier âge, puisqu'il parle de l'état grave dans lequel se trouvait cet enfant à la mort de son frère aîné : tome XXII, p. 351; mais il est probable qu'il a été trompé par la correction analogue, et à cet endroit correcte, qu'il a faite plus loin, p. 313.

7. On se souvient (*ibidem*, p. 362-364, 367-377 et 386-388) qu'on crut au poison et qu'on accusa du crime le duc d'Orléans, propre neveu de Louis XIV.

plus sensible[1] et qui réfléchira sur la France[2] dans toute la suite des générations, comme le comble de tous les crimes, comme le dernier sceau des malheurs du royaume, et que toute bouche françoise en crie sans cesse vengeance à Dieu.

Telles[3] furent les longues et cruelles[4] circonstances des plus douloureux malheurs qui éprouvèrent la constance du Roi, et qui rendirent toutefois un service à sa renommée plus solide que n'avoit pu faire tout l'éclat de ses conquêtes ni la longue suite de ses prospérités. La grandeur d'âme que montra[5] constamment dans de tels et si longs revers, parmi de si sensibles secousses domestiques, ce roi si accoutumé au plus grand et au plus satisfaisant empire domestique, aux plus grands succès au dehors, se vit enfin abandonné[6] de toutes parts par la fortune[7]. Accablé au dehors par des ennemis irrités, qui se jouoient de son impuissance qu'ils voyoient sans ressource, et qui insultoient à sa gloire passée, il se trouvoit sans secours, sans ministres, sans généraux, pour les avoir faits et soutenus par goût et par fantaisie, et par le fatal orgueil de les avoir voulu et cru former lui-même[8]. Déchiré au dedans par les catastrophes les plus intimes et les plus poignantes, sans con-

1. Il veut dire que la France fut privée par la mort du duc de Bourgogne d'un règne qui promettait tout, idée déjà maintes fois exprimée, mais plus clairement.

2. Saint-Simon avait d'abord écrit : « de la privation la plus sensible à qui réfléchira en France » ; il a biffé *à* pour mettre *et* en interligne, et corrigé de même *en* en *sur la*, modifiant ainsi complètement le sens primitif.

3. A rapprocher de la rédaction de l'Addition à Dangeau, ci-après, p. 450.

4. Il y avait d'abord dans le manuscrit *longs et cruels*; l'auteur a mis les deux adjectifs au féminin, et ajouté *et* en interligne, le premier se trouvant surchargé par les dernières lettres de *longues*.

5. Les premières lettres de *monstra* surchargent *il*, et plus loin *parmi* corrige *dans*.

6. *Abandoné* (*sic*) est en interligne au-dessus d'*accablé*, biffé.

7. La phrase est tout à fait incorrecte.

8. Ci-dessus, p. 91-92.

solation de personne, en proie à sa propre foiblesse ; réduit à lutter seul contre les horreurs mille fois plus affreuses que ses plus sensibles malheurs, qui lui étoient[1] sans cesse présentées par ce qui lui restoit de plus cher et de plus intime[2] et qui abusoit ouvertement, et sans aucun frein, de la dépendance où il s'étoit laissé tomber, et dont il ne pouvoit et ne vouloit pas même se relever, quoiqu'il en sentît tout le poids ; incapable d'ailleurs et par un goût invinciblement dominant, et par une habitude tournée en nature, de faire aucune réflexion sur l'intérêt et la conduite de ses geôliers[3] ; au milieu de ces fers domestiques, cette constance, cette fermeté d'âme, cette égalité extérieure, ce soin toujours le même de tenir tant qu'il pouvoit le timon, cette espérance contre toute espérance, par courage, par sagesse, non par aveuglement, ces dehors du même roi en toutes choses, c'est ce dont peu d'hommes auroient été capables[4] ; c'est ce qui auroit pu lui mériter le nom de

1. *Estoit* corrigé en *estoient*.

2. Il veut parler du duc du Maine et de Mme de Maintenon : tome XXII, p. 371-377.

3. Saint-Simon a abondamment insisté sur cette emprise de Mme de Maintenon et du duc du Maine sur le Roi, à l'occasion de l'édit qui reconnut les bâtards aptes à succéder à la couronne (tome XXIV, p. 361-362 et 367-369) et à celle du testament de Louis XIV (tome XXV, p. 1-17); il va y revenir plus loin, p. 305. Dans le tome XVI, p. 335, il avait déjà dit que « ses bâtards et ses valets étoient toujours à l'affût de lui donner les plus sinistres impressions ». Voyez ci-dessus, p. 128.

4. Malgré l'opinion contraire du diplomate allemand Spanheim (*Relation*, édition Bourgeois, p. 551), qui, en 1690, croyait Louis XIV mal préparé par son naturel et par sa prospérité constante à supporter les revers, sa fermeté dans les malheurs de ses dernières années a été reconnue et admirée par tous les contemporains et même par les historiens qui, comme Bayle et Bruzen de la Martinière, ne lui sont pas favorables. Elle se manifesta au dehors par une impassibilité qu'il avait déjà montrée dans les événements heureux comme dans la disgrâce ; les journaux de la cour l'ont fréquemment mentionnée (voir notamment *Dangeau*, tome VIII, p. 366, et X, p. 103 et 301 ; *Sourches*, tome VII, p. 387 ; *Mémoires de Primi Visconti*, p. 114), et notre auteur a noté (tome XVI, p. 325-327) que l'annonce des défaites ne lui faisait

grand, qui lui avoit été si prématuré[1]. Ce fut aussi ce qui lui acquit la véritable admiration de toute l'Europe, celle de ceux de ses sujets qui en furent témoins[2], et ce qui lui

point changer l'ordre de ses journées, ni interrompre les distractions de la cour. Cette conduite était l'effet d'une volonté déterminée; car Louis XIV n'était point naturellement insensible, témoin son émotion au départ de Philippe V et ses changements de visage au retour du duc de Bourgogne après la campagne de 1708 (nos tomes VII, p. 343-344, et XVI, p. 473). Lui-même l'avouait : il écrivait à Louvois en 1676 (*Œuvres de Louis XIV*, tome IV, p. 89) : « Il y a tant de grandes choses entreprises de tous côtés que je regarde avec attention et beaucoup d'inquiétudes dans le fond, quoique je paroisse fort tranquille » ; mais aussi il donnait ce précepte à son fils le Dauphin (*Mémoires de Louis XIV*, édition Dreyss, tome I, p. 116) : « Exerçant ici bas une fonction toute divine, nous devons paroître incapables des agitations qui pourroient la ravaler. » La confidente de Mme de Maintenon (*Souvenirs de Mlle d'Aumale*, tome II, p. 352-353) était l'écho de l'opinion générale lorsqu'elle écrivait que le Roi était « aussi tranquille dans la mauvaise fortune que grand dans la prospérité », et que « par sa fermeté, son courage et ses ressources, il étonnoit souvent ses sujets et même ses ennemis ». L'Académie française proposa pour le prix de poésie en 1707 (*Gazette* de 1706, p. 612) : « La sagesse du Roi le rend supérieur à toute sorte d'événements. »

1. L'époque à laquelle ce surnom fut donné pour la première fois à Louis XIV, ainsi que l'auteur de cette flatterie « prématurée » sont également inconnus (Voltaire, *Siècle de Louis XIV*, chapitre XIII; La Place, *Pièces intéressantes et peu connues*, tome I, p. 120). On trouvera aux Additions et Corrections une note du P. Léonard à ce propos, dans laquelle est relatée une enquête que Bayle avait faite sur ce point dès avant 1700; Mathieu Marais (*Mémoires*, tome III, p. 282) y fait allusion. Dans la *Correspondance de Boileau et de Brossette*, p. 231 et 232, on trouve une anecdote à ce sujet; Boileau écrit : « Le Roi parlant fort contre la folie de ceux qui suppléoient partout le mot de *gros* à celui de *grand*, je ne sais pas, lui dis-je, comment ces Messieurs (de l'Académie) l'entendent; mais il me semble pourtant qu'il y a bien de la différence entre Louis le Gros et Louis le Grand. »

2. L'abbé de Choisy a dit que Louis XIV était « grand jusque dans la plus petite chose » (*Mémoires*, tome I, p. 25). Saint-Simon a insisté sur cette grandeur du Roi : d'abord dans le Mémoire sur les Légitimés (*Écrits inédits*, tome II, p. 176) : « Grand dans la religion jusque dans le cours de ses foiblesses, grand dans son royaume, grand dans sa famille, plus grand, si cela se peut, chez les étrangers, infiniment

ramena tant de cœurs qu'un règne si long et si dur lui avoit aliénés. Il sut s'humilier en secret sous la main de Dieu, en reconnoître la justice, en implorer la miséricorde[1], sans avilir aux yeux des hommes sa personne ni sa couronne; il les toucha au contraire par le sentiment de sa magnanimité. Heureux si, en adorant la main qui le frappoit, en recevant ses coups avec une dignité qui honoroit sa soumission d'une manière si singulièrement illustre, il eût

grand dans l'adversité, grand jusqu'au prodige dans sa mort. » Puis dans le *Parallèle* (p. 283), il a écrit cette belle page : « C'est du fond de cet abîme de douleurs de toute espèce que Louis XIV a su mériter, du consentement de toute l'Europe, ... ce surnom de Grand que les flatteurs lui avoient avancé devant le temps, par le bonheur si long et la gloire de son règne. Le nom de Grand, qui ne fut alors qu'extérieur, devint en ces derniers temps, en cette horrible lie des temps, le nom justement acquis, le vrai nom, le nom propre de ce prince, qui, dans l'entière et plus que nudité de tout ce qui le lui avoit fait prématurer, laissa voir avec simplicité la grandeur de son âme, sa fermeté, sa stabilité, son égalité, un courage à l'épreuve des plus épouvantables revers et des plus cuisantes peines, une force d'esprit qui ne se cache de rien, qui ne se dissimule rien, qui voit les choses comme elles sont, qui de là s'humilie en secret sous la main de Dieu, en espère tout contre toute espérance, affermit sa main sur le gouvernail jusqu'au bout, ne se rebute de rien, ne s'obscurcit de rien, conserve son extérieur dans tout l'ordinaire de sa vie, toutes bienséances, toute sa majesté avec une égalité si simple et si peu affectée, que l'étonnement et l'admiration qui en naissoient en tous ceux qui le voyoient, et en public et en particulier, leur fut tous les jours nouvelle, en sorte que nul ne pouvoit s'y accoutumer. » Les détracteurs disaient qu'il avait été surtout « grand par son orgueil, et non par ses bienfaits en faveur de la nation », et pensaient qu'Henri IV avait mieux mérité ce surnom (*Mémoires du marquis d'Argenson*, tome IV, p. 155-156).

1. Si l'on en croit Mlle d'Aumale (*Souvenirs*, tome II, p. 301), c'était Mme de Maintenon qui lui inspirait ces sentiments et qui le soutenait dans les malheurs. Elle-même faisait à Mme de Glapion en 1707 cette peinture de l'humilité intime du Roi (*Lettres historiques et édifiantes*, tome II, p. 198) : « Il n'a nulle opinion de lui; il ne se croit pas nécessaire; il est persuadé qu'un autre feroit aussi bien que lui, et le surpasseroit même en bien des choses; il ne s'attribue aucune des merveilles de son règne; il les regarde comme un effet de la providence de Dieu sur lui. »

porté les yeux sur des motifs et palpables et encore réparables, et qui frappoient tous autres que les siens, au lieu qu'il ne considéra que ceux qui n'avoient plus de remèdes que l'aveu, la douleur, l'inutile repentir !

Quel surprenant alliage ! De la lumière avec les plus épaisses ténèbres[1] ! Une soif de savoir tout, une attention à se tenir en garde contre tout[2], un sentiment de ses liens, plein même de dépit jusqu'à l'aveu que lui en entendirent[3] faire les gens du Parlement sur son testament, et tôt après eux la reine d'Angleterre[4] ; une conviction entière de son injustice et de son impuissance, témoignée de sa bouche, c'est trop peu dire, décochée par ses propos à ses bâtards[5], et toutefois un abandon à eux et à leur gouvernante devenue la sienne et celle de l'État, et abandon si entier qu'il ne lui permit pas de s'écarter d'un seul point de toutes leurs volontés ; qui, presque content de s'être défendu en leur faisant sentir ses doutes et ses répugnances, leur immola tout, son État, sa famille, son unique rejeton, sa gloire, son honneur, sa raison, le mouvement intime de sa conscience, enfin sa personne, sa volonté, sa liberté, et tout cela[6] dans leur totalité entière, sacrifice digne par son universalité d'être offert à Dieu seul, si par soi-même il n'eût pas été abominable. Il le leur fit en leur en faisant sentir tout le vuide, en même temps tout le poids, et tout ce qu'il lui coûtoit, pour en recueillir au moins quelque gré et soulager sa servitude, sans en avoir pu rendre son joug plus léger à porter, tant ils sentirent leurs forces, le besoin pressant et continuel de s'en servir, d'étreindre les

1. Comparez avec l'Addition : ci-après, p. 450, où, plus logiquement, il n'avait fait qu'une seule phrase des deux précédentes ; mais dans le manuscrit des *Mémoires* il y a bien un point d'exclamation après *alliage*.

2. Ci-dessus, p. 136 et 261.

3. *Entendir* corrigé en *entendirent*.

4. Tome XXV, p. 19-21, et ci-après, p. 306 et 308.

5. *Ibidem*, p. 17.

6. Ces trois mots ont été ajoutés en interligne.

chaînes dont ils avoient su le garrotter, dans la continuelle crainte qu'il ne leur échappât pour peu qu'ils lui laissassent de liberté. Ce monarque si altier gémissoit dans ses fers, lui qui y avoit tenu toute l'Europe, qui avoit si fort appesanti les siens sur ses sujets de tous états, sur sa famille de tout âge, qui avoit proscrit toute liberté jusqu'à la ravir aux consciences et les plus saintes et les plus orthodoxes. Ce gémissement, plus fort que lui-même, sortit violemment au dehors. Il ne put être méconnu par ce qu'il dit et à la reine d'Angleterre et aux gens du Parlement, qu'il *avoit acheté son repos*[1], et que, en leur remettant son testament, lui si maître de soi et de ne dire que ce qu'il vouloit et comme il le vouloit dire et témoigner, il ne put s'empêcher de leur dire, comme on a vu en son lieu, qu'il *lui avoit été extorqué, et qu'on lui avoit fait faire ce qu'il ne vouloit pas, et ce qu'il croyoit ne pas devoir faire*[2]. Étrange violence[3], étrange misère, étrange aveu arraché par la force du sentiment et de la douleur! Sentir en plein cet état et y succomber en plein, quel spectacle! Quel contraste de force et de grandeur supérieure à tous les désastres, et de petitesse et de foiblesse sous un domestique honteux, ténébreux, tyrannique! Eh! quelle vérification puissante de ce que le Saint-Esprit a déclaré, dans les livres sapientiaux de l'Ancien Testament, du sort de ceux qui se sont livrés à l'amour et à l'empire des femmes[4]! Quelle fin d'un règne si longuement admiré, et jusque dans ses derniers revers si étincelant de grandeur, de générosité, de courage et de force! et quel abîme de foiblesse, de mi-

1. Tome XXV, p. 19-20. — Les mots en italique sont soulignés dans le manuscrit.

2. Ce n'est point, comme on pourrait le croire, le texte même des paroles du Roi, mais une interprétation de Saint-Simon.

3. Le commencement de *violence* surcharge *mi*[*sère*].

4. Dans le tome XXIV, p. 363, il avait dit pareillement : « Voilà l'aveuglement où conduit l'abandon aux femmes de mauvaise vie que Salomon décrit si divinement. » C'est une allusion au chapitre VII du livre des *Proverbes*.

sère, de honte, d'anéantissement, sentie[1], goûtée, savourée, abhorrée, et toutefois subie dans toute son étendue, et sans en avoir pu élargir ni soulager les liens ! O Nabuchodonosor[2] ! qui pourra sonder les jugements de Dieu, et qui osera ne pas s'anéantir en leur présence?

Le Roi considéré à l'égard de ses bâtards.

On a vu en son lieu[3] les divers degrés par lesquels les enfants du Roi et de Mme de Montespan ont été successivement tirés du profond et ténébreux néant du double adultère, et portés plus qu'au juste et parfait[4] niveau des princes du sang, et jusqu'au sommet de[5] l'habilité de succéder à la couronne, ou en simple usage par adresse, ou à force ouverte, ou en loi par des brevets, des déclarations, des édits enregistrés. Le récit de ce nombreux amas de faits formeroit seul un volume, et le recueil de ces monstrueuses pièces en composeroit un autre fort gros. Ce qui est étrange, c'est que, dans tous les temps, le Roi, à chaque fois[6], ne les voulut point accorder au point qu'à chaque fois il le fit, et qu'il ne les voulut point marier, je dis ses fils, dans l'intime conviction où il fut toujours de leur néant et de leur bassesse innée, qui n'étoit relevée que par l'effort de son pouvoir sans bornes, et qui après lui ne pouvoit que retomber. C'est ce qu'il leur dit plus d'une fois quand l'un et l'autre lui parlèrent de se marier[7]. C'est ce qu'il leur répéta au comble de leur grandeur, et

1. Tous ces adjectifs sont bien ainsi au féminin singulier dans le manuscrit, se rapportant à *honte*.

2. D'après le livre de Daniel, ce monarque d'Assyrie fut changé en bœuf et vécut comme un animal pendant sept ans, en punition de son orgueil; l'allusion n'est point très claire, et cette interjection n'existait pas d'ailleurs dans la rédaction primitive de l'Addition à Dangeau : ci-après, p. 451.

3. Tome XXIV, p. 341-358.

4. Les mots *juste et parfait* ont été ajoutés en interligne.

5. *Au sommet* est en interligne et *de* surcharge *à*.

6. Après *fois*, Saint-Simon a biffé un second *le Roy*.

7. Ceci a été dit pour la première fois à l'occasion du mariage du duc du Maine en 1692 : tome I, p. 99, et a été répété en dernier lieu dans le tome XXIV, p. 367-368.

à six semaines près de la fin de sa vie, lorsque, malgré lui, il eut[1] tout violé en leur faveur, jusqu'à sa propre volonté, qui fléchit sous sa foiblesse[2]. On a vu ce qu'il leur en dit, on ne peut trop le répéter[3], et ce qui lui en échappa aux gens du Parlement et à la reine d'Angleterre[4]. On peut se souvenir aussi de l'ordre qu'on a vu qu'il donna si précis au maréchal de Tessé, qui me l'a conté et à d'autres, sur M. de Vendôme[5], de ne point éviter de le commander en Italie, où on l'envoyoit, et où Vendôme étoit à la tête de l'armée, et [de] ce qu'il ajouta avec un air chagrin, qu'*il ne falloit pas accoutumer ces Messieurs-là à ces ménagements*, lequel duc de Vendôme, bientôt après, parvint, et sans patente, à commander les maréchaux de France, et ceux-là encore qui, longtemps avant lui, avoient commandé des armées[6]. C'est un malheur dans la vie du Roi, et une plaie à la France, qui a continuellement été en augmentant, que la grandeur de ses bâtards, qu'il a enfin porté[7] au comble inouï à la fin de sa vie, dont les derniers temps n'ont été principalement occupés qu'à la consolider, en les rendant puissants et redoutables. L'amirauté, l'artillerie, les carabiniers, tant de troupes et de régiments particuliers, les Suisses et les Grisons, la Guyenne, le Languedoc, la Bretagne en leur main les rendoient déjà assez considérables[8], jusqu'à la charge de grand veneur, pour leur donner de quoi plaire et amuser un jeune roi. Leur

1. Il y a *eust*, par mégarde, dans le manuscrit.
2. Tome XXV, p. 17.
3. Cette incidente a été ajoutée en interligne, et plus loin, *echappa* est écrit après un premier *echapa*, biffé.
4. Ci-dessus, p. 305 et 306. — 5. Tome XI, p. 308-309.
6. Tome XIII, p. 345-346.
7. Il y a bien *porté*, au masculin dans le manuscrit; on sait que très souvent Saint-Simon ne fait pas l'accord pour les participes conjugués avec l'auxiliaire avoir.
8. Toutes ces charges et gouvernements possédés par le duc du Maine et ses fils et par le comte de Toulouse ont déjà été énumérées dans le tome XXVII, p. 80.

rang égalé à celui des princes du sang avoit coûté au Roi le renversement de toutes les règles et les droits, et celui des lois du royaume les plus anciennes, les plus saintes, les plus fondamentales, les plus intactes[1]. Il lui en coûta encore des démêlés avec les puissances étrangères, avec Rome surtout, à qui il fallut complaire en choses solides, et après avoir[2] lutté longtemps, pour obtenir que les ambassadeurs et les nonces rendissent aux bâtards les mêmes honneurs et les mêmes devoirs qu'aux princes du sang, et avec les mêmes traitements réciproques[3].

Ce même intérêt, comme on l'a vu dès le commencement de ces *Mémoires*[4], éleva les Lorrains sur les ducs en la promotion du Saint-Esprit de 1688, contre le goût du Roi et la justice par lui-même reconnue et avouée au duc de Chevreuse[5], et a soutenu les mêmes en mille occasions pour les ployer aux bâtards. Cette même considération,

1. Saint-Simon avait d'abord écrit *les plus* (finissant une ligne) *intactes* (commençant la suivante); il a ajouté sur la marge *fondamentales* à la fin de la ligne, et *les plus* sur l'autre marge avant *intactes*. — Voyez dans le tome XXIV, p. 358 et suivantes, les longues « Réflexions » qu'il a faites à ce sujet.

2. *Avoir*, omis par mégarde, a été ajouté en interligne.

3. C'est en 1694 (notre tome II, p. 113) que l'ambassadeur de Venise avait donné l'exemple de faire visite aux bâtards comme aux princes du sang; mais, dès l'année précédente, le nonce Cavallerini était allé les visiter comme simple nonce, puis en cérémonie lors de son départ en 1696 (*Dangeau*, tome V, p. 12; notre tome VII, p. 8 et note 9). Son successeur, Delfini, stylé par la cour de Rome, s'y était refusé (*ibidem*, p. 8-11); mais Gualterio, en 1706, s'était plié à cette complaisance; aussi le gouvernement pontifical avait-il pris le parti de faire revenir les nonces de France avant de les élever au cardinalat pour éviter cette « prostitution » de la pourpre romaine (tome XXIV, p. 6-7). Nous avons vu au début de 1715 (tome XXVI, p. 217) le bailli de Mesmes, nouvel ambassadeur de Malte, donner le premier exemple d'une visite aux enfants des légitimés.

4. Tome I, p. 61.

5. Il n'a pas fait mention de cet aveu du Roi dans les *Mémoires*, mais bien dans l'Addition à Dangeau faite à l'occasion de cette promotion : notre tome I, p. 319.

comme on l'a vu en son temps[1], valut l'incognito si nouveau et si étrange au duc de Lorraine, lors de son hommage, dont si étrangement aussi il essaya d'abuser. Cet exemple acquit le même avantage aux électeurs de Cologne et de Bavière[2], à la honte de la majesté de la couronne. Le mariage monstrueux de M. le duc de Chartres[3], depuis d'Orléans, et régent, celui de Monsieur le Duc[4], ceux des filles de ces mariages avec M. le duc de Berry et avec M. le prince de Conti[5], ont opéré ce que le Roi a vu de ses yeux, et vu avec complaisance, qu'excepté son successeur unique, et la branche d'Espagne (mais exclue de la succession à la couronne par les Renonciations et les traités), et la seule Mlle de la Roche-sur-Yon[6], fille de M. le prince de Conti et de la fille aînée[7] de Monsieur le Prince, il n'y a plus qui que ce soit, ni mâle, ni femelle, de la maison royale, qui ne sorte directement des amours du Roi et de Mme de Montespan, et dont elle ne soit la mère ou la grand'mère, et, si la duchesse du Maine n'en vient pas par elle-même, elle a[8] épousé le fils du Roi et de Mme de Montespan. La fille unique du Roi et de Mme de la Vallière épousa l'aîné des deux princes de Conti, dont elle n'a point eu d'enfants ; mais ce n'a pas été la faute du Roi si cette branche seule de princes du sang a échappé à la bâtardise, jusqu'à ce qu'il l'en[9] ait aussi entachée à la fin,

1. Tome VI, p. 381-385.
2. Les deux électeurs firent plusieurs voyages *incognito* à la cour de France ; les premiers remontaient à 1706 pour l'électeur de Cologne (tome XIV, p. 96-101) et à 1709 pour celui de Bavière (tome XVIII, p. 221 et suivantes).
3. Tome I, p. 58.
4. Il en a été parlé en détail dans le tome XXIV, p. 344-345, ce mariage étant de 1685, antérieurement à l'époque à laquelle commencent nos Mémoires.
5. Tome XIX, p. 350, et XXIV, p. 40.
6. Louise-Adélaïde de Bourbon-Condé : tome XVII, p. 131.
7. *La* surcharge *M.*, et *aînée* est en interligne.
8. Avant *a*, il y a un *en* effacé du doigt.
9. *L'en* corrige *l'y*.

dans la seconde génération[1]. N'oublions pas que c'est le refus[2] que le prince d'Orange fit de cette princesse[3], que nuls respects, desirs, soins, soumissions les plus prolongées n'ont pu effacer du cœur du Roi, qui a rendu ce fameux prince, malgré lui, l'ennemi du Roi et de la France, et que cette haine a été la source et la cause fatale de ces ligues et de ces guerres, sous le poids desquelles le Roi a été si près de succomber, fruit de cette même bâtardise, qui, à trop juste titre, se peut appeler un fruit de perdition.

Ce mélange du plus pur sang de nos rois, et il se peut dire hardiment de tout l'univers, avec la boue infecte du double adultère, a donc été le constant ouvrage de toute la vie du Roi. Il a eu l'horrible satisfaction de les épuiser ensemble, et de porter au comble un mélange inouï dans tous les siècles, après avoir été le premier de tous les hommes de toutes les nations qui ait tiré du néant les fruits du double adultère, et qui leur ait donné[4] l'être, dont le monde entier, et policé et barbare, frémit d'abord, et qu'il a su y accoutumer. Tandis que le chemin de la fortune fut toujours l'attachement et la protection des bâtards, celle[5] des princes du sang, à commencer par Monsieur, y fut toujours un obstacle invincible[6]. Tels furent les[7] fruits d'un orgueil sans bornes, qui fit toujours regarder au Roi avec des yeux si différents ses bâtards et les princes de son sang, les enfants issus du trône par des générations légitimes,

1. Par le mariage du fils du second prince de Conti avec la fille de Madame la Duchesse : ci-dessus, p. 310, note 5.

2. *Pas* est en interligne, et le manuscrit porte *au refus*.

3. Ci-dessus, p. 53.

4. *De leur donner* corrigé en *qui leur ait donné*, par la transformation de l'infinitif en participe et l'adjonction de *qui* et *ait* en interligne.

5. La protection. Il y a *celles* au pluriel dans le manuscrit.

6. Déjà ci-dessus, p. 101-102, il a rappelé la dépendance et le peu de crédit des membres de la famille royale.

7. Ces trois mots corrigent *Tel fut toujours*. Les considérations qui vont suivre ont été déjà bien des fois répétées.

et qui les y rappeloient à leur tour, et les enfants sortis de ses amours. Il considéra les premiers comme les enfants de l'État et de la couronne, grands par là et par eux-mêmes sans lui, tandis qu'il chérit les autres comme les enfants de sa personne, qui ne pouvoient devenir, faute d'être par eux-mêmes, par toutes les lois[1], que les ouvrages de sa puissance et de ses mains. L'orgueil et la tendresse se réunirent en leur faveur ; le plaisir superbe de la création l'augmenta sans cesse, et fut sans cesse aiguillonné d'un regard de jalousie sur la naturelle indépendance de la grandeur des autres sans son concours. Piqué de n'oser égaler la nature, il approcha du moins ses bâtards des princes du sang par tout ce qu'il leur donna d'abord d'établissements et de rangs[2]. Il tâcha ensuite de les confondre ensemble par des mariages inouïs, monstrueux, multipliés pour n'en faire qu'une seule et même famille. Le fils unique de son unique frère y fut enfin immolé aussi avec la plus ouverte violence. Après, devenu plus hardi à force de crans redoublés, il mit une égalité parfaite entre ses bâtards et les princes du sang. Enfin, prêt[3] de mourir, il s'abandonna à leur en donner le nom et le droit de succéder à la couronne, comme s'il eût pu en disposer, et faire les hommes ce qu'ils ne sont pas de naissance. Ce ne fut pas tout. Ses soins et ses dernières dispositions pour après lui ne furent toutes qu'en leur faveur. Aliéné avec art de son neveu, et soigneusement entretenu dans cette disposition par le duc du Maine et par Mme de Maintenon, il subit le joug qu'il s'étoit laissé imposer par eux ; il en but le calice qu'il s'étoit à lui-même préparé. On a vu les élans de sa résistance et de ses dépiteux[4] regrets ; il ne put résister

1. Ces quatre mots ont été ajoutés sur la marge.

2. Voyez la récapitulation donnée dans le tome XXIV, p. 341-358.

3. Il y a bien *prest* dans le manuscrit. Nous avons eu un exemple de cette forme dans le tome XV, p. 64.

4. Le *Dictionnaire de l'Académie* de 1718 disait : « *Dépiteux*, mutin, fâcheux, qui est sujet à agir par dépit ; il est vieux. » L'édition de 1878 l'a conservé cependant, au sens de « plein de dépit », mais en

à ce qu'ils en extorquèrent[1]. Son successeur y fut pleinement sacrifié, et autant qu'il fut en lui, son royaume. Tout ce qui fut nommé par anticipation pour l'éducation du Roi futur n'eut d'autre motif que l'intérêt des bâtards, et rien moins que nul autre. Le duc du Maine fut mis à la tête, et sous lui le maréchal de Villeroy, l'homme le plus inepte[2] à cet emploi qu'il y eût peut-être dans toute la France; ajoutons que, lors de ce choix, il avoit soixante-et-onze ans, et que le prince dont il étoit destiné gouverneur en avoit cinq et demi[3]. Saumery[4], très indigne sous-gouverneur de Mgr le duc de Bourgogne, et qui, sous prétexte des eaux, s'étoit bien gardé de le suivre à la campagne de Lille, avoit fait ses infâmes preuves à son retour en faveur de Vendôme, à la cabale duquel il s'étoit joint hautement[5]. C'en fut assez pour le faire choisir au duc du Maine pour sous-gouverneur du Roi futur[6], comme un homme vendu et à tout faire. Je n'ai point su qui avoit fait nommer Joffreville[7]

remarquant que cet adjectif ne s'emploie guère qu'en termes de fauconnerie. En dehors de l'exemple de Saint-Simon, Littré n'en a pas cité de postérieurs au seizième siècle.

1. Allusion répétée au testament du Roi et aux moyens employés, d'après Saint-Simon, par Mme de Maintenon et le duc du Maine, pour le faire dresser à leur profit : tome XXV, p. 1 et suivantes.

2. Au sens d'inapte, comme au tome XVI, p. 204.

3. Avant *cinq et demi,* Saint-Simon a biffé *deux,* et c'est alors sans doute qu'il a cru, à tort, devoir faire la correction analogue signalée ci-dessus, p. 300.

4. Jacques-François de Johanne : tome VI, p. 360.

5. Tome XVII, p. 360, et XXV, p. 71-72.

6. Saumery fut désigné dans le premier codicille du testament : notre tome XXVII, p. 372.

7. François le Danois, marquis de Joffreville (on écrivait *Geoffreville* ou *Jeoffreville,* mais il signait JOFFREVILLE), d'une famille champenoise, débuta en 1679 comme lieutenant au régiment du Mestre-de-camp-général, et eut un régiment de cavalerie en 1689 ; il devint brigadier en 1696, maréchal de camp en 1702, et fut envoyé avec ce grade en Espagne en 1703 ; il passa lieutenant-général en octobre 1704 et continua à servir dans la Péninsule jusqu'en 1709, quoiqu'une grave maladie des yeux ait fait craindre qu'il quittât le service en 1707

pour l'autre sous-gouverneur[1]; mais il étoit trop homme d'honneur pour accepter un emploi où il falloit se vendre[2]; il s'en excusa[3]. Ruffey[4] lui fut substitué[5]. Il se disoit Damas sans l'être[6]; mais pauvre, court d'esprit, qui n'en-

(*Dangeau*, tome XI, p. 301); il alla alors en Flandre et reçut le gouvernement de Bapaume en mars 1712, puis le commandement de Namur en octobre suivant. Le Régent le désigna en septembre 1715, à la suite de son refus de la place de sous-gouverneur du jeune Roi, pour faire partie du conseil de la guerre avec direction de la cavalerie (*Dangeau*, tome XVI, p. 178 et 209). En 1719, il commanda les troupes françaises dans la région de Bayonne et assiégea Fontarabie (*ibidem*, tome XVIII, p. 35, et suite de nos *Mémoires*, tome XVI, p. 270). Il mourut le 15 février 1721. Il s'était marié vers 1700 à une Dauphinoise; mais il avait perdu sa femme presque aussitôt (*Mercure* de janvier 1703, p. 329).

1. Il fut désigné en même temps que Saumery, par le codicille du Roi; Saint-Simon dira dans la suite des Mémoires (tome XVII de 1873, p. 214), qu'il était « fort bien avec le duc du Maine ».

2. Lorsqu'il avait reçu le gouvernement de Bapaume, l'annotateur des *Mémoires de Sourches* (tome XIII, p. 322) remarquait que « tout le monde lui rendoit la justice de dire qu'il en méritoit plus qu'on ne lui en avoit donné ».

3. Dans l'Addition à la page 166 du tome XVI du *Journal de Dangeau*, qui trouvera place dans notre prochain volume, Saint-Simon a indiqué les raisons de son refus.

4. Anne-Marie-Louis Damas, comte puis marquis de Ruffey: tome X, p. 56.

5. Ses provisions de sous-gouverneur, datées du 1er avril 1716, sont dans le registre O¹60, aux Archives nationales, fol. 56 v°.

6. Les mots *se disoit* sont en interligne au-dessus d'*estoit*, biffé, et *sans l'estre* a été ajouté en interligne. Saint-Simon répétera la même chose dans la suite des *Mémoires*, tome XVII de 1873, p. 215, et XIX, p. 59. La maison Damas était originaire du Forez (voyez notre tome X, p. 146, note 4), et sa généalogie remonte peut-être jusqu'à la fin du onzième siècle. Ni Guichenon (*Histoire de Dombes*, édition Guigue, tome II, p. 162 et suivantes), ni le P. Anselme (*Histoire généalogique*, tome VIII, p. 338), ni le *Dictionnaire de la Chenaye des Bois*, ni aucun autre généalogiste à notre connaissance, n'ont émis de doute sur la filiation réelle du rameau des seigneurs du Breuil, comtes ou marquis de Ruffey, et par conséquent sur son origine commune avec les branches plus célèbres de Thiange et d'Anlezy; nous ne savons où Saint-Simon a pu prendre ce renseignement.

visagea que fortune, et subsistance en attendant, qui ne sentit pas les dangers de la place, qui avoit tout son bien dans le pays de Dombes[1], et par là de tout temps sous la protection du duc du Maine, n'en vit jamais que l'écorce, et qui l'accepta malgré sa prétendue[2] naissance. Tout le reste fut choisi de même, et Mme de Maintenon, qui fit son affaire de Fleury, qui pour cela venoit de quitter Fréjus[3], et qui en répondit[4]. Avec de tels entours, le duc du Maine ne se crut pas encore suffisamment assuré. Ce fut à quoi le codicille pourvut, qui ne précéda la mort du Roi que de si peu de jours, qui fut le dernier travail de ce monarque[5], et son dernier sacrifice à la divinité qu'il s'étoit faite de ses bâtards. Il faut le répéter : par ce dernier acte toute la maison civile et militaire du Roi étoit totalement et uniquement soumise au duc du Maine, et sous lui au maréchal de Villeroy, indépendamment et privativement à M. le duc d'Orléans[6], de façon qu'il n'en pouvoit être reconnu ni obéi en rien, mais les deux chefs de l'éducation en toutes choses, qui devenoient par là les maîtres de Paris et de la cour, et le Régent livré entre leurs mains sans aucune sûreté. Ces énormes précautions parurent encore insuffisantes, si on ne pourvoyoit à ce qui pouvoit arriver. Ainsi, en cas de mort du duc du Maine ou du maréchal de Villeroy, le comte de Toulouse et le maréchal d'Harcourt, duquel Mme de Maintenon répondit, leur fu-

1. La plupart des terres de sa branche étaient en effet en Dombes, et son père avait été gouverneur de la principauté pour la grande Mademoiselle.

2. Saint-Simon a ajouté *pretendüe* en interligne, en même temps qu'il faisait les corrections indiquées dans la note 6 de la page précédente.

3. Tome XXVI, p. 85-88.

4. Encore une phrase inachevée ; elle était correctement rédigée dans l'Addition à Dangeau : ci-après, p. 454. Il suffirait pour la rectifier de supprimer les deux *qui* avant *fit* et avant *répondit*.

5. Ces trois mots sont en interligne au-dessus de *du Roy*, biffé.

6. Saint-Simon renouvelle l'erreur qui a été réfutée dans notre tome XXVII, p. 259, note 4, sur la teneur du codicille.

rent substitués en tout et partout[1], lequel Harcourt par son état apoplectique étoit, si faire se pouvoit, devenu encore plus inepte à ce grand emploi que le maréchal de Villeroy. Le testament avoit nommé et réglé le conseil de régence[2], en telle sorte que toute l'autorité de la régence fut ôtée à M. le duc d'Orléans, que ce conseil ne fut composé presque que de tous gens à la dévotion du duc du Maine, et desquels tous en particulier M. le duc d'Orléans avoit de grands sujets d'être aliéné. Tels furent les derniers soins du Roi, telles les dernières actions de sa prévoyance, tels les derniers coups de sa puissance, ou plutôt de sa déplorable foiblesse, et des suites honteuses de sa vie : état bien misérable, qui abandonnoit son successeur et son royaume à l'ambition à découvert et sans bornes de qui n'auroit jamais dû y être seulement connu, et qui exposoit l'État aux divisions les plus funestes, en armant contre le Régent ceux qui devoient lui être les plus soumis, et le jetant dans la plus indispensable nécessité de revendiquer son droit et son autorité, dont on ne lui laissoit que le vain nom avec l'ignominie d'une impuissance et d'une nudité entière, et la réalité des plus instants, des plus continuels, et des plus réels périls que l'âge auquel se trouvoit alors tout ce qu'il y avoit de princes du sang portoit au comble. Voilà au moins de quoi la mémoire du Roi ne peut être lavée devant Dieu ni devant les hommes. Voilà le dernier abîme où le conduisirent la superbe et la foiblesse, une femme plus qu'obscure, et des doubles adultérins, à qui il s'abandonna, dont il fit ses tyrans, après l'avoir été pour eux et pour tant d'autres, qui en abusèrent sans aucune pudeur ni réserve, et un détestable confesseur du caractère du P. Tellier[3]. Tel fut le repentir, la pénitence, la réparation

1. Ce n'est point dans le codicille, mais bien dans le testament lui-même que ces substitutions étaient prévues : notre tome XXVII, p. 364.
2. *Ibidem*, p. 362-363.
3. Il est curieux de comparer la rédaction primitive de cette phrase dans l'Addition à Dangeau (ci-après, p. 454) avec la forme qu'il lui a

publique d'un double adultère si criant, si long, si scandaleux à la face de toute l'Europe, et les derniers sentiments d'une âme si hautement pécheresse, prête à paroître devant Dieu, et, de plus, chargée d'un règne de cinquante-six ans le sien[1], dont l'orgueil, le luxe, les bâtiments, les profusions en tout genre et les guerres continuelles, et la superbe qui en fut la source et la nourriture, avoit répandu tant de sang[2], consumé tant de milliards[3] au dedans et au dehors, mis sans cesse le feu par toute l'Europe, confondu et anéanti tous les ordres, les règles, les lois les plus anciennes et les plus sacrées de l'État, réduit le royaume à une misère irrémédiable, et si imminemment près de sa totale perte qu'il n'en fut préservé que par un miracle du Tout-Puissant.

Piété et fermeté du Roi jusqu'à sa mort.

Que[4] dire après cela de la fermeté constante et tranquille qui se fit[5] admirer dans le Roi en cette extrémité de sa vie? car il est vrai qu'en la quittant il n'en regretta rien, et que l'égalité de son âme fut toujours à l'épreuve de la plus légère impatience, qu'il ne s'importuna d'aucun ordre à donner, qu'il vit, qu'il parla, qu'il régla, qu'il prévit tout pour après lui, dans la même assiette que tout homme en bonne santé et très libre d'esprit auroit pu faire; que tout se passa jusqu'au bout avec cette décence extérieure, cette gravité, cette majesté qui avoit accompagné toutes les actions de sa vie; qu'il y surnagea

donnée ici; on y saisira sur le vif le grossissement des expressions et des adjonctions d'épithètes bien suggestives. La phrase suivante peut aussi être examinée de près au même point de vue.

1. Il veut dire que le règne personnel de Louis XIV avait été de cinquante-six ans; il n'y eut que cinquante-quatre ans et demi entre la mort de Mazarin et celle de Louis XIV.

2. Les quatre derniers mots ont été ajoutés en interligne; ils ne se trouvaient pas dans l'Addition.

3. Dans l'Addition, il y avait seulement *millions*; c'est encore un indice de l'exagération progressive de l'auteur.

4. La rédaction, maintenant, n'est plus guère que la copie textuelle de l'Addition : ci-après, p. 454.

5. Il y a un second *se*, répété par mégarde avant *fit*, et biffé.

un naturel, un air de vérité et de simplicité qui bannit jusqu'aux plus légers soupçons de représentation et de comédie[1]. De temps en temps, dès qu'il étoit libre et dans les derniers qu'il avoit banni toute affaire et tous autres soins, il étoit uniquement occupé de Dieu, de son salut, de son néant, jusqu'à lui être échappé quelquefois de dire: *Du temps que j'étois roi*[2]. Absorbé d'avance en ce grand avenir où il se voyoit si près d'entrer, avec un détachement sans regret, avec une humilité sans bassesse, avec un mépris de tout ce qui n'étoit plus pour lui, avec une bonté et une possession de son âme qui consoloit ses valets intérieurs qu'il voyoit pleurer[3], il forma le spectacle le plus touchant, et ce qui le rendit admirable, c'est qu'il se soutint toujours tout entier et toujours le même : sentiment de ses péchés sans la moindre terreur, confiance en Dieu, le dira-t-on ? toute entière, sans doute, sans inquiétude, mais fondée sur sa miséricorde et sur le sang de Jésus-Christ[4], résignation pareille sur son état personnel, sur sa durée, et regrettant de ne pas souffrir[5]. Qui n'admirera une fin si supérieure, et en même temps si chrétienne? mais qui n'en frémira? Rien de plus simple ni de plus court que son adieu à sa famille[6], ni de plus humble, sans rien perdre de la majesté, que son adieu aux courtisans, plus tendre encore que l'autre[7]. Ce qu'il dit au Roi futur a mérité d'être recueilli, mais affiché depuis avec trop de restes de flatterie, dont le maréchal de Villeroy donna l'exemple en le mettant à la ruelle de

1. Dans son récit des derniers jours du Roi, Saint-Simon a cité de nombreux exemples de cette égalité, de cette lucidité et en même temps de cette majesté naturelle jusqu'à ses derniers moments : voyez notre tome XXVII, p. 264 et suivantes.

2. Dans le tome XXVII, p. 289, il avait simplement dit qu'il lui était échappé d'appeler le Dauphin le jeune Roi.

3. *Ibidem*, p. 280. — 4. *Ibidem*, p. 279. — 5. *Ibidem*, p. 283.

6. On a vu (*ibidem*, p. 265-266 et 273-274) que le Roi parla au moins deux fois aux princes et aux princesses du sang.

7. *Ibidem*, p. 271-272.

son lit[1], comme il avoit toujours dans sa chambre à l'armée un portrait du Roi tendu sous un dais, et comme il pleuroit toujours vis-à-vis du Roi aux compliments que les prédicateurs lui faisoient en chaire[2]. Le Roi, parlant à son successeur de ses bâtiments[3] et de ses guerres, omit son luxe et ses profusions; il se garda bien de lui rien toucher de ses funestes amours, article plus en sa place alors que tous les autres[4]; mais comment en parler devant

1. A la ruelle du lit du jeune Roi : voyez les renseignements donnés à ce sujet dans la note 4 de la page 274 du tome XXVII.

2. Nous n'avons pas trouvé ailleurs la confirmation de ces détails.

3. On a vu dans le tome XXVII, p. 275, note 1, que Louis XIV ne parla pas de ses bâtiments et que c'est là une addition du cru de notre auteur.

4. Saint-Simon oublie que le monarque mourant s'adressait à un enfant de cinq ans et demi; mais il est à remarquer que, dans la lettre que le maréchal de Villeroy reçut pour être remise à Louis XV lorsqu'il aurait dix-sept ans (notre tome XXVII, p. 374-375), il recommande à son arrière-petit-fils d'éviter « aucun dérèglement dans ses mœurs ». Bien des années auparavant, dans les *Mémoires* qu'il avait dictés pour l'instruction du grand Dauphin parvenu à l'âge d'homme, Louis XIV n'avait pas craint d'aborder ce sujet (édition Dreyss, tome II, p. 313-315) : « J'aurois pu sans doute me passer de vous parler de cet attachement [la liaison avec Mlle de la Vallière], dont l'exemple n'est pas bon à suivre; mais après avoir tiré plusieurs instructions des manquements que j'ai remarqués dans les autres, je n'ai pas voulu vous priver de celles que vous pouviez tirer des miens propres. Je vous dirai premièrement que, comme le prince devroit toujours être un parfait modèle de vertu, il seroit bon qu'il se garantît des foiblesses communes au reste des hommes, d'autant qu'il est assuré qu'elles ne sauroient demeurer cachées. Et néanmoins, s'il arrive que nous tombions malgré nous dans quelqu'un de ces égarements, il faut du moins pour en diminuer la conséquence, observer deux précautions que j'ai toujours pratiquées et dont je me suis fort bien trouvé : la première, que le temps que nous donnons à notre amour ne soit jamais pris au préjudice de nos affaires, parce que notre premier objet doit toujours être la conservation de notre gloire et de notre autorité, lesquelles ne se peuvent absolument maintenir que par un travail assidu.... Mais la seconde considération, qui est la plus délicate et la plus difficile à conserver et à pratiquer, c'est que, en abandonnant notre cœur, il faut demeurer maître absolu de notre esprit; que nous séparions les tendresses d'amant

ses bâtards, et en consommant leur épouvantable grandeur par les derniers actes de sa vie? Jusque là, si on excepte cette étrange omission et sa cause plus terrible encore, rien que de digne d'admiration, et d'une élévation véritablement chrétienne et royale.

Réflexions. Mais que dire de ses derniers discours à son neveu, après son testament[1], et depuis encore[2] venant de faire son codicille, après avoir reçu les derniers sacrements; de ses assurances positives, nettes, précises, toutes les deux fois[3], qu'il ne trouveroit rien dans ses dispositions qui pût lui faire de peine[4], tandis qu'elles n'ont été faites, et à deux reprises, que pour le déshonorer, le dépouiller, disons tout, pour l'égorger? Cependant il le rassure, il le loue, il le caresse; il lui recommande son successeur, qu'il lui a totalement soustrait, et son royaume, qu'il va, dit-il, seul[5] gouverner, sur lequel il lui a ôté toute autorité, et, tandis qu'il vient d'achever de la livrer à ses ennemis toute entière, et avec les plus formidables précautions, c'est à lui qu'il renvoie pour des ordres[6], comme à celui à qui désormais il appartient seul d'en donner pour tout et sur tout. Est-ce artifice? Est-ce tromperie? Est-ce dérision jusqu'en mourant? Quelle énigme à expliquer! Tâchons

d'avec les résolutions de souverain; que la beauté qui fait nos plaisirs n'ait jamais la liberté de nous parler de nos affaires ni des gens qui nous y servent. »

1. Lorsqu'il a été question du testament, Saint-Simon n'a relaté aucun discours du Roi au duc d'Orléans; au contraire, il a dit que « le Roi évita avec lui tout discours sur cette matière, excepté la simple déclaration après coup » (notre tome XXV, p. 31).

2. Ces deux mots ont été ajoutés en interligne.

3. *Touttes les deux fois* a été aussi ajouté en interligne.

4. Tome XXVII, p. 264. — 5. *Seul* est ajouté en interligne.

6. Après *ordres*, Saint-Simon a biffé un second *c'est à luy qu'il renvoye*. — Il n'a pas été question de ce renvoi dans le récit des derniers jours du Roi; cependant ce que dit ici notre auteur peut se rapporter à ce que relate l'abbé Mascara le 29 août (notre tome XXVII, p. 352-353): « Les mousquetaires étant allés *par ordre du Roi* prendre l'ordre de lui [le duc d'Orléans], il n'a pas voulu le donner. »

plutôt de nous persuader que le Roi se répondoit à soi-même. Il répondoit à ce qu'il avoit toujours paru croire de l'impuissance de l'effet de ce qui lui avoit été extorqué, et que la foiblesse lui avoit arraché malgré lui. Disons plus, il ne douta point, il espéra peut-être qu'un testament inique et scandaleux, propre à mettre le feu dans sa famille et dans le royaume, tel enfin qu'il étoit réduit à en cacher profondément le secret, ne trouveroit pas plus d'appui que n'en avoit reçu le testament du Roi son père[1], si sage, si sensé, si pesé, si juste, et par lui-même rendu public avec un véritable et général applaudissement[2]. Tout ce que le Roi avoit senti de violence en faisant le sien, tout ce qu'il en avoit dit si amèrement à ses bâtards après l'avoir fait, aux gens du Parlement en le leur remettant, à la reine d'Angleterre du moment qu'il la vit, et toujours leur en parlant le premier comme plein[3] d'amertume, on peut ajouter de dépit de sa foiblesse et de l'abus énorme que lui en fait ce qu'il a de seul intime et dont il ne se peut détacher; ce codicille monstrueux arraché après avoir reçu ses sacrements, dans un état de mourant qui lui en laissoit sentir les horreurs sans lui permettre d'y résister; ce tout ensemble, ce groupe effroyable d'iniquité et de renversement de toutes choses pour faire de ses bâtards, et du duc du Maine en particulier, un colosse immense de puissance et de grandeur, et la destruction de toutes les lois, de son neveu, et peut-être de son royaume et de son successeur, livrés à de si étranges mains, seroit-ce trop dire? si cruelles et si fort approchées du trône; cet amas prodigieux d'iniquités si concertées, mais si mal colorées, quelques soins qu'on s'en fût donné, qu'elles sautoient aux yeux, tout cela le rassura peut-être contre ce qu'on en avoit prétendu. Il n'avoit jamais cru, comme il s'en étoit expliqué plusieurs fois[4], qu'aucune des choses qu'il

1. Voyez la note 1 de la page 264 de notre tome XXVII.
2. *Ibidem*, p. 98-101. — 3. Avant *plein*, il y a *un*, biffé.
4. Tome XXV, p. 19-21, et la note 1 de cette dernière page.

venoit de faire ou de confirmer pût subsister un moment après lui. En ce moment qu'il parla à M. le duc d'Orléans, il s'en flatta peut-être plus que jamais, pour s'apaiser soi-même, tout rempli qu'il devoit être de son codicille, qu'il avoit fait il n'y avoit pas plus d'une heure. Il parla peut-être à son neveu avant et après le codicille, tout plein de cette pensée; il put donc ainsi le regarder, en effet, comme l'administrateur du royaume, et lui parler en ce sens. C'est du moins ce qu'il peut être permis de présumer.

Jésuites laïcs; autres réflexions.

Mais[1] qui pourra ne pas s'étonner au dernier point, on ne peut s'empêcher de le répéter, de la paisible et constante tranquillité de ce roi mourant, et de cette inaltérable paix sans la plus légère inquiétude, parmi tant de piété et une application si fervente à profiter de tous les moments? Les médecins prétendirent que la même cause qui amortit et qui ôte même toutes les douleurs du corps, qui est un sang entièrement gangrené, calme aussi et anéantit toutes celles du cœur et les agitations de l'esprit, et il est vrai que le Roi mourut de cette maladie[2]. D'autres en ont donné une autre raison, et ceux-là étoient dans l'intrinsèque de la chambre pendant cette dernière maladie, et y furent seuls les derniers jours. Les jésuites ont constamment des laïques de tous états, même mariés, qui sont de leur Compagnie; ce fait est certain[3]. Il n'est pas douteux que de

1. Comparez l'Addition à Dangeau, ci-après, p. 460.

2. Voltaire a dit plus justement (*Siècle*, chapitre XXVIII) : « Quiconque a beaucoup de témoins de sa mort, meurt toujours avec courage. »

3. Cette croyance, contre laquelle la Compagnie de Jésus a toujours protesté, était et est encore très répandue. Le *Dictionnaire de Trévoux*, édition de 1771, mentionnait sous une forme dubitative les « Affiliés ou adjoints, ou jésuites de robe courte, qui sont, *dit-on*, très nombreux et incorporés dans tous les états de la société et sous toutes sortes d'habits »; la plupart des Dictionnaires historiques en parlent avec plus ou moins d'assurance. Pour tout ce que Saint-Simon va dire ci-après, il convient de s'en rapporter à l'ouvrage du P. Bliard sur *le P. Le Tellier*, p. 390-393.

Noyers, secrétaire d'État sous Louis XIII[1], n'ait été de ce nombre[2], et bien d'autres. Ces agrégés font les mêmes vœux des jésuites en tout ce que leur état peut permettre, c'est-à-dire d'obéissance[3] sans restriction aucune au Père Général[4] et aux supérieurs de la Compagnie. Ils sont obligés de suppléer à ceux de pauvreté et de chasteté par tous les services et par toute la protection qu'ils doivent aveuglément à la Compagnie, surtout par une soumission sans bornes aux supérieurs et à leur confesseur. Ils doivent être exacts à de légers exercices de piété que leur confesseur ajuste à leur temps et à leur esprit, et qu'il simplifie tant qu'il veut. La politique a son compte par le secours assuré de ces auxiliaires cachés, à qui ils font bon marché du reste. Mais il ne se doit rien passer dans leur âme, ni quoi que ce soit qui vienne à leur connoissance, qu'ils ne le révèlent à leur confesseur, et, pour ce qui n'est pas du secret de la conscience, aux supérieurs, si le confesseur le juge à propos. Ils se doivent aussi conduire en tout suivant les ordres des supérieurs et du confesseur avec une soumission sans réplique. On a prétendu que le P. Tellier avoit inspiré au Roi, longtemps avant sa mort, de se faire agréger ainsi

1. François Sublet de Noyers (et non *des* Noyers, comme l'écrit Saint-Simon) : notre tome III, p. 219.

2. Tallemant des Réaux (*Historiettes*, tome II, p. 140) a dit de même : « Il avoit fait les vœux de jésuite depuis son veuvage; mais il étoit exempt de porter l'habit et de vivre autrement qu'un séculier. » Il est certain qu'il était très dévot : « Petit bonhomme, ...faisant le bigot et menant une vie monastique, s'accordoit fort à l'humeur du Roi, qui étoit dévot. Il s'enfermoit avec lui tous les soirs pour dire le bréviaire, où ils se répondoient l'un à l'autre en psalmodiant » (*Mémoires de Monglat*, édition Michaud et Poujoulat, p. 135 ; comparez ceux *de la Châtre*, p. 274). Saint-Simon devait tenir cela de son père.

3. Avant *d'obéissance*, il y a *au Pere Gener*, biffé.

4. C'est le nom que saint Ignace de Loyola avait donné au chef suprême de la société qu'il fondait; il est à remarquer que sur les vingt-cinq généraux qui dirigèrent la Compagnie depuis 1541 jusqu'à nos jours, il y eut onze italiens, cinq espagnols, neuf de diverses nationalités, aucun français.

dans la Compagnie ; qu'il lui en avoit vanté les privilèges certains pour le salut, les indulgences plénières qui y sont attachées ; qu'il l'avoit persuadé que, quelques crimes qu'on eût commis, et dans quelque difficulté qu'on se trouvât de les réparer, cette profession secrète l'avoit tout et assuroit infailliblement le salut, pourvu qu'on fût fidèle à ses vœux ; que le Général de la Compagnie fut admis, du consentement du Roi, dans le secret ; que le Roi en fit les vœux entre les mains du P. Tellier ; que, dans les derniers jours de sa vie, on les entendit tous deux l'un fortifier, l'autre s'appuyer sur ces promesses ; qu'enfin le Roi reçut de lui la dernière bénédiction de la Compagnie comme un des religieux ; qu'il lui fit[1] prononcer des formules de prières qui n'en laissoient point douter, et qu'on entendit en partie, et qu'il lui en avoit donné l'habit ou le signe presque imperceptible, comme une autre sorte de scapulaire[2],

1. *Fit*, oublié, a été ajouté en interligne.

2. Le scapulaire était primitivement, dans les ordres religieux, un vêtement qui se mettait par-dessus la robe pour la protéger pendant le travail manuel; puis il devint une partie intégrante de l'habit monachal et ne se composa plus alors que de deux lés d'étoffe semblable à la robe, quelquefois de couleur différente, qui couvraient le dos et la poitrine et descendaient jusqu'aux pieds pour les profès, jusqu'aux genoux pour les convers. Pour les laïques, le scapulaire consistait en deux petits morceaux d'étoffe bénite, ornés d'une image sainte, réunis par des cordons, et qui pendaient sur le dos et sur la poitrine, comme signe de dévotion et d'affiliation à une confrérie pieuse. Il y a maintenant diverses sortes de scapulaire; au dix-septième siècle on ne connaissait que celui du Mont-Carmel, qui est de couleur brune; son usage était très répandu, et il est possible que Louis XIV en portât un. On a été jusqu'à prétendre qu'il portait un cilice; Madame Palatine (*Correspondance*, recueil Jæglé, tome III, p. 70) a réfuté cette assertion : « Que le feu Roi ait porté un cilice, qu'il s'est fait donner par des moines, des franciscains, cela n'est pas; car il avait trop d'esprit pour cela, et de plus ce n'est pas l'habitude chez les laïques. On a répandu sur son compte bien des mensonges de ce genre. » Cette dernière phrase peut fort bien s'appliquer à ce que nous raconte ici Saint-Simon. Dans le même ordre d'idées, on peut voir les lettres de Mathieu Marais au président Bouhier (*Mémoires*, tome IV, p. 89-90, 94 et 98) sur la

qui fut trouvé sur lui[1]. Enfin la plupart de ce qui approcha de plus près demeurèrent persuadés que cette pénitence faite aux dépens d'autrui, des huguenots, des jansénistes, des ennemis des jésuites, ou de ceux qui ne leur furent pas abandonnés, des défenseurs des droits des rois et des nations, des canons et de la hiérarchie contre la tyrannie et les prétentions ultramontaines, cet attachement pharisaïque à l'extérieur de la loi et à l'écorce de la religion, ont formé cette sécurité si surprenante dans ces terribles moments où disparoît si ordinairement celle qui, fondée sur l'innocence et la pénitence fidèle, semble le plus solidement devoir rassurer. Droits[2] terribles de l'art de tromper qui remplissent toutes les conditions de jésuites inconnus, dont[3] l'ignorance les sert à tous les usages importants qu'ils en savent tirer dans la persuasion d'un salut certain sans repentir, sans réparation, sans pénitence de quelque vie qu'on ait menée, et d'une abominable doctrine, qui, pour des intérêts temporels, abuse les pécheurs jusqu'au tombeau, et les y conduit dans une paix profonde par un chemin semé de fleurs. Ainsi mourut un des plus grands rois de la terre, entre les bras d'une indigne et ténébreuse épouse et de ses doubles bâtards, maîtres de lui jusqu'à sa consommation pour eux, muni des sacre-

révélation faite à un prêtre de Saint-Eustache de la délivrance de l'âme du Roi du purgatoire en 1729. Voyez ci-après, p. 329.

1. Rien ne nous a fait connaître ce qui fut « trouvé sur lui » à sa mort, ni même s'il y fut trouvé quelque objet de dévotion ; nous savons cependant par l'*État de la France* (édition 1712, tome I, p. 265, 298 et 300), par une lettre de Mme de Maintenon à Mme de Caylus (*Lettres*, édition 1806, tome V, p. 142) et par le *Siècle de Louis XIV* (chapitre XXVIII), qu'il avait au cou jour et nuit, au moins dans ses dernières années, un reliquaire contenant une parcelle de la vraie croix, renfermé dans une petite bourse. Un passage du *Second entretien de Colbert avec Bouin*, p. 49-50, confirme cette habitude du Roi pour une époque bien antérieure ; mais il semble qu'alors il ne portait ces reliques que pendant le jour.

2. Avant *droits*, Saint-Simon a biffé *doctrine terrible*.

3. *Dont* surcharge *qui*.

ments de l'Église de la main du fils de son autre bien-aimée[1] plus que comblé des faveurs que celles de sa mère avoient values à sa famille, et assisté uniquement par un confesseur tel qu'on a vu qu'étoit le P. Tellier[2]. Si telle peut être la mort des saints, ce n'est pas là au moins leur assistance.

Abandon du Roi aux derniers jours de sa vie.

Aussi cette assistance ne fut-elle pas poussée jusqu'au bout. Maîtres du Roi et de sa chambre, et n'y admettant qu'eux et ce peu de dévoués qui leur étoient nécessaires, leur assiduité ne se démentit point tant qu'ils en eurent besoin. Mais, le codicille fait et remis à Voysin, ils n'eurent plus rien à faire, et tout aussitôt n'eurent pas honte de se retirer. Les devoirs, désormais infructueux auprès d'un mourant dont ils avoient arraché jusqu'à l'impossible, leur devinrent[3] en un moment trop à charge et trop fatigants pour continuer à voir un spectacle si triste et si peu utile[4]. On a vu[5] combien le tendre compliment du Roi à Mme de Maintenon, sur l'espérance d'en être bientôt rejoint, déplut à cette vieille fée, qui, non contente d'être reine, vouloit apparemment être encore immortelle. On a vu que, dès le mercredi, c'est-à-dire quatre jours avant la mort du Roi, elle l'abandonna pour toujours, que le Roi s'en aperçut avec tant de peine qu'il la redemanda sans cesse, ce qui la força de revenir de Saint-Cyr, et qu'elle n'eut pas la patience d'attendre sa fin pour y retourner, et n'en plus revenir[6]. Bissy et Rohan, contents d'avoir paré ce grand coup du retour[7] du cardinal de Noailles[8], ne s'incommo-

1. Le cardinal de Rohan fils de la princesse de Soubise.

2. L'abréviation *P.* a été ajoutée après coup avant *Tellier*. — Le portrait du confesseur a été tracé dans notre tome XVII, p. 57-62.

3. *Devinrent* est en interligne au-dessus de *devint*, biffé.

4. Tome XXVII, p. 290 et note 3. — 5. *Ibidem*, p. 280.

6. Voir dans le précédent volume, p. 282 et 289, ce qui a été dit à propos de ces allégations.

7. Ce mot surcharge un *B*, parce que Saint-Simon avait d'abord commencé à écrire *Bissy* en retrait comme pour un nouveau paragraphe.

8. Tome XXVII, p. 266-271.

dèrent plus d'aucune assiduité, jusque-là que Rohan laissa le Roi sans messe, et que sans Charost, comme on l'a vu[1], il n'en eût[2] plus été question, quoique le Roi fût en pleine connoissance, qu'il dît qu'il desiroit l'entendre quand on le lui proposa, et qu'à l'égard de la tête et de la parole il fût comme en pleine santé.

Horreur du duc du Maine*.

Le duc du Maine marqua aussi toute la bonté de son cœur, et toute sa reconnoissance pour un père qui lui avoit tout sacrifié. Il se trouva à la consultation de cet homme arrivant de Provence, dont on a parlé[3], qui donna de son élixir au Roi. Fagon, accoutumé à régner sur la médecine avec despotisme[4], trouva une manière de paysan très grossier, qui le malmena fort brutalement. M. du Maine, qui n'avoit plus lieu de rien arracher et qui se comptoit déjà le maître du royaume, raconta le soir chez lui parmi ses confidents, avec ce facétieux et cet art de fine plaisanterie qu'il possédoit si bien, l'empire que ce malotru[5] avoit pris sur la médecine, l'étonnement, le scandale, l'humiliation de Fagon pour la première fois de sa vie, qui, à bout de son art et de ses espérances, s'étoit limaçonné en grommelant sur son bâton[6], sans oser répliquer, de peur d'essuyer pis. Ce bon et tendre fils leur fit de cette aventure le conte si plaisamment, que les voilà tous aux grands éclats de rire, et lui aussi, qui durèrent

1. Tome XXVII, p. 283.

2. *N'en* corrige *n'eut*, et *eust* est en interligne ; il y a à la ligne suivante deux autres corrections insignifiantes.

3. Tome XXVII, p. 281-283.

4. *Despotisme* est en interligne au-dessus d'*empire*, biffé, et plus loin il en est de même pour *fort* remplaçant *très*.

5. « *Malotru*, terme d'injure et de mépris, par lequel on prétend signifier en même temps une personne misérable, maussade, mal faite, mal bâtie » (*Académie*, 1718).

6. Le mot *limaçonné* n'est employé que par notre auteur; il peint vivement l'attitude habituelle de Fagon, déjà décrite dans le tome XVII, p. 61.

* Cette manchette est un peu plus loin dans le manuscrit.

fort longtemps. L'excès de la joie de toucher à la toute-puissance, à la délivrance, au comble presque de ses vœux, lui avoit fait oublier une indécence que les antichambres surent bien remarquer, et la galerie encore sur laquelle cet appartement donnoit, proche et de plain pied de la chapelle[1], où des passants de distinction entendirent ces éclats. Le duc du Maine retrancha des assiduités inutiles. C'étoit pour lui un spectacle trop attendrissant; il aima mieux n'y plus paroître[2] que de rares instants, et renfermer sa douleur dans son cabinet, aux pieds de son crucifix, ou s'y appliquer à tous les ordres futurs pour l'exécution de ce qu'il s'étoit fait attribuer.

Le P. Tellier se lassoit depuis longtemps d'assister un mourant. Il n'avoit pu venir à bout de la nomination de ce grand nombre de bénéfices vacants[3]; il ne craignoit plus rien sur le cardinal de Noailles depuis que Bissy et lui, avec Mme de Maintenon, avoient paré son retour[4]. Ainsi, n'ayant plus rien à craindre ni[5] à espérer du Roi, il se donna à d'autres soins, tellement que tout cet intérieur de chambre du Roi, et les cabinets même, étoient scandalisés de ses absences, et qu'il y en avoit qui ne s'en contraignoient pas, comme Blouin et Mareschal, qui quelquefois l'envoyoient chercher d'eux-mêmes[6]. Le Roi le demandoit souvent sans qu'il fût là à portée, et quelquefois sans qu'il vînt du tout, parce qu'on ne le trouvoit

1. Nous avons vu dans le tome XXVI, p. 56, que le duc du Maine logeait au rez-de-chaussée de l'aile neuve, « tout auprès de la grande porte de la chapelle »; ce n'est donc pas de la grande galerie que Saint-Simon veut parler, mais seulement de celle qui desservait ces logements.

2. Dit, en deux mots, dans le tome XXVII, p. 290.

3. *Ibidem*, p. 253-254. — 4. *Ibidem*, p. 266 et suivantes.

5. Les mots *à craindre ny* ont été ajoutés en interligne.

6. Tome XXVII, p. 290. Saint-Hilaire, cependant très hostile aux jésuites et zélé anticonstitutionnaire, dit dans ses *Mémoires*, édition de la Société de l'histoire de France, tome VI, p. 129-132, que, pendant les derniers jours, le confesseur ne quittait pas le Roi et était presque toute la journée dans sa chambre.

ni chez lui ni où [on] le cherchoit. Quand il s'approchoit du Roi, c'étoit toujours de lui-même qu'il s'en retiroit, et presque toujours en fort peu de moments. Les derniers jours, et dans cet état extrême, il parut encore bien moins, quoiqu'un confesseur, et qui n'étoit doublé de personne, ne dût point alors quitter les environs du lit. Mais il ne parut pas que la charité, la sollicitude, non plus que l'affection ni la reconnoissance, fussent les vertus distinctives de ce maître imposteur, à qui ses profondeurs et ses artifices n'avoient pas donné le goût, l'onction, ni le talent d'assister les mourants. Il falloit l'envoyer chercher sans cesse; il s'échappoit sans cesse aussi, et, par une aussi indigne conduite, il scandalisa tout ce qui y étoit, et tout ce qui y pouvoit être y étoit, depuis que, par la retraite de Mme de Maintenon et de M. du Maine, l'accès de la chambre fut rendu et devenu libre[1].

Mais, à propos du P. Tellier, la vérité veut que j'ajoute que je me suis depuis informé curieusement à Mareschal de l'opinion que le Roi avoit fait le vœu de jésuite, et de ce que j'ai raconté là-dessus[2]. Mareschal, qui étoit fort vrai, et qui n'estimoit pas le P. Tellier, m'a assuré qu'il ne s'étoit jamais aperçu de rien qui eût trait à cela, ni de formules de prières ou de bénédiction particulière, ni que le Roi ait eu aucune marque ni manière de scapulaire sur lui, et qu'il étoit très persuadé qu'il n'y avoit pas la moindre vérité dans tout ce qui s'étoit dit là-dessus. Mareschal, quoique très assidu, n'étoit pas toujours ni dans la chambre, ni près du lit; le P. Tellier pouvoit aussi s'en défier et se cacher de lui; mais je ne puis croire, malgré tout cela, que, s'il y avoit quelque chose de vrai là-dessus, Mareschal n'en eût pas eu la moindre connoissance, et que jusqu'aux soupçons lui eussent échappé.

1. Le P. Bliard a fait justice de tout ce morceau.
2. Ci-dessus, p. 324.

Vie publique du Roi.

Après avoir exposé avec la vérité et la fidélité la plus exacte tout ce qui est venu à ma connoissance par moi-même, ou par ceux qui ont vu ou manié les choses et les affaires pendant les vingt-deux dernières années de Louis XIV, et l'avoir montré tel qu'il a été, sans aucune passion, quoique je me sois permis les raisonnements résultant naturellement des choses, il ne me reste plus qu'à exposer l'écorce extérieure de la vie de ce monarque, depuis que j'ai continuellement habité à sa cour[1].

Quelque insipide et peut-être superflu qu'un détail, encore si public, puisse paroître après tout ce qu'on a vu

1. C'est-à-dire, depuis l'époque à laquelle son père le présenta au Roi pour entrer dans les mousquetaires, le 28 octobre 1691 (notre tome I, p. 29); car, depuis lors, sauf pendant les courtes campagnes qu'il fit, Saint-Simon vécut continuellement à Versailles. Cependant, si l'on tient compte du chiffre de vingt-deux ans, qu'il vient d'énoncer quelques lignes plus haut, il voudrait plutôt parler de 1694, époque à laquelle il commença à écrire en vue de ses Mémoires (*ibidem*, p. 26). Pour la peinture de la vie quotidienne du Roi, cette petite différence ne signifie rien; mais il faut bien remarquer que notre auteur ne va parler que des vingt ou vingt-deux dernières années du règne, et plus précisément des quinze dernières; par conséquent son tableau n'est pas exact pour la période antérieure, et surtout pour celle de la Reine et des favorites, que Saint-Simon n'a point connue. A partir du mariage avec Mme de Maintenon, les habitudes journalières de Louis XIV, ses distractions et ses plaisirs, et aussi ses rapports avec son entourage, famille, ministres et courtisans, subissent des modifications profondes et arrivent graduellement à se figer dans un moule à peu près immuable, surtout après la dernière campagne à laquelle le monarque prit part (1693). C'est de cette existence réglée et compassée que nous allons avoir maintenant la description, faite par un témoin constant et oculaire, et dont l'exactitude et la précision ne sont point contestables; nous n'allons avoir qu'à corroborer ses dires, quelquefois à les éclairer, par les témoignages des contemporains, rarement à les modifier. Pour presque chacun des menus faits ou des usages courants énoncés par Saint-Simon, il y aurait à renvoyer à d'innombrables passages des journaux de la cour, Dangeau et Sourches; cela serait un excès fastidieux; nous nous contenterons d'indiquer seulement, chaque fois que l'occasion s'en présentera, un petit nombre d'articles, soit particulièrement topiques, soit à titre d'exemples pris au hasard.

d'intérieur[1], il s'y trouvera encore des leçons pour les rois[2] qui voudront se faire respecter et qui voudront se respecter eux-mêmes[3]. Ce qui m'y détermine encore, c'est que l'ennuyeux, je dirai plus, le dégoûtant pour un lecteur instruit de ce dehors public par ceux qui auront pu encore en avoir été témoins, échappe bientôt à la connoissance de la postérité, et que l'expérience nous apprend que nous regrettons de ne trouver personne qui se soit donné une peine pour leur temps si ingrate[4], mais, pour la postérité, curieuse, et qui ne laisse pas de caractériser les princes[5] qui ont fait autant de bruit dans le monde que celui dont il s'agit ici. Quoiqu'il soit difficile de ne pas tomber en quelques redites, je m'en défendrai autant qu'il me sera possible.

Où seulement et quels hommes mangeoient avec le Roi.

Je ne parlerai point de la manière de vivre du Roi quand il s'est trouvé dans ses armées[6]; ses heures y étoient déterminées par ce qui se présentoit à faire, en tenant néanmoins régulièrement ses conseils[7]; je dirai seulement qu'il n'y mangeoit soir et matin qu'avec des gens d'une qualité à pouvoir avoir cet honneur. Quand on y pouvoit prétendre, on le faisoit demander au Roi par le premier gentilhomme de la chambre en service. Il rendoit la réponse, et, dès le lendemain, si elle étoit favorable, on se

1. C'est-à-dire, après tout ce qui a déjà été dit, au cours des Mémoires, sur l'intérieur de la cour.

2. *Rois* a été écrit en interligne, au-dessus de *monarques*, biffé.

3. Dans le tome XXVII, p. 134, Saint-Simon a insisté avec force sur l'utilité qu'il y avait, pour le successeur de Louis XIV, à imiter « la dignité constante et la règle continuelle de son extérieur ».

4. C'est l'idée déjà exprimée ci-dessus, p. 276, et aussi, plus vaguement, dans les Considérations préliminaires : tome I, p. 5-6.

5. *Princes* a été mis en interligne, au-dessus de *monarques*, biffé.

6. Saint-Simon ne put en effet la connaître que dans cette campagne de 1693 où le Roi, arrivé à l'armée le 2 juin, la quitta dès le 9 (notre tome I, p. 228-229 et 235). Pour l'époque antérieure, Pellisson en a parlé dans ses *Lettres historiques*, tome III, p. 80-81.

7. Si l'on prend comme exemple le siège de Namur en 1692, Dangeau signale des conseils les 19 et 30 mai (tome IV, p. 78 et 87).

présentoit au Roi lorsqu'il alloit dîner, qui vous disoit: « Monsieur, mettez-vous à table. » Cela fait, c'étoit pour toujours, et on avoit après l'honneur d'y manger quand on vouloit, avec discrétion. Les grades militaires, même d'ancien lieutenant général, ne suffisoient pas[1]. On a vu que M. de Vauban, lieutenant général si distingué depuis [Add. St-S. 1257] tant d'années, y mangea pour la première fois à la fin du siége de Namur, et qu'il fut comblé de cette distinction[2]; comme aussi les colonels de qualité distinguée y étoient admis sans difficulté. Le Roi fit le même honneur à Namur à l'abbé de Grancey[3], qui s'exposoit partout à confesser les blessés et à encourager les troupes[4]. C'est l'unique abbé qui ait eu cet honneur. Tout le clergé en fut toujours exclus, excepté les cardinaux et les évêques-pairs, ou les ecclésiastiques ayant rang de prince étranger[5]. Le cardinal de Coislin, avant d'avoir la pourpre, étant évêque d'Orléans, premier aumônier et suivant le Roi en toutes ses

1. Pellisson (*Lettres historiques*, tome I, p. 112 et 120) nous fait connaître les personnages qui, de son temps, pouvaient manger avec le Roi à l'armée; ce n'était en effet que des gens de qualité très distinguée; le grade n'y faisait rien. Nous avons vu, dans le tome II, p. 214, Montgommery admis à la table du Roi, quoique simple capitaine de cavalerie, parce qu'il venait de se distinguer et aussi parce que sa naissance le lui permettait. En 1698, au camp de Compiègne, le marquis de Biron et le comte de Verue demandèrent à s'asseoir au dîner du Roi et l'obtinrent (*Dangeau*, tome VI, p. 418).

2. Ce n'est point au siège de Namur, en 1692, mais après la prise de Mons en 1691 que Louis XIV invita Vauban à dîner avec lui (*Dangeau*, tome III, p. 320; *Sourches*, tome III, p. 402), et Saint-Simon n'en a point parlé dans les *Mémoires*; mais, lorsqu'il a trouvé cette mention dans le *Journal*, il a écrit l'Addition ci-contre.

3. Hardouin de Rouxel : tome VIII, p. 366. Ni Dangeau, ni Sourches n'ont relaté cet honneur; mais il est confirmé par le duc de Luynes (*Mémoires*, tome XVI, p. 33), qui, dans une note complémentaire, raconte aussi comment Louvois réussit à obtenir la même faveur.

4. Ce dévouement de l'abbé n'est pas mentionné dans les relations, et Luynes donne une autre cause à son admission à la table royale.

5. Ceci sera répété dans la suite des *Mémoires* (tome XIX de 1873, p. 73). à propos du repas du sacre de Louis XV.

campagnes, et l'archevêque de Reims, qui suivoit le Roi comme maître de sa chapelle[1], y voyoit manger le duc et le chevalier de Coislin[2], ses frères, sans y avoir jamais prétendu. Nul officier des gardes du corps n'y a mangé non plus, quelque préférence que le Roi eût pour ce corps, que le seul marquis d'Urfé[3] par une distinction unique, [Add. SᵗS. 1258] je ne sais qui la lui valut en ces temps reculés de moi[4]; et du régiment des gardes, jamais que le seul colonel, ainsi que les capitaines des gardes du corps[5]. A ces repas tout le monde étoit couvert; c'eût été un manque de respect dont on vous auroit averti sur-le-champ de n'avoir pas son chapeau sur sa tête; Monseigneur même l'avoit; le Roi seul étoit découvert[6]. On se découvroit quand le Roi vous parloit, ou pour parler à lui, et on se contentoit de mettre la main au chapeau pour ceux qui venoient faire

1. Ce qui précède, depuis *et l'Arch. de Reims*, a été ajouté après coup en interligne, et cela explique l'illogisme de cette incidente dans la phrase. Il a été parlé, dans nos tomes VIII, p. 170, et XIX, p. 43, de cette charge de maître de la chapelle-musique du Roi que Charles-Maurice le Tellier garda de 1665 à 1710.

2. Armand et Charles-César du Cambout.

3. Joseph-Marie de Lascaris, marquis d'Urfé : tome III, p. 205.

4. Aussi Saint-Simon fait-il erreur, quoiqu'il ait déjà dit cela dans l'Addition au *Journal de Dangeau* que nous plaçons ici parce qu'elle ne se retrouve pas dans les *Mémoires*. Dangeau a seulement raconté en 1684 (*Journal*, tome I, p. 39 et 118) par suite de quelles circonstances M. d'Urfé obtint de manger avec Monseigneur et d'entrer dans ses carrosses, et sa femme dans ceux de la Dauphine, mais point du tout de manger avec le Roi.

5. Depuis le commencement du règne ces charges n'avaient d'ailleurs été occupées que par des gens de la première noblesse : les gardes-françaises avaient été commandées par les maréchaux-ducs de Gramont, de la Feuillade et de Boufflers et par le duc de Guiche; dans les gardes du corps, la première compagnie était l'apanage des Noailles, la seconde avait eu pour capitaines des Béthune-Charost et les maréchaux de Duras et de Boufflers, la troisième Lauzun et les maréchaux de Luxembourg et de Villeroy, la quatrième le duc d'Aumont et les maréchaux de Rochefort, de Lorge et d'Harcourt.

6. Ci-dessus, p. 146, il a dit au contraire qu'à la cour, aux promenades, le Roi seul était couvert, mais jamais à l'intérieur.

leur cour le repas commencé, et qui étoient de qualité à avoir pu se mettre à table. On se découvroit aussi pour parler à Monseigneur et à Monsieur, ou quand ils vous parloient. S'il y avoit des princes du sang, on mettoit seulement la main au chapeau pour leur parler ou s'ils vous parloient. Voilà ce que j'ai vu au siége de Namur, et ce que j'ai su de toute la cour. Les places qui approchoient du Roi se laissoient aussi aux titres, et après aux grades; si on en avoit laissé qui ne s'en remplissent pas, on se rapprochoit. Quoique à l'armée, les maréchaux de France n'y avoient point de préférence sur les ducs, et ceux-ci, et les princes étrangers, ou qui en avoient rang, se plaçoient les uns avec les autres comme ils se rencontroient, sans affectation. Mais duc, prince ou maréchal de France, si le hasard faisoit qu'ils n'eussent pas encore mangé avec le Roi, il falloit s'adresser au premier gentilhomme de la chambre. On juge bien que cela ne faisoit pas de difficulté. Il n'y avoit là-dessus que les princes du sang exceptés. Le Roi seul avoit un fauteuil; Monseigneur même, et tout ce qui étoit à table, avoient des siéges à dos de maroquin noir, qui se pouvoient briser pour les voiturer, qu'on appeloit des perroquets[1]. Ailleurs qu'à l'armée, le Roi n'a jamais mangé avec aucun homme, en quelque cas que ç'ait été[2],

1. « *Perroquet*, sorte de chaise à dos qui se plie et dont on se sert assez ordinairement pour la table » (*Académie*, 1718). Saint-Simon écrit *peroquets*. Ce terme n'est plus en usage aujourd'hui; le *Dictionnaire de Trévoux* le donnait encore.

2. Cette affirmation péremptoire est la condamnation de l'anecdote, lancée un siècle et demi plus tard dans les *Mémoires de Mme Campan*, qui voudrait que Louis XIV ait mangé avec Molière, ne serait-ce que son « en-cas de nuit ». Bien qu'elle ait fait en 1851 le sujet d'un tableau d'Ingres brûlé aux Tuileries en 1871, elle n'a été admise par aucun écrivain sérieux : voyez Despois, *le Théâtre français sous Louis XIV*, p. 311-318; Larroumet, *la Comédie de Molière*, p. 266; P. Mesnard, Notice biographique sur Molière en tête de ses *Œuvres* dans la Collection des Grands écrivains, p. 269-270; Franklin, *Variétés gastronomiques*, p. 185-190. Saint-Simon, qui, dans sa notice MONTAUSIER (*Écrits inédits*, tome VI, p. 318-319), s'étonne si grandement

non pas même avec un prince du sang, qui n'y ont mangé qu'à des festins de leurs noces, quand le Roi les a voulu faire, comme on en a vu le oui et le non en leurs temps[1]. Revenons maintenant à la cour[2].

Matinée du Roi.

A huit heures, le premier valet de chambre en quartier, qui avoit couché seul dans la chambre du Roi, et qui s'étoit habillé, l'éveilloit[3]. Le premier médecin, le premier chirurgien, et sa nourrice tant qu'elle a vécu[4], entroient en

que le duc de Montausier ait invité Molière à souper, aurait-il pu passer sous silence que l'exemple en venait de Louis XIV.

1. On a vu qu'il y avait eu des festins royaux, auxquels s'étaient assis les princes du sang, pour tous les mariages princiers, sauf pour celui du duc du Maine, depuis celui de Madame la Duchesse en 1684 (tome XXVI, p. 145; comparez tome I, p. 94, le mariage du duc de Chartres; tome IV, p. 313-314, celui du duc de Bourgogne; tome XIX, p. 352-353, celui du duc de Berry; et enfin, tome XXIV, p. 41, les mariages du duc de Bourbon et du prince de Conti).

2. On peut rapprocher le tableau que Saint-Simon va faire de la journée de Louis XIV du programme que Catherine de Médicis traçait, un siècle auparavant, à l'usage de Charles IX (*Archives curieuses*, première série, tome V, p. 245 et suivantes); bien des particularités de cérémonial y sont déjà indiquées.

3. « Le matin, le premier valet de chambre du Roi en quartier, qui a couché dans la chambre de S. M., se lève ordinairement une heure avant le Roi, sort doucement de la chambre de S. M. et se vient habiller dans l'antichambre. Un quart d'heure avant que le Roi s'éveille, environ à huit heures et demie du matin pour la plupart du temps, le premier valet de chambre entre doucement dans la chambre de S. M., où un officier ou garçon de fourrière vient faire du feu, si c'est en été, ou remettre du bois dans le feu si c'est en hiver. En même temps, les garçons de la chambre ouvrent doucement les volets des fenêtres, ôtent le mortier et la bougie, lesquels restent encore allumés après avoir brûlé toute la nuit. Ils ôtent pareillement la collation de nuit..... et le lit du premier valet de chambre, appelé le lit de veille. Cela fait, le premier valet de chambre reste seul dans la chambre, les autres garçons ou officiers se retirant, jusqu'à l'heure que le Roi a commandé qu'on l'éveille. L'heure que le Roi a dite venant à sonner, le premier valet de chambre s'approche du lit du Roi, à qui il dit : « Sire, voilà « l'heure » ; puis il va ouvrir, etc. » (*État de la France*, édition 1712, tome I, p. 250-251).

4. La première nourrice de Louis XIV se nommait Élisabeth Ancel,

même temps[1]. Elle alloit le baiser ; les autres le frottoient, et souvent lui changeoient de chemise, parce qu'il étoit sujet à suer[2]. Au quart, on appeloit le grand chambellan, en son absence le premier gentilhomme de la chambre d'année, avec eux les grandes entrées[3]. L'un de ces deux

femme de Jean Longuet, sieur de la Giraudière, procureur du Roi au bureau des finances d'Orléans ; mais elle n'allaita le prince que pendant trois mois. Elle fut remplacée par Perrette Dufour, femme d'Étienne Ancelin ou Anselin, voiturier de Poissy. Suivant l'usage constant (*Mémoires de Sourches*, tome IV, p. 154 note), celle-ci eut, au mariage du Roi, la charge de première femme de chambre française de la Reine, et sa fille, qui épousa M. d'Esserteaux, une place de femme de chambre, qu'elles conservèrent jusqu'à la mort de Marie-Thérèse ; on les trouve mentionnées avec ces qualités dans l'*État de la France* (voir notamment, année 1665, p. 362, et 1672, p. 349). Son mari aurait dû avoir de même la charge de contrôleur général de la maison de la Reine ; mais, comme il était mort avant cette époque, Louis XIV la donna à son fils Louis. Mme Ancelin mourut au commencement d'octobre 1688, Dangeau (tome II, p. 182) dit le 6 ; Sourches (tome II, p. 240) le 9. Elle eut plusieurs enfants. Nous complèterons cette notice dans l'Appendice, n° VII, ci-après.

1. Le premier médecin, disait l'*État de la France* (1712, p. 241), « entre tous les jours dans la chambre du Roi, S. M. étant encore au lit, et avant ce qu'on appelle la première entrée ». Voyez notre tome XVIII, p. 312.

2. Ces sueurs nocturnes ont été mentionnées dans notre tome XXVII, p. 182-183 ; peut-être étaient-elles naturelles (*Sourches*, tome XIII, p. 520 et 522) ; mais elles étaient singulièrement augmentées par l'habitude que Fagon avait donnée au Roi de se couvrir très abondamment la nuit.

3. Avaient les grandes entrées et pouvaient pénétrer dans la chambre quand le Roi était encore au lit : Monseigneur, les ducs de Bourgogne, de Berry, d'Orléans et de Bourbon, le duc du Maine et le comte de Toulouse, comme membres de la famille royale ; puis, à titre de leurs charges, le grand chambellan et les quatre premiers gentilshommes de la chambre, le grand-maître et les maîtres de la garde-robe, les quatre premiers valets de chambre et le premier valet de garde-robe en quartier, les valets de la chambre et de la garde-robe nécessaires au service, le premier médecin et le premier chirurgien (qui s'y trouvaient déjà), en outre tous ceux qui avaient possédé une des charges ci-dessus ou qui en avaient la survivance ; enfin « certaines personnes à qui le Roi a accordé cette entrée comme une grâce particulière » ; en 1712,

ouvroit le rideau qui étoit refermé, et présentoit l'eau bénite du bénitier du chevet du lit. Ces Messieurs étoient là un moment, et c'en étoit un[1] de parler au Roi, s'ils avoient quelque chose à lui dire ou à lui demander, et alors les autres s'éloignoient; quand aucun d'eux n'avoit à parler, comme d'ordinaire, ils n'étoient là que quelques moments. Celui qui avoit ouvert le rideau et présenté l'eau bénite présentoit le livre de l'office du Saint-Esprit, puis passoient tous dans le cabinet du Conseil[2]. Cet office fort court dit[3], le Roi appeloit; ils rentroient. Le même lui donnoit sa robe de chambre[4], et ce pendant les secondes entrées ou brevets

il n'y avait dans ce cas que le duc de Lauzun et le maréchal de Boufflers. « Les premiers qui entrent sont le grand chambellan et le premier gentilhomme de la chambre en année » (*État de la France*, 1712, tome I, p. 251-254).

1. Cet *un* a été ajouté en interligne.

2. Voici comment l'*État de la France* (p. 254-255) décrit ces particularités : « Le Roi étant encore dans son lit, le premier valet de chambre, tenant de la main droite un flacon d'esprit de vin, en verse sur les mains de S. M., sous lesquelles il tient une assiette de vermeil de la gauche. Le grand chambellan ou le premier gentilhomme de la chambre, celui des deux qui est là pour servir, présente le bénitier à S. M., qui prend de l'eau bénite faisant le signe de la croix. Si les princes ou grands seigneurs ci-dessus nommés ont quelque chose à dire au Roi, ils peuvent lui parler. Puis S. M. récite l'office du Saint Esprit et fait quelques prières dans son lit pendant un quart d'heure. »

3. C'était l'article LXXXVIII des statuts qui obligeait les membres de l'Ordre à réciter chaque jour les « Heures du Saint-Esprit » avec les hymnes et oraisons contenues dans un livre que le grand-maître devait leur remettre le jour de leur réception. Saint-Simon a parlé de cette obligation dans sa notice sur l'Ordre donnée dans l'appendice IV de notre tome XI, p. 442. Un exemplaire manuscrit de cet Office, écrit à la fin du dix-huitième siècle, avec lettres ornées et titres encadrés, de format in-18, a passé en vente publique vers 1890.

4. « Au moment que le Roi sort du lit, il chausse ses mules, que lui présente le premier valet de chambre. Le grand chambellan met la robe de chambre à S. M, ou bien le premier gentilhomme de la chambre, et le premier valet de chambre la soutient » (*État de la France*, p. 255). Le Roi avait deux robes de chambre, l'une d'hiver et l'autre d'été, qui étaient fournies, au commencement de chaque année,

d'affaires entroient; peu de moments après, la chambre[1]; aussitôt, ce qui étoit là de distingué; puis tout le monde[2], qui trouvoit le Roi se chaussant[3]; car il se faisoit presque

après qu'il en avait choisi l'étoffe, toujours très riche, par le maître de la garde-robe en service; l'année finie, elles appartenaient, avec les mules ou pantoufles, au premier gentilhomme de la chambre sortant de quartier (*ibidem*, p. 309; *Mémoires de Luynes*, tome VI, p. 188).

1. Le Roi avait auparavant gagné le fauteuil, placé en dehors du balustre et près de la cheminée, dans lequel allait se continuer la toilette; cependant, depuis une grave attaque de goutte, il avait pris l'habitude de s'habiller presque entièrement sur son lit (notre tome XVIII, p. 383). « C'est là que commence *le petit lever* ou qu'il commence à faire *petit jour* chez le Roi. Alors le grand chambellan, le premier gentilhomme de la chambre, ou le barbier en leur absence, ôte le bonnet de nuit de dessus la tête de S. M..... et l'un des barbiers peigne le Roi, qui se peigne encore lui-même. » Les secondes entrées (on disait aussi la première entrée) comprenaient ceux qui y avaient droit par leurs charges : les quatre secrétaires du cabinet, les premiers valets de garde-robe hors de quartier, les deux lecteurs de la chambre, les deux intendants et contrôleurs de l'argenterie, et ceux qui avaient la survivance de ces charges ou qui les avaient exercées, le médecin et le chirurgien ordinaires de quartier, l'apothicaire-chef; enfin ceux qui jouissaient de brevets d'affaires (on a vu, tome XXII, p. 110, ce que c'était), comme le duc Mazarin, le maréchal de Villeroy, le duc de Charost, les marquis de Dangeau et de Beringhen (*État de la France*, p. 255-258).

2. Ayant d'abord mis la petite perruque courte dont il va être parlé quelques lignes plus loin, le Roi demandait « sa chambre », et alors entraient les huissiers de la chambre, les valets de chambre, les portemanteaux, le porte-arquebuse, tous les petits-officiers. Immédiatement, l'huissier nommait au premier gentilhomme les personnages distingués qui se trouvaient dans l'antichambre : cardinaux, évêques, ambassadeurs, ducs, maréchaux de France, et les faisait entrer; puis aussitôt après tous les courtisans qui voulaient. La gradation des diverses entrées a déjà été souvent expliquée, notamment dans le tome XIII, p. 393, note 3.

3. « Cependant, continue l'*État de la France* (1712, p. 261), le Roi s'habille et commence par se chausser. D'abord..... le premier valet de garde-robe présente à S. M. les chaussons l'un après l'autre, que le Roi chausse lui-même (selon le *Dictionnaire de l'Académie* de 1718, on appelait *chaussons* « une partie de la chaussure que l'on met au pied nu avant que de prendre les bas »). Ensuite un valet de garde-

tout lui-même[1], avec adresse et grâce. On lui voyoit faire la barbe de deux jours l'un[2], et il avoit une petite perruque courte, sans jamais en aucun temps, même au lit, les jours de médecine, paroître autrement en public[3]. Souvent il parloit de chasse, et quelquefois quelque mot à quelqu'un[4].

robe lui présente son haut-de-chausse, où sont attachés ses bas de soie; il lui présente aussi ses bas d'estame (laine tricotée), ses bas foulés (en laine travaillée comme le drap), ou d'autres bas de soie suivant la saison. Un garçon de la chambre lui chausse ses souliers..... Puis le premier valet de garde-robe lui donne ses jarretières à boucles de diamants, que le Roi attache lui-même. » Lors d'une attaque de goutte en 1705, il s'était fait faire des souliers spéciaux (*Sourches*, tome IX, p. 234). La duchesse de Berry, belle-fille de Charles X, possédait un soulier de velours presque noir bordé de fleur de lis et orné d'une bataille peinte par Parrocel, qu'on croyait avoir été porté par Louis XIV (Feuillet de Conches, *Causeries d'un curieux*, tome II, p. 309-310); de même il y a au Musée des arts décoratifs des pantoufles qui lui auraient appartenu.

1. Jusqu'à se couper lui-même les cors et les ongles des pieds (*Journal de la santé*, p. 260 et 342).

2. Spanheim (*Relation*, édition Bourgeois, p. 280) s'étonnait que Louis XIV se fît ainsi « faire le poil » en public. En 1705, il avait, pendant six mois, cessé de se faire raser devant les courtisans ; puis il était revenu à l'habitude ancienne (*Dangeau*, tome X, p. 461). Pendant sa dernière maladie, le Roi avait tenu à se faire raser tous les trois jours « par propreté » (*Journal des Anthoine*, p. 37). L'*État de la France*, p. 262, décrit minutieusement la manière dont opérait le barbier en quartier. Dans sa jeunesse, Louis XIV conservait une petite moustache, dont il cirait les pointes.

3. Il est question de cette « perruque du lever, qui est plus courte que celle que S. M. porte ordinairement et le reste du jour », dans l'*État de la France*, p. 258-259; nous avons vu dans le tome XVI, p. 389, note 1, que Louis XIV n'avait pris la perruque qu'à partir de 1672. Le *Journal de la santé du Roi* dit à deux reprises (p. 261 et 338) qu'il se faisait raser la tête sous ses perruques; mais cela ne devait pas être fréquent et n'empêchait pas que les cheveux ne fussent en général assez longs pour qu'on dût les peigner chaque matin (ci-dessus, p. 338, note 1). L'essayage de nouvelles perruques lui causait généralement un rhume (*Journal de la santé*, p. 261, 304, 311, 338, etc.).

4. Le Roi adressait volontiers la parole à quelque courtisan, et annonçait parfois des grâces, des faveurs ou des nouvelles : nos tomes I, p. 288, IV, p. 247, IX, p. 3, X, p. 183, XV, p. 54, etc.

Point de toilette[1] à portée de lui : on lui tenoit seulement un miroir[2].

Dès qu'il étoit habillé[3], il alloit prier Dieu à la ruelle de son lit[4], où tout ce qu'il y avoit de clergé se mettoit à genoux, les cardinaux sans carreau ; tous les laïques demeuroient debout, et le capitaine des gardes venoit au balustre pendant la prière[5], d'où le Roi passoit dans son cabinet[6]. Il y trouvoit ou y étoit suivi de tout ce qui avoit cette entrée, qui étoit fort étendue par les charges, qui l'avoient toutes[7]. Il y donnoit l'ordre à chacun pour la journée ; ainsi on savoit, à un demi-quart d'heure près,

1. Ici ce mot signifie meuble servant pour la toilette.

2. « Un valet de chambre tient toujours le miroir devant le Roi, durant tout le temps qu'on habille S. M., et deux autres éclairent aux deux côtés, s'il est besoin de lumière » (*État de la France*, p. 270).

3. Saint-Simon ne parle pas du reste de l'habillement, du cérémonial de la chemise, préalablement chauffée par un valet et présentée par le personnage de l'assistance le plus élevé en dignité, de l'attachage du haut-de-chausses, de la manière dont le Roi endossait veste, habit, justaucorps, ceignait son épée, mettait son cordon bleu, se faisait attacher sa cravate, prenait sur la salve son mouchoir, recevait des mains du maître de la garde-robe ses gants, sa canne et son chapeau : l'*État de la France* (p. 264-269) décrit longuement ce curieux cérémonial.

4. « Le Roi, étant tout habillé, vient aussitôt à la ruelle de son lit..... s'agenouille sur les deux carreaux l'un sur l'autre qu'un valet de chambre a posés à terre sur le parquet au-devant du fauteuil proche le lit du Roi..... S. M. prend de l'eau bénite, prie Dieu, et, ayant achevé ses prières, le grand aumônier ou le premier aumônier dit d'une voix basse l'oraison *Quæsumus, omnipotens Deus*, ou en leur absence un des aumôniers ; puis le Roi prend encore de l'eau bénite et s'en va » (*ibidem*, p. 270). L'aumônier de jour devait être présent aux prières du Roi, tant au lever qu'au coucher (*ibidem*, p. 26).

5. Le service du capitaine des gardes du corps ne commençait en effet que quand le Roi sortait de sa chambre (*ibidem*, p. 434).

6. C'était dans ce cabinet, dès qu'il y était entré, qu'il prenait sa perruque ordinaire (*ibidem*, p. 281).

7. Saint-Simon a fort complètement expliqué en quoi consistaient ces entrées du cabinet après le lever et qui y avait droit, dans la suite des *Mémoires*, tomes XIII de 1873, p. 284-286, et XIX, p. 100-101.

tout ce que le Roi devoit faire[1]. Tout ce monde sortoit ensuite[2]. Il ne demeuroit que les bâtards, MM. de Montchevreuil et d'O, comme ayant été leurs gouverneurs, Mansart, et après lui d'Antin[3], qui tous entroient, non par la chambre mais par les derrières[4], et les valets intérieurs. C'étoit là leur bon temps aux uns et aux autres, et celui de raisonner sur les plans des jardins et des bâtiments[5], et cela duroit plus ou moins, selon que le Roi avoit affaire. Toute la cour attendoit cependant dans la galerie, le capitaine des gardes seul dans la chambre, assis à la porte du cabinet, qu'on avertissoit quand le Roi vouloit aller à la messe, et qui alors entroit dans le cabinet[6]. A Marly, la cour attendoit dans le salon; à Trianon, dans les pièces de devant, comme à Meudon; à Fontainebleau, on demeuroit dans la chambre et l'antichambre.

Cet entre-temps[7] étoit celui des audiences, quand le Roi en accordoit, ou qu'il vouloit parler à quelqu'un, et des audiences secrètes des ministres étrangers, en présence de Torcy[8]. Elles n'étoient appelées secrètes que pour les

1. Il a remarqué ci-dessus, p. 148, combien cette précision et cette exactitude étaient commodes pour le service du Roi et pour les courtisans; voir l'*État de la France*, p. 279-281.

2. Cette sortie s'opérait en revenant dans l'antichambre à travers la chambre du Roi.

3. Comme chargés des bâtiments.

4. C'est-à-dire, soit par la grande galerie et le cabinet des Termes, soit par les autres cabinets: voyez le plan donné dans notre tome XXVII, p. 254, et aussi tome III, p. 202, à propos de la nomination de M. d'O comme gouverneur du comte de Toulouse.

5. Mansart, « avec ses plans, s'étoit frayé l'entrée des cabinets, et peu à peu de tous, et partout et à toutes les heures », et d'Antin avait hérité de ce privilège (notre tome XVI, p. 40 et 55).

6. Déjà dit dans le tome XVIII, p. 383.

7. Ce mot figure dans le *Dictionnaire de l'Académie* de 1718; la dernière édition l'a conservé, en notant qu'il est peu usité.

8. Saint-Simon a mentionné bien souvent quelqu'une de ces audiences données aussitôt après le lever, soit à lui-même, soit à d'autres; voyez notamment tomes VI, p. 151, VII, p. 320, XV, p. 348, XVI, p. 283, XVII, p. 51, XVIII, p. 383, etc.

distinguer de celles qui se donnoient sans cérémonie à la ruelle du lit, au sortir de la prière, qu'on appeloit particulières[1], où celles de cérémonie se donnoient aussi aux ambassadeurs[2].

[Add. StS. 1259, et 1260] Le Roi alloit à la messe[3], où sa musique[4] chantoit toujours un motet[5]. Il n'alloit en bas qu'aux grandes fêtes, ou pour des cérémonies[6]. Allant et revenant de la messe, chacun lui parloit qui vouloit, après l'avoir dit au capitaine des gardes si ce n'étoit gens distingués[7], et il y alloit et rentroit par la porte des cabinets dans la galerie[8]. Pen-

1. L'*État de la France* ne parle pas de ces audiences particulières.

2. Ce dernier membre de phrase a été ajouté en interligne. — Le cérémonial de ces audiences d'ambassadeurs dans l'intérieur du balustre du lit du Roi est décrit dans l'*État de la France*, p. 271 et suivantes, et dans le Cérémonial de Godefroy (supplément au *Corps diplomatique* de Du Mont, tome IV, p. 38-39); c'étoit aussi le moment où le Roi recevait les serments des officiers qui le prêtaient entre ses mains (*État de la France*, p. 273-278).

3. L'heure de la messe quotidienne fut variable : dans les dernières années, le Roi l'entendait entre neuf et dix heures (*ibidem*, p. 284); mais auparavant c'était après midi, et parfois plus tard. Il avait obtenu du pape Innocent XI un indult pour lui permettre de l'entendre jusqu'à deux heures (*Dangeau*, tomes II, p. 216, et VIII, p. 179), et c'est à ce propos que Saint-Simon a écrit les deux Additions au *Journal* indiquées ci-contre. La messe était dite par un des deux chapelains en quartier; les aumôniers en titre n'officiaient que les jours de fête, et aux grands messes les chapelains qui avaient une belle voix.

4. Sur la musique de la chapelle, voir notre tome XV, p. 261, note 2.

5. Tome XVIII, p. 360.

6. Plus exactement, le Roi n'allait en bas que les jours où il devait communier, ou ceux où il y avait des cérémonies spéciales comme le mercredi des cendres, ou le vendredi saint pour l'adoration de la croix, ou encore aux fêtes de l'ordre du Saint-Esprit.

7. Ci-dessus, p. 45, et notre tome XII, p. 487.

8. Il veut dire que le chemin qu'il suivait pour aller à la messe était de sortir de ses cabinets par la porte qui donnait du second sur la grande galerie et de passer par toutes les salles de parade du grand appartement jusqu'au vestibule de la chapelle (voyez sur le plan donné dans le précédent volume les pièces numérotées 16 et 24 à 33), tandis qu'il aurait pu passer par les pièces du petit appartement (nos 17

dant la messe, les ministres étoient avertis et s'assembloient dans la chambre du Roi, où les gens distingués pouvoient aller leur parler ou causer avec eux. Le Roi s'amusoit peu au retour de la messe, et demandoit presque aussitôt le Conseil[1]. Alors la matinée étoit finie.

Le dimanche il y avoit conseil d'État[2], et souvent les lundis; les mardis, conseil de finance; les mercredis, conseil d'État; les samedis, conseil de finances[3]. Il étoit rare qu'il y en eût deux par jour, et qu'il s'en tînt les jeudis ni les vendredis. Une ou deux fois le mois, il y avoit un lundi matin conseil de dépêches[4]; mais les ordres que les secrétaires d'État prenoient tous les matins, entre le lever et la messe, abrégeoient et diminuoient[5] fort ces sortes d'affaires. Tous les ministres étoient assis en rang entre eux, après le chancelier et le duc de Beauvillier, et le maréchal de Villeroy, qui succéda au duc de Beauvillier[6], excepté au conseil de dépêches, où tous étoient debout, tout du long, excepté les fils de France quand il y en avoit, le chancelier et le duc de Beauvillier. Rarement, pour des affaires extraordinaires évoquées, et vues dans un bureau de conseillers d'État, ces mêmes conseillers d'État venoient à un conseil donné exprès de finance ou de dépêche, mais

Conseils.

à 22); on aurait dit alors qu'il passait « par l'intérieur des cabinets ».

1. *État de la France*, p. 281-285. Les conseils se tenaient généralement dans le cabinet voisin de la chambre du Roi, appelé en conséquence cabinet du Conseil; quelquefois ils se tenaient dans la chambre.

2. Pour tout ce détail des conseils, nous ne pouvons que renvoyer au travail très complet et très documenté qui a été donné dans l'Appendice de nos tomes IV à VII.

3. Il y a bien ici *finances* au pluriel, quoique le même mot soit au singulier à la ligne précédente.

4. *Dangeau*, tome XII, p. 53 et 277; on sait que c'était le conseil où se traitaient les affaires « du dedans du royaume ».

5. Ces deux verbes, écrits d'abord au singulier, ont été corrigés au pluriel.

6. Tout ce qui précède, depuis *après le Chancelier*, a été ajouté sur la marge du manuscrit.

où on ne parloit que de cette seule affaire. Alors tous étoient assis, et les conseillers d'État y coupoient les secrétaires d'État et le contrôleur général, suivant leur ancienneté de conseiller d'État entre eux, et un maître des requêtes rapportoit debout, lui et les conseillers d'État en robes. Le jeudi matin étoit presque toujours vuide[1]. C'étoit le temps des audiences que le Roi vouloit donner, et le plus souvent des audiences inconnues, par les derrières; c'étoit aussi le grand jour des bâtards, des bâtiments, des valets intérieurs, parce que le Roi n'avoit rien à faire. Le vendredi après la messe étoit le temps du confesseur, qui n'étoit borné par rien, et qui pouvoit durer jusqu'au dîner[2]. A Fontainebleau, ces matins-là qu'il n'y avoit point de Conseil, le Roi passoit très ordinairement de la messe chez Mme de Maintenon; et de même à Trianon et à Marly, quand elle n'étoit pas allée dès le matin à Saint-Cyr[3]. C'étoit le temps de leur tête-à-tête sans ministre et sans interruption, et à Fontainebleau jusqu'au dîner. Souvent, les jours qu'il n'y avoit pas de Conseil, le dîner étoit avancé plus ou moins pour la chasse ou la promenade[4]. L'heure ordinaire étoit une heure[5]; si le Conseil duroit encore, le dîner attendoit, et on n'avertissoit point le Roi. Après[6] le conseil de finance, Desmaretz restoit souvent seul à travailler avec le Roi.

Dîner du Roi; service.

Le dîner[7] étoit toujours au petit couvert[8], c'est-à-dire

1. A moins qu'il n'y eût conseil d'État proprement dit.
2. Sur ce « conseil de conscience », voyez notre tome VII, p. 407-410.
3. Déjà dit ci-dessus, p. 249.
4. Voir des exemples dans *Dangeau*, tome XII, p. 15, 17, 22, 24, 27, etc.
5. *Journal de Dangeau*, tome VIII, p. 273.
6. Cette dernière phrase a été ajoutée après coup dans le blanc resté à la fin du paragraphe, et sur la marge.
7. Auparavant il avait l'habitude de passer à sa chaise percée (*Journal de la santé du Roi*, p. 311).
8. L'*État de la France* (p. 69-79) donne le cérémonial du dîner du

seul dans sa chambre, sur une table carrée vis-à-vis la fenêtre du milieu. Il étoit plus ou moins abondant; car il ordonnoit le matin petit couvert ou très petit couvert; mais ce dernier étoit toujours de beaucoup de plats et de trois services[1] sans le fruit[2]. La table entrée[3], les principaux courtisans entroient, puis tout ce qui étoit connu, et le premier gentilhomme de la chambre en année alloit avertir le Roi; il le servoit, si le grand chambellan n'y étoit pas. Le marquis de Gesvres, depuis duc de Tresmes[4], prétendit que, le dîner commencé, M. de Bouillon[5] arri-

Roi au grand couvert; mais il est exposé plus clairement dans le Cérémonial de Godefroy (supplément au *Corps diplomatique*, tome IV, p. 431-433). Voici ce que le même ouvrage dit pour le petit couvert: « Il y a encore une autre manière de servir le Roi que l'on nomme le petit couvert, lorsqu'il plaît à S. M. de manger en particulier, ce qui se fait communément dans la chambre où couche S. M. Pour lors, le Roi est servi à table par le grand chambellan, et en son absence par le premier gentilhomme de la chambre. Le maître d'hôtel précède le service à l'ordinaire, mais sans porter le bâton qui est la marque de son office. S. M. n'a point son cadenas sur sa table, mais seulement une assiette avec un simple couvert enveloppé d'une serviette bâtonnée. C'est là ce qui fait la différence du grand couvert », etc.; voyez aussi l'*État de la France*, p. 97-98, 103-104 et 285-286. Les *Mémoires de Sourches* (tome XIII, p. 272) ont remarqué que, le 11 janvier 1712, il avait fait porter, pour la première fois de sa vie, le dîner de son petit couvert chez Mme de Maintenon, et, depuis lors, il y dîna assez régulièrement le mercredi et le dimanche (*Dangeau*, tome XIV, p. 437, 444, 446, 467, 469, 481, etc.).

1. Un service de potages, un d'entrées, un de rôti, de cinq ou sept plats chacun; au grand couvert, il y avait cinq services. On ne connaît pas de menu de repas de Louis XIV; mais les indications réunies par M. Franklin dans la *Vie privée d'autrefois: les Repas*, peuvent fournir quelques renseignements.

2. C'est ainsi (notre tome II, p. 322) que l'on appelait alors ce que nous nommons le dessert.

3. « Le chef [du gobelet] de jour ayant préparé le couvert sur la table du Roi, aidé d'un autre chef, ils portent chacun par un bout cette table toute préparée devant S. M. » (*État de la France*, p. 97).

4. François-Joachim-Bernard Potier (tome XV, p. 155 et 606), qui était un des quatre premiers gentilshommes de la chambre.

5. Grand chambellan.

vant ne lui pouvoit ôter le service, et fut condamné[1]. J'ai vu M. de Bouillon arriver derrière le Roi au milieu du dîner, et M. de Beauvillier, qui servoit, lui vouloir donner le service, qu'il refusa poliment, et dit qu'il toussoit trop et étoit trop enrhumé. Ainsi il demeura derrière le fauteuil, et M. de Beauvillier continua le service, mais à son refus public. Le marquis de Gesvres avoit tort: le premier gentilhomme de la chambre n'a que le commandement dans la chambre, etc., et nul service[2]; c'est le grand chambellan qui l'a tout entier, et nul commandement[3]; ce n'est qu'en son absence que le premier gentilhomme de la chambre sert; mais, si le premier gentilhomme de la chambre est absent, et qu'il n'y en ait aucun autre, ce n'est point le grand chambellan qui commande dans la chambre, c'est le premier valet de chambre[4].

J'ai vu, mais fort rarement, Monseigneur et Messeigneurs ses fils au petit couvert, debout, sans que jamais le Roi leur ait proposé un siége. J'y ai vu continuellement les princes du sang et les cardinaux tout du long. J'y ai vu assez souvent Monsieur, ou venant de Saint-Cloud voir le Roi, ou sortant du conseil de dépêches, le seul où il entroit[5]: il donnoit la serviette[6] et demeuroit debout; un peu après,

1. Les journaux de la cour n'ont point parlé de cette contestation, non plus que de l'anecdote qui va suivre.

2. Ses fonctions et prérogatives sont détaillées dans l'*État de la France*, p. 146-148.

3. *Ibidem*, p. 139-141 : « Lorsque le Roi mange dans sa chambre, c'est à lui qu'il appartient de lui donner la première serviette mouillée [pour se laver les mains], en l'absence des princes du sang ou légitimés, et de servir S. M. pendant tout le dîner ou souper. »

4. En l'absence des premiers gentilshommes de la chambre, les premiers valets de chambre donnaient l'ordre aux huissiers (*État de la France*, p. 160).

5. Tome VI, p. 372.

6. C'est-à-dire qu'il présentait au Roi la serviette mouillée à moitié et sèche de l'autre moitié, renfermée entre deux assiettes de vermeil, avec laquelle le Roi se lavait les mains (*État de la France*, p. 74-75 et 97).

le Roi, voyant qu'il ne s'en alloit point, lui demandoit s'il ne vouloit point s'asseoir[1]; il faisoit la révérence, et le Roi ordonnoit qu'on lui apportât un siége; on mettoit un tabouret derrière lui. Quelques moments après, le Roi lui disoit : « Mon frère, asseoyez-vous donc. » Il faisoit la révérence, et s'asseoyoit jusqu'à la fin du dîner, qu'il présentoit la serviette[2]. D'autres fois[3], quand il venoit de Saint-Cloud, le Roi en arrivant à table demandoit un couvert pour Monsieur, ou bien lui demandoit s'il ne vouloit pas dîner. S'il le refusoit, il s'en alloit un moment après sans qu'il fût question de siége; s'il l'acceptoit, le Roi demandoit un couvert pour lui. La table étoit carrée; il se mettoit à un bout, le dos au cabinet[4]. Alors le grand chambellan, s'il servoit, ou le premier gentilhomme de la chambre, donnoit à boire[5] et des assiettes à Monsieur, et prenoit de lui celles qu'il ôtoit, tout comme il faisoit au Roi; mais Monsieur recevoit tout ce service avec une politesse fort marquée. S'ils alloient à son lever, comme cela leur arrivoit quelquefois, ils ôtoient le service au premier gentilhomme de sa chambre, et le faisoient, dont Monsieur se montroit fort satisfait. Quand il étoit au dîner du Roi, il remplissoit et il égayoit fort la conversation[6]. Là, quoique à table, il donnoit la serviette au Roi en s'y mettant et en sortant, et, en la rendant au grand cham-

1. En particulier, il s'asseyait dans un fauteuil sans attendre d'y être invité : notre tome VIII, p. 345.

2. Comme ci-dessus.

3. Il y a *d'autrefois*, en un seul mot, dans le manuscrit.

4. C'est-à-dire, le dos tourné du côté de la porte qui donnait dans le cabinet du Roi.

5. On peut voir dans le Cérémonial (*Corps diplomatique*, supplément, tome IV, p. 432-433) et dans l'*État de la France* (p. 76-77 et 103-104) la manière compliquée dont on servait à boire au Roi; l'étiquette était plus simple pour Monsieur.

6. « C'étoit lui qui y jetoit [à la cour] les amusements, l'âme, les plaisirs, et, quand il la quittoit, tout y sembloit sans vie et sans action » (notre tome VIII, p. 333).

bellan, il y lavoit[1]. Le Roi, d'ordinaire, parloit peu à son dîner, quoique par-ci par-là quelques mots, à moins qu'il n'y eût de ces seigneurs familiers avec qui il causoit un peu plus, ainsi qu'à son lever[2].

De grand couvert à dîner, cela étoit extrêmement rare : quelques grandes fêtes[3], ou à Fontainebleau quelquefois, quand la reine d'Angleterre y étoit[4]. Aucune dame ne venoit au petit couvert; j'y ai seulement vu très rarement la maréchale de la Motte, qui avoit conservé cela d'y avoir amené les enfants de France, dont elle avoit été gouvernante. Dès qu'elle y[5] paroissoit, on lui apportoit un siège, et elle s'asseoyoit; car elle étoit duchesse à brevet[6].

Au sortir de table, le Roi rentroit tout de suite dans son cabinet. C'étoit là un des moments de lui parler, pour des gens distingués. Il s'arrêtoit à la porte un moment à écouter; puis il entroit, et très rarement l'y suivoit-on, jamais sans le lui demander, et c'est ce qu'on n'osoit guères[7]. Alors il se mettoit avec celui qui le suivoit dans l'embrasure de la fenêtre la plus proche de la porte du cabinet[8],

1. C'est-à-dire qu'il se lavait aussi les mains avec cette même serviette, que tenait pour lui le grand chambellan du Roi.

2. Nous l'avons vu ainsi « attaquer de conversation » le diplomate Courtin (tome XI, p. 347).

3. C'est ce que dit Dangeau dès 1699 (tome VII, p. 217).

4. *État de la France*, p. 104.

5. Cet *y* a été ajouté en interligne lors de la revision du texte.

6. Duché de Cardone, en Catalogne, transporté sur la terre du Fayel, près Compiègne (octobre 1642) : notre tome XVII, p. 13, note 5, et p. 4, note 1.

7. Ci-dessus, p. 45-46.

8. C'est ainsi que s'était passée l'audience que notre auteur avait eue lui-même du Roi en 1703 : tome XI, p. 361. Parfois le Roi causait volontiers en se promenant dans son cabinet; nous en avons eu un exemple avec l'évêque de Noyon Clermont-Tonnerre dans notre tome VIII, p. 434. Il n'était jamais seul, au sens absolu du mot; mais on disait que le Roi était seul, lorsqu'il n'y avait dans la pièce où il se trouvait que des valets intérieurs (*Écrits inédits de Saint-Simon*, tome II, p. 472).

qui se fermoit aussitôt, et que l'homme qui parloit au Roi rouvroit lui-même pour sortir, en quittant le Roi. C'étoit encore le temps des bâtards et des valets intérieurs, quelquefois des bâtiments, qui attendoient dans les cabinets de derrière, excepté le premier médecin, qui étoit toujours au dîner et qui suivoit dans les cabinets[1]. C'étoit aussi le temps où Monseigneur se trouvoit quand il n'avoit pas vu le Roi le matin ; il entroit et sortoit par la porte de la galerie.

Le Roi s'amusoit à donner à manger à ses chiens couchants[2], et[3] avec eux plus ou moins[4], puis demandoit sa garde-robe, changeoit devant le très peu de gens distingués qu'il plaisoit au premier gentilhomme de la chambre d'y laisser entrer[5], et tout de suite le Roi sortoit par derrière et par son petit degré[6] dans la cour de Marbre[7] pour monter en carrosse ; depuis le bas de ce degré jusqu'à son

1. L'annotateur des *Mémoires de Sourches* (tome XI, p. 196) donne ce renseignement curieux : « Toutes les fois que le Roi rentroit dans son cabinet, il y faisoit toujours une longue pause, soit pour se mettre sur sa chaise d'affaires, ce qui lui arrivoit souvent, soit pour d'autres choses, comme pour partager à plusieurs personnes son gibier, quand il revenoit de la chasse. »

2. Ci-dessus, p. 153, et ci-après, p. 361.

3. Cet *et* est en interligne, au-dessus de *puis*, biffé, et, plus loin, avant *changeoit*, il y a un *et* biffé.

4. Il s'amusait avec ses chiens plus ou moins.

5. « Lorsque S. M. sort pour la promenade, pour aller tirer ou pour aller à la chasse, elle s'assied en son fauteuil, placé et présenté au Roi par un de ses valets de chambre, qui se tient derrière ; alors deux valets de garde-robe lui mettent ses bottes ou ses bottines ; un écuyer lui mettroit ses éperons s'ils ne tenoient pas aux bottes. Le Roi, botté, se lève de son siège, que retire le valet de chambre, et prend son habit de chasse, sa canne ou un fouet, et, suivant la saison, il prend aussi un surtout et un manchon » (*État de la France*, p. 288).

6. Nous avons parlé de ce petit degré, ou petit escalier des cabinets, dans le tome XXVII, p. 262 ; voyez aussi notre tome VI, p. 225.

7. C'était la petite cour, pavée de marbre (d'où son nom), qui séparait les deux ailes de l'ancien petit château de Louis XIII (ci-dessus, p. 165).

carrosse, lui parloit qui vouloit, et de même en revenant[1].

Promenades du Roi.

Le Roi aimoit extrêmement l'air[2], et, quand il en étoit privé, sa santé en souffroit par des maux[3] de tête et par des vapeurs[4], que lui avoit causé un grand usage de parfums autrefois, tellement qu'il y avoit bien des années que, excepté l'odeur de la fleur d'orange[5], il n'en pouvoit souffrir aucune[6], et qu'il falloit être fort en garde de n'en avoir point, pour peu qu'on eût à l'approcher. Comme il étoit peu sensible au froid et au chaud, même à la pluie[7],

1. Il écoutait sans presque jamais s'arrêter : tome VI, p. 226.

2. Ci-dessus, p. 152 et 269.

3. *Maux* en interligne, au-dessus de *vapeurs*, biffé.

4. Il se trouvait incommodé quand il était un jour sans sortir, et il en avait encore plus besoin quand quelque préoccupation le tourmentait (*Dangeau*, tomes XII, p. 308, et XIV, p. 109-110 ; lettre de Mme des Ursins dans le recueil Bossange, tome IV, p. 222).

5. Tome XXVII, p. 185.

6. « Jamais homme n'aima tant les odeurs, et ne les craignit tant après, à force d'en avoir abusé » (notre tome IV, p. 352). Dans sa jeunesse, il en faisait même fabriquer sous ses yeux pour son usage personnel par le parfumeur-gantier Martial (Franklin, *la Vie privée d'autrefois : les Magasins de nouveautés*, tome II, p. 69 et 86). Une lettre de Louvois à Chamlay, du 1er juin 1689 (vol. Guerre 2538) parle de cette antipathie du Roi pour les odeurs, et on a vu qu'elle s'étendait jusqu'à celle du tabac à priser (notre tome XI, p. 57-58). En 1713, Madame écrivait à la duchesse de Hanovre (recueil Jæglé, tome II, p. 201) : « Notre roi aime beaucoup la cannelle, mais ne peut souffrir l'ambre ; dès qu'il sent un parfum, il entre en transpiration et a des points à la tête ; il faut immédiatement brûler du papier. » En décembre 1705, le *Journal de la santé du Roi* (p. 283-284) note ce curieux détail : « Le Roi, ayant... à deux ou trois reprises.... remué et feuilleté beaucoup d'anciers papiers très parfumés, a été saisi de vapeurs assez fortes, accompagnées d'étourdissements, nonchalances, baillements, et de besoin de se parfumer de papier brûlé. »

7. Déjà dit ci-dessus, p. 36, et confirmé par *Dangeau*, tome XII, p. 303-304, et par Mme de Maintenon, qui raconte que, insensible à la fatigue et à l'air, il aimait surtout à la promenade le soleil et le grand vent (recueil Bossange, tome I, p. 189 et 255-256). Un jour, en voyage, il se laissa transpercer à tel point que la doublure de son justaucorps déteignit sur sa peau (*Lettres de Colbert*, tome VI, p. 474). Pour sortir dans ses jardins, quand il pleuvait ou faisait froid, il prenait un

il n'y avoit que des temps extrêmes qui l'empêchassent de sortir tous les jours[1]. Ces sorties n'avoient que trois objets : courre le cerf, au moins une fois la semaine, et souvent plusieurs, à Marly et à Fontainebleau, avec ses meutes et quelques autres[2] ; tirer dans ses parcs, et homme en France ne tiroit si juste, si adroitement, ni de si bonne grâce[3], et il

manteau ou un surtout, et chaussait des galoches par-dessus ses souliers (*Mémoires de Sourches*, tome XII, p. 112, 116, 119 et 142 note ; *Journal de la santé*, p. 240).

1. Les journaux de la cour nous montrent fréquemment le Roi allant se promener ou voir planter dans ses jardins malgré les plus fortes pluies, quelquefois avec un demi-pied de neige sur le sol ou un vent déchaîné, et cela pendant des heures entières ; quelquefois il y renonçait à cause de sa suite, mais alors il ne savait que faire de toute sa journée (*Sourches*, tomes V, p. 373, VI, p. 107, XIII, p. 34 ; *Dangeau*, tome XII, p. 77-78 et 303-306 ; notre tome XIV, p. 105). Néanmoins les exemples ne sont pas rares où le mauvais temps le forçait à rester à l'intérieur (*Dangeau*, tomes XII, p. 248, XIV, p. 242, 244, 336 ; XV, p. 340, 348, etc.). En 1715, Dangeau note (tome XV, p. 343) que par extraordinaire il s'est plaint de la rigueur du froid. Primi Visconti dit très sérieusement (*Mémoires*, p. 302) que la pluie cessait généralement quand il sortait.

2. Surtout avec celle du comte de Toulouse. Saint-Simon va revenir aux chasses à courre plus loin, p. 354.

3. Ci-dessus, p. 153. Le *Mercure* de novembre 1709 (p. 285-287) explique la manière dont le Roi chassait à tir. Son adresse à cet exercice datait de sa jeunesse : la *Gazette* de 1654 (p. 224) le dit déjà et la *Relation d'un voyage à Paris en 1657*, publiée par Faugère (p. 365), raconte qu'en cinq heures il tua cent douze lapins à Vincennes à la suite d'une gageure avec Mazarin. Dans les journaux de la cour, on lui voit tuer quarante, cinquante, soixante pièces de gibier en deux ou trois heures, même dans les dernières années de sa vie, même souffrant d'une douleur au bras (*Dangeau*, tomes V, p. 194, et XIV, p. 229, 253, 260 ; *Sourches*, tome IV, p. 448 ; recueil Bossange, tome II, p. 337-338). Quand il chasse le faisan, il a soin d'épargner les femelles (*Mercure* de juin 1708, p. 415). Son petit-fils Berry n'était pas moins adroit : il tuait les faisans au vol avec ses pistolets (*Dangeau*, tome XI, p. 241), et l'électeur de Bavière ne manquait que deux hirondelles sur vingt-quatre visées (*Mercure* de novembre 1709, p. 288). En 1686 et 1687, où Louis XIV eut de violentes attaques de goutte, il se fit faire une petite calèche découverte, d'où il pouvait tirer assis

y alloit aussi une ou deux fois la semaine, surtout les dimanches et les fêtes, qu'il ne vouloit point de grandes chasses et qu'il n'avoit point d'ouvriers ; les autres jours voir travailler et se promener dans ses jardins et ses bâtiments[1] ; quelquefois des promenades avec des dames, et la collation pour elles, dans la forêt de Marly et dans celle de Fontainebleau[2] ; et, dans ce dernier lieu, des promenades avec toute la cour autour du canal, qui étoit un spectacle magnifique, où quelques courtisans se trouvoient à cheval[3]. Aucuns ne le suivoient en ses autres promenades

(*Dangeau*, tomes I, p. 321-322, et II, p. 8). Il chassait même pendant les campagnes : ainsi, le 18 mai 1684, il alla tirer des cailles avec Monseigneur dans la prairie de Valenciennes (*Dangeau*, tome I, p. 15). C'était le plus ancien des six pages de la petite écurie qui suivait le Roi et qui portait ses fusils avec le porte-arquebuse ; il ramassait le gibier, le mettait dans le carnier ; au retour, ce gibier était apporté dans le cabinet du Roi, qui le distribuait lui-même aux pages ou aux courtisans ou en envoyait aux princes (*État de la France*, 1698, tome I, p. 569 ; *Dangeau*, tome XII, p. 223 ; *Sourches*, tome XI, p. 196 note, et XII, p. 358). Ces derniers *Mémoires* racontent en 1707 (tome X, p. 427-428) : « Le Roi alla tirer dans son parc, et la duchesse de Bourgogne l'y suivit à cheval avec quantité de dames..... Il partagea tout le gibier qu'il tua entre les dames, qui le pendirent à leur ceinture et rentrèrent ainsi en triomphe à toute bride dans la cour du château. » On a vu (tomes VI, p. 81, XXV, p. 186, et XXVI, p. 66) que la chasse dans le petit parc lui était réservée, et, quand il y allait, c'était toujours en petit comité ; comparez dans les *Mémoires de Luynes*, tome I, p. 244-246, l'anecdote du marquis de Nangis. C'était d'ailleurs une faveur enviée de l'y suivre, et de plus on y apprenait souvent les nouvelles intéressantes (*Sourches*, tome I, p. 210).

1. A la promenade, il causait volontiers avec les gens des bâtiments (notre tome XV, p. 473), et il affectionnait surtout d'assister aux travaux qui se faisaient dans ses jardins et de voir planter de grands arbres (*Dangeau*, tomes XI, p. 494, et XII, p. 274 ; *Sourches*, tome XII, p. 116).

2. Voyez deux exemples de ces collations dans *Dangeau*, tome VII, p. 117 et 129.

3. Mme de Maintenon écrit à la princesse des Ursins le 17 octobre 1707 : « On compta quatre-vingt-deux carrosses à une promenade autour du canal, où la jeunesse étoit à cheval aux portières du carrosse

que ceux qui étoient en charges principales qui approchoient le plus de sa personne, excepté lorsque, assez rarement, il se promenoit dans ses jardins de Versailles[1], où lui seul étoit couvert, ou dans ceux de Trianon, lorsqu'il y couchoit et qu'il y étoit pour quelques jours, non quand il y alloit de Versailles s'y[2] promener et revenir après[3]. A Marly de même ; mais, s'il y demeuroit, tout ce qui étoit du voyage avoit toute liberté de l'y suivre dans les jardins, l'y joindre, l'y laisser, en un mot, comme ils vouloient[4]. Ce lieu avoit encore un privilége qui n'étoit pour nul autre ; c'est que, en sortant du château, le Roi disoit tout haut : *Le chapeau, Messieurs;* et aussitôt courtisans, officiers des gardes du corps, gens des bâtiments se couvroient tous, en avant, en arrière, à côté

du Roi, rempli de la reine [d'Angleterre] et de toutes nos princesses » (recueil Bossange, tome I, p. 182). Les éditeurs du *Journal de Dangeau* ont reproduit en note (tome XIV, p. 481-482) la description donnée par le *Mercure* d'une autre promenade du même genre faite le 20 septembre 1713.

1. On pourrait s'étonner de ce que dit Saint-Simon que le Roi se promenait *assez rarement* dans ses jardins de Versailles ; rien n'est plus exact, au moins à partir de l'époque où les grands travaux sont achevés, et le dépouillement d'une période quelconque du *Journal de Dangeau* le montre avec évidence. Nous avons constaté, par exemple, que, du 13 février au 13 mars 1701, où la cour est à Versailles, il n'y a pas une seule promenade dans les jardins ; les après-midi sont occupées par des courses à Marly, à Meudon, à Saint-Germain, par la chasse et par de fréquentes promenades à Trianon. Si l'on prend une autre période au hasard, du 16 septembre au 6 octobre 1711 par exemple, il n'y a pendant ces vingt et un jours que trois promenades dans les jardins de Versailles. On pourrait multiplier ces constatations.

2. *Se* corrigé en *s'y*.

3. Ces courses de l'après-dînée à Trianon étaient très fréquentes : pour les deux périodes mentionnées dans la note 1 ci-dessus, nous en avons relevé onze pendant la première, trois dans la seconde.

4. A Marly, il n'y avait pas d'étiquette, pas de cérémonial ; les dames pouvaient y paraître en robe de chambre, et une grande liberté était laissée à chacun ; le Roi s'y regardait comme en particulier (notre tome XVIII, p. 25 et note 5).

de lui, et il auroit trouvé mauvais si quelqu'un eût non-seulement manqué, mais différé à mettre son chapeau[1], et cela duroit toute la promenade, c'est-à-dire quelquefois quatre et cinq heures en été, ou en d'autres saisons, quand il mangeoit de bonne heure à Versailles pour s'aller promener à Marly, et n'y point coucher.

La chasse du cerf étoit plus étendue[2]. Y alloit à Fontainebleau qui vouloit; ailleurs, il n'y avoit que ceux qui en avoient obtenu la permission une fois pour toutes, et ceux qui en avoient obtenu le justaucorps, qui étoit uniforme, bleu, avec des galons, un d'argent entre deux d'or, doublé de rouge[3]. Il y en avoit un assez grand nombre, mais jamais qu'une partie à la fois[4], que le hasard rassembloit. Le Roi aimoit à y avoir une certaine quantité; mais le trop l'importunoit et troubloit la chasse. Il se plaisoit qu'on l'aimât; mais il ne vouloit pas qu'on y allât sans l'aimer; il trouvoit cela ridicule, et ne savoit aucun mauvais gré à ceux qui n'y alloient jamais. Il en étoit de même du jeu, qu'il vouloit gros et continuel dans le salon de Marly pour le lansquenet[5], et

1. « Le Roi a l'honnêteté de faire couvrir toujours les courtisans qui le suivent aux promenades de Marly, et, même quand Mme la duchesse de Bourgogne est avec lui, il dit : « Mettez vos chapeaux, « Messieurs ; Madame la duchesse de Bourgogne le trouve bon » (*Dangeau*, tome VII, p. 65).

2. Voyez ci-dessus, p. 153. — 3. Ci-dessus, p. 133.

4. Il veut dire qu'un assez grand nombre de seigneurs avaient ces justaucorps, mais qu'il n'y en avait qu'une partie qui assistaient aux chasses.

5. Louis XIV avait joué très gros jeu pendant toute sa jeunesse et à l'époque de ses maîtresses (Chéruel, *Mémoires sur Foucquet*, tome II, p. 34 ; notre tome VII, p. 72) ; il s'en était corrigé, lorsque les pertes énormes faites à ses dépens par Mme de Montespan lui en avaient montré l'inconvénient (*Mémoires de Primi Visconti*, p. 208 ; *Parallèle des trois rois Bourbons*, p. 84 ; notre tome III, p. 454). Il y renonça pour lui-même presque complètement dès 1681, sans doute sous l'influence de Mme de Maintenon ; mais il voulait qu'on jouât à la cour, et même assez gros jeu, pour distraire et occuper les courti-

force[1] tables d'autres jeux par tout le salon[2]. Il s'amusoit volontiers à Fontainebleau, les jours de mauvais temps, à voir jouer les grands joueurs à la paume, où il avoit excellé autrefois[3], et à Marly très souvent à voir jouer au mail, où il avoit aussi été fort adroit[4].

Quelquefois, les jours qu'il n'y avoit point de Conseil, qui n'étoient pas maigres, et qu'il étoit à Versailles, il alloit dîner à Marly ou à Trianon avec Mme la duchesse de Bourgogne, Mme de Maintenon et des dames[5], et cela

sans ; l'auteur des *Mémoires de Sourches* a fait à ce sujet au début de son journal de curieuses remarques (tome I, p. 29-30). Le Roi estimait qu'il n'était de nulle importance que les princes ses petits-fils fissent de grosses pertes (*Dangeau*, tome VII, p. 309) ; mais, pour lui-même, il ne s'y mêlait jamais, et l'on remarqua avec étonnement ce qu'il fit en 1713 par politesse pour l'électeur de Bavière (notre tome XXIII, p. 378).

1. Ce mot surcharge un autre mot illisible.

2. L'*État de la France* disait (p. 294-295) : « Il y a plusieurs sortes de jeux sur différentes tables : les cartes, les dés, le trictrac, les échecs, le billard, le trou-madame, le portique..... Quand on joue dans les chambres et cabinets de S. M., les garçons de la chambre ont les profits du jeu, c'est-à-dire qu'ils partagent également entre eux ce que donnent les personnes qui jouent. »

3. Il a déjà été parlé à diverses reprises du jeu de paume et de l'habileté du Roi (ci-dessus, p. 152, et nos tomes II, p. 8, VI, p. 325, et spécialement tome XII, p. 109, où la note 4 fournit les renseignements indispensables). Abraham du Pradel dans son *Livre des adresses* (tome I, p. 260) citait les noms des joueurs célèbres vers 1690, et en 1783 il paraissait encore à Neuchâtel, en Suisse, un *Traité sur la connoissance du royal jeu de paume et des principes qui sont relatifs aux différentes parties qu'on y joue*. De nos jours, M. Jusserand lui a consacré un long article (p. 237-265) dans *les Sports dans l'ancienne France*. On trouve dans l'*État de la France* de 1712, tome I, p. 290, 292 et 634-635, des indications sur l'étiquette des parties jouées par le Roi et sur le personnel attaché à ce divertissement. A Fontainebleau, le jeu de paume se trouvait entre la cour du Cheval blanc et le jardin de Diane, en bordure de ce dernier du côté de l'ouest.

4. Sur le jeu de mail, voyez notre tome XXIII, p. 379, et il a été parlé au même endroit (note 1) des deux mails qui existaient à Marly.

5. Ces dîners hors du lieu de sa résidence devaient être assez rares : Dangeau n'en signale qu'un seul dans toute l'année 1708, le 23 mai

devint beaucoup plus ordinaire ces jours-là les trois dernières années de sa vie[1]. Au sortir de table, en été, le ministre qui devoit travailler avec lui arrivoit[2], et, quand le travail étoit fini, il passoit jusqu'au soir à se promener avec les dames, à jouer avec elles[3], et assez souvent à leur faire tirer une loterie toute de billets noirs[4], sans y rien mettre[5] ; c'étoit ainsi une galanterie de présents qu'il leur faisoit, au hasard, de choses à leur usage, comme d'étoffes et d'argenterie, ou de joyaux ou beaux ou jolis, pour donner plus au hasard[6]. Mme de Maintenon tiroit comme les autres, et donnoit presque toujours sur-le-champ ce qu'elle avoit gagné. Le Roi ne tiroit point, et souvent il y avoit plusieurs billets sous le même lot. Outre ces jours-là, il y avoit assez souvent de ces loteries quand le Roi dînoit chez Mme de Maintenon. Il s'avisa fort tard de ces dîners, qui furent longtemps rares, et qui sur la fin vinrent à une fois la semaine avec les dames familières,

(tome XII, p. 143) ; nous en avons cependant trouvé d'autres exemples les 13 juillet 1691 et 20 novembre 1692 (*Dangeau*, tomes III, p. 359, et IV, p. 201).

1. Nous n'avons pu trouver dans le *Journal de Dangeau* la mention d'un de ces dîners à Marly ou à Trianon pendant les années 1713, 1714 et 1715, quoique Saint-Simon dise que « cela devint beaucoup plus ordinaire ».

2. Voir comme exemple dans le *Journal de Dangeau* les 25, 26, 27 et 28 août 1714 ; mais ce n'était pas seulement l'été que le Roi travaillait après dîner avec un ministre : voir dans Dangeau les 7, 13, 14, 15, 19, 20, 21, 22 et 27 janvier 1715.

3. Mais toujours très petit jeu (*les Correspondants de la marquise de Balleroy*, tome I, p. 14).

4. Il a été parlé de ce genre de loteries dans le tome XXIII, p. 265 ; c'était une tombola où tout le monde gagnait.

5. C'est-à-dire sans acheter les billets.

6. *Journal de Dangeau*, tomes IX, p. 400, XI, p. 20, XIII, p. 345, et XIV, p. 261, 263, 269, 332, et surtout 338, où le chroniqueur relate une loterie d'étoffes de Perse. Colbert (*Lettres*, tome VI, p. 229-230) parle, dès 1664, d'une loterie de bijoux faite par le Roi, qui faisait quelquefois une galanterie analogue aux dames de la cour anglaise (*Dangeau*, tome XI, p. 63).

avec musique et jeu[1]. A ces loteries, il n'y avoit que des dames du palais et des dames familières, et plus de dames du palais depuis la mort de Madame la Dauphine ; mais il y en avoit trois, Mmes de Levis, Dangeau et d'O, qui étoient familières[2]. L'été, le Roi travailloit chez lui, au sortir de table, avec les ministres, et, lorsque les jours s'accourcissoient, il y travailloit le soir chez Mme de Maintenon[3].

Soirs du Roi.

A son retour de dehors, lui parloit qui vouloit, depuis son carrosse jusqu'au bas de son petit degré[4]. Il se rhabilloit comme il avoit changé d'habit[5], et restoit dans son

1. Déjà dit dans nos tomes XXII, p. 241, et XXIII, p. 225.

2. Tome XXVII, p. 200.

3. Ce travail n'était point réglé d'une façon aussi précise que Saint-Simon le dit ; dans la note 2 de la page précédente, on a vu le Roi travailler avec un ministre dès son dîner aussi bien en été qu'en hiver ; de même, Dangeau nous le montre travaillant le soir, l'été, chez Mme de Maintenon (5, 11, 12, 13, 19 et 27 août 1714). Notre auteur aurait dû dire que, l'été, il travaillait *plus habituellement* avec les ministres après son dîner, pendant la grosse chaleur, et que, l'hiver, où les jours étaient plus courts, ce travail avait lieu *de préférence* le soir, après six heures, chez Mme de Maintenon ; mais il n'y avait pas de règle absolue. Quand on examine à fond la vie journalière de Louis XIV, on arrive à cette conclusion que Saint-Simon en a exagéré la régularité et l'ordre quasi-immuable ; elle était en réalité moins compassée, moins toujours la même qu'il ne nous le dit ; il y avait plus de variété dans ses occupations et ses divertissements. Une seule chose ne variait quasi jamais : les séances des conseils, et cela est tout à l'honneur du grand Roi.

4. Comme à son départ : ci-dessus, p. 349-350.

5. *État de la France*, p. 290-291 : « Lorsque le Roi est de retour de la chasse ou de la promenade, il trouve à sa chambre les officiers de sa chambre et de sa garde-robe, qui lui changent les habits dont il a besoin et font les mêmes fonctions qu'au lever de S. M. Un valet de chambre tire la botte du pied droit, un valet de garde-robe celle du pied gauche. » L'annotateur des *Mémoires de Sourches* dit (tome I, p. 361) que ces changements d'habit, chapeau, souliers, perruque et même chemise, deux ou trois fois par jour, étaient la conséquence de l'amour du Roi pour ses aises et de sa crainte d'être incommodé ; il changeait toujours de chemise au retour de la chasse (*ibidem*, tome XI, p. 39).

cabinet. C'étoit le meilleur temps des bâtards, des valets intérieurs et des bâtiments. Ces intervalles-là, qui arrivoient trois fois par jour[1], étoient leurs temps, celui des rapporteurs de vive voix ou par écrit[2], celui où le Roi écrivoit, s'il avoit à écrire lui-même[3]. Au retour de ses promenades, il étoit une heure et plus dans ses cabinets, puis passoit chez Mme de Maintenon, et en chemin lui parloit encore qui vouloit. A dix heures il étoit servi. Le maître d'hôtel en quartier, ayant son bâton, alloit avertir le capitaine des gardes en quartier dans l'antichambre de Mme de Maintenon, où, averti lui-même[4] par un garde de l'heure, il venoit d'arriver. Il n'y avoit que les capitaines des gardes qui entrassent dans cette antichambre, qui étoit fort petite, entre la chambre où étoient le Roi et Mme de Maintenon, et une autre très petite antichambre pour les officiers[5], et le dessus public du degré[6], où le gros étoit. Le capitaine des gardes se montroit à l'entrée de la chambre, disant au Roi qu'il étoit servi[7], revenoit

1. Le matin, aussitôt après le lever, puis après son dîner, et enfin au retour de la promenade : ci-dessus, p. 341 et 349.

2. Il a été parlé ci-dessus, p. 136, du goût du Roi pour tout savoir, de son application à être informé de tout, et de ses espions et rapporteurs.

3. Louis XIV écrivait rarement de sa propre main les lettres de protocole, d'amitié ou de courtoisie, qu'on appelait lettres de la main ; elles étaient généralement rédigées et écrites par l'un ou l'autre des quatre secrétaires du cabinet, qui imitait l'écriture du Roi ; mais ces lettres, avant d'être envoyées, lui étaient soumises, et il les signait souvent. En 1712, les quatre secrétaires du cabinet étaient Picon d'Andrezel, Callières, Duret de Chevry et Hennequin de Charmont.

4. *Luy mesme* est en interligne.

5. Ce qui précède, depuis *et une autre,* a été ajouté en interligne, et cette addition, exacte au point de vue de la topographie, a rendu peu claire l'indication qui va suivre. Dans le tome XVI, p. 470, Saint-Simon a décrit ces deux antichambres, et on en voit la disposition sur le plan donné à la page 254 de notre précédent volume, sous le nº 3.

6. Le « dessus du degré » est le haut de l'escalier dit de la Reine, qu'on voit sur le plan entre les pièces numérotées 5 et 10.

7. Ce n'était point le capitaine des gardes qui prévenait le Roi, mais le maître d'hôtel, tenant son bâton d'argent, qui s'avançait sur la porte

dans l'instant dans l'antichambre. Un quart d'heure après[1], le Roi venoit souper, toujours au grand couvert[2], et, depuis l'antichambre de Mme de Maintenon jusqu'à sa table, lui parloit encore qui vouloit. A son souper, toujours au grand couvert, avec la maison royale, c'est-à-dire uniquement les fils et filles de France et les petits-fils et petites-filles de France[3], étoient toujours grand nombre de courtisans, et de dames tant assises que debout, et la surveille des voyages[4] de Marly toutes celles qui vouloient y aller; cela s'appeloit se présenter pour Marly[5]. Les hommes demandoient le même jour le matin, en disant au Roi seulement : « Sire, Marly. » Les dernières années, le Roi s'en importuna; un garçon bleu[6] écrivoit dans la galerie les

ouverte et disait tout haut : « La viande de Sa Majesté est sur table » ; c'était la formule (notre tome VIII, p. 319 et note 4).

1. Notre auteur a expliqué dans le tome XVI, p. 472, ce qui occupait cet intervalle.

2. Il ne soupait au petit couvert qu'en cas de maladie, de grand deuil, ou les jours maigres quand il mangeait gras : *Dangeau*, tomes XII, p. 350, XIV, p. 249, et XV, p. 140.

3. C'était ce que l'*État de la France*, p. 295, appelle souper en famille royale. Au grand couvert, Louis XIV mangeait ordinairement dans une de ses antichambres, celle de l'œil-de-bœuf ou celle qui la précède ; on installait une table sur des tréteaux. Le cérémonial du souper au grand couvert était le même que celui du dîner (ci-dessus, p. 344, note 8) ; il était assez compliqué, et cependant, au début de son règne, Louis XIV avait réduit cette étiquette (*Mémoires de Mademoiselle*, tome III, p. 199).

4. *De* corrige *des*, et avant *voyages* il y a *Marl[y]*, biffé.

5. Il a déjà parlé maintes fois de cette présentation des dames pour Marly ; c'était après cela que le Roi dressait la liste des invitées (nos tomes V, p. 331, XVIII, p. 25 et 425, XIX, p. 138). Il y avait souvent une foule énorme de dames qui se présentaient (*Dangeau*, tome XV, p. 17 et 271).

6. Il a été bien souvent parlé des « garçons bleus » dans nos précédents volumes : tomes V, p. 120, VI, p. 210, VIII, p. 44, X, p. 122, XIII, p. 120, XIV, p. 350, XVI, p. 202, XVII, p. 163, XVIII, p. 37 et 383, XIX, p. 75, XXV, p. 152, XXVII, p. 262. A propos de la seconde de ces mentions, on a cru pouvoir les identifier avec les « six garçons ordinaires de la chambre » ; en réalité, ce nom s'appliquait à

noms de ceux qui demandoient, et qui y alloient se faire écrire. Pour les dames, elles continuèrent toujours à se présenter[1].

Après souper, le Roi se tenoit quelques moments debout, le dos au balustre du pied de son lit, environné de toute la cour[2]; puis, avec des révérences aux dames, passoit dans son cabinet, où en arrivant il donnoit l'ordre. Il y passoit un peu moins d'une heure avec ses enfants légitimes et bâtards, ses petits-enfants légitimes et bâtards, et leurs maris ou leurs femmes, tous dans un cabinet[3], le Roi dans un fauteuil, Monsieur dans un autre, qui dans le particulier vivoit avec le Roi en frère[4], Monseigneur debout ainsi que tous les autres princes, et les Princesses sur des tabourets. Madame y fut admise après la mort de Madame la Dauphine[5]. Ceux qui entroient par les derrières s'y trouvoient, et qu'on a nommés[6], et les valets

un bien plus grand nombre de gens et désignait tous les valets qui, servant dans l'intérieur du château et portant la livrée bleue du Roi, étaient inférieurs aux valets en titre de chambre ou de garde-robe, qui eux étaient « officiers » du Roi. Toute cette domesticité inférieure était chargée de l'entretien des appartements et de rendre tous les menus services dont on pouvait avoir besoin ; c'est pour cela qu'il s'en trouvait toujours dans les diverses pièces des appartements royaux et jusque dans les cabinets les plus intérieurs. Ils étaient sous l'autorité immédiate du premier valet de chambre en quartier. Tout cela résulte de la comparaison des passages où Saint-Simon a parlé d'eux. Leur nom venait de la couleur de leur livrée; chez le duc d'Orléans, dont la livrée était rouge, on disait « les garçons rouges » (suite des *Mémoires*, édition 1873, tomes XVI, p. 140, XVII, p. 130, et XXI, p. 178).

1. Tout ce qui précède, depuis *les d^res années*, a été ajouté en interligne et sur la marge.

2. Toute cette « mécanique des après-soupers du Roi » a été expliquée dans notre tome XIX, p. 73-76, et Saint-Simon y reviendra encore dans la suite des *Mémoires*, tome XIII de 1873, p. 285-286.

3. C'est-à-dire que tout ce monde était réuni dans un seul des deux cabinets.

4. Ci-dessus, p. 346-347. — 5. Tome XXII, p. 344.

6. Ci-dessus, p. 341.

intérieurs avec Chamarande[1], qui avoit été premier valet de chambre en survivance de son père[2], et qui étoit devenu depuis premier maître d'hôtel de Mme la Dauphine de Bavière[3], et lieutenant général distingué, fort à la mode dans le monde, et avec fort peu d'esprit un fort galant homme, et bien reçu partout[4]. Les dames d'honneur des Princesses et les dames du palais de jour attendoient dans le cabinet du Conseil, qui précédoit celui où étoit le Roi à Versailles[5] et ailleurs. A Fontainebleau, où il n'y avoit qu'un grand cabinet[6], les dames des Princesses qui étoient assises[7] achevoient le cercle avec les Princesses, au même niveau et sur mêmes tabourets ; les autres dames étoient derrière, en liberté de demeurer debout, ou de s'asseoir par terre sans carreau, comme plusieurs faisoient[8]. La conversation n'étoit guères que de chasse ou de quelque autre chose aussi indifférente. Le Roi, voulant se retirer, alloit donner à manger à ses chiens[9], puis donnoit le bonsoir, passoit dans sa chambre à la ruelle de son lit, où il faisoit sa prière comme le matin[10], puis se désha-

1. Louis d'Ornaison, comte de Chamarande : tome I, p. 193.

2. Clair-Gilbert d'Ornaison : *ibidem*.

3. Il n'avait pas nommé Chamarande ci-dessus, p. 341, mais bien dans le tome XIX, p. 74 ; il est aussi mentionné dans l'*État de la France*, p. 254.

4. Tome II, p. 212.

5. Saint-Simon se trompe : à Versailles, le Roi se tenait, après son souper, dans son grand cabinet qui était aussi celui du Conseil ; le cabinet qui le précédait était celui des Termes ou des Perruques : voir le plan, nos 15 et 16. Il suffirait de supprimer les mots *du Conseil* pour rendre l'indication exacte.

6. Notre tome XIII, p. 155 ; on l'appelait le cabinet ovale.

7. C'est-à-dire qui avaient le droit d'être assises comme duchesses ou princesses étrangères.

8. Notre tome XIX, p. 76. — 9. Tome XXII, p. 289.

10. A la porte de son cabinet, il se débarrassait de son chapeau, de sa canne et de ses gants, et quittait son épée, puis allait « faire sa prière proche de son lit, prenant de l'eau bénite, et s'agenouillant comme le matin sur deux coussins qui sont préparés à terre devant un fauteuil ; l'aumônier de jour tient le bougeoir pendant les prières du

billoit[1]. Il donnoit le bonsoir d'une inclination de tête[2], et, tandis qu'on sortoit, il se tenoit debout au coin de la cheminée, où il donnoit l'ordre au colonel des gardes seul ; puis commençoit le petit coucher, où restoient les grandes et secondes entrées ou brevets d'affaires[3]. Cela étoit court[4]. Ils ne sortoient que lorsqu'il se mettoit au lit. Ce moment en étoit un de lui parler pour ces privilégiés ; alors tous sortoient, quand ils en voyoient un attaquer le Roi, qui demeuroit seul avec lui[5]. Lorsque le Roi mourut, il y avoit dix ou douze ans que ce qui n'avoit point ces entrées ne demeuroit plus au coucher, depuis une longue attaque de goutte que le Roi avoit eue, en sorte qu'il n'y avoit plus de grand coucher, et que la cour étoit finie au sortir du souper[6]. Alors le colonel des gardes prenoit l'ordre avec tous les autres[7], et les aumôniers de quartier et le grand et le premier aumônier sortoient après la prière.

Jours de médecine.

Les jours de médecine, qui revenoient tous les mois au

Roi et dit à la fin d'une voix basse l'oraison *Quæsumus, omnipotens Deus, ut famulus tuus Ludovicus rex noster, etc.* » (*État de la France*, p. 297).

1. L'*État de la France* décrit (p. 298-301) le cérémonial du grand coucher, qui finissait lorsque le Roi, ayant enlevé ses vêtements assis sur son fauteuil, pris sa chemise et mis sa camisole de nuit, endossait sa robe de chambre et se levait avant de quitter son haut-de-chausses.

2. « Le Roi, debout, fait une révérence pour donner le bonsoir aux courtisans » (*ibidem*, p. 301).

3. Comme elles assistaient au petit lever : ci-dessus, p. 336 ; voyez l'*État de la France*, p. 301-304.

4. Le Roi y causait ordinairement peu ; cependant, le 6 janvier 1713, Dangeau fait cette remarque (tome XIV, p. 318) : « Le soir à son coucher, après qu'il fut entièrement déshabillé, la conversation lui plaisant, il fut encore un gros quart d'heure à causer avec nous avant que de se mettre au lit, ce que je ne lui avois jamais vu faire. »

5. Notre tome VI, p. 82.

6. C'est en 1705 que le grand coucher avait été supprimé : notre tome XII, p. 460, et Addition n° 615.

7. L'*État de la France* de 1712 constate en effet que tous les chefs de la maison militaire, ainsi que le grand et le premier écuyers, prenaient l'ordre ensemble.

plus loin[1], il la prenoit dans son lit[2], puis entendoit la messe, où il n'y avoit que les aumôniers et les entrées[3]. Monseigneur et la maison royale venoient le voir un moment; puis M. du Maine, M. le comte de Toulouse, lequel y demeuroit peu, et Mme de Maintenon venoient l'entretenir[4]. Il n'y avoit qu'eux, et les valets intérieurs dans le cabinet, la porte ouverte. Mme de Maintenon s'asseyoit dans le fauteuil au chevet du lit. Monsieur s'y mettoit quelquefois, mais avant que Mme de Maintenon fût venue, et d'ordinaire après qu'elle étoit sortie; Monseigneur toujours debout, et les autres de la maison royale un moment. M. du Maine, qui y passoit toute la matinée et qui étoit fort boiteux, se mettoit auprès du lit sur un tabouret, quand il n'y avoit personne que Mme de Mainte-

1. Fagon avait mis Louis XIV à ce régime de purgations mensuelles, généralement le dernier jour de la lune, depuis la fin de 1693 qu'il avait remplacé d'Aquin, lequel pratiquait plus volontiers la saignée. Depuis lors le *Journal de la santé du Roi* n'est guère qu'un long détail de ces purgations répétées et énergiques (parfois vingt-deux selles en vingt-quatre heures); le médecin n'est content que lorsqu'il a obtenu la « selle rouge » (*Journal de la santé,* p. 271, 293, 298, 303, 307, 325, 327, 337). Dangeau a noté ponctuellement ces médecines, parce qu'elles amenaient quelque changement dans la vie ordinaire du souverain. Les *Mémoires de Sourches* (tome V, p. 263) reconnaissent qu'elles étaient justifiées par l'énorme appétit de Louis XIV, et c'était aussi la thèse du premier médecin. Certaines raisons de cour, de santé ou de climatologie en faisaient quelquefois avancer ou reculer l'époque, par exemple l'été quand il faisait trop chaud et trop sec (*Sourches,* tome X, p. 168). Madame Palatine était persuadée que ce régime débilitant avait avancé le terme de la vie du Roi (*Correspondance,* recueil Jæglé, tome III, p. 30). Dans l'Appendice du *Journal de la santé,* p. 431-436, on trouvera diverses formules de purgatifs à l'usage de Louis XIV; le sené, la rhubarbe et la manne en formaient le fond ordinaire, avec le bouillon de poulet, les fleurs de pêcher, et l'écorce de citron pour en corriger le goût désagréable (*ibidem,* p. 312, 316, 337, 339).

2. *État de la France,* p. 100 et 310.

3. *Dangeau,* tome XII, p. 414; *Sourches,* tome VI, p. 260.

4. Il a remarqué ci-dessus, p. 253, qu'elle ne venoit chez le Roi que les jours de médecine ou quand il était malade.

non et son frère. C'étoit où il tenoit le dé à les amuser tous deux, et où souvent il en faisoit de bonnes[1]. Le Roi dînoit dans son lit, sur les trois heures[2], où tout le monde entroit, puis se levoit, et il n'y demeuroit que les entrées[3]. Il passoit après dans son cabinet, où il tenoit conseil[4], et après il alloit à l'ordinaire chez Mme de Maintenon, et soupoit à dix heures au grand couvert.

Dévotions. Le Roi n'a de sa vie manqué la messe qu'une fois à l'armée, un jour de grande marche, ni aucun jour maigre, à moins de vraie et très rare incommodité[5]. Quelques jours avant le carême, il tenoit un discours public à son lever, par lequel il témoignoit qu'il trouveroit fort mauvais qu'on donnât à manger gras à personne, sous quelque prétexte que ce fût, et ordonnoit au grand prévôt[6] d'y tenir la main, et de lui en rendre compte[7]. Il ne vouloit

1. « Sa conversation, pleine d'esprit et de traits, avec une apparente simplicité, étoit ravissante » (*Parallèle des trois rois Bourbons*, p. 352).

2. Notre tome XIV, p. 90 ; *Dangeau*, tome XV, p. 330.

3. *Sourches*, tome XII, p. 320.

4. Les jours de médecine, le Conseil se trouvait toujours reporté à l'après-midi, et le Roi profitait de ce qu'il ne sortait pas pour tenir toujours un conseil (*Dangeau*, tomes VI, p. 133, et X, p. 114 ; *Sourches*, tome VII, p. 349).

5. Même en campagne, il observait de faire maigre (*Dangeau*, tome IV, p. 85).

6. Il a été parlé de la charge de grand prévôt de France dans nos tomes IV, p. 150, et XIII, p. 260. Le titulaire en était le marquis de Sourches, auteur présumé des *Mémoires* qu'on connaît sous son nom et que nous utilisons si souvent.

7. « Au commencement du carême, disent les *Mémoires de Sourches* le 7 mars 1685 (tome I, p. 192), le Roi appela un matin le grand prévôt et lui dit qu'il lui réitéroit les ordres qu'il lui avoit donnés les années précédentes pour qu'il empêchât qu'on ne mangeât de la viande à la cour ; qu'il vouloit qu'ils fussent observés plus sévèrement qu'ils ne l'avoient été par le passé ; qu'il lui ordonnoit de lui nommer tous ceux qui en mangeroient et qui en donneroient à manger à d'autres, de quelque qualité qu'ils pussent être, et qu'il lui en répondroit. Le grand prévôt répondit que S. M. lui donnoit une commission très onéreuse, et qu'elle lui alloit attirer sur les bras tout ce qu'il y

pas non plus que ceux qui mangeoient gras mangeassent ensemble, ni autre chose que bouilli et rôti fort court, et personne n'osoit outrepasser[1] ses défenses; car on s'en seroit bientôt ressenti[2]. Elles s'étendoient à Paris, où le lieutenant de police y veilloit et lui en rendoit compte[3]. Il y avoit douze ou quinze ans qu'il ne faisoit plus de carême[4]; d'abord quatre jours maigres, puis trois, et les quatre derniers de la semaine sainte. Alors son très petit couvert étoit fort retranché les jours qu'il faisoit gras[5], et le soir au grand couvert tout étoit collation[6], et le dimanche

avoit de gens à la cour; mais le Roi lui répliqua qu'il le vouloit absolument, et cette conversation, qui se fit au lever du Roi, en présence de la meilleure partie de la cour, ne finit que par l'assurance que le grand prévôt donna au Roi qu'il seroit ponctuellement obéi. »

1. Ci-dessus p. 285.

2. Le marquis de Flamarens, premier maître d'hôtel de Monsieur, faillit perdre sa charge pour un prétendu manquement de cette sorte (*Sourches*, tome I, p. 174).

3. Ce qui précède, depuis *Elles s'estendoient*, a été ajouté en interligne et sur la marge. — Sous Louis XV, ces règlements étaient encore très sévèrement appliqués; il était interdit aux bouchers, charcutiers et tripiers de vendre de la viande pendant le carême, aux aubergistes et cabaretiers d'en servir à leurs clients sans une permission du curé de la paroisse, et ceux qui avaient cette autorisation ne devaient se fournir de viande qu'aux boucheries de l'Hôtel-Dieu; la vente des œufs était aussi interdite pendant le même temps (A. de Boislisle, *Lettres de Marville*, tomes I, p. LXX-LXXI, 210, 218, 221-222; II, p. 23, 28, 32, 44, 219, et III, p. 124).

4. Dans le tome XXVII, p. 188, il avait dit que cela remontait à une vingtaine d'années, et en effet, au commencement du carême de 1687, le P. Léonard remarquait que le Roi faisait maigre trois fois la semaine et que c'était ces jours-là qu'il régalait les dames (Bibliothèque nationale, ms. Fr. 10265, fol. 217 v°).

5. Il mangeait alors dans sa chambre devant très peu de monde, et ne faisait même plus, ces jours-là, porter son dîner chez Mme de Maintenon, « parce qu'il ne vouloit pas manger gras en compagnie » (*Dangeau*, tome XV, p. 376 et 436). Dès février 1686, Dangeau mentionne ce scrupule (tome I, p. 293).

6. « *Collation* se dit aussi de ce repas léger qu'on fait au lieu du souper, les jours de jeûne » (*Académie*, 1718). Saint-Simon veut dire que, les jours de jeûne ou de carême où le Roi faisait gras au dîner,

tout étoit en poisson ; cinq ou six plats gras tout au plus, tant pour lui que pour ceux qui à sa table mangeoient gras. Le vendredi saint, grand couvert matin [1] et soir, en légumes, sans aucun poisson, ni à pas une de ses tables [2]. Il manquoit peu de sermons l'avent [3] et le carême [4], et aucune des dévotions de la semaine sainte [5], des grandes fêtes [6],

son souper du soir au grand couvert ne comportait que les mets autorisés par les règles ecclésiastiques pour la collation. Nous allons retrouver à la page suivante la même idée exprimée plus clairement.

1. Les premières lettres de *matin* surchargent *so[ir]*.

2. C'est-à-dire, les tables servies aux dépens du Roi pour ceux qui avaient « bouche à cour », comme la table du grand maître, celles des premiers gentilshommes de la chambre, des maîtres d'hôtel, des valets de chambre, des aumôniers, etc.

3. Pendant l'Avent, il y avait un sermon tous les dimanches après les vêpres, par un prédicateur spécial, désigné pour les quatre dimanches de la station, pour la fête du 8 décembre et pour celle de Noël. Il semble que le Roi manquait parfois à ces sermons; du moins Dangeau ne mentionne pas toujours son assistance: voir comme exemple les avents de 1706, 1707 et 1708 (*Dangeau*, tomes XI, p. 256, 261, 263, 265 et 269; XII, p. 19, 23, 26, 28, 32, 277, 280, 281, 287 et 292).

4. Pendant le carême, il y avait sermon les dimanches, mercredis et vendredis, par le prédicateur de la station, remplacé souvent en semaine par un aumônier du Roi; Dangeau mentionne rarement le nom du prédicateur. En semaine, Louis XIV se dispensait quelquefois du sermon (*Dangeau*, tome XI, p. 54); il semble qu'il n'y manquait jamais les dimanches de carême.

5. Ces dévotions de la semaine sainte dont le Roi ne manquait aucune, étaient: le mercredi saint, l'office des ténèbres l'après-midi; le jeudi saint, la grand messe, puis la cérémonie de la Cène ou du lavement des pieds, sur laquelle Saint-Simon va revenir, l'office des ténèbres, et une visite au Saint-Sacrement avant de se coucher (ci-après); le vendredi saint, la messe des présanctifiés avec l'adoration de la croix, l'après-midi ténèbres, suivi du sermon de la Passion (Dangeau mentionne rarement ce sermon; voyez cependant tomes IX, p. 162, X, p. 298, et XV, p. 116); le samedi saint, la communion pascale à la Paroisse de Versailles; mais le Roi n'assistait pas au très long office de ce jour, parce que son temps était pris par le toucher des malades (ci-après).

6. Les jours de grandes fêtes: Noël, Pâques, l'Ascension, la Pente-

ni les deux processions du Saint Sacrement[1], ni celles des jours de l'ordre du Saint-Esprit[2], ni celle de l'Assomption[3].

côte, l'Assomption et la Toussaint, le Roi assistait à la grand messe, et, l'après-dînée, aux vêpres, au sermon et au salut; quelquefois il allait aux vêpres et au salut à la Paroisse (*Dangeau*, tome XIII, p. 406). Outre cela, il y avait des fêtes secondaires qui étaient solennisées par un office avec sermon dans la journée; c'étaient le cas de la Circoncision (1er janvier), de la Chandeleur ou Purification de la Vierge, 2 février, de l'Annonciation, 25 mars, de l'Immaculée-Conception, 8 décembre (*Dangeau*, tome XII, p. 41, 71, 105 et 280, année 1708). Le jour de la Saint-Louis, fête du Roi, il y avait un salut (*ibidem*, p. 209).

1. Voici comme exemple les articles de Dangeau des 23 et 30 juin 1707 (tome XI, p. 402 et 405-406) : « Le Roi et toute la famille royale partirent du château à neuf heures et demie et allèrent à la Paroisse, d'où ils accompagnèrent à pied le Saint-Sacrement jusqu'à la chapelle du château, et le reconduisirent de même, malgré la grande chaleur, jusqu'à la Paroisse, où ils entendirent la grande messe; l'après-dînée, ils entendirent vêpres et le salut dans la chapelle. » — « Le Roi, avant dix heures, monta en carrosse avec toute la maison royale et alla à la Paroisse prendre le Saint-Sacrement qu'ils conduisirent à pied jusqu'à un reposoir qui touche à la maison de M. le prince de Conti, et le reconduisirent jusqu'à la Paroisse, où ils entendirent la grande messe; l'après-dînée, à six heures, le Roi entendit le salut. »

2. Ces processions de l'ordre du Saint-Esprit avaient lieu le 1er janvier, le jour de la Chandeleur (2 février) et le jour de la Pentecôte; Dangeau les mentionne toujours : notre tome XVII, p. 28, note 9.

3. C'était ce qu'on appelait la procession du « vœu de Louis XIII », dont il a été parlé dans notre tome VI, p. 54, note 3. La déclaration du 10 février 1638, qui l'instituait, a été publiée par Delamarre, *Traité de la police*, édition 1722, tome I, p. 394-395; le Roi n'y faisait aucune allusion à la grossesse d'Anne d'Autriche et à son desir de la naissance d'un dauphin; il déclarait seulement qu'il consacrait à la Vierge sa personne et son royaume en action de grâces des bienfaits dont elle l'avait comblé. Cependant l'opinion populaire ne s'y trompa pas, étant donné que la déclaration royale suivait immédiatement l'époque à laquelle avaient pu naître les espérances d'une grossesse de la reine, attendue depuis si longtemps; Louis XIV naquit le 5 septembre suivant. Cette procession étant peu à peu tombée en désuétude, le Roi écrivit le 16 juin 1700 aux archevêques et évêques de son royaume, pour qu'elle fût célébrée avec toute la solennité désirable (Archives nationales, O[1]44, fol. 256); elle se fait encore de nos jours.

Il étoit très respectueusement à l'église[1]. A sa messe tout le monde étoit obligé de se mettre à genoux au *Sanctus*, et d'y demeurer jusqu'après la communion du prêtre, et, s'il entendoit le moindre bruit ou voyoit causer pendant la messe, il le trouvoit fort mauvais[2]. Il[3] manquoit rarement le salut les dimanches, s'y trouvoit souvent les jeudis[4], et toujours pendant toute l'octave du Saint Sacrement[5]. Il communioit toujours en collier de l'Ordre, rabat et manteau[6], cinq fois l'année, le samedi saint à la Paroisse[7], les autres jours à la chapelle, qui étoient la veille de la Pentecôte, le jour de l'Assomption, et la grand messe après[8],

1. Le protestant Spanheim (*Relation*, édition Bourgeois, p. 95) reconnaissait que sa dévotion étoit sincère et qu'il avait « une grande régularité et beaucoup de soumission dans toutes les fonctions ou exercices qui ont rapport à la religion », et, dès sa jeunesse, le Bolonais Locatelli remarquait sa tenue correcte aux offices (*Voyage*, p. 126).

2. On se rappelle l'anecdote de Boufflers riant à la messe derrière le Roi : tome XIII, p. 262.

3. Ici Saint-Simon, en revisant son manuscrit, avait ajouté en interligne la phrase suivante : *Il y estoit toujours à genoux hors pr l'Évangile*; il l'a ensuite biffée, lorsqu'il s'est aperçu qu'elle se retrouvait plus loin.

4. Pour cette assistance au salut, Saint-Simon entend parler des dimanches ordinaires où il n'y avait pas de sermon. Dangeau, qui note fréquemment le salut du jeudi, ne mentionne quasi jamais celui du dimanche. Sourches (tome XI, p. 348) signale cette particularité que, pour aller au salut, le Roi sortait habituellement par une petite porte qui donnait dans des petits cabinets où était sa chaise percée.

5. Voir, pour exemple, dans Dangeau les articles du 27 mai au 1er juin 1712 (tome XIV, p. 152-155); il s'arrangeait pour être toujours à Versailles à ce moment (notre tome VI, p. 215).

6. Le rabat et le grand manteau long à traîne, sans manches, étaient considérés comme vêtements de cérémonie, de même que pour les deuils.

7. Pour obéir aux prescriptions canoniques relatives à la communion pascale.

8. C'est-à-dire que, le jour de l'Assomption, où il communiait le jour même de la fête, et non plus la veille, il assistait après à la grand messe chantée. L'*État de la France* de 1712, tome I, p. 36, fait remarquer qu'on ne chantait devant le Roi que huit ou neuf grands messes par an.

la veille de la Toussaint et la veille de Noël[1], et une messe basse après celle où il avoit communié, et ces jours-là point de musique à ses messes[2], et à chaque fois il touchoit les malades[3]. Il alloit à vêpres les jours de communion[4], et après vêpres il travailloit dans son cabinet, avec son confesseur, à la distribution des bénéfices qui vaquoient[5] ; il n'y avoit rien de plus rare que de lui voir donner aucun bénéfice en d'autres temps[6] ; il alloit le lendemain à la grand messe et à vêpres[7]. A matines et à trois messes de minuit en musique[8], et c'étoit un spectacle admirable que la chapelle[9] ; le lendemain à la grand messe, à vêpres, au salut. Le jeudi[10] saint, il servoit les pauvres à dîner[11], et,

1. Il a été parlé des communions du Roi dans notre tome XV, p. 236-237 ; l'*État de la France* (p. 24-25 et 100-101) en indique les diverses cérémonies. On ne connaît pas d'exemple que Louis XIV ait changé son jour de communion, ou l'ait fait plus de cinq fois par an : en 1693 seulement, ayant été empêché par la goutte de remplir ce devoir le 15 août, il le fit le 8 septembre (*Dangeau*, tome IV, p. 341 et 354).

2. Nous n'avons point trouvé de mention de ces deux derniers détails dans les journaux de la cour.

3. Notre auteur a déjà fait allusion à la guérison des écrouelles par l'attouchement des malades par le Roi au sortir de la communion : notre tome XVII, p. 74 ; voyez l'*État de la France*, p. 101-102.

4. Voir comme exemple dans le *Journal de Dangeau*, tome XIII, p. 271, 307 et 411.

5. Il suffit d'examiner les journaux de la cour pour constater l'immutabilité de cette règle jusqu'à la fin du règne, quoique Saint-Simon ait prétendu (notre tome XX, p. 75) que le P. le Tellier l'avait « bannie » autant qu'il avait pu « pour mettre les demandeurs en désarroi ».

6. Cela arrivait néanmoins quelquefois (*Dangeau*, tomes IV, p. 199, VII, p. 415, XII, p. 63 ; notre tome XXVI, p. 96).

7. C'est-à-dire, le jour de la fête qui tombait le lendemain de ses communions. Sur le cérémonial des grands messes, voir l'*État de la France*, p. 36-37.

8. Saint-Simon oublie de dire qu'il veut parler de la veille de Noël ; le souper était alors avancé à neuf heures parce que l'office commençait à dix (*Dangeau*, tomes XIII, p. 308, et XIV p. 46).

9. Déjà dit dans le tome XXVI, p. 298.

10. *Jeudy* est en interligne au-dessus de *vendredy*, biffé.

11. Cette cérémonie, qu'on appelait « la Cène », ne consistait pas

après la collation, il ne faisoit qu'entrer dans son cabinet, et passoit à la tribune adorer le Saint Sacrement[1], et se venoit coucher tout de suite. A la messe, il disoit son chapelet[2] (il n'en savoit pas davantage), et toujours à genoux, excepté à l'évangile; aux grandes messes, il ne s'asseyoit dans son fauteuil qu'aux temps où on a coutume de s'asseoir. Aux jubilés[3], il faisoit presque toujours ses stations à pied[4]; et, tous les jours de jeûne, et ceux du

seulement en un repas servi aux pauvres, comme le dit Saint-Simon; le principal en était le lavement des pieds fait par le Roi à treize enfants pauvres, en imitation de ce que Jésus-Christ avait lavé les pieds de ses apôtres la veille de sa Passion. La cérémonie se faisait avant la grand'messe du jeudi saint, dans la grande salle des gardes; elle était précédée d'un sermon, puis de l'absoute ou absolution générale donnée par un évêque ou par le grand aumônier (*Dangeau*, tomes II, p. 369, XII, p. 368, XIII, p. 371, XIV, p. 114 et 384); après quoi, le Roi et les princes servaient à manger à ces enfants; quand le souverain en était empêché, comme en 1688 où il souffrait de la goutte, le Dauphin le remplaçait. Les ducs et pairs y remplissaient naguère une fonction, et Saint-Simon a parlé de leur exclusion dans le « Mémoire sur les changements arrivés à la dignité de duc et pair » (*Écrits inédits*, tome III, p. 39, et notre tome II, p. 259). Nous rejetons aux Additions et Corrections, à cause de leur étendue, un extrait de l'*Histoire ecclésiastique de la cour* par du Peyrat, relatif à la Cène, et l'article par lequel le *Mercure* de mai 1715 raconta la dernière que fit Louis XIV.

1. *Dangeau*, tomes IX, p. 462, X, p. 298, XI, p. 350, XII, 112 et 368, XIII, p. 371, XIV, p. 384, XV, p. 116.

2. Mlle d'Aumale (*Souvenirs*, tome II, p. 343) dit aussi que, dans sa dernière maladie, pendant la messe qu'on disait dans sa chambre, il récitait son chapelet, *comme à l'ordinaire*.

3. Tome VII, p. 4.

4. Parmi les dévotions imposées aux fidèles pour le jubilé, il y a des visites aux églises, ou stations, répétées un certain nombre de fois. Pour celui de 1661, Louis XIV écrivait dans ses *Mémoires* (édition Dreyss, tome II, p. 420-421): « J'allai publiquement à pied avec tous mes domestiques aux stations du jubilé, voulant que tout le monde connût, par le profond respect que je rendois à Dieu, que c'étoit de sa grâce et de sa protection plutôt que de ma propre conduite que je prétendois obtenir l'accomplissement de mes desseins et la félicité de mes peuples. » En avril 1677, quoique le Roi fût au camp devant Cam-

carême où il mangeoit[1] maigre, il faisoit seulement collation[2].

Il étoit toujours vêtu de couleur plus ou moins brune avec une légère broderie, jamais sur les tailles[3], quelquefois rien qu'un bouton d'or[4], quelquefois du velours noir[5].

bray, il tint à exécuter les prescriptions du jubilé (*Lettres historiques de Pellisson*, tome III, p. 224, 250 et 251). Les journaux de la cour notent les visites royales chaque fois que l'occasion se produit : en 1682, 1694, 1696, 1701, 1702, 1707 ; aux jubilés de 1701 et de 1702, Louis XIV se rendit à diverses reprises à Paris pour les stations, quoique le cardinal de Noailles en eût demandé pour lui la dispense à la cour de Rome (*Dangeau*, tomes IV, p. 472, V, p. 376, VIII, p. 105, 107, 378-382, et XI, p. 296; *Sourches*, tomes I, p. 90, et VII, p. 65 et 244-245; *Lettres de Mme de Maintenon*, édition 1806, tome IV, p. 110). Lors de celui de 1751, au temps de la faveur de Mme de Pompadour, Louis XV fit rechercher soigneusement comment son aïeul avait pratiqué en pareille circonstance pendant sa liaison avec Mme de Montespan (*Mémoires du marquis d'Argenson*, tome VI, p. 369).

1. Les premières lettres de *mangeoit* corrige *fai[soit]*, effacé du doigt.

2. Ci-dessus, p. 365. — C'est à propos de ces exercices d'une religion qu'il estimait tout extérieure, que Fénelon écrivait au Roi dans sa lettre anonyme (*Correspondance*, tome II, p. 344) : « Vous n'aimez point Dieu ; vous ne le craignez même que d'une crainte d'esclave ; c'est l'enfer et non pas Dieu que vous craignez. Votre religion ne consiste qu'en superstitions, en petites pratiques superficielles. Vous êtes comme les juifs, dont Dieu dit : « Pendant qu'ils m'honorent des « lèvres, leur cœur est loin de moi ». Vous êtes scrupuleux sur des bagatelles et endurci sur des maux terribles. Vous n'aimez que votre gloire et votre commodité. Vous rapportez tout à vous, comme si vous étiez le dieu de la terre et que tout le reste n'eût été créé que pour vous être sacrifié. C'est, au contraire, vous que Dieu n'a mis au monde que pour votre peuple. Mais, hélas ! vous ne comprenez point ces vérités; comment les goûteriez-vous? vous ne connoissez point Dieu ; vous ne l'aimez point ; vous ne le priez point du cœur et vous ne faites rien pour le connoître. »

3. « On dit qu'*un habit est galonné sur les tailles* pour dire qu'il est galonné sur tous les endroits où il est taillé, sur toutes les coutures » (*Académie*, 1718).

4. M. Maze-Sencier, dans son *Livre des collectionneurs*, p. 743-744, a mentionné les boutons d'habit de Louis XIV.

5. Saint-Simon ne veut parler ici que de l'habit et de la culotte. La

Toujours une veste de drap ou de satin, rouge ou bleue, ou verte, fort brodée[1]. Jamais de bague, et jamais de pierreries qu'à ses boucles de souliers[2], de jarretières, et de chapeau, toujours bordé de point d'Espagne[3] avec un plumet blanc[4]. Toujours le cordon bleu dessous, excepté des noces ou autres fêtes pareilles qu'il le portoit par dessus, fort long, avec pour huit ou dix millions de pierreries[5]. Il étoit le seul de la maison royale et des princes du sang

simplicité voulue du costume de Louis XIV a été remarquée par La Bruyère (*Caractères*, édition Servois, tome I, p. 385-386), par les deux jeunes hollandais dont Faugère a publié le *Voyage à Paris en 1657* (p. 103), et aussi par Primi Visconti (*Mémoires*, p. 190) : « Le Roi s'habille commodément et richement sans fanfreluches. » Outre les trois charges de tailleurs-chaussetiers de S. M. qui faisaient partie du service de la garde-robe, il y avait un certain nombre de fournisseurs attitrés pour les vêtements (*État de la France*, p. 201 et suivantes). Lorsque le souci de favoriser les manufactures françaises fit interdire l'emploi des étoffes étrangères, Louis XIV tint à se conformer strictement à ce règlement pour lui-même et pour sa famille (*Correspondance des contrôleurs généraux*, tome II, appendice, p. 504; notre tome XXI, p. 112-113).

1. Les rares tableaux de Lebrun ou d'autres peintres contemporains qui montrent Louis XIV dans ses jardins ou dans diverses cérémonies et qui existent encore dans les appartements de Versailles, font voir en effet le Roi portant sous l'habit cette veste ou long gilet de couleur vive, presque entièrement recouverte de broderies.

2. Pour ses boucles de souliers, voyez *le Livre des collectionneurs*, par Maze-Sencier, p. 722.

3. Le point d'Espagne devait être une broderie en forme de galon, qui semble avoir servi spécialement à la bordure des chapeaux; le *Littré* en cite un exemple tiré des *Mémoires de Marmontel* au mot POINT 4°.

4. On appelait *plumet* au dix-septième siècle « une plume d'autruche préparée et mise autour du chapeau » (*Académie*, 1718), et non pas, comme de nos jours, un bouquet de plumes dressées en l'air. Voyez notre tome XIX, p. 39, note 2.

5. Par exemple pour la réception des ambassadeurs de Siam en 1684, pour le mariage du duc de Chartres en 1692 et celui du duc de Bourgogne en 1697, enfin pour la réception de l'envoyé de Perse en février 1715 (*Dangeau*, tomes I, p. 76, IV, p. 28, VI, p. 266, XV, p. 364; notre tome XXVI, p. 131).

qui portât l'Ordre dessous, en quoi fort peu de chevaliers de l'Ordre l'imitoient, et aujourd'hui presque aucun ne le porte dessus [1], les bons par honte de leurs confrères, et ceux-là embarrassés de le porter. Jusqu'à la promotion de 1661 inclusivement, les chevaliers de l'Ordre en portoient tous le grand habit [2] à toutes les trois cérémonies de l'Ordre [3], y alloient à l'offrande, et y communioient [4]. Le Roi retrancha lors le grand habit, l'offrande et la communion. Henri III l'avoit prescrite à cause des huguenots et de la Ligue [5]. La vérité est qu'une communion générale, publique, en pompe, prescrite à jour nommé trois fois l'an à des courtisans, devient une terrible et bien dangereuse pratique, qu'il a été très bon d'ôter; mais pour l'offrande, qui étoit majestueuse, où il n'y a plus que le Roi qui y aille, et le grand habit de l'Ordre réduit aux jours de réception, et le plus souvent encore seulement [6] pour ceux qui sont reçus, cela ôte toute la beauté de la cérémonie. A l'égard du repas en réfectoire avec le Roi, on a dit ailleurs ce qui l'a fait supprimer [7].

Il ne se passoit guères quinze jours que le Roi n'allât à Saint-Germain, même après la mort du roi Jacques II [8]. Autres bagatelles.

1. C'est ce qu'il a déjà remarqué dans le tome XI, p. 215 et note 5, et 484-485.

2. Voyez la description de ce costume et des manteaux de cérémonie dans le tome XI, p. 174, note 6, et 176, note 5, d'après les statuts.

3. Le 1er janvier, la Chandeleur (2 février) et la Pentecôte.

4. *Communioit* corrigé en *communioients* (*sic*), ce qui a fait lire à tort jusqu'à présent : *communiants*.

5. Les diverses obligations religieuses des chevaliers, et notamment la communion deux fois l'an, au 1er janvier et à la Pentecôte, faisaient l'objet de l'article LXXXVIII des statuts primitifs.

6. *Seulemt* a été ajouté en interligne.

7. Tome XI, p. 184.

8. Cette régularité exista surtout pendant les premières années du séjour de la cour d'Angleterre en France, comme le montre le dépouillement du *Journal de Dangeau*. Ainsi, en 1690, Dangeau note des visites du Roi à Saint-Germain les 25 janvier, 23 février, 11 et 29 mars, 12 avril; en 1704, jusqu'au 31 mai on n'en trouve que trois, les 9 jan-

La cour de Saint-Germain venoit aussi à Versailles, mais plus souvent à Marly, et souvent y souper[1], et nulle fête de cérémonie ou de divertissement qu'elle n'y fût invitée, qu'elle n'y vînt et dont elle ne reçût tous les honneurs[2]. Ils étoient réciproquement convenus de se recevoir et se conduire dans le milieu de leur appartement. A Marly, le Roi les recevoit et les conduisoit à la porte du petit salon du côté de la Perspective[3], et les y voyoit descendre et monter dans leur chaise à porteurs; à Fontainebleau, tous les voyages, au haut de l'escalier à Fer-à-Cheval[4], depuis que le Roi leur eut accordé de ne les aller plus recevoir et conduire au bout de la forêt[5]. Rien n'étoit pareil aux soins, aux égards, à la politesse du Roi pour eux, ni à l'air de majesté et de galanterie avec lequel cela se passoit à chaque fois; on en a parlé ailleurs plus au long[6]. A Marly, ils demeuroient en arrivant un quart d'heure dans le salon, debout au milieu de toute la cour, puis passoient chez le Roi ou chez Mme de Maintenon. Le Roi n'entroit jamais dans le salon que pour le traverser, pour des bals, ou pour y voir jouer un moment le jeune roi d'Angleterre ou l'électeur de Bavière[7]. Les jours de naissance ou de

vier, 14 mars et 16 mai; enfin, dans les quatre premiers mois de 1711, il n'y en a qu'une, le 30 avril.

1. On peut citer comme exemple de visite à Marly, les 6 septembre 1703, 6 janvier 1704, 10 janvier 1711 (*Dangeau*, tomes IX, p. 286 et 400, et XIII, p. 318).

2. Voyez particulièrement dans le *Journal de Dangeau* les bals du carnaval de chaque année depuis 1690, les mariages du duc de Chartres et du duc du Maine (18 février et 19 mars 1692), etc.

3. Tome XXIII, p. 305. — 4. Tome III, p. 273.

5. Pendant les voyages de chaque automne à Fontainebleau, la cour d'Angleterre y venait toujours passer un temps assez long: citons comme exemple l'année 1703, où Jacques II et sa famille y séjournèrent du 3 au 16 octobre (*Dangeau*, tome IX, p. 309-322); voyez notre tome IV, p. 238, note 1.

6. Nos tomes VI, p. 11 et note 6, et VII, p. 215.

7. Saint-Simon l'a remarqué une fois pour l'électeur de Bavière en 1713: notre tome XXIII, p. 378.

la fête du Roi et de sa famille, si observés dans les cours de l'Europe, ont toujours été inconnus dans celle du Roi, en sorte que jamais il n'y en a été fait la moindre mention en rien[1], ni différence aucune de tous les autres jours de l'année.

Le Roi peu regretté.

Louis XIV ne fut regretté que de ses valets intérieurs, de peu d'autres gens[2], et des chefs de l'affaire de la Constitution. Son successeur n'en étoit pas en âge[3]; Madame n'avoit pour lui que de la crainte et de la bienséance[4]; Mme la duchesse de Berry[5] ne l'aimoit pas, et comptoit aller régner; M. le duc d'Orléans n'étoit pas payé pour le pleurer, et ceux qui l'étoient[6] n'en firent pas leur charge. Mme de Maintenon étoit excédée du Roi depuis la perte de la Dauphine; elle ne savoit qu'en faire ni à quoi l'amuser; sa contrainte en étoit triplée, parce qu'il étoit beaucoup plus chez elle, ou en parties avec elle[7]. Sa santé, ses affaires, les manéges qui avoient fait tout faire, ou pour parler plus exactement, qui avoient tout arraché pour le

1. Il n'y avait pas en effet de fête spéciale à la cour pour le jour de la Saint-Louis; cependant on a vu dans le tome XXVII, p. 258 et note 1, que, ce jour-là, les tambours et les fifres des gardes françaises et suisses donnaient l'aubade dans la cour, et que les hautbois de la musique de la chambre et les vingt-quatre violons jouaient pendant le dîner; il y avait aussi un salut à la chapelle (*Dangeau*, tome XII, p. 209). La veille, les musiciens de l'Opéra donnaient un concert au jardin des Tuileries (*Sourches*, tome XII, p. 336). Le jour de la naissance du Roi, 5 septembre, passait inaperçu; par exception, Dangeau a noté en 1712 (tome XIV, p. 219) que le Roi prenait soixante-quatorze ans et jouissait d'une parfaite santé.

2. Ces cinq mots ont été ajoutés en interligne.

3. N'était pas en âge de le regretter.

4. Elle ne semble pas en effet l'avoir beaucoup regretté, si l'on en juge par sa correspondance de septembre 1715 : recueil Jæglé, tome II, p. 237-238.

5. Les mots *de Berry* ont été ajoutés en interligne.

6. C'est-à-dire les bâtards.

7. Déjà dit dans les tomes XXIII, p. 225 et 265, XXIV, p. 63, et XXV, p. 98-99, et ci-dessus p. 356-357, et répété encore dans le *Parallèle*, p. 352.

duc du Maine[1], avoient fait essuyer continuellement d'étranges humeurs, et souvent des sorties, à Mme [de] Maintenon. Elle étoit venue à bout de ce qu'elle avoit voulu ; ainsi, quoi qu'elle perdît en perdant le Roi, elle se sentit délivrée, et ne fut capable que de ce sentiment[2]. L'ennui et le vuide dans la suite rappelèrent les regrets ; mais, comme elle n'influa plus rien de sa retraite, il n'est pas temps de parler d'elle, ni des occupations qu'elle s'y fit. On a vu jusqu'à quelle[3] joie, à quelle barbare indécence le prochain point de vue de la toute puissance jeta le duc du Maine[4]. La tranquillité glacée de son frère ne s'en haussa ni baissa. Madame la Duchesse, affranchie de tous ses liens, n'avoit plus besoin de l'appui du Roi ; elle n'en sentoit que la crainte et la contrainte ; elle ne pouvoit souffrir Mme de Maintenon ; elle ne pouvoit douter de la partialité du Roi pour le duc du Maine dans leur procès de la succession de Monsieur le Prince[5] ; on lui reprochoit depuis toute sa vie qu'elle n'avoit point de cœur, mais seulement un gésier[6] ; elle se trouva donc fort à son aise

1. Voyez le tome XXV, p. 1-18.

2. Faut-il voir l'expression de ce sentiment de délivrance dans ce passage d'une lettre qu'elle écrivait le 11 septembre 1715 à la princesse des Ursins (recueil Bossange, tome III, p. 179) : « Je voudrois de tout mon cœur, Madame, que votre état fût aussi heureux que le mien : j'ai vu mourir le Roi comme un saint et comme un héros; j'ai quitté le monde que je n'aimois pas; je suis dans la plus aimable retraite que je puisse desirer. »

3. *Jusqu'à quelle* corrige *jusqu'où*. — 4. Ci-dessus, p. 327.

5. Notre tome XX, p. 315-323, et particulièrement p. 319 et 321.

6. Saint-Simon écrit *gisier*. Il semble que ce soit là une forme provinciale : le *Dictionnaire de Furetière* dit que c'est la prononciation de certaines personnes, et on lit dans celui *de Richelet* : « *Gésier, gisier* et *jusier* ; tous ces trois mots se disent*:* mais à Paris on ne dit que *gésier* ou *jusier* ; le petit peuple dit *jusier,* mais les honnêtes gens et ceux qui parlent le mieux disent *gésier.* » L'*Académie* de 1718 n'admettait que cette dernière forme. — « N'aimant personne, connue pour telle, ... incapable d'amitié et fort capable de haine », a dit notre auteur dans le portrait de Madame la Duchesse (tome XVI, p. 258-259).

et en liberté, et n'en fit pas grand façons[1]. Mme la duchesse d'Orléans me surprit. Je m'étois attendu à de la douleur; je n'aperçus que quelques larmes, qui, sur tous sujets, lui couloient très aisément des yeux[2], et qui furent bientôt taries. Son lit, qu'elle aimoit fort[3], suppléa à tout pendant quelques jours, avec la façon de l'obscurité qu'elle ne haïssoit pas; mais bientôt les rideaux des fenêtres se rouvrirent, et il n'y parut plus qu'en rappelant de fois à autre quelque bienséance. Pour les princes du sang, c'étoient des enfants. La duchesse de Ventadour et le maréchal de Villeroy donnèrent un peu la comédie; pas un autre n'en prit même la peine. Mais quelques vieux et plats courtisans, comme Dangeau[4], Cavoye[5], et un très petit nombre d'autres, qui se voyoient[6] hors de toute mesure, quoique tombés d'une fort commune situation[7], regrettèrent de n'avoir plus à se cuider[8] parmi les sots, les ignorants, les étrangers, dans les raisonnements[9] et l'amusement journalier d'une cour qui s'éteignoit avec le Roi. Tout ce qui la composoit étoit de deux sortes: les uns,

1. Il y a bien ainsi *grd façons* dans le manuscrit.

2. Nous avons vu « ses yeux rougissant et s'emplissant d'eau » au refus de Saint-Simon d'accepter pour sa femme la charge de dame d'honneur de la duchesse de Berry.

3. Il l'a peint « fort languissante dans une très ferme santé », dans le portrait de notre tome XXVI, p. 302.

4. Dangeau, dans son *Journal*, n'a pas fait la moindre allusion à ses regrets personnels.

5. On a vu dans le tome XXVII, p. 350 et 354, que Cavoye, très affecté de la mort prochaine du Roi, avait quitté sa charge dès le 28 août.

6. *Voyent* corrigé en *voyoient*, comme si Saint-Simon avait copié des notes prises sur le moment même.

7. *Situation* a été ajouté en interligne.

8. Vieux mot, qui, au mode réfléchi et au moyen âge, s'employait parfois au sens de faire le présomptueux, l'outrecuidant; il n'était plus usité au dix-septième siècle, et Littré ne cite en ce sens que le seul exemple présent.

9. *Raisonnents* corrigé en *raisonnements*.

en espérance de figurer, de se mêler, de s'introduire, étoient ravis de voir finir un règne sous lequel il n'y avoit rien pour eux à attendre ; les autres, fatigués d'un joug pesant, toujours accablant, et des ministres bien plus que du Roi, étoient charmés de se trouver au large ; tous, en général, d'être délivrés d'une gêne continuelle, et amoureux des nouveautés. Paris, las d'une dépendance qui avoit tout assujetti, respira dans l'espoir de quelque liberté, et dans la joie de voir finir l'autorité de tant de gens qui en abusoient. Les provinces, au désespoir[1] de leur ruine et de leur anéantissement, respirèrent et tressaillirent[2] de joie, et les parlements et toute espèce de judicature, anéantie par les édits et par les évocations, se flatta[3], les premiers de figurer, les autres de se trouver affranchis. Le peuple, ruiné, accablé, désespéré, rendit grâces[4] à Dieu, avec un éclat scandaleux, d'une délivrance dont ses plus ardents desirs ne doutoient plus[5]. Les étrangers, ravis d'être enfin,

1. *Despoir* corrigé en *desespoir* par l'addition des lettres *es* en interligne. Dans nos premiers volumes, nous avons fait remarquer que Saint-Simon écrivait volontiers *despoir*.

2. Le manuscrit porte *tressaillerent*.

3. Il y a bien *flatta*, par mégarde, dans le manuscrit.

4. *Grâces*, oublié, a été remis en interligne.

5. Voltaire (*Siècle de Louis XIV*, chap. XXVIII) dit aussi que le peuple se réjouit de sa mort. Le passage suivant des *Souvenirs de Mlle d'Aumale* (tome II, p. 356-357) s'accorde parfaitement avec Saint-Simon : « Ce prince..... mourut peu regretté d'une grande partie de ses sujets..... Les uns, prévoyant que la mort de ce monarque entraîneroit nécessairement un changement d'administration et de gouvernement, peu contents de leur fortune présente, se flattoient de trouver sous un nouveau règne quelques moyens de l'augmenter. Les autres espéroient voir incessamment diminuer cette multitude d'impôts que la longueur de la nouvelle guerre avoit forcé de mettre sur les peuples. Les calvinistes espéroient, sous un autre gouvernement, être plus tranquilles et plus libres; les jansénistes, que ce monarque n'avoit point ménagés, se flattoient que, sous un nouveau règne, on les laisseroit agir et penser avec plus de liberté. En un mot, la persuasion presque générale où l'on étoit que les choses changeroient tout à fait de face, jointe à l'intérêt de chaque particulier, fit qu'un grand nombre de François

après un si long cours d'années, défaits d'un monarque qui leur avoit si longuement imposé la loi, et qui leur avoit échappé par une espèce de miracle au moment qu'ils comptoient le plus sûrement de l'avoir enfin subjugué, se continrent avec plus de bienséance que les François. Les merveilles des trois quarts premiers de ce règne de plus de soixante-dix ans, et la personnelle magnanimité de ce roi jusqu'alors si heureux, et si abandonné après[1] de la fortune pendant le dernier quart de son règne, les avoit justement éblouis. Ils se firent un honneur de lui rendre après sa mort ce qu'ils lui avoient constamment refusé pendant[2] sa vie. Nulle cour étrangère n'exulta; toutes se piquèrent de louer et d'honorer sa mémoire[3]. L'Empereur en prit le deuil comme d'un père[4]; et, quoi-

vit la fin de ce règne non seulement sans peine, mais même avec plaisir. Loin de pleurer, comme ils le devoient, un roi si digne de leurs larmes, on a vu, à la honte de ces mêmes François, des feux de joie dans quelques rues de Paris sur la nouvelle de sa mort. » Duclos (*Mémoires secrets*, édition Michaud et Poujoulat, p. 498) décrit la joie scandaleuse qui régnait parmi le peuple réuni dans la plaine Saint-Denis pour assister aux obsèques royales; voyez aussi les *Mémoires de Mathieu Marais*, tome I, p. 192. Il y eut un débordement de satires, d'épitaphes moqueuses, de chansons et de pièces de vers de toutes sortes; quelques-unes ont trouvé place dans le *Nouveau Siècle de Louis XIV*, tome III, p. 458-480; mais il y en a un grand nombre d'inédites dans le Chansonnier, ms. Fr. 12695, p. 637 à 699 et 737. Notre auteur dira dans une Addition au *Journal de Dangeau*, tome XVII, p. 156, qu'au bout de deux ans Louis XIV était complètement oublié.

1. *Après* est ajouté en interligne.

2. Le manuscrit porte ici *après*, par inadvertance, au lieu de *pendant*.

3. La *Gazette* (p. 472, 478 et 486) ne mentionna que les cours de Madrid et d'Angleterre, en dehors de celle de Vienne, comme ayant pris le deuil; le Pape, aussitôt l'avis officiel reçu, célébra la messe dans sa chapelle privée pour le repos de l'âme du monarque défunt.

4. Il prescrivit un deuil de six mois (*Gazette*, p. 519; *Gazette d'Amsterdam*, n° LXXXVI), et il fit faire un service solennel (*Gazette*, p. 591). Voici quelques extraits des lettres du comte du Luc (Affaires étrangères, vol. *Autriche* 108), qu'a bien voulu nous communiquer

qu'il y eût quatre ou cinq mois depuis la mort du Roi jusqu'au carnaval, toute espèce de divertissement fut défendu à Vienne, et observé exactement[1]. Le monstrueux fut que, sur la fin du carnaval, il y eut un bal unique, avec une espèce de fête, que le comte du Luc, ambassadeur de France[2], n'eut pas honte de donner aux dames,

M. Hyrvoix de Landosle : Au Roi, 2 octobre 1715 : « A la première nouvelle de la mort du Roi, l'Empereur assembla extraordinairement tous ses ministres pour résoudre le parti qu'il devoit prendre après cet événement. Lorsque ce fut au comte de Stahrenberg à parler, il dit à l'Empereur que ce seroit une chose honteuse et qui flétriroit à jamais sa mémoire s'il pensoit à faire la guerre à un jeune monarque qui ne lui en avoit jamais donné aucun sujet ; qu'il falloit au contraire favoriser votre minorité et s'unir intimement avec vous. A quoi l'Empereur répondit : « Telle est notre intention, et je lui serai fidèle. » Je juge que ce comte, uni intimement avec le prince Eugène, ouvrit par son ordre cette opinion ; car, de son naturel, il s'en faut bien qu'il soit d'inclination françoise. » — A Torcy, 2 octobre : « L'Empereur, dit-on, drape, pour la mort du Roi comme il auroit pu faire pour celle de feu Léopold. » — Au duc de Noailles, 9 octobre : « L'Empereur prend le grand deuil pour la mort du Roi. J'eus l'honneur de lui rendre les lettres de notre jeune monarque et de Monseigneur le Régent avant-hier, et il a commencé dès hier ce même deuil, en s'enfermant pendant trois jours sans se laisser voir à personne..... On meuble ses appartements de noir, et il sera six semaines dans le plus grand deuil, qui ressemble fort à une mascarade ; car, outre le manteau traînant, il a autour de lui une espèce de jupe et une mentonnière qui ne laisse voir que ses yeux. Après six semaines, il prendra le deuil ordinaire, qui est comme nos anciens habits de ville, c'est-à-dire, pourpoint, chausses et manteau, et il ne le quittera que dans six mois. Toute la cour sera de même. » — Au Roi, 20 novembre : « Dimanche au soir, on commença ici les obsèques du feu Roi dans l'église des Augustins, qui est celle du palais, et le lendemain on acheva cet office. Le catafalque étoit magnifique, ses environs tendus de velours noirs avec des fleurs de lys d'or et toute la nef tapissée de noir. L'Empereur y a assisté avec toute sa cour, et les Impératrices avec toutes les dames. » Le volume *Autriche* 107 est intéressant aussi à consulter pour la correspondance échangée entre Torcy et le comte du Luc à l'occasion de la maladie et de la mort du Roi.

1. *Journal de Barbier*, tome III, p. 227.

2. Les mots *de France* ont été ajoutés en interligne.

qui le séduisirent par l'ennui d'un carnaval si triste[1]. Cette complaisance ne le fit pas estimer à Vienne ni ailleurs ; en France on se contenta de l'ignorer. Pour nos ministres et les intendants des provinces, les financiers, et ce qu'on peut appeler la canaille, ceux-là sentirent toute l'étendue de leur perte. Nous allons voir si le royaume eut tort ou raison des sentiments qu'il montra, et s'il trouva bientôt après qu'il eût gagné ou perdu.

1. Saint-Simon exagère comme trop souvent. D'abord il ne semble pas que les réjouissances du carnaval fussent entièrement supprimées à Vienne, puisque la *Gazette* (p. 64) signale un bal chez le comte de Stahrenberg le 12 janvier 1716, et que la *Gazette d'Amsterdam*, n° XVI, parle des « divertissements du carnaval ». Quant au comte du Luc, nous voyons dans la *Gazette* (p. 124) qu'il donna un festin le 15 février pour l'anniversaire de la naissance de Louis XV. Lui-même écrivait le même jour à M. de Cartigny (vol. *Autriche* 108, fol. 275 v°, indiquée par M. Hyrvoix de Landosle) : « Bien que je sois claquemuré depuis près de quinze jours (par un rhume), je ne laisse pas d'avoir des strigoff (?) et de jolis minois qui sortent des règles pour venir entendre mes fariboles; on mange et l'on boit à la françoise.... » Les mots « qui sortent des règles » font sans doute allusion à ce que l'ambassadeur, n'ayant pas encore fait son entrée publique, était comme incognito; cette situation d'ailleurs enlevait tout caractère officiel aux réceptions qu'il pouvait donner, et par conséquent l'inconvenance que relève Saint-Simon n'existait pas. Quoi qu'il en soit, nous n'avons pu trouver trace de ce « bal unique » contre lequel tonne notre auteur.

APPENDICE

PREMIÈRE PARTIE

ADDITIONS DE SAINT-SIMON
AU *JOURNAL DE DANGEAU*

1240. *Louis XIV, son règne et sa vie.*
(Page 1.)

13 août 1715. — .... Ce[1] fut un prince à qui l'on ne peut refuser beaucoup de bon et même de grand, en qui l'on ne peut méconnoître encore plus de petit et de mauvais, et dont il n'est pas possible de discerner ce qui étoit de lui ou emprunté, et, dans l'un et dans l'autre, rien de plus rare que des écrivains qui l'aient connu par eux-mêmes, rien de plus difficile à rencontrer que des gens qui l'aient bien connu par eux-mêmes[2] et par expérience et capables d'en écrire, et en même temps assez maîtres d'eux-mêmes pour en parler sans haine et sans flatterie, et n'en rien dire que dicté par la vérité nue en bien et en mal. De la première partie, l'on peut compter ici sur elle; pour le reste, on tâchera d'y atteindre en suspendant toute passion.

Il[3] ne faut point parler ici de ses premières années. Roi presque en naissant, étouffé par la politique d'une mère qui vouloit gouverner,

1. Le commencement de cette Addition a été placé dans notre tome XXVII, en regard de la p. 176, Addition n° 1236. Nous devons remarquer que les éditeurs du *Journal de Dangeau* ont apporté dans le texte de cette Addition des modifications parfois assez importantes, supprimant des phrases ou des parties de phrase, corrigeant le texte lorsqu'il leur paraissait obscur ou incompréhensible. Nous avons partout rétabli la leçon originale et indiqué par une note les principales de ces modifications.
2. Tel est bien le texte du manuscrit, que les éditeurs du *Journal de Dangeau* avaient cru pouvoir modifier. Voyez ci-dessus, p. 2, note 1.
3. Ci-dessus, p. 2.

plus encore par le vif intérêt d'un pernicieux ministre, qui hasarda mille fois l'État pour son unique grandeur, et asservi sous ce joug tant que vécut ce ministre, c'est autant de retranché sur la vie de ce roi. Toutefois il pointoit sous ce joug; il sentoit l'amour; il comprenoit l'oisiveté comme l'ennemie de la gloire; il avoit essayé de foibles parties de main vers l'un et vers l'autre, et il eut assez de sentiment pour se croire délivré à la mort de Mazarin, s'il n'eut pas assez de force pour se délivrer plus tôt. Ce moment est un des plus beaux de sa vie, et dont le fruit a été du moins de prendre cette maxime, que rien n'a pu ébranler depuis, d'abhorrer tout premier ministre et d'abhorrer tout ecclésiastique dans son Conseil. Il en prit dès lors une autre, mais qu'il ne put soutenir avec la même fermeté, parce qu'il ne s'aperçut pas que dans l'effet elle lui échappa sans cesse: ce fut de gouverner par lui-même, qui fut la chose dont il se piqua le plus, dont on le loua et on le flatta davantage, et qu'il exécuta le moins.

Né[1] avec un esprit au-dessous du médiocre, mais un esprit capable de se former et de se limer, de se raffiner, d'emprunter d'autrui sans imitation et sans gêne, il profita infiniment d'avoir toute sa vie vécu avec les personnes du monde qui toutes en avoient le plus et de plus différentes sortes, en hommes et en femmes de tout genre et de tout personnage,

S'il faut ainsi parler d'un roi de vingt-trois ans, sa première entrée dans le monde fut heureuse en esprits distingués en toutes espèces; ses ministres au-dedans et au-dehors étoient alors les plus forts de l'Europe, et ses généraux les plus grands, et leurs noms aux uns et aux autres ont passé comme tels à la postérité d'un consentement unanime. Les mouvements dont l'État avoit été si furieusement agité au dehors et au dedans depuis la mort de Louis XIII avoient formé une quantité d'hommes qui composoient une cour d'habiles et d'illustres personnages et de courtisans raffinés. La maison de la comtesse de Soissons, qui comme surintendante de la Reine logeoit aux Tuileries, où étoit la cour, et qui y régnoit encore par un reste de la splendeur du cardinal Mazarin, son oncle, et plus encore par son esprit et par ses vues de réputation et d'ambition, pour arriver où ils voyoient les personnages, qui, par parenté, qui alors étoit fort comptée, influoit fort sur la plupart d'eux tous[2]. Ce fut au milieu d'eux que le Roi se jeta d'abord, et où il prit cet air de politesse et de galanterie qu'il a toujours su conserver depuis et si bien allier avec la majesté et la décence. On peut dire qu'il étoit fait pour elle et qu'au milieu de tous les autres hommes, sa taille, son port, la beauté, les grâces, et la grande mine qui succéda à la beauté, jusqu'au son de sa voix et à l'adresse et la grâce naturelle et majestueuse de toute sa personne, le faisoient dis-

1. Ci-dessus, p. 4.

2. Phrase incomplète et difficile à interpréter. Dans les *Mémoires* (ci-dessus, p. 5-6), Saint-Simon a donné une rédaction plus compréhensible.

tinguer comme le roi des abeilles, et que, s'il ne fût né que particulier, il auroit également eu le talent des fêtes, des plaisirs, de la galanterie et de faire les plus grands désordres d'amour. Heureux s'il n'eût eu que des maîtresses semblables à Mme de la Vallière, arrachée à elle-même par ses propres yeux, honteuse de l'être, encore plus des fruits de son amour reconnus et élevés malgré elle, modeste et désintéressée, douce et bonne au dernier point, combattant sans cesse contre elle-même, et victorieuse enfin de son désordre par les plus cruels effets de l'amour et de la jalousie, qui firent à la fois ses tourments et ses ressources, et qu'elle sut embrasser assez au milieu de ses douleurs pour s'arracher enfin et se consacrer à la plus dure et à la plus sainte pénitence. Il faut donc avouer que le Roi fut plus à plaindre que blâmable de se livrer à l'amour, et qu'il mérite des louanges d'avoir su s'en arracher par intervalles en faveur de la gloire.

Les[1] intrigues et les aventures que, tout roi qu'il étoit, il essuya dans ce tourbillon de la comtesse de Soissons, lui firent des impressions qui devinrent funestes pour avoir été plus fortes que lui. L'esprit, la noblesse de sentiment, se sentir et se respecter, avoir le cœur haut, être instruit, tout cela lui devint suspect et bientôt haïssable; plus il avança en âge, plus il se confirma dans cette aversion. Il la poussa jusque dans ses généraux et dans ses ministres, laquelle dans eux ne fut contre-balancée que par le besoin, comme on le verra dans la suite. Il vouloit régner par lui-même; sa jalousie là-dessus alla sans cesse jusqu'à la foiblesse: il régna en effet dans le petit; dans le grand il n'y put atteindre, et jusque dans le petit même il fut souvent gouverné. Son premier saisissement des rênes de l'empire fut marqué au coin d'une extrême dureté et d'une extrême duperie. Foucquet fut le malheureux sur qui éclata la première; Colbert fut le ministre de l'autre, en saisissant toute l'autorité des finances, en lui faisant accroire qu'elle passoit toute entre ses mains par les signatures dont il l'accabla en la place de celles que faisoit le surintendant, dont il supprima la charge à laquelle Colbert ne pouvoit aspirer.

La préséance solennellement cédée par l'Espagne, et la satisfaction entière qu'elle fit de l'insulte faite à cette occasion par le baron de Watteville au maréchal d'Estrades, ambassadeurs des deux couronnes à Londres, et l'éclatante raison tirée de l'insulte faite à Rome au duc de Créquy, ambassadeur de France, par le gouverneur de Rome, par les parents du pape Chigi et par les Corses de sa garde, furent les prémices de ce règne par soi-même.

Bientôt[2] après, la mort du roi d'Espagne fit saisir à ce jeune prince, avide de gloire, une occasion de guerre dont les renonciations, si récentes et si soigneusement stipulées dans le contrat de mariage de la Reine, ne purent le détourner. Il marcha en Flandre; ses conquêtes

1. Ci-dessus, p. 7.
2. Ci-dessus, p. 9.

y furent rapides et le passage du Rhin signalé[1]. La triple alliance de l'Angleterre, la Suède et la Hollande, en 1668, ne fit que l'animer; il alla prendre toute la Franche-Comté en plein hiver, qui lui servit, à la paix d'Aix-la-Chapelle, à conserver ses conquêtes de Flandre, en rendant la Franche-Comté.

Tout étoit florissant dans l'État; tout y étoit riche. Colbert avoit mis les finances, les manufactures, le commerce, la marine, les lettres même au plus haut point, et ce siècle, semblable à celui d'Auguste, produisoit à l'envi des hommes illustres en tout genre, jusqu'à ceux qui ne sont bons qu'aux plaisirs. Le Tellier et Louvois, son fils, qui avoient le département de la guerre, frémissoient des succès et du crédit de Colbert, et n'eurent pas peine à mettre en tête au Roi une guerre nouvelle, dont les succès causèrent une telle frayeur à l'Europe, que la France ne l'en a pu remettre, et, après avoir pensé y succomber longtemps depuis, en sentira longtemps encore le poids et les malheurs.

Telle fut la véritable cause de cette fameuse guerre d'Hollande, où le Roi se laissa pousser, et que son amour pour Mme de Montespan rendit si funeste à sa gloire et à son État. Tout conquis, Amsterdam prête à lui envoyer ses clefs, le Roi cède à son impatience, quitte l'armée, vole à Versailles, et détruit en un instant tous les succès de ses armes. Il répara cette flétrissure par une seconde conquête de la Franche-Comté en personne, qui pour cette fois est demeurée à la France.

En[2] 1676, le Roi retourna en Flandre; il prit Condé, et Monsieur prit Bouchain. Les armées du Roi et du prince d'Orange s'approchèrent de si près et si subitement, qu'elles se trouvèrent en présence auprès de la cense d'Urtebise; il fut donc question si on donneroit une bataille et de prendre son parti sur-le-champ. Monsieur n'avoit pas encore rejoint; mais le Roi étoit supérieur à l'armée ennemie. Les maréchaux de Schönberg, d'Humières, la Feuillade, de Lorge, etc. s'assemblèrent à cheval autour du Roi, avec quelques principaux officiers généraux des plus distingués et quelques courtisans principaux, pour tenir une espèce de conseil de guerre. Toute l'armée crioit au combat, et tous ces Messieurs voyoient bien ce qu'il y avoit à faire; mais la personne du Roi les embarrassoit, et beaucoup plus M. de Louvois, qui connoissoit son maître, et qui cabaloit depuis deux heures, qu'on commençoit à s'apercevoir où les choses en pouvoient venir. Louvois, pour intimider la compagnie, parla le premier en rapporteur pour dissuader la bataille. Humières, son ami intime et avec grande dépendance, et Schönberg, qui le ménageoit fort, furent du même avis; le maréchal de Lorge, inflexible à la vérité, touché de la gloire du Roi et sensible au bien de l'État, peu en mesure d'ailleurs avec Louvois, ennemi de feu M. de Turenne, Lorge, qui venoit enfin d'être fait

1. Voir la note 2 ci-dessus, p. 10.
2. Ci-dessus, p. 12.

maréchal de France malgré lui[1], opina de toutes ses forces pour la bataille, et en déduisit tellement les raisons, que Louvois et les maréchaux demeurèrent sans repartie. Le peu de ceux de moindre grade qui parlèrent après, n'osèrent déplaire à Louvois et ne purent affoiblir les raisons qu'ils venoient d'entendre; ils ne firent donc que balbutier. Le Roi, qui écoutoit tout, prit encore les avis ou plutôt les voix, sans répéter tout ce qui avoit été dit, et, avec un petit mot de regret de se voir retenu par de si bonnes raisons, et du sacrifice de ses desirs à ce qui étoit de l'avantage de l'État, il tourna bride et il ne fut plus question de bataille. Le lendemain, le maréchal de Lorge eut occasion d'envoyer un trompette aux ennemis qui se retiroient; ils le gardèrent un jour ou deux dans leur armée; puis le prince d'Orange le fit venir et le questionna fort sur ce qui avoit empêché le Roi de l'attaquer, se trouvant le plus fort et les deux armées si fort en vue l'une de l'autre et toutes deux en rase campagne. Après l'avoir fait causer devant tout le monde, il lui dit avec un souris malin, et pour montrer combien il étoit tôt averti, et pour faire dépit au Roi, qu'il ne manquât pas de dire au maréchal de Lorge qu'il avoit eu grand raison d'avoir voulu et si opiniâtrément soutenu la bataille, que jamais il ne l'avoit manqué si belle, ni été si aise de s'être vu hors de portée de la recevoir, qu'il étoit battu sans ressource et sans le pouvoir éviter s'il avoit été attaqué, et se mit en peu de mots à en déduire les raisons. Le trompette, tout glorieux d'avoir eu avec le prince d'Orange un si long et si curieux entretien, le débita non-seulement au maréchal de Lorge, mais au Roi, qui le voulut voir à la chaude, et de là aux maréchaux, aux généraux et à qui le voulut entendre, et augmenta ainsi le dépit de l'armée. et en fit un grand à Louvois. Cette faute, et ce genre de faute, ne fit que trop d'impression sur les troupes et partout, et excita de cruelles railleries parmi les ennemis et dans les cours étrangères. Le Roi ne demeura guères à l'armée depuis, quoique ce fait fût arrivé en mai, et s'en revint trouver ses maîtresses.

L'année suivante, il retourna en Flandre; il prit Cambray. et Monsieur fit ce pendant le siége de Saint-Omer; il alla au-devant du prince d'Orange qui venoit au secours, lui donna bataille près de Cassel et gagna sur lui une victoire complète, prit Saint-Omer tout de suite, puis alla rejoindre le Roi. Ce contraste fut si sensible au monarque, que jamais depuis Monsieur ne commanda d'armée. Tout l'extérieur fut parfaitement gardé; mais dès ce moment la résolution fut prise et bien tenue. L'année suivante, le Roi fit en personne le siége de Gand, dont le projet et l'exécution fut le chef-d'œuvre de Louvois. La paix de Nimègue mit fin à la guerre de cette année avec l'Hollande, l'Espagne, etc., et, au commencement de la suivante, avec l'Empereur et l'Empire. L'Amérique, l'Afrique, l'Archipel, la Sicile, ressentirent vivement la puissance de la France, et en 1684 Luxembourg fut le prix

1. Malgré Louvois.

des retardements de l'Espagne à satisfaire à toutes les conditions de la paix, et Gênes bombardée et forcée à venir demander pardon au Roi par son doge en personne, accompagné de quatre sénateurs, au commencement de l'année suivante. Depuis jusqu'en 1688, le temps se passa dans le cabinet, moins en fêtes et en plaisirs qu'en dévotion et en contrainte. Ici finit l'apogée de ce règne et ce comble de gloire et de prospérité. Les grands capitaines, les grands ministres au dedans et au dehors n'étoient plus; mais il restoit leurs élèves. Nous allons en voir comme le second âge, qui ne répondra guères au premier, mais qui fut en tout encore plus différent du dernier.

La[1] guerre de 1688 eut une étrange origine dont l'anecdote, également certaine et curieuse, est très propre à caractériser le Roi et son ministre. Louvois, à la mort de Colbert, avoit eu sa charge de surintendant des bâtiments; le petit Trianon avoit ennuyé le Roi, qui vouloit partout des palais, et qui s'amusoit fort à ses bâtiments. Il avoit le compas dans l'œil pour la justesse, les proportions, les symétries; mais le goût n'y répondoit pas, comme on le verra en son lieu. Ce château ne faisoit presque que sortir de terre, lorsque le Roi s'aperçut d'un défaut à une croisée qui s'achevoit dans la longueur du rez-de-chaussée. Louvois, qui naturellement étoit brutal et de plus gâté jusqu'à souffrir difficilement d'être repris par son maître, disputa fort et ferme et maintint que la croisée étoit bien. Le Roi tourna le dos et s'alla promener ailleurs dans ce bâtiment. Le lendemain, il trouve le Nostre, fameux pour le goût des jardins qu'il a commencé à introduire en France et dont il a porté la perfection au plus haut point, et bon architecte aussi. Il lui demanda s'il avoit été à Trianon; le Nostre lui répondit que non; le Roi lui expliqua ce qui l'avoit choqué, et lui ordonna d'y aller. Le lendemain, même question, même réponse; le surlendemain autant. Le Roi vit bien que le Nostre n'osoit s'exposer, ou à trouver qu'il avoit tort, ou à blâmer M. de Louvois; il se fâcha et lui dit que le lendemain il lui ordonnoit de s'y trouver lorsqu'il iroit s'y promener. Alors il n'y eut plus moyen de s'en défendre, et le Roi trouva le Nostre et M. de Louvois à Trianon. Il fut d'abord question de la fenêtre; M. de Louvois disputa; le Nostre ne disoit mot; enfin le Roi lui ordonna de mesurer, d'aligner, puis de dire ce qu'il en trouvoit; tandis qu'il y travailloit, Louvois, en fureur de cette vérification, gronda et soutint toujours que cette fenêtre étoit en tout pareille aux autres; le Roi souffroit et attendoit. Enfin, quand tout fut mesuré, le Roi demanda au Nostre ce qui en étoit, et le Nostre à balbutier; le Roi se mit en colère et lui commanda de parler net; alors le Nostre avoua que le Roi avoit raison, et dit ce qu'il avoit trouvé de défaut. Il n'eut pas plus tôt achevé que le Roi se tourna à Louvois, lui dit qu'on ne pouvoit tenir à ses opiniâtretés, que sans la sienne à lui l'on auroit été de travers, et qu'il auroit fallu abattre le bâtiment aussitôt qu'il auroit été achevé; en un mot

1. Ci-dessus, p. 17.

lui lava extrêmement la tête. Louvois fut outré, et de la chose et de ce qu'elle s'étoit passée devant tant de gens, courtisans, ouvriers et valets, et arriva chez lui en furie. Il y trouva les deux Tilladet, le chevalier de Nogent et quelques autres amis intimes qui furent bien alarmés de le voir de la sorte. « C'en est fait, leur dit-il; je suis perdu avec le Roi après la façon dont il vient de me traiter pour une fenêtre; je n'ai de ressource qu'une guerre qui le détourne de ses bâtiments et qui me rende nécessaire, et il l'aura. » En effet, à peu de mois de là il tint parole, et telle fut la cause véritable de la guerre de 1688. Elle ruina la France au dedans, ne l'étendit point au dehors malgré la prospérité des armes, et produisit au contraire des événements honteux.

Celui[1] de tous qui porta le plus à plomb sur le Roi fut sa dernière campagne, qui ne dura pas un mois. Il avoit en Flandre deux armées formidables, supérieures au double à celle de l'ennemi, qui n'en avoit qu'une. Le prince d'Orange étoit campé à l'abbaye de Parc; le Roi n'en étoit qu'à une lieue, et M. de Luxembourg avec l'autre armée à une demi-lieue de celle du Roi. Le prince d'Orange se trouvoit tellement enfermé, qu'il s'estima sans ressource dans les retranchements qu'il fit élever à la hâte autour de lui, et si perdu qu'il le manda à Vaudémont, son ami intime, à Bruxelles, par quatre ou cinq fois, et qu'il ne voyoit nulle sorte d'espérance de pouvoir échapper ni sauver son armée. Rien ne le séparoit de celle du Roi que ses mauvais retranchements, et rien de plus aisé que de les forcer avec une de nos deux armées et de poursuivre la victoire avec l'autre, qui toutes deux étoient complètes en tout indépendamment l'une de l'autre, en équipages de vivres et d'artillerie à profusion. On étoit aux premiers jours de juin, et que ne promettoit pas une telle victoire au commencement de la campagne! Aussi l'étonnement fut-il extrême et général dans toutes les trois armées, lorsqu'on apprit que le Roi s'en retournoit et faisoit deux gros détachements de presque toute l'armée qu'il commandoit en personne, un pour l'Italie, l'autre pour l'Allemagne sous Monseigneur. M. de Luxembourg, qu'il manda le matin de la veille de son départ pour lui apprendre ces nouvelles dispositions, se jeta à ses genoux, et les tint longtemps embrassés pour l'en détourner, et pour lui montrer la facilité, la certitude et la grandeur du succès en attaquant le prince d'Orange; il ne réussit qu'à importuner d'autant plus sensiblement, qu'il n'eut pas un mot à lui opposer. Ce fut une consternation dans les deux armées qu'on ne se peut représenter; jusqu'aux courtisans, si aises d'ordinaire de retourner chez eux, ne purent contenir leur douleur; elle éclata partout aussi librement que la surprise, et à l'une et à l'autre succédèrent de tristes et de fâcheux raisonnements. Le Roi partit le lendemain pour aller rejoindre Mme de Maintenon et les dames, et retourner avec elles à Versailles pour ne plus revoir jamais

1. Ci-dessus, p. 20.

la frontière, ni d'armées que pour le plaisir et en temps de paix. La victoire de Nerwinde que M. de Luxembourg remporta six semaines après sur le prince d'Orange, que la nature, prodigieusement aidée de l'art en une seule nuit, avoit furieusement retranché, renouvela d'autant plus les douleurs et les discours, qu'il s'en falloit tout que le poste de Parc ressemblât à celui de Nerwinde, presque tout que nous eussions les mêmes forces, et plus que tout que, faute de vivres et d'équipages d'artillerie, cette victoire pût être poursuivie pour achever tout à la fois. On sut que le prince d'Orange, averti du départ du Roi, avoit mandé à Vaudémont qu'il en avoit l'avis d'une main qui étoit toujours bien avertie, et qui ne lui en avoit jamais donné de faux, mais que pour celui-là il ne pouvoit y ajouter foi ni se livrer à l'espérance, et, par un second courrier, que l'avis étoit vrai, que le Roi partoit, que c'étoit à un esprit de vertige et d'aveuglement qu'il devoit uniquement une si grande et si inespérée délivrance. Le rare est que Vaudémont, établi depuis en notre cour, l'a souvent raconté à ses amis et même à ses compagnies.

La[1] paix qui suivit cette guerre, et après laquelle le Roi et l'État aux abois soupiroient depuis longtemps, fut honteuse. Il fallut en passer par où M. de Savoie voulut pour le détacher de ses alliés, et reconnoître enfin le prince d'Orange roi d'Angleterre après une si longue suite d'efforts, de haine et de mépris personnels, et recevoir encore Portland, son ambassadeur, comme une espèce de divinité. Notre précipitation nous coûta Luxembourg; l'ignorance militaire de nos plénipotentiaires, qui ne fut point éclairée du cabinet, donna aux ennemis de grands avantages pour former leur frontière. Telle fut la paix de Ryswyk, conclue en septembre 1697. Le repos des armes ne fut guères que de trois ans, et l'on sentit cependant toute la douleur des restitutions de pays et de places que nous avions conquises, avec le poids de tout ce que la guerre avoit coûté. Ici se termine le second âge de ce règne.

Le troisième s'ouvrit par un comble de gloire et de prospérités inouïes. Le temps en fut momentané; il enivra et prépara à d'étranges malheurs, dont l'issue a été une espèce de miracle; d'autres sortes de malheurs l'accompagnèrent et conduisirent le Roi au tombeau. Heureux s'il n'eût survécu que de peu de mois à l'avènement de son petit-fils à la totalité de la monarchie d'Espagne, dont il fut d'abord en possession sans coup férir. Cette dernière époque est encore si proche de ce temps, qu'il n'y a pas lieu de s'y étendre; mais ce peu qui a été retracé du règne du feu Roi, étoit nécessaire pour mieux faire entendre ce qu'on va dire de sa personne, en[2] se souvenant toutefois de ce qui s'en trouve épars parmi ces Additions, et en ne se dégoûtant pas si on y trouve quelques redites pour mieux rassembler et former un tout.

1. Ci-dessus, p. 23.

2. Toute la fin du paragraphe a été supprimée dans l'édition du *Journal de Dangeau.*

Il[1] faut encore le dire : l'esprit du Roi étoit au-dessous du médiocre, mais très capable de se former. Il aima la gloire ; il voulut l'ordre et la règle. Il étoit né sage, modéré, secret, maître de ses mouvements et de sa langue. Le croira-t-on ? Il étoit né bon et juste, et Dieu lui en avoit donné assez pour être un très bon roi, et peut-être même un assez grand roi. Tout le mal lui vint d'ailleurs. Sa première éducation fut tellement abandonnée, que personne n'osoit approcher de son appartement, et qu'on lui a souvent ouï parler de ce temps avec amertume, jusque-là qu'il racontoit qu'on le trouva un soir tombé dans le bassin du Palais-Royal, où la cour demeuroit alors. Dans la suite, sa dépendance fut extrême ; à peine lui apprit-on à lire et à écrire, et il demeura tellement ignorant, que les choses les plus connues d'histoire, de lois, de naissance, d'événements, de conduite, de fortunes, il n'en sut jamais quoi que ce soit, et tomba par ce défaut, et quelquefois en public, dans les absurdités les plus grossières. M. de la Feuillade plaignant exprès devant lui le marquis de Renel, qui fut tué depuis lieutenant général et mestre-de-camp général de la cavalerie, de n'avoir pas été chevalier de l'Ordre, le Roi passa, puis dit avec mécontentement qu'il falloit aussi se rendre justice Renel étoit Clermont d'Amboise, et le Roi le croyoit un homme de fortune. De cette même maison étoit Monglat, qui étoit maître de la garde-robe du Roi, qu'il traitoit bien et qu'il fit chevalier de l'Ordre en 1661 ; il avoit épousé la fille du fils du chancelier de Cheverny, et le fils unique de Monglat porta toute sa vie le nom de Cheverny et fut toujours à la cour ou dans les emplois étrangers. Ce nom de Cheverny trompa le Roi ; il le crut peu de chose ; il n'avoit point de charge et ne put être chevalier de l'Ordre ; le hasard détrompa le Roi, mais tout à la fin de sa vie, et Saint-Hérem, qui avoit passé la sienne grand louvetier, puis gouverneur de Fontainebleau, ne put parvenir non plus à l'Ordre, parce que le Roi le prit toujours pour un petit gentilhomme tout au plus, et il étoit Montmorin. On ne finiroit pas sur ces sortes de méprises. Il sembleroit à cela que le Roi auroit aimé la grande noblesse, et ne lui en vouloit pas égaler d'autre ; mais rien moins. L'éloignement qu'il avoit pris de celle des sentiments, et sa foiblesse pour ses ministres, qui haïssoient et rabaissoient pour s'élever tout ce qu'ils n'étoient pas et ce qu'ils ne pouvoient être, lui avoit donné le même éloignement pour la naissance distinguée ; il la craignoit autant que l'esprit, et, si ces deux qualités se trouvoient unies dans un sujet, et qu'elles lui fussent connues, c'en étoit fait.

Ses[2] ministres, ses maîtresses, ses généraux, ses courtisans, s'aperçurent, bientôt après qu'il fut le maître, de son foible plutôt que de son goût pour la gloire. Ils le louèrent à l'envi et le gâtèrent ; les louanges, disons mieux, la flatterie lui plaisoit à tel point, que les plus grossières étoient reçues et les plus basses encore mieux savourées. Ce

1. Ci-dessus, p. 25.
2. Ci-dessus, p. 30.

n'étoit que par là qu'on s'approchoit de lui, et ceux qu'il aima n'en furent redevables qu'à heureusement rencontrer et à ne se jamais lasser en ce genre. C'est ce qui donna tant d'autorité à ses ministres par les occasions continuelles qu'ils avoient de l'encenser, et surtout de lui attribuer toutes choses et de les avoir apprises de lui. La souplesse, la bassesse, l'air rampant, dépendant, admirant, de néant même, sinon par lui, étoient les uniques voies de lui plaire, et pour peu qu'on s'en écartât, on n'y revenoit plus, et c'est ce qui acheva enfin la ruine de Louvois. Ce poison ne fit que s'étendre ; il parvint jusqu'à un comble incroyable dans un prince qui n'étoit pas dépourvu d'esprit et qui avoit de l'expérience. Lui-même, sans avoir ni voix ni musique, chantoit dans ses particuliers les endroits des prologues des opéras les plus à sa louange ; on l'y voyoit baigné, et jusqu'à ses soupers publics au grand couvert, où il y avoit quelquefois des violons, il chantonnoit entre ses dents ces mêmes louanges, quand on jouoit les airs qui étoient faits dessus.

De là ce desir de gloire qui l'arrachoit par intervalles à l'amour ; de là cette facilité à Louvois de l'engager dans de grandes guerres, tantôt pour culbuter Colbert, tantôt pour se maintenir et s'accroître, et de lui persuader en même temps qu'il étoit plus grand capitaine qu'aucun de ses généraux, et pour les projets et pour les exécutions, en quoi les généraux l'aidoient eux-mêmes pour plaire au Roi ; je dis les Condé, les Turenne, et tous ceux qui leur ont succédé. Il s'approprioit tout, et se croyoit tel qu'ils le dépeignoient à lui-même ; de là ce goût de revues qu'il poussa si loin, que ses ennemis l'appelèrent le roi des revues, ce goût de siéges pour y montrer sa bravoure à bon marché, se faire retenir à force, étaler sa capacité, sa prévoyance, sa vigilance, ses fatigues, auxquelles son corps robuste et admirablement conformé étoit merveilleusement propre, sans souffrir de la faim, du froid, du chaud, de la pluie ni d'aucun mauvais temps. Il étoit sensible aussi à entendre admirer le long des camps son grand air et sa grande mine, son adresse à cheval et tous ses travaux militaires. C'étoit de ses campagnes et de ses troupes qu'il entretenoit le plus ses maîtresses, quelquefois ses courtisans. Il parloit bien, en bons termes, avec justesse ; il faisoit un conte mieux qu'homme du monde, et aussi bien un récit; ses discours les plus communs n'étoient jamais dépourvus d'une naturelle et sensible majesté.

Son[1] esprit, naturellement porté au petit, se plut en toutes sortes de détails; il entra sans cesse jusque dans les derniers pour les troupes, habillements, armements, évolutions, exercices, discipline, en un mot toutes sortes de bas détails. Il ne s'en occupoit pas moins sur les bâtiments, sa maison civile, ses extraordinaires de bouche ; il croyoit toujours apprendre quelque chose à ceux qui en ces genres-là en savoient le plus, qui de leur part recevoient en novices des leçons qu'ils sa-

1. Ci-dessus, p. 38.

voient par cœur il y avoit longtemps. Ces pertes de temps qui paroissoient au Roi avoir tout le mérite d'une application continuelle, étoient le triomphe de ses ministres, qui, avec un peu d'art et d'expérience à le tourner, faisoient venir comme de lui ce qu'ils vouloient eux-mêmes, et qui conduisoient le grand selon leurs vues et trop souvent leur intérêt, tandis qu'ils s'applaudissoient de le voir se noyer en détails. La vanité et l'orgueil qui vont toujours croissant, et que l'on nourrissoit et augmentoit en lui sans même qu'il s'en aperçût, jusque dans les chaires des prédicateurs en sa présence, devinrent la base de l'exaltation de ses ministres sur les ruines de toute autre grandeur. Ils le persuadèrent que la leur n'étoit que la sienne, qui au comble en lui ne pouvoit plus se mesurer, tandis qu'en eux elle l'augmentoit d'une manière sensible, puisqu'ils n'étoient rien par eux-mêmes, et utile, en rendant plus respectables les organes de ses commandements, qui les faisoient mieux obéir. De là les ministres successivement à quitter le manteau, puis le rabat, après l'habit noir, enfin l'uni et le modeste, et à s'habiller comme les gens de qualité; de là en prendre les manières, puis les avantages, et être comme eux admis à manger avec le Roi, et leurs femmes, d'abord sous des prétextes personnels, comme Mme Colbert longtemps avant Mme de Louvois, puis toutes, à titre de droit des places de leurs maris, manger et entrer dans les carrosses de la Reine et n'être en rien différentes des femmes de la première qualité.

De[1] ce degré, M. de Louvois, sous divers prétextes, ôta les honneurs militaires et civils dans les places et dans les provinces à ceux à qui on ne les avoit jamais disputés, et à cesser d'écrire « Monseigneur » aux mêmes, comme il avoit toujours été pratiqué, dont M. de Turenne, dans l'éclat où il étoit, sauva le rang de prince pour l'écriture, et les maréchaux de France pour les honneurs militaires. Incontinent après, Louvois s'attribua ce qu'il venoit d'ôter aux autres, et le communiqua à ses confrères; il prit les honneurs civils et militaires, que les troupes ni qui que ce soit n'osa refuser à sa puissance de servir ou de nuire, et prétendit que tout ce qui n'étoit ni duc, ni ayant rang de prince étranger, ou tabouret de grâce, ou officier de la couronne, lui écrivît: « Monseigneur »; et lui leur répondre: « très humble et très affectionné », tandis que le dernier maître des requêtes ou conseiller au Parlement lui écrivît: « Monsieur, » et resta dans cet usage. Ce fut d'abord un grand bruit; les gens de la première qualité, les chevaliers de l'Ordre, les gouverneurs et les lieutenants généraux des provinces se trouvèrent infiniment offensés d'une nouveauté si étrange. Les ministres avoient su persuader au Roi l'abaissement de tout ce qui étoit élevé, et que leur refuser ce traitement c'étoit mépriser son autorité et son service dont ils étoient les organes, parce que d'ailleurs et par eux-mêmes ils n'étoient rien. Le Roi, séduit par ce reflet de grandeur sur lui-même, s'expliqua si durement à cet égard, qu'il ne fut plus question

1. Ci-dessus, p. 40.

que de quitter le service et tomber en même temps dans la disgrâce du Roi et dans la persécution de ses ministres, dont les occasions se rencontroient à tous moments, ou leur écrire : « Monseigneur », et s'accommoder à leur style. Plusieurs gens de guerre de tous grades et de mérite distingué aimèrent mieux perdre leur fortune et la perdirent en effet; et puis, peu à peu, personne ne fit plus aucune difficulté là-dessus. De là l'autorité personnelle et particulière des ministres montée au comble, sous l'ombre que c'étoit celle du Roi, même en ce qui ne regardoit ni son service, ni ses ordres. De là ce degré de puissance qu'ils usurpèrent, de là leurs richesses immenses et les alliances qu'ils tirent tous à leur choix.

Quelque ennemis qu'ils fussent les uns des autres, l'intérêt commun les rallioit chaudement sur ces matières, et cette splendeur usurpée sur tout le reste de l'État dura autant que la longueur de ce règne. Le Roi en tiroit vanité, et n'en étoit pas moins jaloux qu'eux ; il ne vouloit de grandeur que par l'émanation de la sienne; toute autre lui étoit devenue odieuse, et il avoit sur cela des contrariétés avec lui-même qui ne se comprenoient pas, comme si toutes les dignités, les charges, les emplois, n'émanoient pas de lui avec leurs fonctions, leurs distinctions, leurs prérogatives, comme les places des ministres qu'il comptoit seules de lui, et que pour cela il portoit au faîte et abattoit tout le reste sous leurs pieds.

Une[1] autre vanité personnelle l'entraîna encore à cette conduite : il sentoit bien qu'il pouvoit accabler un seigneur sous le poids de sa disgrâce, mais non pas l'anéantir ni lui ni les siens, au lieu qu'en précipitant un ministre de sa place, il le replongeoit et lui et tous les siens dans la profondeur du néant dont cette place l'avoit tiré, sans que les richesses qui pourroient lui en rester le pussent relever de ce non-être. C'est là ce qui le faisoit complaire à faire régner ses ministres sur les plus élevés de ses sujets, sur les princes de son sang en autorité comme sur les autres, et sur tout ce qui n'avoit ni rang ni office de couronne en grandeur comme en autorité au-dessus d'eux. C'est aussi ce qui éloigna toujours du ministère tout homme qui y pouvoit ajouter du sien, ce que le Roi ne pouvoit ni lui contester ni détruire, et qui lui auroit rendu un ministre de cette sorte en quelque façon redoutable et continuellement à charge, dont l'exemple du duc de Beauvillier fut l'exception unique dans tout le cours de son règne, comme il a été remarqué en parlant de ce duc[2].

De là encore la jalouse adresse de ses ministres, qui le rendit si difficile à écouter tout autre qu'eux, tandis qu'il s'applaudissoit d'un accès facile, et qu'il croyoit qu'il y alloit de sa grandeur, de la vénération et de la crainte dont il se complaisoit d'accabler les plus grands et de ne se laisser approcher qu'en passant. Ainsi le grand seigneur, comme le

1. Ci-dessus, p. 43.
2. Dans l'Addition du 31 août 1714 (notre tome XXV, p. 345).

plus subalterne de tous états, parloit librement au Roi en passant pour la messe, pour aller d'un appartement à un autre, pour aller monter en carrosse ; les plus distingués, et même quelques-uns moindres, à la porte de son cabinet, mais sans oser l'y suivre. C'est à quoi se bornoit la facilité de son accès. Ainsi l'on ne pouvoit s'expliquer qu'en deux mots, d'une manière fort incommode, et toujours entendu de plusieurs qui environnoient le Roi, ou, si on étoit plus connu de lui, dans sa perruque, ce qui n'étoit guères plus avantageux, et la réponse sûre étoit un : « Je verrai », utile à la vérité pour s'en donner le temps, mais souvent bien peu satisfaisante. Moyennant quoi, tout passoit nécessairement par les ministres, sans qu'il pût y avoir jamais d'éclaircissement; ce qui les rendoit maîtres de tout, et le Roi ou le vouloit bien ou ne s'en apercevoit pas.

D'audiences[1] à espérer du Roi dans son cabinet, rien n'étoit plus rare, même pour les affaires du Roi dont on avoit été chargé ; jamais, par exemple, à ceux qu'on envoyoit, ou qui revenoient d'emplois étrangers, jamais à pas un officier général, si on en excepte, et encore quelquefois, ceux qui étoient chargés de ces détails de troupes où le Roi se plaisoit si fort ; de courtes aux généraux d'armée qui partoient, et quelquefois point, à moins que ce ne fût en présence du ministre, et encore et moins ou plus courtes à leur retour ; et de tous ceux-là jamais de lettres qui allassent directement au Roi sans passer par les ministres, si on en excepte quelques occasions infiniment rares et momentanées, et le seul M. de Turenne, sur la fin, qui, ouvertement brouillé avec Louvois et brillant de gloire et de la plus haute considération, faisoit passer ses dépêches par le cardinal de Bouillon, qui les remettoit au Roi, et n'en étoient pas moins vues après par le ministre.

La vérité est que, quelque gâté que fût le Roi sur son autorité et sur sa grandeur, qui à la fin avoient étouffé toute autre considération en lui, il y avoit à gagner dans ses audiences quand on pouvoit tant faire que de les obtenir, et qu'on savoit s'y conduire avec tout le respect qui étoit dû et à la royauté et à l'habitude. Là, quelque prévenu que le Roi fût, quelque mécontentement qu'il crût avoir, il écoutoit avec patience, avec bonté, avec envie de s'éclaircir et de s'instruire ; il n'interrompoit que pour y parvenir ; on y découvroit un esprit d'équité et de desir de connoître la vérité, et cela quoique quelquefois en colère, et jusqu'à la fin de sa vie. Là tout se pouvoit dire, pourvu, encore une fois, que ce fût avec cet air de respect, de soumission, de dépendance, sans lequel on se seroit encore plus perdu que devant, mais avec lequel aussi, et en disant vrai, on interrompoit le Roi à son tour, on lui nioit crûment des faits qu'il rapportoit, on élevoit le ton au-dessus du sien, lui parlant, et tout cela non-seulement sans qu'il le trouvât mauvais, mais se louant après de l'audience qu'il avoit donnée et de celui qui l'avoit eue, et se défaisant des préjugés qu'il

1. Ci-dessus, p. 46.

avoit eus ou des faussetés qu'on avoit imposées, et le marquant après par ses traitements. On sait des gens très disproportionnés d'âge, quoique seigneurs sans charge auprès de lui, à qui cela est arrivé de la sorte, et qui lui ont parlé plus fortement qu'on ne le marque ici, contre qui il étoit fort en colère, et à qui ces audiences, et fortes, ont réussi plus d'une fois et toujours[1]. Aussi les ministres avoient-ils grand soin d'inspirer au Roi l'éloignement d'en donner ; à quoi ils réussirent comme dans tout le reste. C'est ce qui rendoit les charges qui approchoient de la personne du Roi si considérables, et ceux qui les possédoient si considérés, et des ministres mêmes, par la facilité qu'ils avoient de parler seuls au Roi sans l'effaroucher d'une audience, et de l'obtenir sûrement, quand ils en avoient besoin. Surtout les entrées, par cette même raison, étoient le comble des grâces, encore plus que par la distinction, et c'est ce qui, dans les grandes récompenses des maréchaux de Boufflers et de Villars, les fit mettre au niveau de la pairie et de la survivance de leurs gouvernements de province à leurs enfants tout jeunes, dans le temps que le Roi n'en donnoit plus à personne.

C'est[2] donc avec grande raison qu'on doit déplorer avec larmes l'horreur d'une éducation uniquement dressée pour étouffer l'esprit et le cœur de ce prince, le poison abominable de la plus insigne flatterie qui, dans le sein du christianisme, le déifia, et la cruelle politique de ses ministres qui l'enferma, et qui, pour leur grandeur, leur puissance et leur fortune, l'enivrèrent de son autorité, de sa gloire, de sa grandeur, jusqu'à le corrompre et à étouffer en lui, sinon toute la bonté, la justice et le desir de connoître la vérité que Dieu lui avoit donné, l'émoussèrent presque entièrement et empêchèrent au moins sans cesse qu'il ne fît aucun usage de ces vertus, dont son État et lui devinrent les victimes. De ces sources étrangères et pestilentielles lui vint cet orgueil, que ce n'est point trop dire que, sans la peur du diable que Dieu lui laissa jusqu'au milieu de ses plus grands désordres, il se seroit fait adorer et auroit trouvé des adorateurs, témoin, entre autres monuments si outrés, pour en parler même sobrement, la statue de la place des Victoires et sa païenne dédicace, où il prit un plaisir si exquis ; et de cet orgueil tout le reste[3] qui le perdit, dont on vient de voir tant d'effets funestes, et dont tant d'autres, plus funestes encore, se vont retrouver.

Ce[4] même orgueil, bien manié par Louvois, épuisa le royaume par les guerres et par des fortifications innombrables. La guerre des Pays-Bas, à l'occasion de la mort du roi d'Espagne Philippe IV et des droits

1. Saint-Simon fait allusion aux deux audiences qu'il avait eues du Roi. Cette phrase n'est pas passée dans le texte des *Mémoires* : ci-dessus, p. 48.
2. Ci-dessus, p. 50.
3. Et de cet orgueil *vint* tout le reste.
4. Ci-dessus, p. 53.

de la Reine, forma la Triple alliance; celle de Hollande, en 1672, effraya toute l'Europe par des succès que le Roi abandonna pour l'amour; elle ressuscita le parti du prince d'Orange, perdit le parti républicain, donna un chef aux Provinces-Unies, le plus dangereux par sa capacité, ses vues, sa suite et ses alliances, qui, par le superbe refus de l'aînée et de la moins honteuse des bâtardes du Roi, le piqua au plus vif, et ne put jamais l'adoucir dans les suites par la continuité de ses respects, de ses desirs, de ses démarches, qui par le désespoir de ce mépris devint son plus personnel et plus redoutable ennemi, et qui sut en tirer de si prodigieux avantages, quoique toujours malheureux à la guerre contre lui.

Son coup d'essai fut la fameuse ligue d'Augsbourg, qu'il sut former de la terreur de la puissance de la France, qui nourrissoit chez elle un plus cruel ennemi. C'étoit Louvois, l'auteur et l'âme de toutes ces guerres, et [1] parce qu'il en avoit le département, et parce que, jaloux de Colbert, il le vouloit perdre, en épuisant les finances et le mettant à bout. Colbert, trop foible pour détourner la guerre, ne voulut pas succomber; ainsi, à bout du côté d'une administration sage, mais forcée, et de toutes les ressources qu'il avoit pu ménager, il renversa enfin ces anciennes et vénérables barrières, dont la ruine devint nécessairement celle de l'État, et peu à peu a réduit aux malheurs qui ont épuisé tant de fois les particuliers, après avoir ruiné le royaume; c'est ce qu'opérèrent ces places et ces troupes sans nombre, qui accablèrent d'abord les ennemis, mais qui leur apprirent enfin à avoir des armées aussi nombreuses que les nôtres, et que l'Allemagne et le Nord étoient inépuisables en hommes, tandis que la France s'en dépeupla.

Ce [2] fut la même jalousie qui énerva d'abord la marine, parce qu'elle étoit florissante entre les mains de Colbert et de son fils, qui l'anéantit peu à peu dans la suite, qui empêcha l'exécution du sage projet d'un port à la Hougue, pour s'assurer d'une retraite dans la Manche, malheur qui, bien des années après, coûta à la France, au même lieu de la Hougue, la perte d'une nombreuse flotte qu'elle avoit enfin remise en mer avec tant de dépenses, et qui anéantit sa marine, et ne lui laissa pas le temps, après avoir été si chèrement relevée, de rétablir son commerce éteint dès la première fois, l'âme des richesses d'un État et d'un royaume, dans cette position si heureuse d'être flanqué de deux mers. Cette même jalousie de Louvois contre Colbert dégoûta le Roi des négociations que le cardinal de Richelieu jugeoit si nécessaires, aussi bien que la marine et le commerce, qui étoient toutes les trois entre les mains de Colbert et de Croissy, son frère, à qui Louvois ne destinoit pas la dépouille du sage et de l'habile Pomponne, quand il se réunit à Colbert pour le faire chasser.

1. Tout ce qui suit, jusqu'au mot *barrières*, cinq lignes plus loin, avait été supprimé dans l'édition du *Journal de Dangeau*.

2. Ci-dessus, p. 55.

Ce[1] fut dans cette triste situation intérieure que la fenêtre de Trianon fit la guerre de 1688 ; que Louvois détourna d'abord les yeux du Roi des avis certains de d'Avaux et de bien d'autres, qui mandoient de la Haye et d'ailleurs le projet et les préparatifs de la révolution d'Angleterre, et nos armes des Provinces-Unies qui en auroient arrêté l'exécution, pour les porter sur le Rhin et par là embarquer sûrement la guerre ; que[2] ce ministre, pour la rendre plus durable par la haine, fit brûler tant de villes et de pays, et que tout à coup il porta tout le faix de la guerre, sitôt qu'elle fut bien allumée, sur la Flandre toute hérissée de places, où les actions ne la pouvoient finir ; tandis qu'il ne permit sur le Rhin qu'une guerre languissante, où l'y portant au plus fort il étoit aisé de pénétrer dans le cœur de l'Empire et d'avoir la paix. Il la craignit tant la paix, qu'il n'est affronts, manques de parole, mépris personnels, qu'il ne mit en usage, et tout, comme on l'a su depuis, à l'insu du Roi, à l'égard de M. de Savoie, et jusqu'à supprimer de ses lettres au Roi, pour le forcer à se déclarer malgré lui contre la France, et dans le temps qu'il souhaitoit le plus véritablement de ne le pas faire ; ce qui enfanta une nouvelle guerre qui fut également sanglante et ruineuse, et qui dans les suites devint si onéreuse, qu'il fallut, comme on l'a dit, en passer par tout ce que voulut M. de Savoie pour le détacher de ses alliés, et commencer par là à travailler à la paix avec tous. Tel fut l'aveuglement du Roi, telles l'adresse, la hardiesse, la formidable autorité d'un ministre, le plus éminent pour exécuter en second, le plus funeste pour diriger en premier, et qui sans être premier ministre abattit tous les autres, mena le Roi où et comme il voulut, et devint le maître en effet. Il eut la joie de survivre à Colbert et à Seignelay, ses ennemis et longtemps ses rivaux. Cette joie fut de courte durée. Il mourut perdu lui-même bientôt après, et à veille précise d'être conduit à la Bastille ; on a vu sa catastrophe à l'occasion de sa mort.

La[3] paix de Ryswyk sembloit enfin devoir laisser respirer la France, si chèrement achetée, si nécessairement desirée après de si grands et de si longs efforts. Le Roi avoit soixante ans ; il avoit, à son avis acquis toute sorte de gloire. Ses grands ministres étoient morts ; ils n'avoient point laissé d'élèves. Les grands capitaines non-seulement l'étoient aussi, mais ceux qu'ils avoient formés avoient passé de même, ou n'étoient plus en âge ni en santé d'être comptés pour une nouvelle guerre, et Louvois, qui avoit gémi avec rage sous le poids de ces anciens chefs, avoit mis bon ordre qu'il ne s'en formât plus à l'avenir dont le

1. Ci-dessus, p. 56.

2. La rédaction de ce qui va suivre jusqu'à la fin du paragraphe n'est pas passée dans celle des *Mémoires*, où Saint-Simon a donné des développements bien plus considérables à l'épisode de la mort de Louvois et des incidents qui la précédèrent.

3. Ci dessus, p. 86.

mérite lui pût faire ombrage, et n'en laissa s'élever que de tels qu'ils eussent toujours besoin de lui pour les soutenir. Il n'en put recueillir le fruit; mais l'État en porta toute la peine, et de main en main la porte encore aujourd'hui. A peine étoit-on en paix, sans avoir encore eu le temps de la goûter, que l'orgueil du Roi voulut étonner l'Europe par la montre de sa puissance, qu'elle croyoit abattue, et l'étonna en effet. Telle fut la cause de ce fameux camp de Compiègne, où, sous prétexte de montrer aux princes ses petits-fils l'image de la guerre, il étala une magnificence, et dans sa cour et dans toutes ses nombreuses troupes, inconnue aux plus célèbres tournois et aux entrevues des rois les plus fameuses. Ce fut un nouvel épuisement au sortir d'une rude et si longue guerre. Tous les corps s'en sentirent longues années, et il se trouva vingt ans après des régiments qui en étoient encore obérés; on ne touche ici ce camp trop célèbre qu'en passant; on s'y est étendu en son temps. Mais on ne tarda pas d'avoir lieu de regretter une prodigalité si immense et si déplacée, et encore plus la guerre de 1688, au lieu d'avoir laissé le royaume se repeupler et se refaire par un long soulagement, remplir ce pendant les coffres et les magasins avec lenteur, réparer la marine et le commerce, laisser par les années refroidir les haines et les frayeurs, séparer peu à peu des alliés si unis et si formidables étant ensemble, et donner lieu avec prudence par de divers événements entre eux à la dissolution radicale d'une ligue qui avoit été si fatale et qui pouvoit devenir funeste. L'état de la santé de deux princes y convioit déjà puissamment, dont l'un par la profondeur de sa sagesse, de sa politique, de sa conduite, s'étoit acquis assez d'autorité en Europe pour y donner le branle à tous, et celle du souverain de la plus vaste monarchie qui n'avoit ni oncles, ni frères, ni postérité. En effet, moins de quatre ans après la paix, le roi d'Espagne mourut; le roi Guillaume n'en pouvoit presque plus; ce fut alors que la vanité du Roi mit à deux doigts de sa perte ce grand et beau royaume, dans les suites de ce grand événement qui fit reprendre les armes à toute l'Europe, et c'est ce qu'il faut reprendre de plus loin.

On[1] a dit que le Roi craignoit l'esprit, les talents, l'élévation des sentiments, jusque dans ses généraux et dans ses ministres, et c'est ce qui ajouta à l'autorité de Louvois un moyen si aisé d'écarter des élévations militaires tout mérite qui lui étoit suspect, et d'empêcher avec adresse qu'il ne se formât des sujets pour remplacer les généraux. A considérer ceux qui, depuis que le Roi se fut dégoûté de l'esprit, au temps et à l'occasion qui ont été dits, on ne trouvera[2] qu'un bien petit nombre de courtisans à qui l'esprit n'ait pas été un obstacle à la faveur, si on en excepte ceux qui, personnages ou simples courtisans, l'avoient dompté par l'âge et par l'habitude, dans les premiers temps qui suivirent la mort

1. Ci-dessus, p. 88.
2. Phrase incomplète; la rédaction en est identique dans le texte des *Mémoires* : ci-dessus, p. 88.

du cardinal Mazarin et qu'il n'avoit pas choisis et approchés lui-même. La catastrophe de M. de Lauzun vengea le Roi de l'exception, et la brillante singularité de son retour ne le lui réconcilia jamais qu'en apparence. M. de Vivonne, avec infiniment d'esprit, l'amusoit sans pouvoir se faire craindre; de plus il étoit frère de Mme de Montespan, et c'étoit un grand titre, quelque opposé qu'il parût à sa conduite. M. de Créquy est encore une exception que sa charge soutint; des ducs de Chevreuse et de Beauvillier, on en a parlé en leur lieu. Pour tous les autres, ils lui pesèrent, et tellement, sur les fins de chacun, qu'il le leur fit sentir à la plupart, et qu'il se réjouit de leur mort comme d'une délivrance. Il n'eut pas honte de s'en expliquer ainsi sur la Feuillade et sur Harlay, archevêque de Paris, et, tout mesuré et retenu qu'il étoit, il parla comme d'un des plus grands soulagements qu'il eût ressentis de sa vie de la mort de ces deux hommes, de Louvois et de Seignelay, tout haut à souper, à Marly, en présence des duchesses de Chevreuse et de Beauvillier, sœurs du dernier, qui étoient à table avec le Roi et quantité d'autres. Depuis ceux-là il n'en eut que deux d'un esprit supérieur: le chancelier de Pontchartrain, que longtemps avant sa retraite il ne supportoit qu'avec peine, et dont au fonds, quelque chose qu'il fît, il fut aisé de voir qu'il fut ravi d'être défait, et Barbezieux, dont la mort prompte à la fleur de l'âge et de la fortune fit pitié à tout le monde, et dont, dès le soir même à Marly, le Roi en pleine table encore ne put contenir sa joie.

Il[1] avoit été fatigué de la supériorité d'esprit de ses anciens ministres, de ses anciens généraux, de ce peu d'espèces de favoris qui en avoient beaucoup. Il vouloit primer par l'esprit, par la conduite dans le cabinet et dans la guerre, comme il dominoit partout ailleurs; il sentoit qu'il ne l'avoit pu avec ceux dont on vient de parler; c'en fut assez pour sentir tout le soulagement de ne les avoir plus et pour se bien garder d'en choisir à leur place qui pussent lui donner la même jalousie. C'est ce qui le rendit si facile sur les survivances des charges de secrétaire d'État, tandis qu'il s'étoit fait une loi de n'en accorder de pas une autre, et qu'on vit des enfants et des novices exercer et même en chef ces importantes fonctions, tandis que pour celles des moindres emplois, ou pour ceux-là même qui n'avoient que le titre, il n'y avoit pas d'espérance. C'est ce qui fit aussi que, lorsque les emplois de secrétaires d'État ou de ministres étoient à remplir, il ne consulta que son goût et qu'il affecta de choisir des gens fort médiocres. Il s'en applaudissoit même, jusque là qu'il lui échappoit souvent qu'il les prenoit pour les former, et qu'il se piquoit en effet de le faire. Ces nouveaux venus lui plaisoient même à titre d'ignorance, et s'insinuoient d'autant plus avant auprès de lui qu'ils la lui avouoient le plus souvent, qu'ils affectoient de s'instruire de lui jusque des plus petites choses, et ce fut par où Chamillart s'insinua si avant dans son cœur, qu'il y conserva toujours

1. Ci-dessus, p. 91.

une place, même après avoir perdu ses emplois, qu'il fallut tous les malheurs de l'État et les plus fortes cabales réunies pour forcer, pour ainsi dire, le Roi à l'en priver. Il fut sur le choix de ses généraux comme sur celui de ses ministres ; il s'applaudit de même de les conduire de son cabinet comme avoit fait Louvois. Celui-ci sentoit bien l'inconvénient d'une si grande gêne ; mais il vouloit les tenir de court après les avoir mis à son point ; en comparaison de quoi, peu lui importoit que le délai des ordres et des courses des courriers laissassent échapper des occasions qui ne se retrouvoient plus, et qu'il avoit tant de moyens de pallier au Roi, à qui il faisoit accroire que lui-même, de son cabinet, commandoit toutes ses armées, qui se garda bien d'en perdre jamais la jalouse habitude, et qui ne put que bien rarement et pour des moments en sacrifier la vanité aux inconvénients continuels qui sautoient aux yeux de tout le monde.

Tels[1] étoient la plupart des ministres et tous les généraux à l'ouverture de la succession d'Espagne. L'âge du Roi, son expérience, cette supériorité, non d'esprit ni de lumières, mais de poids et de poids immense sur des conseillers et des exécuteurs de cette sorte, l'habitude et le poison du plus mortel encens confondit dès l'entrée tous les miracles de la fortune. La monarchie entière d'Espagne tomba sans coup férir entre les mains du Roi pour son petit-fils, et Puységur, si tard devenu maréchal de France, en 1735[2], eut la gloire du projet et de l'exécution de l'occupation de toutes les places espagnoles des Pays-Bas, toutes au même instant, toutes sans tirer une amorce, toutes en se saisissant des troupes hollandoises qui en formoient la plupart des garnisons. Le Roi, dans l'ivresse d'une prospérité si surprenante, se souvint mal à propos du reproche que lui avoit attiré l'injustice de ses guerres, et que de la frayeur qu'il avoit causée à l'Europe s'étoient formées ces grandes unions sous lesquelles il avoit pensé succomber. Il voulut donc éviter ces inconvénients, et, au lieu de profiter de l'étourdissement où ce grand événement avoit plongé toutes les puissances, priver les Hollandois de tant de troupes de ces nombreuses garnisons qu'il pouvoit retenir prisonnières, et forcer, les armes à la main, toutes ces puissances désarmées et non encore unies à reconnoître par des traités formels le duc d'Anjou pour l'héritier légitime de tout ce que possédoit le feu roi d'Espagne Charles II, et dont dès lors il se trouvoit entièrement nanti, il se piqua de la folle générosité de laisser aller ces troupes hollandoises, et se reput de l'espérance insensée que les traités sans les armes feroient le même effet. Il se laissa amuser tant qu'il convint à ses ennemis de le faire pour se donner le temps d'armer et de s'unir étroitement ; après quoi il ne fut plus question que de guerre, et le Roi, bien surpris, se vit réduit à la soutenir partout. Après s'être si grossièrement mécompté, il l'entama par une autre balourdise, où un enfant ne seroit pas tombé.

1. Ci-dessus, p. 93.
2. Le manuscrit porte *1635* par erreur.

Il la dut à Chamillart, au maréchal de Villeroy et à la puissante intrigue des deux filles de Mme de Lillebonne; ce fut l'entière confiance en Vaudémont, l'ennemi personnel du Roi, autant que la distance le pouvoit permettre, et de l'insolence duquel en Espagne et en Italie le Roi n'avoit pas dédaigné autrefois de se montrer très offensé, l'ami et le confident du roi Guillaume, le plus ardent et le plus personnel de tous les ennemis que le Roi s'étoit faits, et gouverneur de Milan à la pressante sollicitation de l'Empereur auprès de Charles II; enfin père d'un fils unique qui servoit l'Empereur et qui se trouvoit la seconde personne de son armée en Italie. Il n'y avoit celui qui ne vît clairement qu'il étoit averti de tout par son père. La trahison dura même après qu'il eut été tué et tant qu'elle fut utile à Vaudémont, et même avec grossièreté. Jamais le Roi, ni son ministre, ni Villeroy, son général, n'en soupçonnèrent la moindre chose; jamais la faveur, les préférences, la confiance pour Vaudémont ne diminuèrent, et jamais, qui que ce fût, assez hardi pour oser ouvrir les yeux au Roi ou à son ministre. Catinat, trahi et par lui et par M. de Savoie, y flétrit ses lauriers, et le maréchal de Villeroy, envoyé en héros pour réparer ses fautes, tomba lourdement dans les filets. Vendôme, arrivé comme le réparateur, n'épargna pas M. de Savoie; mais il avoit de trop fortes raisons pour toucher à Vaudémont, soit volonté, soit duperies, et je croirois plutôt tous les deux, de franc dessein de n'y rien apercevoir.

La[1] foiblesse du Roi pour faire sa cour à Chamillart sur la Feuillade son gendre, dont il avoit d'abord été si éloigné, le fit général d'armée tout d'un coup, et lui confia le siége de Turin, c'est-à-dire la plus importante affaire de l'État. Tallard, si fait pour la cour et si peu pour tout ce qui passe la petite intrigue, avoit été défait à Hochstedt, sans presque aucune perte que de ceux qui se rendirent; du fond de l'Empire une armée entière et les trois quarts de l'autre fut rechassée au deçà du Rhin et vit prendre Landau. Ce malheur avoit été précédé de la délivrance du maréchal de Villeroy, et le Roi s'étoit piqué de le remettre en honneur; il se fit battre à Ramillies où, sans perte à peine de deux mille hommes, il fut rechassé du fond des Pays-Bas dans le milieu des nôtres, sans que rien le pût arrêter. Restoit l'espérance de l'Italie, où le duc d'Orléans étoit enfin allé relever Vendôme, mandé pour sauver les débris de la Flandre de l'abandon de Villeroy; mais le neveu du Roi fut muni d'un tuteur, sans l'avis duquel il ne pouvoit rien faire, et ce tuteur, qui de soi auroit eu bien plus besoin d'être conduit, n'eut devant les yeux que la crainte de la Feuillade et de son beau-père. On a vu en son temps à quels excès ces ménagements le portèrent, et les malheurs prévus et disputés par le jeune prince, dépité à la fin jusqu'à ne se plus mêler de rien, qui entraînèrent l'armée, le siége, l'État.

Ainsi[2] après de prodigieux succès en siéges, en combats, en progrès

1. Ci-dessus, p. 96.
2. Ci-dessus, p. 97.

de toutes sortes, l'infatigable faveur de Villeroy, celle de Tallard, et la considération et des folles et ignorantes opiniâtretés de la Feuillade, coûtèrent l'Allemagne, les Pays-Bas et l'Italie en trois batailles, qui toutes les trois ensemble ne coûtèrent pas elles-mêmes quatre mille morts. L'engouement pour Vendôme et ses perverses vues achevèrent de tout perdre en Flandre en 1709. Tessé en 1706 par la levée du siège de Barcelone, dans le même mois de mai que la bataille de Ramillies et trois mois avant la défaite de Turin, avoit réduit le roi d'Espagne à traverser du Roussillon en Navarre par la France, et voir l'Archiduc proclamé en personne dans Madrid. Berwick y rétablit les affaires, et le duc d'Orléans ensuite; mais elles s'y perdirent de nouveau par le malheur de la bataille de Saragosse, qui ébranla une autre fois le trône de Philippe V, en 1710, tandis que les places et les batailles se perdoient en Flandre, et que notre frontière s'y réduisoit à rien.

Comme[1] un malade, le Roi avoit changé ses ministres et remis ses finances à Desmaretz, puis la guerre à Voysin, et, comme les malades aussi, il ne s'en trouvoit pas mieux. La situation des affaires étoit alors si terrible, que le Roi, qui ne pouvoit plus soutenir la guerre, ne pouvoit parvenir à être reçu à faire la paix. Il vouloit abandonner l'Espagne, céder sur ses frontières ce qu'on voudroit exiger; ses ennemis se jouoient de sa ruine, et ne négocioient que pour se moquer; enfin on a vu en son lieu le Roi aux larmes dans son Conseil, et Torcy très légèrement parti pour aller voir par lui-même, à la Haye, si et de quoi on se pouvoit flatter. On a vu aussi le triste et le honteux succès de cette tentative, et l'ignominie des conférences de Gertruydenberg qui suivirent, en 1710, où, sans parler des étranges restitutions, on n'exigeoit pas moins du Roi que de donner passage aux armées ennemies à travers toute la France pour aller chasser son petit-fils d'Espagne, avec quatre places de sûreté en France entre leurs mains, dont Cambray, Metz et la Rochelle, ou de s'engager à le détrôner lui-même à force ouverte dans un temps limité. Voilà où conduisit l'aveuglement des choix, l'orgueil de tout faire, la jalousie des anciens ministres et capitaines, la vanité d'en choisir de tels à qui l'on ne pût rien attribuer, pour ne partager la réputation de grand avec personne, la clôture exacte qui, fermant tout accès, jeta dans les affreux panneaux de Vaudémont, puis de Vendôme, et toute cette déplorable façon de gouverner qui précipita dans le plus évident péril d'une perte entière, qui laissa moins de moyens humains de s'en garantir, et qui jeta dans le dernier désespoir ce maître de la paix et de la guerre, ce distributeur des couronnes, ce châtieur des nations, ce conquérant, cet homme immortel, pour qui on épuisoit le marbre et le bronze, et pour qui tout étoit à bout d'encens.

Conduit[2] ainsi jusqu'au dernier bord du précipice et avec tout l'horrible loisir d'en reconnoître toute la profondeur, la toute-puissante main

1. Ci-dessus, p. 98.
2. Ci-dessus, p. 99.

qui n'a posé que quelques grains de sable pour bornes aux plus grands orages de la mer, arrêta d'un coup la dernière ruine de ce roi si superbe et si présomptueux, après lui avoir fait sentir à longs traits sa foiblesse, sa misère, son néant. Des grains de sable d'un autre genre, mais grains de sable en effet par leur ténuité, opérèrent ce chef-d'œuvre. Une querelle de femmes chez la reine d'Angleterre; de là une intrigue, puis un desir vague et informe en faveur de son sang, détachèrent l'Angleterre de la grande alliance. L'excès du mépris du prince Eugène pour nos généraux donna lieu à la délivrance de Denain, et ce combat si peu meurtrier eut de telles suites, qu'on eut enfin la paix, et une paix si différente de celle qu'on auroit ardemment embrassée, si les ennemis avoient voulu y entendre avant cet événement, qu'on ne put méconnoître la main de Dieu, qui élève, et qui abat, et qui délivre comme et quand il lui plaît, mais toutefois une paix qui coûta bien cher à la France, et à l'Espagne la moitié de sa monarchie. Ce fut le fruit de ce qui a été exposé, et depuis encore de n'avoir voulu se faire aucune justice à soi-même dans les commencements de la décadence de nos affaires, avoir toujours compté de les rétablir, et n'avoir jamais voulu alors céder un moulin de toute de la monarchie d'Espagne, autre folie dont on ne tarda pas de gémir sous son poids, qui se fait encore sentir et se sentira longtemps encore par ses suites.

Ce[1] peu d'historique, eu égard à un règne si long et si rempli, est si lié au personnel du Roi, qu'il ne pouvoit s'omettre pour bien représenter ce monarque tel qu'il a véritablement été. On l'a vu grand, riche, conquérant, arbitre de l'Europe, redouté, admiré, tant qu'ont duré les ministres et les capitaines qui ont véritablement mérité ce nom; à leur fin, la machine a roulé quelque temps encore d'impulsion et sur leur compte, mais tôt après le tuf s'est montré; les fautes, les erreurs, se sont multipliées; la décadence est arrivée à grands pas, sans toutefois ouvrir les yeux à ce maître si despotique, si jaloux de tout faire et de tout diriger par lui-même, et qui sembloit se dédommager du mépris du dehors par le tremblement que sa terreur redoubloit au dedans.

Prince heureux en figure, en force corporelle, en santé égale, ferme et presque jamais interrompue, en siècle si fécond et si libéral pour lui en tout genre, en sujets adorateurs prodiguant leur sang, leurs biens, leurs talents, et la plupart jusqu'à leur réputation, et beaucoup leur honneur même, pour le servir, et seulement pour lui plaire; heureux surtout en famille: en mère contente d'un certain crédit et des respects; en frère, dont la valeur anéantie par de déplorables goûts se noyoit dans la bagatelle, se contentoit d'argent, se retenoit par sa propre crainte et par celle de ses favoris, et n'étoit pas moins bas courtisan que ceux qui vouloient faire leur fortune; en femme vertueuse, amoureuse de lui, infatigablement patiente, devenue véritablement

1. Ci-dessus, p. 100.

françoise, et d'ailleurs absolument incapable; en fils unique, qui ne l'étoit pas moins, à la lisière toute sa vie, qui à cinquante ans gémissoit sous le poids du discrédit et de la contrainte, qui, environné et éclairé de toutes parts, n'osoit que ce qui lui étoit permis, et qui, absorbé dans la matière, ne pouvoit causer la plus légère inquiétude; en petits-fils, dont l'âge et l'exemple de leur père, les brassières où ils étoient scellés, rassuroient contre les talents de l'aîné et la grandeur du second, qui de son trône reçut toujours la loi de son aïeul, et sur les fougues de l'enfance du troisième, qui ne tinrent rien de ce dont elles inquiétèrent; descendant plus bas, un neveu[1], qui, avec des pointes de débauche, trembloit devant lui, et en qui son esprit, ses talents, ses velléités légères et les faux propos de quelques débauchés disparoissoient au moindre mot, quelquefois même au moindre regard; des princes du sang de même trempe, à commencer par le grand Condé, depuis son retour à la paix des Pyrénées, et à continuer par Monsieur le Prince, le plus vil de tous les courtisans; son fils d'un courage plus élevé; MM. les princes de Conti si aimables, l'aîné mort si tôt, le cadet avec tous ses talents plus timide encore que pas un, et Monsieur le Duc plus hors de toutes mesures de branler le moins du monde; les plus grands seigneurs lassés et ruinés par les longs troubles, assujettis par nécessité; leurs successeurs séparés, désunis, livrés à l'ignorance, au frivole, aux plaisirs, aux folles dépenses ou à la fortune pour ceux qui pensoient le moins mal, et dès lors à la servitude et à l'unique ambition de cour; des parlements subjugués à coups redoublés; nul corps ensemble, et, par laps de temps, peu et presque point de gens qui osassent avoir des desseins, et beaucoup moins s'en ouvrir à personne; enfin jusqu'à la division des familles importantes, et à la méconnoissance des parents et des parentés; peu à peu tous les devoirs absorbés par un seul, qui fut de craindre et de tâcher à plaire. De là cette intérieure tranquillité jamais troublée que par la folie momentanée du chevalier de Rohan, qui la paya incontinent de sa tête, et par ce mouvement des Fanatiques des Cévennes, qui inquiéta plus qu'il ne valut dans sa courte durée, et sans aucune suite, quoique arrivé en pleine et fâcheuse guerre au dehors.

De là[2] cette autorité sans bornes qui pouvoit tout ce qu'elle vouloit, et qui trop souvent voulut tout ce qu'elle put, et qui ne trouva jamais la plus légère résistance, si l'on en excepte des apparences plutôt que des réalités sur des matières de Rome, et en dernier lieu sur la Constitution. C'est là ce qui s'appelle et vivre et régner; mais il faut convenir en même temps que, en glissant sur la conduite du cabinet et des armées, jamais prince ne posséda l'art de régner à un si haut point que le Roi. L'ancienne cour de la Reine sa mère, qui excelloit à la savoir tenir, lui avoit imprimé une gravité, une politesse si distinguée,

1. Ici un correcteur a ajouté en interligne : *le duc d'Orléans*.
2. Ci-dessus, p. 404.

une dignité, une majesté qu'il sut maintenir toute sa vie, et lors même qu'il abandonna la cour à ses propres débris à la fin de sa vie. Mais cette dignité, il ne la vouloit que pour lui et par rapport à lui, et celle-là même relative; il la sapa presque toute pour mieux achever de ruiner toute autre, et de la mettre peu à peu, comme il fit, à l'unisson, en retranchant tant qu'il put toutes les cérémonies et les distinctions, dont il ne maintint que l'ombre, et certaines trop marquées pour les détruire, et semant même dans celles-là des zizanies, qui les rendoient en partie à charge et en partie ridicules. Cette conduite lui servit encore à séparer, à diviser, à affermir la dépendance, en la multipliant par des occasions sans nombre et très intéressantes, qui sans cette adresse seroient demeurées dans les règles et sans produire de disputes ni de recours à lui, lequel encore, hors des choses bien marquées, n'alloit qu'à le prévenir et point à juger, dont il se gardoit bien pour ne pas diminuer d'autant ces occasions qui lui étoient si utiles. Il en usoit de même à cet égard dans les provinces comme à la cour; tout y devint sous lui litigieux et en usurpations, et par là il en tiroit les mêmes avantages.

Peu[1] à peu il força tout le monde à servir et à grossir sa cour, ceux-là même dont il faisoit le moins de cas; qui étoit d'âge à servir n'osoit différer d'entrer dans le service. Ce fut encore une autre adresse pour ruiner les seigneurs, et les accoutumer à l'égalité et à rouler pêle-pêle avec tout le monde; cette invention fut due à lui et à Louvois; en sorte que les gens nés pour commander aux autres demeurèrent dans les idées et ne se trouvèrent plus dans aucune réalité, et, sous prétexte que tout service militaire est honorable, et qu'il est raisonnable d'apprendre et d'obéir avant que de commander, il assujettit, sans autre exception que des seuls princes du sang, à débuter par être cadets des gardes du corps et à en faire à l'armée, étés et hivers, dehors et dans les salles des gardes, les fonctions entières comme les simples gardes du corps; puis il changea cette prétendue école en celle de ses mousquetaires, qui n'étoit pas plus réelle, et où à la vérité il n'y avoit quoi que ce soit à apprendre, qu'à se gâter et perdre son temps; mais aussi on s'y plioit par force à être confondu avec toutes espèces de gens, et c'étoit là ce que le Roi prétendoit de ce noviciat, où il falloit rester un an dans toute la régularité de ce service, après quoi il falloit encore essuyer une seconde école, c'est-à-dire un emploi dans le régiment du Roi d'infanterie, que le Roi exprès avoit fort distingué des autres, et dont il se mêloit immédiatement en colonel, ou une compagnie de cavalerie dans quelque régiment, quand on vouloit prendre le parti de la cavalerie. C'étoit encore une autre station subalterne où le Roi retenoit plus ou moins longtemps, pour accorder l'agrément d'acheter un régiment, qui lui donnoit lieu d'exercer plus ou moins de rigueur, selon qu'il vouloit mieux ou moins bien traiter et les

1. Ci-dessus, p. 406.

jeunes gens, sur les témoignages qu'il en prenoit plus sous main qu'autrement, et leurs parents encore, dont la façon d'être avec lui influoit entièrement là-dessus. Outre la naturelle jalousie et l'ennui et le dépit de cet état subalterne, c'est qu'il étoit peu compté pour avoir un régiment, et pour rien du tout en soi-même, tellement que, pour avancer dans les grades militaires, il fut établi que la première date seroit celle de la commission de colonel.

Au[1] moyen de cette règle, excepté des occasions distinguées d'actions, de porter une grande nouvelle de guerre ou quelque chose de semblable, et tout cela très rare, il fut établi que, quel qu'on pût être, tout ce qui servoit demeuroit quant au service et aux grades dans une égalité entière. Cela rendit l'avancement ou le retardement d'avoir un régiment bien plus sensible, parce que de là dépendoit tout le reste des autres avancements, qui ne se firent plus que par promotions suivant l'ancienneté, qu'on appela l'ordre du tableau. De là tous les seigneurs dans la foule de tous les officiers de toute espèce; de là cette confusion que le Roi desiroit; de là peu à peu cet oubli de tous et dans tous de leur origine, pour ne plus exister que dans cet état du service militaire devenu populaire et tout entier sous la main du Roi, et beaucoup plus de son ministre de la guerre, qui avoit des occasions continuelles de préférer et de mortifier qui bon lui sembloit dans le courant, et qui ne manquoit pas, quand il le vouloit, de préparer avec adresse des occasions d'avancer ses protégés malgré l'ordre du tableau. Si l'on quittoit le service d'ennui ou de dépit de quelque dégoût, la disgrâce étoit certaine, et c'étoit merveille si, après des années redoublées de rebuts, on pouvoit revenir sur l'eau; et, à l'égard du commun des gens, outre que le Roi y avoit l'œil lui-même, tant qu'il lui étoit possible, le ministre de la guerre en faisoit son étude particulière, et de ceux-là qui quittoit étoit sûr, lui et sa famille, d'essuyer dans sa province et dans sa ville toutes les mortifications et souvent les persécutions dont on pouvoit s'aviser, dont on rendoit les intendants responsables, et qui très ordinairement influoient sur les affaires et les biens.

Grands et petits, connus et obscurs, furent donc forcés d'entrer et de persévérer dans le service, d'y être un vil peuple en toute égalité, et dans la plus soumise dépendance du ministre de la guerre et même de ses commis. L'invention[2] des inspecteurs, sous prétexte de remédier aux abus des troupes, ôta toute autorité aux colonels dans leurs régiments, et, comme ces inspecteurs étoient eux-mêmes de la main et dans l'absolue dépendance du ministre de la guerre auquel ils rendoient un compte exact, et qu'ils ne voyoient presque jamais les mêmes troupes deux fois de suite, ils n'en acquéroient aucune autorité dans les

1. Ci-dessus, p. 108.
2. Tout ce qui va suivre est beaucoup plus développé dans les *Mémoires* (ci-dessus, p. 110-126).

régiments et ne servoient uniquement qu'à l'ôter aux colonels pour la transporter immédiatement au ministre de la guerre. Les colonels, mestres de camp et commissaires généraux de la cavalerie, devinrent tout à fait nuls; à peine conservèrent-ils quelques honneurs superficiels; dans les dragons de même, et, pour l'infanterie, le Roi se garda autant, et avec autant de raison, de rétablir pour personne le trop puissant office de colonel général que celui de connétable. Voilà pour les troupes, où tout sans exception, et pour service et pour avancement, fut également confondu et tenu bien soigneusement dans cet état.

Pour[1] la politique, sous prétexte des violences de la noblesse, que les troubles avoient rendue peu docile aux lois et qui véritablement tyrannisoit souvent, le Roi, environné de gens de plume et de robe, se montra dès les commencements très sévère et grand protecteur des lois. Il commença par faire agir les tribunaux inférieurs sans ménagement, et les parlements de même, et à favoriser les gens de néant contre la noblesse en tout et partout. Sous prétexte d'empêcher l'oppression, il acheva de l'effrayer par diverses commissions de Grands Jours, en divers temps et en diverses parties du royaume, qui eurent ordre de ne pardonner à personne, et qui l'exécutèrent avec grande sévérité. Enfin on établit sous le nom d'intendants, tels qu'on les voit et qu'on les sent encore, des magistrats qui, dans la main des ministres qui les mirent en place, achevèrent d'anéantir la noblesse, d'éclipser les seigneurs, de faire des gouverneurs et des lieutenants généraux des provinces de simples titres vuides de tout pouvoir et de toutes fonctions, et de rendre surtout à eux et aux seigneurs l'habitation de leurs provinces insupportable par leur anéantissement et leurs dégoûts continuels, et les forcer d'aller chercher dans la foule de Paris ou de la cour une tranquillité qu'ils ne pouvoient plus trouver que dans cet exil de chez eux, ou, s'ils le pouvoient, quelque protection et quelque considération, qui de loin leur en pût donner auprès des intendants pour leurs terres et leurs affaires. Ce fut ainsi qu'en très peu de temps toute autre autorité disparut, et des troupes et des provinces, et que tout, jusqu'aux biens même, passa dans la main despotique du Roi; qu'il dépeupla les provinces de toute la noblesse qui pût venir vivre à Paris et à la cour, où, tout à fait sous les yeux du prince et dans son absolue dépendance, il n'en pouvoit plus être à la nécessité d'aucune sorte de ménagement.

Les parlements et les autres tribunaux saisirent d'abord avec joie cette destruction de la noblesse; mais ils ne tardèrent pas à sentir à leur tour qu'on vouloit égaler toutes les hauteurs aux plaines, et qu'après avoir sapé les rocs on attaquoit les monceaux de sable. Ce dernier coup s'opéra plus lentement, et parce que c'étoient des com-

1. Les deux paragraphes qui vont suivre n'ont pas passé dans les *Mémoires*.

pagnies nécessairement ensemble, et parce qu'on se servoit de magistrats contre des magistrats; mais il leur fallut subir, sinon comme aux autres un anéantissement qu'on ne se pouvoit proposer à leur égard, au moins un abattement et un avilissement qu'ils sentirent dans toute son étendue, qui fut continuellement aggravé et réaggravé, et qui les tint sous un joug dont ils ne se purent relever. Le Roi ne put jamais oublier sa fuite nocturne de Paris à Saint-Germain, ni la conduite du parlement de Paris surtout, et de quelques autres encore dans sa minorité; ce fut aussi à ceux-là qu'il s'attacha le plus, et qu'il mit et tint soigneusement si bas, qu'ils fussent et demeurassent sans moyen aucun de résistance; à quoi les troupes nombreuses dans Paris et répandues dans le royaume ne furent pas un médiocre frein.

La[1] cour fut un autre manége de la politique du despotisme. Nous y avons déjà vu celle qui humilia et qui divisa les plus grands, et celle encore qui éleva les ministres au-dessus de tous et des princes du sang même pour l'autorité et la puissance, et bien plus qu'au niveau des gens de la première qualité pour tout, même en grandeur. Il faut montrer le surplus de cette conduite. Plusieurs choses contribuèrent à tirer la cour pour toujours à la campagne : l'aversion que les troubles de la minorité, dont Paris avoit été le grand théâtre, avoient laissée au Roi pour cette ville; la persuasion que la résidence de la cour ailleurs y rendoit les cabales moins aisées par la distance des lieux, quelque peu éloignée qu'elle fût, et en même temps plus difficile à cacher par les absences; l'embarras des maîtresses au milieu de la capitale si peuplée, si remplie de tant de différents esprits et si dangereuse à pousser de grands scandales, et le dépit de l'avoir rendue témoin de ses larmes lors de la première retraite de Mme de la Vallière; l'importunité de la foule du peuple à chaque fois que le Roi sortoit et rentroit, et même dans les rues; une autre sorte de foule chez le Roi de gens de la ville qui n'étoient pas pour aller l'importuner plus loin; des inquiétudes aussi, qui ne furent pas plus tôt reconnues que les plus familiers de ceux qui étoient commis à sa garde, Noailles surtout, Lauzun et quelques subalternes, firent leur cour de leur vigilance, et furent accusés de multiplier exprès de faux avis qu'ils se faisoient donner pour avoir occasion de se faire valoir et d'avoir plus souvent des particuliers avec le Roi; enfin une idée de se rendre plus vénérable en se dérobant aux yeux de la multitude et à l'habitude de le voir tous les jours; à quoi encore le goût de la promenade et de la chasse, bien plus commodes à la campagne, et celui des bâtiments ajoutèrent beaucoup. Point de forêts aux portes de Paris, peu ou point de promenades, et pour les bâtiments, dont le goût ne vint qu'après et peu à peu, il n'y avoit pas d'apparence de s'y pouvoir amuser dans Paris, accablé de spectateurs et même de peuple. Toutes ces considérations fixèrent donc le Roi à Saint-Germain, bientôt après la mort de

1. Ci-dessus, p. 126.

la Reine mère. Ce fut là où il commença à attirer le monde par les fêtes et les galanteries, et à faire sentir qu'il vouloit être vu souvent.

L'amour[1] de Mme de la Vallière, qui fut d'abord un mystère, donna lieu à de fréquentes promenades à Versailles, qui étoit alors un petit château de cartes bâti par Louis XIII, ennuyé, et sa suite encore plus que lui, d'y avoir souvent couché dans un méchant cabaret à rouliers et dans un moulin à vent, excédé de ses longues chasses dans la forêt de Saint-Léger, et plus loin encore, loin encore de ces temps réservés à son fils où les routes, la vitesse des chiens et le nombre des piqueurs et de chasseurs gagés à cheval, a rendu les chasses si faciles et si courtes. Ce prince n'y couchoit presque jamais qu'une nuit et par nécessité, et le Roi son fils s'en servoit pour être plus en particulier avec sa maîtresse, et c'est ce qui peu à peu a donné la naissance aux bâtiments immenses qu'il y a faits, et leur commodité pour une nombreuse cour, si différente des bâtiments de Saint-Germain, à y transporter tout à fait sa demeure. Il y fit des logements infinis pour les courtisans; on lui faisoit sa cour de lui en demander, au lieu qu'à Saint-Germain presque tout le monde avoit l'incommodité d'être à la ville, et le peu qui étoit logé au château y étoit étrangement à l'étroit.

Les fêtes fréquentes de toutes les sortes, les promenades à Versailles, les voyages, furent des moyens que le Roi saisit pour distinguer et pour mortifier, en nommant les personnes qui à chaque fois en devoient être, et pour tenir chacun assidu et attentif à lui plaire. Il sentoit qu'il n'y avoit pas à beaucoup près assez de grâces à répandre pour faire un effet continuel; il en substitua donc aux effectives d'idéales, pour la jalousie, la petite préférence, les espérances que ces préférences faisoient naître et la considération qui s'en tiroit, et personne ne fut plus ingénieux que lui à inventer ces sortes de choses. Marly, dans les suites, lui fut pour cela d'un grand usage, et Trianon où tout le monde pouvoit aller faire sa cour, mais où les dames avoient l'honneur de manger avec lui comme à Marly, et à chaque repas étoient choisies. Le bougeoir, qu'il faisoit tenir tous les soirs à son coucher par un courtisan qu'il vouloit distinguer et qu'il nommoit tout haut au sortir de sa prière, fut encore de ce genre, et les justaucorps à brevet, dont on a parlé ailleurs. On ne finiroit point à remarquer les différentes adresses de cette nature qui se succédèrent les unes aux autres, selon qu'il avançoit en âge et que les fêtes changeoient et diminuoient, et les attentions qu'il marquoit pour avoir toujours une cour nombreuse.

Il[2] étoit non-seulement sensible à la préférence continuelle de ce qu'il y avoit de distingué, mais il l'étoit aussi aux étages inférieurs. Il regardoit à droit et à gauche en passant, à ses repas, à la chapelle, à ses habillers et déshabillers, à ses promenades dans ses jardins quand elles étoient publiques; il voyoit et remarquoit tout le monde: aucun

1. Ci-dessus, p. 129.
2. Ci-dessus, p. 134.

ne lui échappoit, jusqu'à ceux qui n'espéroient pas même avoir été vus. Il distinguoit très bien en lui-même les absences de ceux qui étoient toujours à la cour, celle des passagers qui y venoient plus ou moins souvent, les causes générales ou particulières de ces absences ; il les combinoit et ne perdoit pas la plus légère occasion d'agir à leur égard en conséquence. C'étoit un démérite aux uns, et à tout ce qu'il y avoit de distingué, de ne faire pas de la cour leur séjour ordinaire, aux autres d'y venir rarement, et une disgrâce sûre pour qui n'y venoit ou jamais ou comme jamais. Quand il s'agissoit de quelque grâce pour eux, « Je ne le connois point», répondoit-il fièrement ; sur ceux qui se présentoient rarement : « C'est un homme que je ne vois jamais, » et ces arrêts-là étoient irrévocables. C'étoit un autre crime de n'aller point à Fontainebleau, qu'il regardoit comme Versailles, et pour certaines gens de ne demander pas pour Marly, les uns toujours, les autres souvent, quoique sans dessein de les y mener, les uns souvent, les autres toujours[1]. Mais, si on étoit sur le pied d'y aller toujours, il falloit une excuse, et valable, quoique sans charge, pour s'en dispenser, hommes et femmes de même. Il ne pouvoit souffrir surtout les gens qui se plaisoient à Paris et supportoit mieux ceux qui habitoient leurs campagnes ; encore y falloit-il être mesuré ou avoir pris ses précautions. Cela ne se bornoit ni aux personnes en charge, ni aux familières et bien traitées, ni à celles que leur âge et leur représentation marquoit plus que les autres ; la distinction seule suffisoit dans un homme habitué à la cour pour le faire suivre de l'œil, et, pour mieux caractériser ce prince à cet égard, j'en raconterai un exemple entre mille. Le duc de Saint-Simon et sa femme habitoient ordinairement la cour ; ils avoient en ce temps-là trente ans au plus, ni charges, ni privances, ni familiarité ; il y avoit même eu du mécontentement du Roi très marqué, et longtemps, et de suite, de ce que ce jeune homme avoit quitté le service à la paix, mécontent de n'avoir pas été fait brigadier. Il alloit quelquefois passer quelques quinzaines ou trois semaines chez lui à vingt lieues de Versailles. Y étant sur la fin d'un de ces séjours, il fut obligé d'aller brusquement à Rouen, avec sa mère et sa femme, pour un procès où il ne s'étoit point attendu que sa présence fût nécessaire. Quinze jours après qu'il y fut, le Roi d'un air surpris et sévère demanda à Pontchartrain, qui étoit de ses amis, s'il savoit qu'il étoit à Rouen et qu'est-ce qu'il y faisoit, et tout de suite lui ordonna de lui écrire et de le savoir pour lui en rendre compte. Cela fut exécuté, et, quand le Roi sut ce qui y avoit mené le duc de Saint-Simon, il ne le trouva plus mauvais.

Il[2] s'étudioit avec grand soin à savoir tout ce qui se passoit partout, dans les lieux publics, dans les maisons particulières, dans le secret

1. Les éditeurs du *Journal de Dangeau*, n'ayant point compris cette répétition, ont supprimé ces cinq derniers mots ; on en a donné l'explication ci-dessus, p. 135.

2. Ci-dessus, p. 136.

des familles et du commerce. Les espions et les rapporteurs étoient infinis ; il en avoit de toute espèce : plusieurs qui ignoroient le rapport que leurs délations avoient à lui ; d'autres qui le savoient ; quelques-uns qui lui écrivoient directement, en faisant rendre leurs lettres directement aussi par les voies qu'il leur avoit prescrites, et ces lettres-là n'étoient vues que de lui et toujours avant toute autre chose ; quelques-uns enfin qui lui parloient quelquefois secrètement par les derrières. Ces voies inconnues rompirent le col à une infinité de gens de tous états, sans qu'ils aient jamais pu découvrir la cause, et souvent très injustement, et le Roi, une fois prévenu, ne revenoit presque jamais.

Il avoit encore un défaut bien dangereux pour les autres, et souvent pour lui-même par la privation des bons sujets : c'est que, avec ce qu'il eût la mémoire excellente, il n'étoit pas possible qu'il se souvînt exactement de tout ; s'il lui étoit revenu quelque chose de quelqu'un qu'il eût oublié de la sorte, il lui restoit imprimé qu'il y avoit quelque chose contre lui, et c'en étoit assez pour l'exclure. Il ne cédoit point aux représentations d'un ministre, d'un général, de son confesseur, suivant l'espèce de ce dont il s'agissoit ; il répondoit qu'il ne savoit plus ce qui lui étoit revenu, mais qu'il étoit plus sûr d'en prendre un autre dont il ne lui fût rien revenu du tout.

Ce fut à sa curiosité que les dangereuses fonctions du lieutenant de police furent redevables de leur établissement ; elles furent toujours depuis croissant. Ces officiers ont tous été sous lui plus craints, plus ménagés, aussi considérés que les ministres jusque par les ministres même, et il n'y avoit personne en France, sans excepter les princes du sang, qui n'eût intérêt de les ménager et qui ne le fît. Outre les rapports sérieux qui lui revenoient par eux, il se divertissoit d'en apprendre toutes les galanteries et toutes les sottises de Paris. Pontchartrain, qui avoit Paris et la cour dans son département, lui faisoit tellement sa cour par cette voie indigne, dont son père étoit outré, qu'elle le soutint souvent auprès du Roi, et de son aveu même, contre de rudes atteintes auxquelles sans cela il eût succombé.

Mais[1] la plus cruelle de toutes les voies par laquelle le Roi fut instruit bien des années avant qu'on s'en fût aperçu, et par laquelle l'ignorance et l'imprudence de beaucoup de gens continua toujours encore trop de l'instruire, fut celle de l'ouverture des lettres ; c'est ce qui donna tant de crédit aux Pajots et aux Rouillés, qui en avoient la ferme, et qu'on n'en put jamais ôter ni les faire augmenter, par cette raison si longtemps inconnue, et qui s'y enrichirent tous si énormément aux dépens du public et du Roi même. On ne sauroit comprendre la dextérité et la promptitude de cette exécution ; le Roi voyoit l'extrait de toutes les lettres où il y avoit des articles que les chefs de la poste, puis le ministre qui la gouvernoit, jugeoient devoir aller jusqu'à lui, et

1. Ci-dessus, p. 138.

les lettres entières quand elles en valoient la peine par leur tissu ou par la considération de ceux qui étoient en commerce. Par là, les gens principaux de la poste, maîtres et commis, furent en état, s'ils voulurent, de supposer tout ce qu'il leur plut et à qui il leur plut, et, comme peu de chose perdoit sans ressource, ils n'avoient pas besoin de forger et de suivre une intrigue. Un mot de mépris sur le Roi ou sur le gouvernement, une raillerie, en un mot un article de lettre spécieux et détaché, noyoit sans ressource, sans perquisition aucune, et ce moyen étoit continuellement entre leurs mains ; aussi, à vrai ou à faux, est-il incroyable combien de gens de toutes les sortes en furent plus ou moins perdus. Le secret étoit impénétrable, et jamais rien ne coûta moins au Roi que se taire profondément et de dissimuler même.

Ce[1] dernier talent, il le poussa souvent jusqu'à la fausseté ; mais avec cela jamais de mensonge, et il se piquoit de tenir parole : aussi ne la donnoit-il presque jamais. Pour le secret d'autrui, il le gardoit aussi religieusement que le sien ; il étoit même flatté de certaines confessions et de certaines confiances, et on peut dire qu'il les méritoit ; et il n'y avoit ministre, maîtresse, ni favori qui y pût donner atteinte, quand le secret même les auroit regardés. On a su, entre beaucoup d'autres, l'aventure fameuse d'une femme de nom, lequel a toujours été pleinement et ignoré et jusqu'au soupçon même, qui, séparée de lieu depuis un an d'avec son mari, se trouvant grosse et sur le point de le voir arriver de l'armée, à bout enfin de tous moyens, fit demander en grâce au Roi une audience secrète, dont qui que ce soit ne pût s'apercevoir, pour l'affaire du monde la plus importante. Elle l'obtint ; elle se confia au Roi dans cet extrême besoin, et lui dit que c'étoit comme au plus honnête homme de son royaume. Le Roi lui conseilla de profiter d'une si grande détresse pour vivre plus sagement à l'avenir, et lui promit de retenir sur-le-champ son mari sur la frontière, sous prétexte de son service, tant et si longtemps qu'il ne pût avoir aucun soupçon, et de ne le laisser revenir cependant sous aucun prétexte. En effet, il en donna l'ordre dès le jour même et défendit à Louvois non-seulement tout congé, mais de souffrir qu'il s'absentât un seul jour de son poste. L'officier, qui étoit distingué, et qui n'avoit rien moins que souhaité, encore moins demandé de rester sur la frontière, et Louvois, qui y avoit aussi peu pensé, furent également surpris et fâchés. Il fallut obéir et sans demander pourquoi, et le Roi n'en a fait l'histoire que bien des années après, et lorsqu'il fut bien sûr que les gens que cela regardoit ne se pouvoient plus démêler.

Jamais[2] personne ne donna de meilleure grâce, et n'augmenta tant par là le prix de ses bienfaits ; jamais personne ne vendit mieux ses paroles, son souris, jusqu'à un regard. Il rendit tout précieux par le choix et par la majesté, à quoi la rareté et la brèveté de ses paroles

1. Ci-dessus, p. 141.
2. Ci-dessus, p. 143.

ajoutoit beaucoup. S'il les adressoit à quelqu'un ou de question ou de choses indifférentes, toute l'assistance le regardoit; c'étoit une distinction dont on s'entretenoit et qui rendoit toujours une sorte de considération. Il en étoit de même de toutes les attentions, les distinctions, les préférences qu'il donnoit dans leurs proportions; jamais il ne lui échappa de dire rien de désobligeant à personne, et, s'il avoit à reprendre, à corriger ou à réprimander, c'étoit presque toujours avec un air plus ou moins de bonté, très rarement avec sécheresse, jamais avec colère, quoiqu'il n'en fût pas exempt, mais quelquefois avec un air de sévérité.

Jamais[1] homme si naturellement poli, ni d'une politesse si fort mesurée, si fort par degrés, ni qui distinguât mieux l'âge, le mérite et le rang, et dans ses réponses quand elles passoient le « Je verrai », et dans ses manières. Des étages divers se marquoient exactement dans sa manière de saluer et de recevoir les révérences lorsqu'on partoit ou qu'on arrivoit; mais, surtout pour les femmes, rien n'étoit pareil. Jamais il n'a passé devant la moindre coiffe sans soulever son chapeau, je dis aux femmes de chambre, et qu'il connoissoit pour telles, comme cela arrivoit souvent à Marly; aux dames qu'il y rencontroit il ôtoit son chapeau tout à fait et de loin, et, si quelquefois il les abordoit, il ne se couvroit qu'après les avoir quittées. Ses révérences plus ou moins marquées, mais toujours légères, avoient une grâce et une majesté incomparables, jusqu'à sa manière de se soulever à demi à son souper pour chaque femme assise qui arrivoit; mais sur les fins cela le fatiguoit, et elles évitoient d'entrer quand le souper étoit commencé. C'étoit encore avec la même grâce et la même distinction qu'il recevoit le service de Monsieur, de M. le duc d'Orléans, des princes du sang; de ces derniers il ne faisoit que marquer, de Monseigneur de même par familiarité[2], et des grands officiers avec un air de bonté et d'attention. Si on lui faisoit attendre quelque chose à son habiller, c'étoit toujours avec patience; exact aux heures qu'il donnoit pour toute sa journée, et une précision nette et courte dans ses ordres.

Il[3] traitoit bien ses valets, surtout les intérieurs: c'étoit parmi eux qu'il se sentoit le plus à son aise, et où il se communiquoit le plus familièrement, surtout aux principaux. Leur amitié et leur aversion a souvent eu de grands effets; ils étoient sans cesse à portée de rendre de bons ou de mauvais offices; aussi faisoient-ils souvenir de ces puissants affranchis des empereurs romains, sous qui le sénat et les grands de l'Empire ployoient avec bassesse et leur faisoient leur cour. Ceux-ci, dans tout ce règne, ne furent ni moins comptés, ni moins courtisés; les ministres même les plus puissants les ménageoient ouver-

1. Ci-dessus, p. 145.
2. Phrase modifiée par les éditeurs du *Journal de Dangeau*, qui n'en avaient pas compris le sens: voyez ci-dessus, p. 147.
3. Ci-dessus, p. 148.

tement, et les princes du sang, sans parler de tout ce qu'il leur étoit inférieur, en usoient de même. Les charges de premier gentilhomme de la chambre furent plus qu'obscurcies par les premiers valets de chambre, et les grandes charges ne se soutinrent que dans la mesure que les valets de leur dépendance approchoient nécessairement plus ou moins du Roi. L'insolence aussi étoit grande dans la plupart, qu'il falloit éviter ou supporter avec patience ; le Roi les soutenoit tous, et il racontoit quelquefois avec complaisance qu'ayant, dans sa jeunesse, envoyé pour je ne sais quoi un de ses valets de pied au duc de Montbazon, lors gouverneur de Paris, qui étoit chez lui dans le voisinage et qui s'alloit mettre à table quand le valet de pied arriva, ce duc l'obligea absolument de s'y mettre avec lui, parce qu'il étoit venu de la part du Roi, et le conduisit jusque dans la cour du château, lorsqu'il le renvoya. Le Roi ne manquoit guères aussi de demander à ses gentilshommes ordinaires, lorsqu'ils revenoient de faire de sa part des compliments aux gens titrés aux occasions, comme ils avoient été reçus et traités, et auroit trouvé très mauvais qu'on ne les eût pas fait asseoir et reconduits au carrosse.

Rien [1] n'étoit pareil à lui aux revues, aux fêtes, et partout où un air de galanterie pouvoit avoir lieu par la présence des dames ; il l'avoit puisée dans la cour de la Reine mère, s'y étoit accoutumé dans la compagnie de ses maîtresses, et la conserva tout entière jusqu'à la mort ; mais toujours majestueuse quoique avec de la gaieté quelquefois, et jamais devant le monde rien de déplacé, rien de hasardé ; mais jusqu'au moindre geste, jusqu'à la contenance, tout compassé, tout mesuré, tout décent et majestueux, et toutefois naturel ; à quoi l'habitude et l'avantage incomparable et unique de sa figure donnoit une grande facilité. Aussi dans les choses sérieuses, les audiences d'ambassadeurs et les cérémonies, jamais personne n'a tant imposé, et il falloit commencer par s'accoutumer à le voir si, en le haranguant, on ne vouloit s'exposer à demeurer court. Ses réponses dans ces occasions étoient toujours courtes, justes, pleines, et très rarement sans quelque chose d'obligeant, quelquefois même de flatteur quand le discours le méritoit. Le respect aussi qu'apportoit sa présence en quelque lieu qu'il fût, imposoit un silence et jusqu'à une sorte de frayeur. Il aimoit fort l'air et les exercices, tant qu'il en put faire, et se plaisoit fort à les voir faire avec grâce et adresse ; danser, jouer à la paume et au mail, monter à cheval, bien ou mal, étoit à son égard mérite ou démérite, et il disoit que des choses qui n'étoient pas nécessaires il ne s'en falloit pas mêler, quand on ne les faisoit pas tout à fait bien.

Il aima en tout la splendeur, la magnificence, la profusion. Ce goût, il le tourna en maxime par politique, et l'inspira en tout à sa cour ; c'étoit lui plaire que de s'y jeter en tables, en habits, en équipages, en bâtiments, en jeu, et c'étoient des occasions pour qu'il

1. Ci-dessus, p. 150.

parlât aux gens; le fonds étoit qu'il tendoit et parvint par là à épuiser tout le monde en mettant le luxe en honneur, et pour certaines parties en nécessité, et réduisit peu à peu tout le monde à dépendre entièrement de ses bienfaits pour subsister. C'est une plaie qui, une fois introduite, est devenue le cancer intérieur qui ronge tous les particuliers, que la confusion des états, que l'orgueil, jusqu'à la bienséance entretiennent, qui par la folie du gros va toujours en augmentant, dont les suites sont infinies, et qui ne vont à rien moins qu'à la ruine et au renversement général. Rien n'a jamais approché du nombre et de la magnificence de ses équipages de chasse ni de ses autres sortes d'équipages. Ses bâtiments, qui pourroit les nombrer? mais qui, en même temps, n'en déplorera pas l'orgueil, le caprice, le mauvais goût? Il abandonna Paris pour Saint-Germain, et ne fit jamais ni ornement ni commodité dans cette grande ville que le pont Royal par pure nécessité, sans quoi avec son incomparable grandeur elle est si au-dessous de tant de villes dans toutes les parties de l'Europe.

Saint-Germain[1], lieu unique pour rassembler les merveilles de la vue, l'immense plain-pied d'une forêt unique par sa situation et sa beauté, l'avantage et la facilité des eaux, les agréments des hauteurs et des terrasses et les charmes de la Seine, il l'abandonna pour Versailles, le plus ingrat de tous les lieux, sans bois, sans eaux, sans terre (presque tout y est sable mouvant ou marécage), sans air par conséquent, qui n'y peut être bon. Il se plut à tyranniser la nature et à la dompter à force d'art et de trésors; il y bâtit tout l'un après l'autre, sans dessein général. Le beau et le vilain furent cousus ensemble, le vaste avec l'étranglé, et son appartement et celui de la reine ont encore les dernières incommodités, avec les vues des cabinets les plus obscures, les plus enfermées et les plus puantes. Les jardins, dont la magnificence étonne, mais dont le plus léger usage rebute, sont d'aussi mauvais goût; on n'y est conduit dans la fraîcheur de l'ombre que par une vaste zone torride, au bout de laquelle il n'y a plus, où que ce soit, qu'à monter ou à descendre, et avec la colline se terminent les jardins. La recoupe y brûle les pieds; mais sans cette recoupe on y enfonceroit ici dans les sables, et là dans la plus noire fange, et la violence qui y a été faite partout à la nature repousse et dégoûte malgré soi. L'abondance des eaux forcées et ramassées de toutes parts qui les rend vertes, épaisses et bourbeuses, répand une humidité malsaine et une odeur qui l'est encore plus. Leurs effets sont incomparables; mais de ce tout il résulte qu'on admire et qu'on fuit. Du côté de la cour l'étranglé suffoque, et ces vastes ailes s'enfuient sans tenir à rien. Du côté des jardins, on jouit de la beauté du tout uni ensemble, mais on croit voir un palais qui a été brûlé, où le dernier étage et les toits manquent encore. La chapelle qui l'écrase a de partout la représentation d'un immense catafalque, où la main-d'œuvre est en tout genre

1. Ci-dessus, p. 159.

exquise, où l'ordonnance est nulle, où tout a été fait pour la tribune, parce que le Roi n'alloit guères en bas, et où celles des côtés sont inaccessibles par l'unique défilé qui conduit à chacune. On ne finiroit point sur les défauts monstrueux d'un palais si immense et si immensément cher, avec ses accompagnements, qui le sont encore plus, d'orangerie, d'écuries, de chenil, de communs, et d'une ville entière, où il n'y avoit qu'un cabaret tout seul et un moulin. Encore n'a-t-il pas été achevé, ce chef-d'œuvre de mauvais goût, si ruineux, et où les changements si fréquents des bassins et des bosquets entiers ont enterré tant d'or, qui ne peut paroître, et devant et derrière il reste beaucoup à faire; dans les parcs en plants qui ne peuvent venir, en gibier qu'il y faut jeter sans cesse, en rigoles de trois ou quatre lieues et sans nombre, en murailles enfin qui par leur immense contour renferment une petite province.

Trianon[1], dans ce même parc et à la porte de Versailles, d'abord maison de porcelaine, puis agrandie pour y coucher, enfin palais de marbre, de porphyre et de jaspe, avec des jardins délicieux; la Ménagerie, vis-à-vis, garnie de toutes les bêtes les plus rares, de toutes espèces, et toute de riens exquis; enfin Clagny, château superbe avec son parc, ses eaux, ses jardins, à un bout de Versailles, pour Mme de Montespan en propre; des aqueducs des Romains de tous les côtés; l'Asie ni l'antiquité n'offrent rien de si vaste, de si multiplié, de si superbe, de si rempli des monuments les plus rares de tous les siècles, en marbre et en bronze, ni de si achevé des derniers.

Mais l'eau manquoit, quoi qu'on pût faire, et ces merveilles de l'art en fontaines tarissoient à tous moments. Qui l'auroit cru? Ce défaut devint la ruine de l'infanterie françoise. Mme de Maintenon, dont on parlera à son tour, régnoit. M. de Louvois étoit encore bien avec elle; on jouissoit de la paix. Il imagina de détourner la rivière d'Eure, entre Chartres et Maintenon, et de la faire venir tout entière à Versailles. Qui pourroit dire l'or et les hommes que la tentative en coûta pendant plusieurs années, jusque-là qu'il fut défendu sous les plus grandes peines de parler, dans le camp qu'on y tint longtemps, des malades et surtout des morts? Outre ceux qui périrent, combien furent des années à revenir de cette contagion causée par les remuements de terres, et combien n'en ont jamais pu reprendre leur santé? Et toutefois non-seulement les officiers particuliers, mais les colonels et brigadiers, avec ce qu'on y employa d'officiers généraux, n'avoient pas, quels qu'ils fussent, la liberté de s'absenter un quart d'heure, ni de manquer eux-mêmes un moment de service sur les travaux. La guerre enfin les interrompit, sans qu'ils aient été repris depuis, et il n'en est resté que d'informes monuments qui éterniseront cette folie.

A la fin[2], le Roi, lassé du beau et de la foule, se persuada qu'il vou-

1. Ci-dessus, p. 167.
2. Ci-dessus, p. 170.

loit quelquefois du petit et de la solitude ; il chercha autour de Versailles de quoi satisfaire son goût. Il visita plusieurs endroits ; il parcourut les coteaux qui découvrent Saint-Germain et cette vaste et riante plaine qui est au bas, où la Seine serpente et arrose tant de gros lieux et de richesses. On le pressa de s'arrêter à Luciennes, où Cavoye eut depuis une maison dont la vue est enchantée ; mais le Roi répondit que cette heureuse situation le ruineroit, et que, comme il vouloit un rien, il vouloit aussi une situation qui ne lui permît pas de songer à y rien faire. Il trouva derrière Luciennes un vallon étroit, profond, à bords escarpés, inaccessible par ses marécages, enfermé de collines de toutes parts, et fort à l'étroit, avec un méchant village sur le penchant d'une de ces proches collines, lequel s'appeloit Marly. Cette clôture, sans vue ni moyen d'en avoir, fit tout son mérite ; l'étroit du vallon où on ne pouvoit s'étendre, y en ajouta beaucoup. Ce fut un grand travail que de dessécher ce cloaque de tous les environs, et d'y rapporter des terres. L'ermitage fut fait ; ce n'étoit que pour y coucher trois nuits, deux ou trois fois l'an, avec une douzaine au plus de courtisans les plus indispensables. L'ermitage fut peu après augmenté ; d'accroissement en accroissement, les collines taillées pour y bâtir et faire place, et celle du bout coupée pour donner au moins une échappée de vue fort imparfaite. Enfin, en bâtiments, en jardins, en eaux, en parcs, en forêt ornée et enfermée, en statues et en meubles précieux, Marly est devenu ce qu'on le voit encore, tout dépouillé qu'il est depuis la mort du Roi, et par les forêts toutes venues et touffues qu'on y a apportées en grands arbres de Compiègne et de bien plus loin, sans cesse, et les vastes espaces de bois épais et d'allées obscures subitement changées en immenses pièces d'eau, puis remises en forêts à n'y pas voir le jour dès le moment qu'on les plantoit, en bassins changés cent fois, en cascades de même, à figures successives et toutes différentes, en séjours de carpes, ornés de dorures et des peintures les plus exquises, à peine achevées, rechangées et rétablies autrement, et cela une infinité de fois ; la célèbre machine à château[1] à part, avec ses aqueducs et tous ses nombreux réservoirs uniquement consacrés à Marly, sans plus porter d'eau à Versailles. C'est peu de dire que Versailles, tel qu'on l'a vu, n'a pas coûté Marly ; que si on ajoute les dépenses de ces continuels voyages, qui devinrent enfin égaux aux séjours de Versailles et presque aussi nombreux, et tout à la fin le séjour le plus ordinaire, on ne dira pas trop en comptant par milliards. Telle fut la fortune d'un repaire de serpents, de charognes et de grenouilles, uniquement choisi pour n'y pouvoir dépenser ; tel fut le mauvais goût du Roi en toutes choses, et ce plaisir superbe de forcer la nature, que ni la guerre la plus pesante, ni la dévotion, ne purent émousser.

1. Il l'appelle ainsi parce qu'auprès des roues qui actionnaient les pompes se trouvait une sorte de château ou de haute tour, au haut de laquelle l'eau était refoulée.

De[1] tels excès de puissance et si mal entendus faut-il passer à d'autres plus conformes à la nature, mais qui en leur genre furent bien plus funestes? Ce sont les amours du Roi. Leur scandale a rempli l'Europe, a confondu la France, a ébranlé l'État et a sans doute attiré les malédictions sous le poids desquelles il s'est vu si près du précipice, et la postérité du Roi à un filet de son extinction. Ce sont des maux qui se sont tournés en fléaux de tout genre, et qui se feront sentir longtemps. Le prince, dans sa première jeunesse, plus fait pour les amours qu'aucun de ses sujets, lassé de voltiger et de cueillir des faveurs passagères, se fixa enfin à la Vallière; on en sait les progrès et les fruits. Touché ensuite de la beauté de Mme de Montespan, que son mari, cent fois pressé par elle, n'en voulut pas sauver par une folle confiance, [il] en fut enfin écouté, et la lui enleva avec cet épouvantable fracas qui retentit avec horreur chez toutes les nations chrétiennes, et donna au monde entier le spectacle de deux maîtresses à la fois. Il les promena aux frontières, aux camps, des moments aux armées, toutes deux dans le carrosse de la Reine, et les peuples accourant de toutes parts se montroient les uns aux autres les trois reines et se demandoient tout haut avec simplicité s'ils les avoient vues. A la fin, Mme de Montespan triompha et disposa de la cour et du maître avec un éclat sans voile aucun, et, pour qu'il ne manquât rien à la licence publique de cette vie, elle eut la première charge de la maison de la Reine, pour lui donner le tabouret sous ce prétexte, qu'elle ne pouvoit obtenir autrement par l'embarras d'un mari. Puis on vit sortir de son cloître éloigné la reine des abbesses, qui, chargée de son voile et de ses vœux, vint jouir de la gloire de cette Niquée[2] et être de tous les particuliers du Roi les plus charmants par l'esprit et par les fêtes avec ses deux sœurs, Mme de Thiange et Mme de Montespan, et l'exquis trayé par elle de toutes les dames de la cour. Les grossesses, les couches, furent publiques. La cour de Mme de Montespan devint le centre de la cour, des plaisirs, de la fortune, la terreur et l'espérance des ministres et des généraux, et l'humiliation de toute la France; ce fut aussi le centre de l'esprit et d'un tour si particulier et si délicat, mais si naturel et toujours si agréable, qu'il se faisoit distinguer à son caractère unique : c'étoit celui des trois sœurs, qui toutes trois en avoient infiniment et qui avoient l'art d'en donner aux autres. On sent encore avec plaisir ce tour charmant et simple, dans ce qui reste de personnes qu'elles ont élevées chez elles et qu'elles s'étoient attachées, et entre mille autres on les distingueroit dans les conversations les plus communes.

Mme de Fontevrault étoit celle des trois qui en avoit le plus : c'étoit peut-être aussi la plus belle. Elle y joignoit un savoir rare et fort

1. Ci-dessus, p. 175.
2. Le copiste de Saint-Simon a écrit *Mionée*, par ignorance; voyez ci-dessus, p. 178.

étendu; elle possédoit les langues savantes, savoit bien la théologie et les Pères, étoit versée dans l'Écriture, excelloit en tout genre d'écrire, et parloit à enlever quand elle traitoit quelque matière. Elle avoit un don tout particulier pour le gouvernement et pour se faire adorer de tout son ordre, en le tenant toutefois dans la plus exacte régularité. La sienne étoit pareille dans son abbaye. Ses séjours à la cour, où elle ne sortoit point de chez ses sœurs, ne donnèrent d'atteinte à sa réputation que par l'étrange singularité de venir partager une faveur de cette nature, et, si la bienséance eût pu y être en soi, il se pouvoit dire que, dans cette cour même, elle ne s'en seroit jamais écartée.

Mme de Thiange dominoit les deux autres et le Roi même, qu'elle amusoit plus que ses sœurs et qu'elle domina tant qu'elle vécut, et conserva les plus grandes privances et des distinctions uniques, même après l'expulsion de Mme de Montespan. Celle-ci étoit méchante : les courtisans évitoient de passer sous ses fenêtres ; ils disoient que c'étoit passer par les armes, et qu'elle n'épargnoit personne quand elle étoit avec le Roi, très souvent sans autre dessein que de se divertir, et, comme elle avoit beaucoup d'esprit, de tour et de plaisanterie fine, rien n'étoit plus dangereux que les ridicules qu'elle donnoit mieux que personne. Avec cela elle aimoit sa maison et ses parents, et ne laissoit pas de bien servir les gens pour qui elle avoit pris de l'amitié. La Reine supportoit avec peine sa hauteur avec elle, bien différente des ménagements continuels et des respects de la Vallière, qu'elle aima toujours. La retraite, la pénitence solide, la fin pieuse de Mme de Montespan ont été marquées ailleurs dans ces Additions[1]. Pendant la durée de cet amour, elle ne laissa pas d'avoir ses jalousies : Mlle de Fontanges plut assez au Roi pour devenir maîtresse en titre et pour avoir aussi sa cour. Quelque étrange que fût ce doublet, il n'étoit pas nouveau : on l'avoit vu de Mmes de la Vallière et de Montespan, à qui celle-ci ne fit que rendre ce qu'elle avoit prêté à l'autre; mais elle ne fut pas si heureuse, ni pour le vice et la fortune, ni pour la pénitence. Sa beauté la soutint; mais son esprit n'y répondoit en rien, et il en falloit au Roi pour l'amuser et le tenir. Avec cela il n'eut pas le loisir de s'en dégoûter tout à fait : une mort prompte, et qui ne laissa pas de surprendre, finit en bref ces nouvelles amours.

D'autres succédèrent; presque tous ne furent que passades; un seul subsista longtemps[2]. Une infâme politique le souffrit pour le moins; la même politique en fit un mystère, qui, dans les suites, ne le demeura que de nom; le mystère le fit durer, et l'art de s'y conduire gagna les plus intéressées, et en bâtit la plus rapide et la plus prodigieuse fortune[3]. Le même art la soutint toujours croissant, tourna

1. Addition du 28 mai 1707, dans notre tome XV, p. 485.
2. Ci-dessus, p. 183.
3. Il veut parler de la princesse de Soubise.

l'amour en amitié et en considération la plus distinguée, et mit les enfants de cette belle en situation de s'élever et de s'enrichir, eux et les leurs, de plus en plus après elle, toujours comme ses fils. Une autre tira toute sa vie un grand parti de la même conduite[1]; mais ni la beauté, ni l'art, ni la position des deux maris de ces belles, ne permirent à cette dernière ni la durée, ni la continuité, ni rien de l'éclat où l'autre parvint et subsista jusqu'à sa mort. Cette autre[2] n'avoit qu'à vouloir : quoique le commerce fût fini depuis extrêmement longtemps, et que les ménagements extérieurs fussent extrêmes, on connoissoit à la cour son pouvoir. Tout y étoit en respect devant elle : ministres, princes du sang, rien ne résistoit à ses volontés. Ses billets alloient droit au Roi, et les réponses du Roi à elle, sans que personne s'en aperçût; et si très rarement elle avoit à parler au Roi, ce qu'elle évitoit tant qu'il lui étoit possible, mais toujours dès l'instant qu'elle le vouloit, c'étoit toujours à des heures publiques, mais dans le premier cabinet du Roi, tous deux assis dans le fond, les portes des deux côtés absolument ouvertes, affectation qui n'étoit que tandis qu'elle étoit avec le Roi, et la pièce publique contiguë à ce cabinet pleine de tout le courtisan; si quelquefois elle ne vouloit dire qu'un mot, c'étoit debout à la porte du cabinet. Elle fut belle jusqu'à la fin, et, quoique vieux tous deux, il n'étoit pas difficile de démêler ce qu'ils avoient été l'un à l'autre, à l'air respectueux, gracieux, si distingué et si marqué à un coin unique dont le Roi alloit à elle, l'écoutoit, lui répondoit et la congédioit. Du reste une fois en trois ans un court voyage de Marly; jamais aucuns particuliers avec le Roi, même avec d'autres; l'unisson gardé soigneusement avec tout le reste de la cour; souvent à Versailles, souvent au souper du Roi, qui prenoit garde à ne la distinguer jamais dans ce courant d'avec les autres dames. Le mari, presque jamais à la cour, vivoit obscur à Paris, tout occupé de ses affaires, qu'il entendoit parfaitement, et s'applaudissoit de son bon sens, qui, de concert avec les charmes de sa femme, l'avoit porté à tant de richesses, d'établissements et de grandeurs, sous des rideaux qui demeurèrent rideaux, mais qui ne furent rien moins qu'impénétrables. Il ne faut pas oublier la belle Ludres, fille d'honneur de Madame, qui fut aimée un moment à découvert; mais cet éclat passa avec la rapidité d'un éclair, et l'amour de Mme de Montespan demeura triomphant.

Il[3] faut passer à un autre genre d'amour, qui n'étonna pas moins toutes les nations que celui-ci les a scandalisées, et que le Roi emporta tout entier au tombeau. A ce peu de mots qui ne reconnoîtroit la célèbre Maintenon, dont le règne permanent n'a pas duré moins de trente-deux ans. Née dans les îles de l'Amérique, où son père, peut-être gentilhomme,

1. On a vu ci-dessus, p. 185, note 3, qu'il veut parler de la duchesse de Roquelaure.
2. Il revient à Mme de Soubise.
3. Ci-dessus, p. 189.

et sa mère, étoient allés chercher du pain, et que l'obscurité a étouffés; revenue au hasard en France, abordée à la Rochelle, recueillie par pitié chez Mme de Neuillan, mère de Mme de Navailles, réduite par sa pauvreté et par l'avarice de cette vieille à mesurer et à donner l'avoine à ses chevaux, venue à sa suite à Paris, belle, jeune, spirituelle, adroite, sans pain et sans parents, d'heureux hasards la firent connoître au fameux Scarron. Il la trouva aimable, ses amis peut-être encore plus; elle crut faire la plus grande fortune et la plus inespérable d'épouser ce joyeux et savant cul-de-jatte, et des gens qui avoient peut-être plus besoin de femme que lui l'entêtèrent de faire ce mariage, et vinrent à bout de lui persuader de tirer par là de la misère cette charmante malheureuse. Le mariage fut fait; la nouvelle épouse plut à toutes les compagnies qui alloient chez Scarron, qui la voyoit fort bonne, qui n'étoit guères en état de l'aller chercher hors de chez lui, et que son esprit, sa gaieté inconcevable et toujours nouvelle, et cette rare fécondité qu'on admire dans ses ouvrages, autant que l'imagination et la plaisanterie de bon goût, attiroit continuellement chez lui. Mme Scarron fit donc là des connoissances de toutes les sortes, qui pourtant, à la mort de son mari, ne l'empêchèrent pas d'être réduite à la charité de sa paroisse. Elle prit une chambre dans une montée pour elle et pour une servante, où elle vivoit très à l'étroit. Ses appâts élargirent quelquefois ce mal-être, et peu à peu on l'entretint: Villars, père du maréchal, Beuvron, père d'Harcourt, et[1] Villarceaux, qui demeurèrent les trois tenants, et bien d'autres. Cela la remit à flot et l'introduisit à l'hôtel d'Albret, à l'hôtel de Richelieu, et ailleurs; ainsi, de l'un à l'autre. Dans ces maisons, elle étoit à tout faire, et point du tout sur le pied de compagnie; trop heureuse d'être bonne, tantôt à demander du bois, tantôt si on serviroit bientôt, une autre fois si le carrosse de celui-ci et de celle-là étoient revenus, et ainsi de mille petites commissions, dont l'usage des sonnettes qu'on tire pour appeler a ôté l'importunité. C'est dans ces maisons, et principalement à l'hôtel de Richelieu et plus encore chez le maréchal d'Albret, qui tenoit un grand état, où elle fit la plupart de ses connoissances, dont quelques-unes lui servirent beaucoup, ou devinrent très utiles aux personnes qui l'avoient faite avec elle. Les enfants de Villars et de Beuvron, la sœur de ce dernier, le fils de Villarceaux[2], la princesse d'Harcourt, fille de Brancas, M. et Mme de Richelieu eux-mêmes, les nièces du maréchal d'Albret et nombre d'autres se sentirent grandement de ces premiers temps, dont quelques-uns qu'on vient de nommer leur durent la plus grande fortune. Elle dut la sienne à la parenté du maréchal d'Albret et de M. de Montespan, qui

1. Ce mot est surchargé et corrigé dans le texte original du copiste de Saint-Simon. Jusqu'à présent on avait imprimé *les* pour se conformer au texte fautif adopté pour les *Mémoires* (ci-dessus, p. 192, note 8).

2. On voit qu'ici il ne parle que d'un Villarceaux, ce qui confirme qu'on a eu tort de croire que Saint-Simon voulait parler de plusieurs.

étoient enfants du frère et de la sœur. Ce dernier étoit souvent chez le maréchal, et sa femme avec lui. Les respects, les soins de plaire, l'esprit et les agréments de Mme Scarron réussirent fort auprès de Mme de Montespan ; elle prit de l'amitié pour elle, et, quand elle eut ses premiers enfants du Roi, M. du Maine et Madame la Duchesse, qu'on voulut cacher, elle proposa au Roi de les confier à Mme Scarron, à qui on donna de quoi les loger avec elle et les entretenir dans le dernier secret. Dans les suites, ces enfants furent amenés à Mme de Montespan, puis montrés au Roi et peu à peu tirés du secret. La gouvernante plut de plus en plus à Mme de Montespan ; lorsqu'elle fut tout à fait fixée à la cour avec eux, elle lui fit donner par le Roi à diverses reprises ; mais le Roi ne la pouvoit souffrir, et ce n'étoit que par excès de complaisance qu'il lui donnoit quelquefois à regret et toujours fort peu. Cependant, la terre de Maintenon étant tombée en vente, la proximité de Versailles en tenta si bien Mme de Montespan pour elle, qu'elle ne donna point de repos au Roi qu'il ne lui donnât de quoi l'acheter, puis d'en raccommoder la maison. Quelque temps après, elle attaqua encore le Roi pour obtenir de quoi rajuster le jardin, que MM. d'Angennes avoient fort abandonné. C'étoit à sa toilette, où le capitaine des gardes en quartier suivoit le Roi, et c'étoit le maréchal de Lorge, qui l'entendit et l'a souvent raconté depuis. Le Roi fit la sourde oreille, puis refusa, enfin importuné se fâcha, dit qu'il n'avoit déjà que trop fait pour cette créature, qu'il ne comprenoit pas la fantaisie de Mme de Montespan pour elle et son opiniâtreté à la garder, après tant de fois qu'il l'avoit priée de s'en défaire ; qu'il avouoit pour lui qu'elle lui étoit insupportable et que, pourvu qu'on lui promît qu'il ne la verroit plus et qu'on ne lui en parleroit jamais, il donneroit encore, quoique, pour en dire la vérité, il n'eût déjà que beaucoup trop donné pour une créature de cette espèce. Mme de Montespan se tint bien court et bien en peine d'avoir trop pressé.

Les[1] lettres qu'elle écrivit pendant les divers voyages qu'on fit faire aux eaux et chez des artistes fameux à M. du Maine, pour tâcher à le guérir d'être fort boiteux par la chute, comme on le disoit, d'entre les bras d'une nourrice, furent souvent montrées au Roi. Il les trouva bien écrites, et les dernières surtout commencèrent à diminuer l'éloignement qu'il avoit. Les humeurs de Mme de Montespan achevèrent l'ouvrage. Elle en avoit beaucoup et ne s'en contraignoit pas ; le Roi en étoit plus souvent l'objet que personne ; il étoit encore amoureux, et il en souffroit. Mme de Maintenon le reprochoit à Mme de Montespan ; elle-même lui en rendit auprès du Roi de bons offices. Ces soins d'apaiser la maîtresse revinrent à l'amant et l'accoutumèrent à lui en parler quelquefois, à lui dire ce qu'il desiroit qu'elle fît auprès de la maîtresse, à la fin à lui conter ses chagrins contre elle et à l'en consulter. Admise de la sorte peu à peu dans la confidence intime des deux amants, et

1. Ci-dessus, p. 202.

sans milieu, et par le Roi même, l'adroite suivante sut la cultiver et fit si bien par son industrie, que peu à peu elle supplanta Mme de Montespan, qui s'aperçut trop tard qu'elle lui étoit devenue nécessaire. Parvenue à ce point, elle fit à son tour ses plaintes au Roi de tout ce qu'elle avoit à souffrir d'une maîtresse qui l'épargnoit si peu lui-même, et à force de se plaindre l'un à l'autre, celle-ci prit la place tout à fait, et se la sut bien assurer par sa souplesse. La Fortune, pour n'oser ici nommer la Providence, qui préparoit au plus superbe des rois l'humiliation la plus profonde, la plus publique, la plus inouïe, la plus durable, fortifia de plus en plus son goût pour cette femme adroite, que les jalousies continuelles de Mme de Montespan rendirent encore plus solide, par ses sorties fréquentes et sans ménagement contre le Roi et contre elle, et c'est ce que Mme de Sévigné sait peindre si joliment en énigmes dans ses lettres à sa fille, où elle l'entretient quelquefois de ces mouvements de cour, parce que Mme de Maintenon avoit assez été de la société de cette dame, de Mme de la Fayette, de Mme de Coulanges, et qu'elle commençoit à leur faire sentir son importance.

Cette même Providence, maîtresse des temps et des événements, les disposa encore en sorte que la Reine vécut assez pour laisser porter ce goût à son comble, et point assez pour le laisser se refroidir. Le plus grand malheur qui soit donc arrivé au Roi, et les suites doivent faire ajouter à l'État, fut la perte si brusque de la Reine au plus fort de ce nouvel attachement, enté sur le dégoût de la maîtresse, dont les humeurs étoient devenues insupportables, et que nulle politique n'avoit pu arrêter. Cette beauté impérieuse, accoutumée à maîtriser et à être adorée, ne pouvoit résister au désespoir toujours présent de la décadence de son pouvoir, et ce qui la jetoit hors de toute mesure, c'étoit de ne pouvoir se dissimuler une rivale abjecte à qui elle avoit donné du pain, qui n'en avoit encore que par elle, qui lui devoit de plus cette affection qui étoit son bourreau, par l'avoir assez aimée pour n'avoir pu la chasser tant de fois que le Roi l'en avoit pressée, et une rivale encore si différente en beauté et de plusieurs années plus âgée qu'elle; sentir que c'étoit pour cette suivante, pour ne pas dire servante, que le Roi venoit le plus chez elle, qu'il n'y cherchoit qu'elle et ne pouvoit dissimuler son malaise quand il ne l'y trouvoit pas, et le plus souvent la quitter elle pour entretenir l'autre tête à tête; enfin avoir besoin d'elle à tous moments pour attirer le Roi, pour se raccommoder de leurs querelles et pour en obtenir des grâces qu'elle lui demandoit. Ce fut donc dans des temps si propices pour cette enchanteresse que le Roi devint libre. Il passa les premiers jours à Saint-Cloud, puis l'automne à Fontainebleau, où son goût, piqué par l'absence, la lui fit trouver insupportable. A son retour, on prétend, car il faut distinguer le certain de ce qui ne l'est pas, quoique tout tende à le faire croire, on prétend, dis-je, que le Roi parla plus librement à Mme de Maintenon, et qu'osant, elle, essayer ses forces, elle se retrancha sur la dévotion et sur la pruderie de son dernier état; que le Roi ne se rebuta point, qu'elle le prêcha et lui fit peur du diable, et qu'elle ménagea son amour et sa conscience avec un si grand art l'un par l'autre, qu'elle parvint à ce que nos yeux ont vu, et que la postérité refusera de croire. Mais ce qui est bien vrai et certain, c'est qu'au milieu du premier hiver après la mort de la Reine, et quelque temps après le retour de Fontainebleau, le P. de la Chaise, confesseur du Roi, dit en pleine nuit la messe dans un des cabinets du Roi à Versailles; Bontemps, gouverneur de Versailles, le plus confident des premiers valets de chambre, et de plus en quartier, servit la messe, et le Roi et Mme de Maintenon y furent mariés en présence de Harlay, archevêque de Paris, et de Louvois, qui tous deux avoient tiré parole expresse du Roi qu'il ne déclareroit jamais ce mariage, et de Montchevreuil uniquement en troisième, parent proche et ami de Villarceaux, à qui autrefois il prêtoit Montchevreuil tous les étés, sans en bouger lui-même, et à cette reine; car Villarceaux avoit honte de ce concubinage chez lui, à Villarceaux, en présence de sa femme, dont il respectoit la patience et la vertu[1]. N'osant porter les armes d'un tel époux, elle ôta au moins celle du premier et ne porta plus que les siennes seules et sans cordelière, imitant à meilleur titre Mme de Montespan depuis ses amours, et même Mme de Thiange, qui, du vivant même de leurs maris, avoient partout quitté leurs armes et leurs livrées, qu'elles ne reprirent jamais et portèrent uniquement celle de Rochechouart seules toujours depuis. On a vu à l'occasion de la mort du duc de Créquy les prédictions étonnantes de cette épouvantable fortune[2].

La satiété des noces ne fit que la consolider, et bientôt la faveur entière éclata par un appartement de plain pied à celui du Roi sur le grand degré, au bout de la salle des gardes, qui fut donné à Mme de Maintenon. Depuis ce moment, le Roi y alla passer plusieurs heures tous les jours de sa vie, et à Versailles et en quelque lieu qu'il fût, où elle fut toujours logée aussi proche de lui et toujours de plain pied tant qu'on put. Les suites, les succès, l'entière confiance, la rare dépendance, la toute-puissance, l'adoration publique, universelle, ministres, généraux, maison royale la plus proche à ses pieds; tout bien et tout bon par elle, tout réprouvé sans elle; les hommes, les affaires, les grâces, les choix, les justices, la religion, tout sans exception en sa main, et le Roi et l'État ses victimes. Quelle fut cette fée incroyable, et comment elle gouverna sans lacune, sans obstacle, sans nuage le plus léger plus de trente ans entiers et même trente-deux, c'est l'incomparable spectacle qu'il s'agit de se retracer.

C'étoit[3] une femme de beaucoup d'esprit, que les meilleures compa-

1. Les éditeurs du *Journal* ont modifié cette phrase, sans doute parce qu'ils ne la comprenaient pas.

2. Dans l'Addition du 13 février 1687: notre tome XIV, p. 464-465. Les éditeurs du *Journal de Dangeau* avaient supprimé cette dernière phrase.

3. Ci-dessus, p. 215.

gnies, où elle avoit d'abord été soufferte, et dont bientôt elle fit le plaisir, avoient fort poli et orné de la science du monde, et que la galanterie avoït achevé de tourner au plus agréable. Ses divers états l'avoient rendue flatteuse, insinuante, complaisante, cherchant toujours à plaire; le besoin de l'intrigue et toutes celles qu'elle avoit vues en plus d'un genre, et de beaucoup desquelles elle avoit été, lui en avoient donné le goût, l'habitude et l'adresse. Une grâce incomparable à tout, un air d'aisance, et toutefois de retenue et de respect, qui, par sa longue bassesse, lui étoit devenu naturel, aidoient merveilleusement ses talents avec un langage doux, juste, en bons termes, et naturellement éloquent. Son beau temps qui avoit été celui des belles conversations et de la belle galanterie, en un mot de ce qui s'appeloit les ruelles, lui en avoit tellement donné l'esprit, qu'elle en avoit toujours conservé le goût et la plus forte teinture. Le précieux et le guindé, ajouté à l'air de ce temps-là, qui en tenoit un peu, s'étoit augmenté par le vernis de l'importance et s'accrut depuis davantage par celui de la dévotion, qui devint le caractère principal et qui fit semblant d'absorder tout le reste; il lui étoit capital pour se maintenir où il l'avoit portée et ne le fut pas moins pour y gouverner. Ce point étoit son être; tout le reste y fut sacrifié, et sacrifié sans réserve. La droiture et la franchise étoient trop difficiles à accorder avec une telle vie, avec une telle fortune ensuite, pour s'imaginer qu'elle en retint plus que la parure; elle n'étoit point aussi tellement fausse que ce fût son véritable goût; mais la nécessité lui en donnoit l'habitude de longue main, et sa légèreté naturelle la faisoit paroître au double. Elle n'avoit de suite en rien que par contrainte et par force; son goût étoit de voltiger en amis, en connoissances, comme en amusements. Elle ne put guères varier ces derniers depuis qu'elle se vit reine; son inégalité tomba en plein sur le solide, et fit par là de grands maux. Aisément engouée, elle l'étoit à l'excès; aussi facilement déprise, elle se dégoûtoit de même, et l'un et l'autre très souvent sans cause ni raison. L'abjection et la détresse, où elle avoit si longtemps vécu, lui avoient rétréci l'esprit et avili le cœur et les sentiments; elle pensoit et sentoit si fort en petit en toutes choses, qu'elle étoit toujours en effet moins que Mme Scarron, et que partout et en tout elle se trouvoit telle. Rien n'étoit si rebutant que cette bassesse jointe à une situation si radieuse; rien aussi n'étoit à tout bien empêchement si dirimant, comme rien de si dangereux que cette facilité à changer d'amitié et de confiance. Elle avoit encore un autre appât trompeur : pour peu qu'on pût être admis à son audience et qu'elle y trouvât quelque chose à son goût, elle se répandoit avec une ouverture qui surprenoit et qui ouvroit les plus grandes espérances; dès la seconde elle s'importunoit et devenoit sèche et laconique. On n'y revenoit plus; on se creusoit la tête pour démêler et la grâce et la disgrâce, si subites toutes deux, et on y perdoit son temps; sa légèreté en étoit la seule cause, et cette légèreté étoit telle, qu'on ne se la pouvoit imaginer. Ce n'est pas que quelques-uns n'aient échappé à une vacillité si ordinaire;

mais ces personnes n'ont été que des exceptions, qui ont d'autant plus confirmé la règle, qu'elles-mêmes ont éprouvé force nuages dans leur faveur, et que, quelle qu'elle ait été, c'est-à-dire depuis son mariage, jamais pas une ne l'a approchée qu'avec précaution et dans l'incertitude. On peut juger des épines de sa cour, qui d'ailleurs étoit presque inaccessible et par sa volonté et par le goût du Roi, et encore par la mécanique des temps et des heures, et d'une cour toutefois qui opéroit une grande et intime partie de toutes choses, et qui presque toujours influoit sur tout le reste. Elle eut la foiblesse d'être gagnée par les confiances, plus encore par les espèces de confessions, et d'en être la dupe par la clôture où elle étoit renfermée. Elle eut aussi la maladie de la direction, qui lui emportoit le peu de liberté dont elle pouvoit jouir : ce que Saint-Cyr lui fit perdre de temps en ce genre est incroyable; ce que mille autres couvents lui coûtèrent ne l'est pas moins. Elle se croyoit l'abbesse universelle, surtout pour le spirituel, et de là entreprit des détails de diocèses; c'étoient là ses occupations favorites. Elle se croyoit une mère de l'Église; elle en pesoit les pasteurs du premier ordre, les supérieurs de séminaires et de communautés, les communautés même, les monastères et les filles qui les conduisoient ou qui y étoient les principales. De là une mer d'occupations frivoles, illusoires, pénibles, toujours trompeuses; des lettres, des réponses à l'infini, des directions particulières d'âmes choisies, et toutes sortes de puérilités qui aboutissoient d'ordinaire à des riens, quelquefois à des choses importantes et à de déplorables méprises en décisions, en événements d'affaires et en choix. La dévotion, qui l'avoit couronnée et par qui elle sut se conserver, la jeta, et par art et par goût de régenter qu'elle joignit à celui de dominer, dans ces sortes d'occupations. L'amour-propre, qui n'y rencontroit jamais que des adulateurs, s'en nourrissoit. Elle trouva le Roi qui se croyoit apôtre pour avoir toute sa vie persécuté le jansénisme ou ce qui lui étoit présenté pour tel; ce champ parut propre à repaître ce prince de son zèle et à s'introduire dans tout; mais bientôt il s'en présenta un autre qui leur parut un temps bien plus digne de leurs soins.

L'habitude où on avoit entretenu le Roi dès sa jeunesse de prendre parti sur des questions de théologie et entre les différentes écoles catholiques, jusqu'à en faire sa propre affaire à Rome, l'avoit séduit. La Reine mère, et le Roi bien plus qu'elle dans les suites, s'étoient laissé persuader par les jésuites que toute autre école que la leur en vouloit à l'autorité royale et n'avoit qu'un esprit indépendant et républicain. Le Roi n'en savoit pas plus qu'un enfant là-dessus, et ils n'ignoroient pas aussi à qui ils avoient à faire. Ils étoient les confesseurs; ils avoient le ministère des bénéfices; l'ambition des courtisans et la crainte qu'ils inspiroient aux ministres leur donnoit une entière liberté. La clôture parfaite où le Roi se tint toute sa vie, barricadé contre tout le monde en affaires, leur étoit un sûr rempart, et la préoccupation dont ils l'infatuèrent enfin, par cette facilité d'être seuls à portée de parler et d'être écoutés, que quiconque pensoit autrement qu'eux étoit janséniste, et que janséniste étoit être ennemi du Roi et de son autorité, [fut telle,] qu'ils parvinrent à en disposer en plein à leur gré sur tout ce qui regardoit cette affaire, et sur tout encore ce qui y avoit trait, c'est-à-dire sur toutes choses et gens qu'ils montroient au Roi par ce côté-là. C'est par où ils dissipèrent ces solitaires illustres que l'étude et la pénitence avoient rassemblés à Port-Royal, qui firent de si grands disciples, et à qui les chrétiens sont à jamais redevables de ces ouvrages fameux qui ont répandu une si vive et si solide lumière pour discerner la vérité des apparences, le nécessaire de l'écorce, et en faire toucher au doigt l'étendue si peu connue et d'ailleurs si déguisée, éclairer la foi, allumer la charité, développer le cœur de l'homme, régler ses mœurs, lui présenter un miroir fidèle, et le guider entre la juste crainte et l'espérance raisonnable.

Avec[1] de telles avances pour se croire en droit de commander aux consciences, il restoit peu à faire pour exciter le zèle contre une religion solennellement frappée des plus éclatants anathèmes de l'Église universelle, et qui s'en étoit elle-même frappée la première, en se séparant de l'antiquité sur des points de foi fondamentaux. Le Roi étoit devenu dévot, et dévot dans la dernière ignorance; à la dévotion se joignit la politique. On lui voulut plaire par les endroits qui lui étoient les plus sensibles, la dévotion et l'autorité; on lui peignit les huguenots avec les couleurs les plus noires: un État dans un État, parvenu à cette licence à force de désordres et de guerres civiles, de révoltes, d'alliances étrangères et de résistance à force ouverte aux rois ses prédécesseurs, jusqu'à lui-même réduit à vivre en traités avec ses sujets. Mais on se garda bien de lui apprendre la source et l'origine de tant de maux, par qui et pourquoi les huguenots furent premièrement armés, puis soutenus, et surtout de lui dire un seul mot des projets de si longue main pourpensés, des horreurs et des attentats de la Ligue contre sa couronne et contre sa maison. On lui voila avec autant de soin tout ce que l'Évangile et d'après elle [*sic*] les apôtres et tous les Pères à leur suite enseignent sur la manière de prêcher Jésus-Christ, de convertir les infidèles et les hérétiques et de se conduire dans ce qui regarde la religion. On toucha un dévot de la douceur de faire aux dépens d'autrui une pénitence qu'on lui persuada sûre pour l'autre monde et facile en celui-ci; on saisit l'orgueil d'un roi d'une action qui passoit tous ses prédécesseurs en pouvoir; on détermina un prince qui se piquoit si principalement de gouverner par lui-même, d'un chef-d'œuvre tout à la fois de religion et de politique qui faisoit triompher la véritable par la ruine de toute autre et qui rendoit le Roi absolu en brisant toutes ses chaînes avec les huguenots, et en détruisant à jamais ces rebelles, toujours prêts à profiter de tout pour relever leur parti et donner la loi à ses rois.

1. Ci-dessus, p. 224.

Les grands ministres n'étoient plus alors : le Tellier au lit de la mort, et son funeste fils, si avide de guerre, étoit le seul qui en restât ; car Seignelay ne faisoit guères que poindre. Louvois espéra qu'un si grand coup remueroit tout le protestantisme et s'applaudit en attendant de ce que, ne le pouvant frapper que par les troupes, il en seroit le principal exécuteur, et par là de plus en plus en crédit. Mme de Maintenon n'étoit pas née ni nourrie à voir là-dessus au delà de ce qu'on lui présentoit, encore moins pour ne pas saisir une occasion si naturelle de plaire, d'admirer et de s'affermir de plus en plus par la dévotion. Qui d'ailleurs eût su un mot de ce qui se délibéroit que[1] le confesseur, le ministre comme unique, et l'épouse nouvelle et chérie ? Et qui de plus eût osé contredire ? C'est ainsi que sont menés à tout, par une voie ou par une autre, les rois qui, par grandeur, par défiance, par abandon, par paresse ou par orgueil, ne se communiquent qu'à deux ou trois personnes et très souvent à moins, et mettent entre eux et tout le reste de leurs sujets une barrière insurmontable.

La révocation de l'édit de Nantes et les diverses proscriptions plutôt que déclarations qui la suivirent, furent le fruit de ce complot affreux, qui dépeupla un quart du royaume, qui ruina son commerce, qui l'affoiblit dans toutes ses parties, qui le mit si longtemps au pillage public et avoué des dragons ; qui souffrit les tourments et les supplices dans lesquels ils firent réellement mourir tant d'innocents de tout sexe par milliers ; qui ruina un peuple si nombreux ; qui déchira un monde de familles ; qui arma les parents contre les parents pour avoir leurs biens et les laisser mourir de faim ; qui fit passer nos manufactures aux étrangers ; qui leur donna le spectacle d'un si prodigieux peuple proscrit, fugitif, nu, errant, cherchant asile loin de sa patrie ; qui mit à la ruine les nobles, les riches, les vieillards, les gens souvent les plus estimés pour leur vertu et leur probité, à la rame et sous le nerf du comite pour cause unique de religion ; enfin, pour comble de toutes horreurs, qui remplit la France de parjures et de sacriléges innombrables dans toutes ses provinces. Tout y retentissoit des hurlements de ces malheureuses victimes de l'erreur, tandis que tant d'autres sacrifioient leur conscience à leur repos et à leurs biens, et achetoient l'un et l'autre par des abjurations simulées, d'où, sans intervalle, on les traînoit à adorer ce qu'ils ne croyoient point, et à recevoir réellement le divin corps du Saint des saints, tandis qu'ils étoient persuadés qu'ils ne mangeoient que du pain, qu'ils devoient encore abhorrer. Telle fut l'abomination générale enfantée par la cruauté et par la flatterie. De la torture à l'abjuration, puis à la communion, il n'y avoit pas souvent vingt-quatre heures de distance, et leurs bourreaux étoient leurs conducteurs et leurs témoins ; ceux qui par la suite eurent l'air d'être changés avec plus de loisir, ne tardèrent pas,

1. Au sens de *si ce n'est* ; la rédaction est meilleure dans les *Mémoires*.

dès qu'ils le purent, ou par leur fuite ou par leur conduite, à démentir leur prétendu retour. Presque tous les évêques se prêtèrent à cette pratique subite et impie ; beaucoup y forcèrent, et la plupart animèrent les bourreaux, forcèrent les conversions et ces étranges convertis à la participation des divins mystères pour grossir le nombre de leurs conquêtes qu'ils envoyoient à la cour, et en être d'autant plus chéris, estimés et approchés des récompenses. Les intendants à l'envi se distinguèrent à les seconder, eux et les dragons, et à se faire aussi valoir par leurs catalogues, et le peu de gouverneurs et de lieutenants généraux de province et de seigneurs particuliers dans leurs terres qui purent trouver moyen de se faire valoir par ces mêmes moyens n'y manquèrent point. Le Roi recevoit de tous côtés des nouvelles et des détails de toutes ces persécutions et de ces conversions ; c'étoit par milliers que l'on comptoit ceux qui avoient abjuré et communié, deux mille dans un lieu, six mille dans un autre tout à la fois et dans un instant. Le Roi s'applaudissoit de sa puissance et de sa piété ; il se croyoit au temps de la prédication des apôtres et s'en attribuoit tout l'honneur. Les évêques lui écrivoient des panégyriques ; les jésuites en faisoient retentir les chaires et les missions. Toute la France étoit remplie d'horreur et de confusion, et jamais tant de profusions de louanges, jamais tant de triomphes et de joie. Le prince ne doutoit pas de la sincérité de cette foule de conversions ; les convertisseurs avoient grand soin de l'en persuader et de le béatifier par avance. Il avaloit ce poison à longs traits ; il ne s'étoit jamais tenu si grand devant les hommes, ni si avancé devant Dieu dans la réparation de ses péchés et du scandale de sa vie. Il n'entendoit que des éloges, tandis que les bons catholiques et les saints évêques gémissoient de voir des orthodoxes imiter contre les erreurs et les hérétiques ce que les tyrans hérétiques et païens avoient fait contre la vérité, les confesseurs et les martyrs. Ils ne se pouvoient surtout consoler de cette immensité et de parjures et de sacriléges ; ils pleuroient amèrement l'odieux durable et irrémédiable que de détestables moyens répandoient sur la véritable religion, tandis que nos voisins exultoient de nous voir ainsi nous affoiblir et nous détruire nous-mêmes, profitèrent de notre folie et bâtirent des desseins sur la haine que nous nous attirions de toutes les puissances protestantes ; mais à ces parlantes vérités le Roi étoit inaccessible. La conduite même de Rome à son égard ne put lui ouvrir les yeux, de cette cour qui n'avoit pas eu honte autrefois d'exalter la Saint-Barthélemy, jusqu'à en avoir fait des processions publiques pour en remercier Dieu, et avoir fait peindre dans le Vatican cette action exécrable par les plus grands maîtres. Odescalchi, sous le nom d'Innocent XI, occupoit le pontificat ; c'étoit un bon évêque, mais un prince très incapable, entièrement autrichien, et ses ministres de même génie. La grande affaire de la Régale l'avoit brouillé avec le Roi dès l'entrée de son règne ; les propositions de l'assemblée du clergé de 1682, qui sont devenues fameuses, l'irritèrent bien davantage. Cette main-basse sur les huguenots ne put tirer de lui la moindre approbation ; il s'en tint toujours à l'attribuer à la politique pour détruire un parti qui avoit tant agité l'État, et, l'affaire des franchises étant survenue, les deux cours se portèrent à de grandes extrémités ; et par l'événement on ne s'aperçut que trop, et sur le point si capital des propositions de 1682 et sur le point d'honneur des franchises, que M. de Lionne n'étoit plus depuis longtemps, et que nous étions bien éloignés du temps de la fameuse affaire des Corses et du traité de Pise.

Le[1] magnifique établissement de Saint-Cyr suivit de près la révocation de l'édit de Nantes. Mme de Montespan avoit bâti à Paris une belle maison de Filles de Saint-Joseph, pour l'instruction des jeunes filles ; l'émulation porta Mme de Maintenon à des vues plus vastes, qui, en gratifiant la pauvre noblesse, pût la faire regarder comme une protectrice à qui toute la noblesse devoit s'intéresser. Elle espéra s'aplanir un chemin à être déclarée, et songea à l'illustrer par un monument qui l'amusât, dont elle pût entretenir et amuser le Roi, et qui pût un jour lui servir de retraite, si elle avoit le malheur de le perdre, quoique de plusieurs années plus vieille que lui. Le dernier arriva ; l'autre fut sur le point d'être ; on l'a vu ici à l'occasion de la mort et de la disgrâce de Louvois[2]. Elle ne lui pardonna jamais la grande action qu'il fit en cette occasion[3] ; elle ne pardonna pas plus à Harlay, archevêque de Paris, qui tint toujours ferme, et à qui elle procura enfin mille dégoûts, sous le poids desquels il mourut. Le[4] célèbre Bossuet, qui fut consulté et qui répondit avec l'honneur et la droiture dont il étoit inséparable, échappa à sa disgrâce pour avoir été celui à qui le Roi s'étoit adressé plus d'une fois dans les scrupules de sa vie, qui avoit le plus contribué à en faire finir le fond, avec une force et une liberté vraiment épiscopale digne des premiers siècles, et qui en fit cesser enfin jusqu'aux restes et aux apparences en portant les derniers coups qui expulsèrent pour jamais Mme de Montespan de la cour. Mme de Maintenon, au milieu de sa gloire, ne pouvoit avoir de repos tant qu'elle y voyoit son ancienne maîtresse demeurante, et tous les jours visitée par le Roi : c'étoit autant de temps et de reste d'autorité pris sur elle. Elle ne pouvoit de plus éviter de lui rendre, sinon plus des respects, au moins des égards et des devoirs ; outre qu'ils la faisoient trop souvenir de son ancienne bassesse, elle en éprouvoit souvent d'amères commémoraisons expresses, que Mme de Montespan lui faisoit quelquefois sans ménagement. De plus, ce double spectacle faisoit un grand ridicule, des visites du Roi à sa belle et ancienne maîtresse en demi-public et par bienséance, de l'assiduité du même chez

1. Ci-dessus, p. 232.
2. Addition du 16 avril 1699 : ci-après, p. 469, n° 1245.
3. Tout ce qui précède, depuis *Le dernier*, avait été supprimé par les éditeurs du *Journal* et remplacé par une phrase explicative.
4. Ci-dessus, p. 236.

Mme de Maintenon si disproportionnée en tout de l'autre qu'elle avoit servie, et chez qui, sans nom de maîtresse ni d'épouse, étoit le creuset de la cour et de l'État.

Cette sortie de Mme de Montespan de la cour, pour n'y jamais revenir, fut l'époque de cette union intime de M. du Maine avec Mme de Maintenon, et de l'adoption qu'elle en fit dès lors, qui s'approfondit et se confirma de plus en plus toujours depuis, qui lui fraya le chemin à toutes les incroyables grandeurs où de l'un à l'autre il parvint, et qui l'auroit enfin mis sur le trône, si telle avoit pu être la puissance de son ancienne gouvernante. Il étoit trop continuellement dans l'intérieur du Roi, pour ne s'être pas aperçu de bonne heure de la faveur naissante de Mme de Maintenon, de ses progrès rapides, et que les premiers effets ne pouvoient être que la disgrâce de sa mère. Personne n'avoit plus d'esprit, ni d'art caché sous toutes sortes de grâces et d'agréments et l'air le plus naturel et le plus simple ; personne ne prenoit plus aisément toutes sortes de formes ; personne ne connoissoit mieux ceux qu'il avoit intérêt de connoître ; personne aussi n'avoit plus de tour, de manége, d'adresse pour s'insinuer auprès d'eux, et personne encore, sous un extérieur dévot, solitaire, philosophe et sauvage, n'avoit des vues plus vastes, ni plus ambitieuses, que son extrême timidité de plus d'un genre servoit encore à couvrir. On ne parle ici que de ce qui sert à la matière que l'on traite, sans vouloir s'en écarter. M. du Maine s'aperçut de bonne heure des épines de sa position entre sa mère et sa gouvernante, que l'enlèvement du cœur du Roi sans retour rendoit irréconciliables ; il sentit en même temps que sa mère ne lui seroit qu'un poids fort entravant, tandis qu'il pouvoit tout espérer de l'autre ; le sacrifice lui en fut donc bientôt fait. Il entra dans tout avec Monsieur de Meaux[1] pour hâter la retraite de Mme de Montespan, qui le lui pardonna d'autant moins, qu'il ne la ménagea pas à l'en presser lui-même, et s'acquit ainsi Mme de Maintenon sans réserve. Le monde en parla ; il le laissa dire ; il fut longtemps mal avec sa mère, et jamais depuis il n'y fut véritablement bien. Ce fut aussi la moindre de ses peines ; il eut ce qui régna, et il l'eut pour toujours.

Ce grand pas fait, Mme de Maintenon prit un nouvel éclat ; mais elle avoit deux épines dont il n'y eut pas moyen de se défaire comme de Mme de Montespan : c'étoient Monseigneur et Monsieur, qui supportoient impatiemment une grandeur si gauche, et Madame la Dauphine, qui ne put jamais s'y ployer. Dès avant la mort de la Reine, elle avoit profité de sa naissante faveur, pour se débarbouiller par le titre de seconde dame d'atour de Madame la Dauphine à son mariage. Ce choix indigna infiniment : il n'en falloit qu'une ; c'étoit la maréchale de Rochefort. De l'une à l'autre il y avoit une étrange distance ; mais celle-ci, accoutumée au servage des ministres et des maîtresses, ne songeoit qu'à plaire à ce soleil levant dans son automne, et la duchesse de

1. Ici un correcteur a ajouté en interligne *Bossuet*.

Richelieu, dame d'honneur, étoit femme d'un de ses plus anciens amis. La Dauphine se crut circonvallée[1], et, à la mort de Mme de Richelieu, Mme de Maintenon fit mettre en sa place la duchesse d'Arpajon, qui avoit passé sa vie en province et qu'un procès avoit attirée à Paris ; c'étoit la sœur de Beuvron, autre ami ancien de Mme de Maintenon. Avec toute sa faveur, elle ne put gagner la Dauphine ; sa fierté allemande séduisit son esprit et son plus cher intérêt. Monseigneur, qui n'aimoit pas cette nouvelle dame, ne contraignit point son épouse ; il étoit alors toujours chez la princesse de Conti, qui le gouvernoit, qui n'avoit rien de commun avec les enfants de Mme de Montespan, ni avec leur gouvernante. L'humeur et les infirmités de la Dauphine, jalouse du crédit de la princesse de Conti, les rendirent bientôt indifférents l'un pour l'autre ; le Roi le devint par la jalousie et la hauteur à l'égard de Mme de Maintenon. Cette princesse fut peu comptée ; la santé l'abandonna, et sa mort soulagea et mari, et beau-père, et plus que tous la belle-mère. Ce fut alors que celle-ci se flatta de n'avoir plus d'obstacles à être déclarée ; Monseigneur et Monsieur vivoient avec le Roi dans une telle dépendance, qu'elle les comptoit pour rien. On a vu en parlant de Louvois combien peu il tint[2] que son espérance ne réussît ; elle eut assez de force sur elle-même pour couler doucement par-dessus, et ne se pas creuser une disgrâce pour n'avoir pu être déclarée reine. Le Roi, qui se sentit affranchi, lui sut un gré de cette conduite à son égard qui redoubla sa considération et sa confiance ; elle eut peut-être succombé sous l'éclat de ce qu'elle vouloit paroître ; elle s'établit de plus en plus par la confirmation de son apparente énigme.

Mais[3] il ne faut pas s'imaginer que, pour en user et s'y maintenir, elle n'eût besoin d'aucune adresse ; son règne, au contraire, ne fut qu'un manége continuel, et celui du Roi une duperie perpétuelle. Elle ne voyoit chez elle personne en visite, et n'en rendoit jamais aucune ; ses audiences étoient pour le moins aussi difficiles à obtenir que celles du Roi. Un très petit nombre de dames à qui le Roi étoit accoutumé la voyoient aux heures où il n'étoit pas, et dînoient rarement avec elle. Ses matinées, qu'elle commençoit de fort bonne heure, étoient remplies par des audiences obscures de charité ou de gouvernement spirituel, quelquefois par quelques ministres ou par quelques généraux. Assez souvent elle alloit dès huit heures du matin chez quelque ministre ; quelquefois elle dînoit en particulier chez eux avec leurs femmes et une compagnie courte et trayée ; c'étoient de grandes faveurs, mais qui ne menoient à rien qu'à l'envie et à quelque considération. M. de Beauvillier fut des premiers et des plus longtemps favorisé de ces dîners,

1. Ce verbe n'est donné par aucun lexique, et n'a pas passé dans la rédaction des *Mémoires*.
2. Commencement de phrase modifié par les éditeurs du *Journal*.
3. Ci-dessus, p. 243.

comme on l'a vu sur lui, jusqu'à ce que Monsieur de Chartres[1] en renversa les escabelles, et arrêta tout court celle de Fénelon, qui s'étoit fait leur docteur. Les ministres de la guerre, et surtout des finances, furent toujours ceux à qui elle eut le plus à faire et qu'elle cultiva le plus; rarement alloit-elle chez les autres, mais pour affaires et souvent d'État, et dès le matin, et sans jamais dîner chez eux.

L'ordinaire étoit d'aller, dès qu'elle étoit levée, à Saint-Cyr, d'y dîner, ou seule ou avec quelqu'un de la maison, d'y régenter au dedans, d'y gouverner l'Église au dehors, d'y lire et d'y répondre à ses lettres, de diriger des monastères, et de ne revenir chez elle que pour l'heure que le Roi y venoit. A Fontainebleau, à Marly, et à Trianon, quand le Roi y couchoit, il alloit souvent chez elle les matins, et le plus souvent toutes les fois qu'elle n'alloit pas à Saint-Cyr dès le matin, et cela sans préjudice du reste de la journée. Quand elle fut plus vieille et plus infirme, en arrivant le matin entre sept et huit heures à Saint-Cyr, elle s'y mettoit au lit pour se reposer ou y faire quelques remèdes, et à Marly elle s'étoit fait accommoder un petit logement qui avoit une fenêtre sur la chapelle, dont elle faisoit le même usage que de son appartement de Saint-Cyr; cela s'appeloit le Repos, et ce Repos étoit inaccessible.

Chez elle[2] avec le Roi, elle y étoit assez peu tête à tête, si ce n'est par intervalles coupés et quelquefois point du tout. Ils étoient chacun dans leur fauteuil, une table devant eux, aux deux coins de la cheminée, elle du côté du lit, le Roi de celui de la porte, et deux tabourets de l'autre côté de la table du Roi, un pour le ministre qui venoit travailler, l'autre pour son sac. Mme de Maintenon, ou lisoit à la sienne, ou y travailloit en tapisserie; elle entendoit tout ce qui se passoit entre le Roi et le ministre; rarement elle y mêloit son mot; plus rarement ce mot étoit-il de conséquence. Souvent le Roi lui demandoit son avis; alors elle répondoit avec grande mesure; jamais, ou comme jamais, elle ne paraissoit affectionner rien, et moins encore s'intéresser pour personne; mais elle étoit d'accord avec le ministre, qui n'osoit ne pas convenir en particulier de ce qu'elle vouloit, ni encore moins broncher devant elle. Dès qu'il s'agissoit donc de quelque grâce ou de quelque emploi, la chose étoit arrêtée entre eux avant le travail où la décision s'en devoit faire, et c'est ce qui la retardoit quelquefois, sans que le Roi ni personne en sût la cause. Elle mandoit au ministre qu'elle vouloit lui parler auparavant, et il n'osoit mettre la chose sur le tapis qu'il n'eût reçu ses ordres, et que la mécanique roulante des jours et des temps lui eût donné le loisir de la lui faire entendre. Cela fait, le ministre proposoit et montroit une liste; si de hasard le Roi s'arrêtoit à celui que Mme de Maintenon vouloit, le ministre s'en tenoit là, et faisoit en sorte de n'aller pas plus loin; si le Roi s'arrêtoit

1. Un correcteur a ajouté ici en italique *Godet Desmarais*.
2. Ci-dessus, p. 253.

à quelque autre, il proposoit de voir les autres à portée, laissoit dire le Roi ensuite, et en profitoit pour l'exclusion de chacun. Rarement n'en proposoit-il qu'un, mais toujours plusieurs qu'il tâchoit de balancer également, et embarrassoit le Roi à choisir ; alors le Roi demandoit son avis. Il parcouroit encore les raisons de quelques-uns, puis appuyoit sur celui qu'il vouloit ; le Roi balançoit presque toujours, demandoit à Mme de Maintenon ce qu'il lui sembloit ; elle sourioit, faisoit l'incapable, disoit quelquefois un mot de quelque autre, puis revenoit, si elle ne s'y étoit pas tenue d'abord, sur celui que le ministre avoit appuyé, et déterminoit ; tellement que les trois quarts des grâces et des choix, et les trois quarts encore de l'autre quart de ce qui passoit par le travail des ministres chez Mme de Maintenon, c'étoit elle qui en disposoit. Quelquefois aussi, quand elle n'affectionnoit personne, c'étoit le ministre même, avec son agrément et son concours, sans que le Roi en eût aucun soupçon, qui croyoit disposer seul de tout, tandis qu'il ne disposoit que de la plus petite partie et toujours par quelque hasard, excepté des occasions rares où quelqu'un qu'il vouloit favoriser lui avoit parlé, ou pour quelque sujet qu'il s'étoit mis en fantaisie. Par ce détail, on voit que cette femme habile faisoit presque tout ce qu'elle vouloit, mais non pas tout, ni comme et quand elle vouloit.

Il[1] y avoit encore une autre ruse, si le Roi s'opiniâtroit : c'étoit d'éviter lors la décision, en brouillant et allongeant, en substituant une autre matière comme venant à propos là-dessus et qui détournât ; ou, proposant quelque éclaircissement à prendre, on laissoit émousser les premières idées, puis on revenoit une autre fois à la charge avec la même adresse, qui très souvent réussissoit. C'étoit encore presque la même chose pour charger ou diminuer les fautes, faire valoir les services et les lettres, ou y passer légèrement et préparer ainsi la perte ou la fortune. C'est là ce qui rendoit ces travaux du soir si importants pour les particuliers, et c'est aussi ce qui rendoit à Mme de Maintenon les ministres si nécessaires à avoir dans sa dépendance ; c'est aussi ce qui les éleva à tout, ce qui augmenta sans cesse leur pouvoir et leur crédit pour eux et pour les leurs, parce que Mme de Maintenon leur faisoit litière de toutes ces choses pour se les attacher entièrement. Quand ils étoient près de venir, ou qu'ils sortoient, elle prenoit son temps de sonder le Roi sur eux, de les excuser ou de les vanter, de plaindre leur grand travail, d'en exalter le mérite, et, s'il s'agissoit de quelque chose pour eux, d'en préparer les voies et quelquefois d'en rompre la glace, sous prétexte de leur modestie et du service du Roi, qui demandoit qu'ils fussent excités à le soulager et à faire de bien en mieux. Ainsi, c'étoit entre elle et eux un cercle de besoins et de services réciproques, dont le Roi ne se doutoit pas ; aussi les ménagements entre eux étoient-ils infinis et continuels. Mais, si Mme de

1. Ci-dessus, p. 258.

Maintenon ne pouvoit rien ou presque rien sans eux de ce qui passoit par eux, eux aussi ne pouvoient se maintenir sans elle, encore moins malgré elle. Dès qu'elle se voyoit à bout de les pouvoir ramener à son point, quand ils s'en étoient écartés, ou qu'ils étoient tombés en disgrâce avec elle, leur perte étoit jurée ; elle ne les manquoit pas. Il lui falloit du temps, des couleurs, des souplesses, quelquefois plus, comme pour venir à bout de Chamillart. Louvois y avoit succombé avant lui ; Pontchartrain ne s'en sauva qu'à l'aide de son esprit qui plaisoit au Roi, du sens et de l'adresse de sa femme si longtemps restée bien avec Mme de Maintenon, depuis même qu'il n'y fut plus bien, enfin par la porte dorée de la chancellerie. Le duc de Beauvillier y pensa succomber deux fois, à longue distance l'une de l'autre, comme on l'a vu en parlant de lui, et eut besoin de la longue habitude d'estime et de familiarité du Roi pour en échapper; encore en étoit-ce fait, la première, sans la religion et la générosité du cardinal de Noailles, et la seconde s'il n'avoit pas été averti à temps d'aller trouver le Roi, de le surprendre de la découverte du secret et de l'embarrasser en rappelant son ancienne amitié. Si les ministres en étoient là avec elle, on peut juger de la situation des autres moins accrédités et moins à portée de se défendre et même de s'apercevoir. Bien des gens eurent donc le col rompu sans pouvoir en imaginer de cause, et se donnèrent bien d'inutiles mouvements pour la découvrir et pour y remédier.

Le[1] court et rare travail des généraux d'armée se passoit d'ordinaire à ce travail des soirs en sa présence, et, par celui de Pontchartrain rempli de toutes les histoires de Paris et de la cour et du produit des espionnages, elle étoit sans cesse à portée de faire beaucoup de bien et de mal. Torcy n'y travailloit jamais ; elle ne l'aimoit point ni sa femme, dont le nom d'Arnauld gâtoit tout leur mérite ; le secret de la poste passoit au Roi par lui, qui en lisoit beaucoup de choses à Mme de Maintenon, mais qui n'en savoit que suivant ce que le Roi s'avisoit de lui en donner. Elle n'eût pas été fâchée de voir aussi Torcy travailler chez elle ; mais lui, dont les affaires étrangères passoient au conseil d'État, ou [qui], si ce n'étoit qu'une lettre pressée à montrer, alloit au Roi tout seul à des heures rompues, se garda bien de ce piége et s'en défendit toujours sur ce qu'il n'avoit point d'affaires pour entretenir ce travail particulier. C'est ce qui priva cette dame de l'influence continuelle et pied à pied sur les affaires d'État, et sur ceux qui s'en mêloient ; non que le Roi ne lui dît tout ; mais cela étoit bien différent d'assister à un travail réglé où elle agissoit avec loisir, adresse et mesures prises, au lieu qu'entre le Roi et elle il falloit aller de front, si elle vouloit une chose plutôt qu'une autre, et nuire aux gens ou les servir. Le Roi y étoit même fort en garde, et il lui est arrivé que, lorsqu'on ne s'y prenoit pas avec assez de délicatesse, et qu'il apercevoit

1. Ci-dessus, p. 260.

que le ministre ou le général favorisoit un protégé ou un parent de Mme de Maintenon, il tenoit ferme contre pour cela même, puis disoit, ou fâché ou se moquant d'eux : « Un tel a bien fait sa cour, car il n'a pas tenu à lui de bien servir un tel, parce que c'est le parent de Mme de Maintenon » ; et ces coups de caveçon la rendoient très mesurée, quand il étoit question de se montrer à découvert pour quelque chose ou pour quelqu'un.

Le Tellier[1], dans des temps bien antérieurs et avant d'être chancelier, connoissoit déjà bien le Roi là-dessus. Un de ses amis intimes, car il en avoit parce qu'il en savoit avoir, l'avoit prié de quelque chose qu'il desiroit fort, et qui devoit être proposé dans son travail particulier avec le Roi. Le Tellier l'assura qu'il y feroit tout son possible ; l'autre ne goûta pas cette réponse, et lui dit que, dans la place et le crédit où il étoit, ce n'étoit pas à lui à qui il falloit donner de celles-là, parce qu'il étoit bien sûr d'emporter ce qu'il vouloit. « Vous ne connoissez pas le terrain, lui répliqua le Tellier ; de vingt affaires que nous portons ainsi au Roi, nous sommes bien sûrs qu'il en passera dix-neuf à notre gré ; nous le sommes également aussi que la vingtième sera décidée au contraire. Laquelle des vingt qui sera décidée contre notre avis et notre desir, c'est ce que nous ignorons toujours, et très souvent c'est celle pour qui nous nous intéressons le plus. Le Roi se réserve cette bisque, pour nous faire sentir qu'il est le maître et qu'il gouverne, et si par hasard il se présente chose sur quoi il s'opiniâtre et qui soit assez importante pour que nous nous opiniâtrions aussi, ou pour la chose ou pour l'envie que nous avons qu'elle réussisse comme nous le desirons, c'est très souvent, dans le rare que cela arrive, une sortie sûre ; mais à la vérité, la sortie essuyée et l'affaire manquée, le Roi, content d'avoir montré que nous ne pouvons rien et peiné de nous avoir fâchés, devient après souple et flexible, en sorte que c'est là le temps où nous faisons tout ce que nous voulons. » C'est, en effet, comme le Roi se conduisit avec ses ministres toute sa vie, toujours parfaitement gouverné par eux, même par les plus jeunes et les plus médiocres, même par les moins accrédités et considérés, et toujours en garde pour ne l'être point, et toujours persuadé qu'il réussissoit pleinement à ne le point être.

Il avoit la même conduite avec Mme de Maintenon, à qui de fois à autres il faisoit des sorties terribles et dont il s'applaudissoit. Quelquefois elle s'en mettoit à pleurer devant lui, et elle étoit plusieurs jours sur de véritables épines. Quand elle eut mis Fagon auprès du Roi, au lieu de d'Aquin qu'elle fit chasser, pour avoir un homme tout à elle de beaucoup d'esprit et dont elle pût tirer un continuel parti dans cette place intime de premier médecin, elle faisoit la malade quand il lui arrivoit de ces scènes, et c'étoit d'ordinaire par où elle les faisoit finir avec le plus d'avantage.

1. Ci-dessus, p. 263.

Ce[1] n'est pas que cet artifice, ni même que la réalité la plus effective, eût aucun pouvoir d'ailleurs de contraindre le Roi en quoi que ce pût être ; c'étoit un homme uniquement personnel, et qui ne comptoit tous les autres que par rapport à soi ; sa dureté là-dessus étoit extrême. Dans le plus vif temps de ses amours pour ses maîtresses, leurs incommodités les plus opposées aux voyages et au grand habit ne les en pouvoient dispenser ; grosses, malades, moins de six semaines après leurs couches, dans d'autres temps fâcheux, il falloit s'habiller, danser, paroître aux fêtes, veiller, manger, être gaies et de bonne compagnie, changer de lieu, voyager, et tout cela précisément aux heures marquées, sans déranger rien d'une minute. Ses filles, il les a traitées tout pareillement, et tant qu'il a pu la dernière Dauphine, qu'il aimoit aussi tendrement qu'il en étoit capable, et qui étoit délicate, se faisant toutes les violences possibles et au delà, et ne s'arrêtoit que quand Fagon et Mme de Maintenon avoient persuadé le Roi, et que l'impossibilité étoit manifeste, ce qui même n'arrivoit que très rarement.

On[2] ne peut oublier là-dessus le mot qui échappa au Roi au milieu de tout ce qui l'environnoit à la promenade de courtisans et de suite. Mme la duchesse de Bourgogne n'avoit pas encore d'enfants ; on l'avoit déjà crue une fois blessée tout au commencement d'un léger soupçon de grossesse ; elle étoit redevenue grosse confirmée et déclarée. Le Roi voulut faire un voyage de Marly ; il n'y eut pas moyen ni de l'en détourner, ni de le faire différer, ni de lui faire trouver bon que la princesse n'y allât pas le même jour que lui, quoiqu'on jugeât fort à propos qu'elle n'allât pas en carrosse. Deux jours après qu'on y fût, un matin que le Roi s'amusoit dans un bosquet assez près de la Perspective et par conséquent fort près du château, la duchesse du Lude se présenta, et tout aussitôt le Roi, qui n'avoit pas coutume de la voir, ni pas une autre dame à ces heures-là à sa promenade, fut à elle. Le particulier fut court et il la congédia ; puis tout aussitôt, regardant les courtisans et adressant la parole au vieux duc de la Rochefoucauld : « La duchesse de Bourgogne est blessée, lui dit-il. Dieu merci ! me voilà délivré de toutes les harangues des femmes et des médecins, et pour venir ici, et pour Fontainebleau. J'en serai en repos, et j'irai où je voudrai et quand je voudrai, sans être tourmenté de représentations importunes. » Cela fut dit gaiement et rapidement, et, comme chacun en croyoit à peine à ses oreilles, M. de la Rochefoucauld, avec la liberté et le zèle d'un ancien serviteur, s'écria que cela étoit bien triste et peut-être encore bien fâcheux, parce que quelquefois les femmes qui débutoient de la sorte n'avoient plus d'enfants dans la suite. « Eh bien, Monsieur, répliqua le Roi en se tournant à lui avec un air ému, au bout du

1. Ci-dessus, p. 266.

2. Cette anecdote et la suivante, que Saint-Simon avait déjà racontées précédemment dans les *Mémoires*, n'ont pas été reproduites ci-dessus, p. 267.

compte, je m'en passerois; que j'aie des enfants du duc de Bourgogne ou du duc de Berry, n'est-ce pas la même chose? Il est en âge de se pouvoir marier, et d'en avoir; qu'importe des uns ou des autres qui me succède; » puis parla de ses jardins après un moment de silence. Cette étrange repartie n'en trouva point; M. de la Rochefoucauld en fut tué à terre, et tout ce qui étoit là, si on l'ose dire, indigné. Chacun se regardoit, puis baissoit les yeux; on n'osoit presque remuer; car on étoit arrêté autour d'un bassin, sans pourtant l'environner, de sorte qu'on étoit tous ensemble. Le Roi eut beau parler aux gens des jardins, aucun de ce qui étoit là de principal n'y mêla une seule parole, et jamais de promenade plus morne que la fin de celle-ci.

Il ne voulut, longtemps après, jamais démordre ni d'un voyage de Fontainebleau à jour nommé, ni que Mme la duchesse de Berry différât le moins du monde de l'y suivre, quoique grosse avec la fièvre et en danger de se blesser. Fagon, Madame la Dauphine, Mme la duchesse d'Orléans, M. le duc de Berry, Mme de Maintenon, y perdirent leur latin; Madame même, quoique dure sur ces choses-là, et par conséquent plus croyable, fut rebutée. Ce bas détail servira à mieux montrer le caractère du Roi. Ils obtinrent au moins que la princesse iroit la veille, de Marly où on étoit, à Paris pour y prendre la rivière. Le Roi défendit à M. le duc de Berry de sortir du Palais-Royal, sous quelque prétexte que ce fût, et d'aller même à l'opéra, quoique, sans sortir de la maison, on y allât dans les loges de M. le duc d'Orléans. Il dit qu'il ne vouloit pas qu'ils se divertissent à Paris, et que cela les y fît amuser, sous le prétexte de l'état de la duchesse de Berry; le soir, le Roi envoya à Paris réitérer encore ces défenses. Le lendemain, elle s'embarqua après que le prévôt des marchands eût passé la nuit à faire raccommoder un bateau pour elle, et à en faire préparer pour sa suite. Le Roi fut ravi de les voir arriver à Petit-Bourg; le jour suivant, on acheva le voyage; le bateau étoit vieux, fit eau de tous côtés, et réellement pensa périr. Deux jours après qu'on fût à Fontainebleau, elle se blessa d'un garçon; mais le Roi avoit été obéi et il en fut consolé à l'instant même, quoiqu'il n'y eut encore point d'enfants de ce mariage.

Il[1] voyageoit toujours son carrosse plein de femmes: ses maîtresses, après ses bâtardes, ses belles-filles, et des dames quand il y avoit place, les glaces toujours ouvertes; le soleil, et la poussière des officiers des gardes qui tenoient les portières et des gardes devant et derrière immédiatement, dévoroient le carrosse sans qu'il fût permis à pas une de celles qui y étoient de tirer un coin de rideau, de mettre son éventail devant soi, ni de paroître le moins du monde incommodées. Il en étoit de même pour les heures, pour le chaud, pour le froid et pour toutes les autres incommodités. Se trouver mal étoit un démérite à n'y plus revenir; pour les besoins, ils étoient impossibles. Il

1. Ci-dessus, p. 267.

n'est donc pas surprenant que Mme de Maintenon n'eût pu gagner là-dessus aucun privilège ; tout ce qu'elle obtint, et encore sous prétexte de modestie, ce fut d'aller à part avec quelques dames qu'elle choisissoit ; mais, en quelque état qu'elle fût, il falloit marcher et suivre à point nommé, et se trouver arrivée pour le temps que le Roi devoit entrer chez elle. Elle fit bien des voyages de Marly dans un état à ne pas faire marcher une servante ; elle en fit un à Fontainebleau où véritablement on ne savoit pas si elle ne mourroit point en chemin. En quelque état qu'elle fût, le Roi alloit chez elle, et y faisoit ce qu'il avoit projeté ; tout au plus elle étoit au lit, plusieurs fois y suant la fièvre à grosses gouttes. Le Roi, qui aimoit l'air et qui craignoit le chaud dans les chambres, s'étonnoit en arrivant de trouver tout fermé et faisoit tout ouvrir, quoiqu'il la vît en cet état, et n'en rabattoit rien jusqu'à dix heures du soir qu'il alloit souper, malgré la fraîcheur des soirées. S'il devoit y avoir musique, la fièvre, le mal de tête quel qu'il fût n'empêchoit rien, et cent bougies dans les yeux. Ainsi le Roi alloit toujours son train sans lui demander seulement si elle n'en seroit pas incommodée. A l'ordinaire, on lui apportoit son souper à huit heures, et ses gens alloient et venoient pour la servir, quoique le Roi travaillât avec un ministre, dans la situation qu'on a décrite. Peu après ses femmes venoient la déshabiller et la mettre au lit, toujours pendant le même travail du Roi. Elles passoient leur vie enfermées chez elle ; Mme de Maintenon ne vouloit pas qu'elles eussent presque aucune communication, et la fortune qu'elle leur faisoit enfin étoit courte et rare ; le Roi connoissoit tous ses gens, et il étoit familier avec eux. De tout ce domestique, il n'y avoit que l'ancienne servante du temps qu'elle logeoit dans cette montée après la mort de Scarron, qui faisoit son très petit pot et balayoit sa chambre, qui fit un peu figure. Nanon de ce temps-là, qui l'avoit constamment suivie dans tous ses divers états et qui d'abord et longtemps avoit été son unique domestique, étoit devenue Mlle Balbien, dévote comme elle, et d'autant plus importante que, quoique raisonnablement sotte, elle avoit toute sa confiance domestique et l'œil sur ses nièces et depuis sur Mme la duchesse de Bourgogne même. Elle se coiffoit et habilloit comme sa maîtresse, qu'elle affectoit d'imiter en tout, et, à commencer par les enfants légitimes du Roi, il n'y avoit celui ni celle qui ne la ménageât et ne fût en contrainte et en respect devant elle. S'en servoit qui pouvoit pour de l'argent, quoique au fond elle se mêlât d'assez peu de chose, et n'étoit méchante que rarement et par bêtise, quoique ce fût une personne sur le merveilleux. On a pourtant vu son crédit à propos de la place de dame d'honneur donnée à la duchesse du Lude, et sa protection pour aller à Marly ne lui étoit pas infructueuse. Du reste l'air doux, honnête, respectueux. Tous les gens de Mme de Maintenon le paroissoient en tout, et ne s'en firent jamais accroire.

Pour elle, tant qu'elle parut au dehors, elle prenoit d'abord les dernières places, même avec affectation ; puis elle se laissa peu à peu faire violence, mais jamais par aucune femme titrée, au-dessous de qui elle s'est tenue avec un air de respect très marqué, et jusqu'à leur donner sa place et les forcer absolument de la prendre, quand le hasard en faisoit naître l'occasion. De visites presque jamais à personne qu'à titre d'amitié particulière, pas même aux princesses du sang aux occasions, si ce n'étoit qu'elle eut à leur parler pour affaires; encore alloient-elles la trouver toutes chez elle cent fois contre une fois qu'elle alloit chez elles, ce qui alors faisoit une nouvelle; mais assez souvent elle alloit à Saint-Germain chez la reine d'Angleterre, qui étoit l'unique chez qui elle alloit en grand habit, en air de cour, à sa toilette publique tous les matins à Fontainebleau, et c'étoit avec un air de respect pour elle et de mesure et de considération pour tout ce qui y étoit, une grâce, un maintien de dignité et toutefois de modestie, qui empêchoit un étranger de démêler qui elle étoit. On voyoit bien que c'étoit une personne qui attiroit fort l'attention et la politesse; mais on n'auroit pas démêlé plus. A la longue, on voyoit bien sa liberté et sa distinction avec la reine, les deux rois et ce qu'il y avoit de plus grand; mais tout cela étoit ménagé si bien de toutes parts, qu'il ne sembloit en rien que ce fût la personne principale. La reine, Mme la duchesse de Bourgogne et tout le monde étoit debout en attendant le Roi, qui la venoit prendre pour la messe à la sortie de sa toilette, et qui s'entretenoit là près d'un quart d'heure; aucune fille de France, princesse du sang, ni qui que ce soit n'osoit y manquer tous les jours, et cela formoit le plus beau coup d'œil et le plus grand air de cour qu'il fût possible de voir.

Dans[1] le particulier, Mme de Maintenon étoit reine; elle n'étoit jamais que dans un fauteuil et dans le lieu le plus commode de sa chambre, devant le Roi et devant toute la famille royale, même devant la reine d'Angleterre. Elle se levoit tout au plus pour Monseigneur et pour Monsieur, parce qu'ils alloient assez rarement chez elle; pour pas un autre elle ne remuoit pas, si ce n'est pour les personnes ordinaires avec qui elle n'étoit pas familière et qui obtenoient la grâce de lui pouvoir aller parler chez elle; car, modeste et polie, elle le demeura toujours à ces égards. Pour Madame la Dauphine, elle ne l'appeloit presque jamais que « mignonne », et en parlant d'elle et de Mme la duchesse de Berry, et au Roi et aux dames, elle ne disoit jamais que « la duchesse de Bourgogne, la duchesse de Berry, le duc de Berry, » encore quelquefois « la Dauphine », depuis qu'elle le fut, quelquefois aussi « Madame la Dauphine »; de même des autres au-dessous, et elle leur faisoit de rudes mercuriales à toutes tant qu'elles étoient, souvent jusqu'à les faire pleurer, et c'étoit après une affaire d'obtenir leur pardon, ce qui n'étoit pas de peu de jours ni de peu d'inquiétude, tant que la disgrâce duroit. Il n'y avoit que Madame la Dauphine qui avoit pris le dessus avec des grâces nonpareilles et ce soin si attentif qu'on a vu en parlant d'elle.

1. Ci-dessus, p. 277.

Ce qui étonnoit toujours certaines gens à ne pouvoir s'y accoutumer, c'étoient les promenades que le Roi lui faisoit faire quelquefois par complaisance dans les voyages de Marly pour voir quelque chose de nouveau fait. Il auroit été cent fois plus librement avec la Reine, avec moins d'attention et de galanterie ; en un mot c'étoit un respect marqué, quoique au milieu de la cour et en présence de tout ce qui se vouloit trouver à ces promenades. Ils se croyoient en particulier, parce que c'étoit à Marly ; leurs voitures alloient joignant et à côté l'un de l'autre ; car presque jamais elle ne montoit en chariot ; le Roi, seul dans le sien, elle dans une chaise à porteurs. S'il y avoit une fille de France ou des princesses du sang, elles suivoient et environnoient à pied, ou si elles montoient quelquefois en chariot avec des dames, c'étoit pour suivre et à distance, sans jamais doubler. Souvent le Roi marchoit à pied à côté de la chaise ; à tous moments il se découvroit et se baissoit pour parler à Mme de Maintenon ou pour lui répondre si elle lui parloit. Comme elle craignoit l'air dans les temps même les plus beaux et les plus calmes, elle poussoit à chaque fois la glace de côté de trois doigts et la refermoit incontinent. Posée à terre à considérer la fontaine nouvelle, c'étoit le même manège ; souvent alors Madame la Dauphine se venoit percher sur un des bâtons de devant et se mettoit de la conversation ; mais la glace de devant demeuroit fermée. A la fin, le Roi reconduisoit Mme de Maintenon jusque tout auprès du château, puis continuoit sa promenade ; après le spectacle de Compiègne qu'on a vu lors du camp, il ne s'en pouvoit voir de plus surprenant. Ces bagatelles très curieuses échappent à tort à presque toutes les histoires ; elles donnent plus que tout l'idée de ce qui a été et les caractères qu'on recherche, puisqu'ils se présentent ainsi d'eux-mêmes par les faits.

C'étoit[1] à Mme de Maintenon que se rapportoit toute la police intérieure de la cour, la conduite des belles-filles du Roi légitimes et de ses bâtardes, les galanteries et la dévotion des dames, les aventures, le maintien des femmes des ministres et de leurs maris, les espionnages de toutes sortes dont la cour étoit remplie, les parties qui se faisoient entre les princesses et les jeunes dames et ce qui s'y passoit, les punitions qui alloient quelquefois aux éclats, et à être chassées, et les récompenses qui étoient la distribution plus ou moins fréquente des distinctions, d'aller aux amusements de Madame la Dauphine et aux voyages de Marly. Toutes ces choses étoient dans les occupations de Mme de Maintenon, qui en amusoit le Roi, enclin à les prendre sérieusement, et elles étoient utiles à fournir à la conversation, et à prendre de loin le tournant auprès du Roi sur bien des choses de droite et de gauche qu'elle y savoit habilement faire entrer. Que si l'on s'adressoit à elle pour quoi que ce fût, grands, petits, de cour, de ville, de province, excepté un très petit cercle de personnes même trayées d'entre les familières (et qui est-ce qui ne s'y adressoit pas quand elle sortoit ou rentroit

1. Ci-dessus, p. 280.

chez elle, et par lettres et mémoires?), elle répondoit toujours qu'elle ne pouvoit rien et ne se mêloit de rien, et vouloit le persuader, pour peu que ce fût gens qui pussent avoir droit de ne se pas contenter ou l'arrêter à la première négative. Mais ce qui l'approchoit de bien près avoit aussi ses épines, ministres, femmes, amis; son inconstance, comme on l'a dit, la faisoit souvent changer de goût, d'inclination, de volonté; elle se prenoit et se déprenoit avec une facilité égale. De là des examens, des embarras, des désolations; les remèdes augmentoient le mal; il n'y avoit qu'à glisser, se tenir plus à l'écart et plus réservé; c'étoit la seule ressource, comme à la pluie qu'on ne peut empêcher. Quelquefois elle revenoit comme elle s'étoit éloignée; sinon, il n'y avoit plus où se prendre avec espérance de succès. Il en étoit de même des choses, et cela étoit accablant pour les ministres, pour les gens qui se trouvoient en quelque commerce d'affaires avec elle, et pour les femmes dont, en très petit nombre et rare, elle s'étoit imaginée de vouloir régler la conduite. Ce qui lui plaisoit hier étoit un démérite aujourd'hui; ce qu'elle avoit ou approuvé ou même suggéré, elle le blâmoit ensuite; en sorte qu'on ne savoit jamais si l'on étoit digne d'amour ou de haine, et c'eût été se perdre que de lui montrer en excuse cette variation; et de tout ce qui l'a approché le plus intimement, et aux yeux du monde le plus constamment et le plus longuement, tous et toutes sans exception ont éprouvé plus ou moins ce haut et bas insupportable. Mais sur quoi elle n'en avoit point, c'étoit la domination générale.

Elle[1] vit longtemps avec grande amertume le P. de la Chaise en possession de tout son ministère, non-seulement avec une entière indépendance d'elle, mais encore sans devoirs de sa part, et elle dans une entière ignorance. L'éloignement marqué du Roi pour Harlay, archevêque de Paris, après une faveur si entière et si longue, avoit satisfait sa vengeance, dont on a vu la cause, mais non ses desirs. Le confesseur n'en étoit devenu que plus maître des bénéfices et de tout ce qui regardoit les affaires dont l'archevêque avoit été tout à fait écarté; c'est ce qui lui donna si peu de goût pour le mariage de sa nièce avec le petit-fils du duc de la Rochefoucauld, qu'on a vu que le Roi vouloit faire, et qui en valut la préférence aux Noailles, où elle trouvoit un avantage que l'autre ne lui pouvoit fournir; aussi ne manqua-t-elle pas son objet deux ans après, dès que l'occasion s'en présenta par la mort de l'archevêque de Paris, et Noailles, évêque-comte de Châlons, eut beau faire d'avance pour se rendre suspect; il eut beau gémir et refuser Paris de tout son cœur; il fallut l'accepter. Tout ce qu'elle avoit fait de longue main pour entêter le Roi de cette destination, et ce qu'elle fit ensuite, aidée de la grâce de la nouveauté, pour faire goûter le nouvel archevêque, l'initia peu à peu à succéder par confiance et par goût à ce que son prédécesseur avoit perdu en titre. Godet, évêque de Chartres, dio-

1. Ci-dessus, p. 282.

césain et directeur de Saint-Cyr et le sien, porté par elle à lents tours de roue dans la confiance du Roi, avoit bien commencé un peu à mettre le nez dans les bénéfices; mais c'étoit un homme fort appliqué au sien et à l'étude, qui n'avoit pas d'occasion ordinaire d'approcher du Roi, qui ne pouvoit se présenter que de front et à découvert pour une telle chose, quand Mme de Maintenon l'avoit préparée, mais qui ne pouvoit y revenir souvent, ni être à portée de ces puissants moyens d'insinuation qui opèrent tout avec de la suite, par des conversations fréquentes et sans objet apparent. Le P. de la Chaise les avoit tous, et se gardoit d'être troublé, même écorné par l'évêque, et chaque écorne le réveilloit; un archevêque de Paris avec une audience réglée par semaine, toujours matière à la fournir et de quoi la redoubler aux occasions nécessaires, étoit un instrument bien mieux à la main, et c'est ce qui fit cette grande faveur dont sa droiture et ses ménagements de conscience en garde contre lui-même, surent dans les suites profiter si peu; mais, dans ces premiers temps, et qui durèrent des années, il eut grande part à la distribution des bénéfices.

L'affaire[1] de Monsieur de Cambray[2] le lia étroitement avec Monsieur de Chartres, et Mme de Maintenon saisit ce temps heureux pour s'initier avec le Roi dans la seule espèce d'affaires et de grâces où elle avoit eu tant de peine à atteindre. Elle lui fit prendre parti à découvert jusqu'à en faire son capital à Rome et en France, et s'établit ainsi de plus en plus dans l'habitude de la confiance des matières de religion, qui si nécessairement entraînoient celles des bénéfices, et les moyens d'avancer et de reculer tant de sortes de gens. Lorsque l'évêque de Chartres manqua, elle lui substitua la Chétardye, curé de Saint-Sulpice, que ce prélat lui avoit fort vanté. Il[3] étoit grand sulpicien, et, quand il étoit à Paris, il logeoit dans ce séminaire et le favorisa de tout son pouvoir, et l'éleva sur les ruines des Pères de l'Oratoire et du leur de Saint-Magloire. La crasse ignorance et la conformité de sentiments ultramontains étoit le compte des jésuites pour ruiner l'élévation de l'excellente morale, le goût de l'antiquité et le savoir qu'on puisoit chez les Pères de l'Oratoire, si éloignés des sentiments de la Compagnie en tout, et si conformes pour le gros avec l'Université et les restes de Port-Royal, par des gens dévoués à Rome par une stupide conscience, et qui mettoient tout le mérite à de vaines, basses et ridicules pratiques, sous le poids desquelles ils abrutissoient les jeunes gens qui leur étoient confiés, et à qui ils ne pouvoient rien apprendre, parce qu'ils ne savoient rien du tout, pas même vivre, marcher ni dire quoi que ce soit à propos. Aussi la vogue des prêtres de la Mission et de ceux de Saint-Sulpice, aussi grossiers et aussi ignorants les uns que les autres, prit le grand essor. Mme de Maintenon régnoit parmi eux; elle en étoit la protectrice

1. Ci-dessus, p. 286.
2. Ici un correcteur a ajouté en interligne *Fénelon*.
3. L'évêque de Chartres.

déclarée, depuis que l'art des jésuites, sans y paroître, l'avoit dégoûtée des prêtres du séminaire des Missions étrangères, qui avoient été longtemps ses directeurs, et que les affaires des cérémonies chinoises et indiennes avoient brouillés avec les jésuites de la manière la plus éclatante et la plus irréconciliable. Ce n'est pas que les jésuites n'eussent de la jalousie de cette basse prêtraille, et réciproquement ces gens-là des jésuites; mais ils avoient besoin les uns des autres, et se souffroient cependant dans la haine du clergé éclairé et des Pères de l'Oratoire, qu'ils taxoient tous de jansénisme. A la tête de ceux-ci étoit le cardinal de Noailles, qui n'en avoit pas assez pour les soutenir ni pour s'en soutenir lui-même, et trop de droiture de conscience et de piété pour prévoir, ni pour bien remédier après avoir éprouvé. La Chétardye[1] étoit un saint prêtre, vieux et véritablement imbécile; cette imbécillité, que Mme de Maintenon appeloit simplicité, étoit l'objet de son admiration et de sa vénération, et le motif de sa confiance. Elle devint telle pour lui, que tous les jours elle lui écrivoit; elle lui mandoit très souvent des choses très importantes et secrètes, même qui n'avoient aucune part à la religion, ou par ouverture fort déplacée ou pour le consulter, et lui avoit la bêtise de montrer en original ces lettres aux filles Sainte-Marie de Chaillot dont il étoit supérieur, où il s'amusoit d'aller très souvent. Il faisoit confidence, partie de sotte vanité, partie de sotte admiration, des bontés de Mme de Maintenon, et non-seulement à quelques-unes de ces religieuses, mais à quantité pour les favoriser, et souvent jusqu'aux pensionnaires qui se trouvoient présentes; d'où, un moment après ces mêmes choses se trouvoient sues; et, quand on avoit de certaines habitudes dans ce monastère, il étoit aisé de faire passer à Mme de Maintenon ce qu'on vouloit avec succès, parce qu'on en persuadoit ce bonhomme à la grille, qui le rendoit après comme de lui-même et comme son sentiment. On a peine à comprendre qu'une personne d'autant d'esprit que Mme de Maintenon, et qui ne se servoit guères des gens qu'avec vue, s'abandonnât de la sorte à ce radoteur, et que cela n'ait fini qu'avec lui.

Alors Monsieur de Meaux[2], qui de loin et dès Toul avoit su prendre ses contours par ce même séminaire de Saint-Sulpice, et qui par les jésuites avoit cheminé au grand, succéda à la Chétardye, et prit en un instant le grand vol. La frayeur que les jésuites avoient conçue de la faveur et de la grandeur si établie du cardinal de Noailles toute sans leur participation, et si appuyée d'une telle famille, s'étoit secrètement tournée en fureur. Leur P. Tellier qui, par Saint-Sulpice et tonnelé par eux, avoit été présenté aux ducs de Chevreuse et de Beauvillier, à qui le Roi s'étoit remis de l'examen des trois proposés par le P. de la

1. Tout ce qui va suivre, jusqu'à la fin du paragraphe, ne se retrouve pas ci-dessus dans les *Mémoires*, mais a déjà été dit dans le tome XVIII, p. 240-241.
2. Ici un correcteur a ajouté en interligne *Bissy*.

Chaise en mourant pour lui succéder, étoit, comme on l'a vu, bien différent de son prédécesseur. Il ne tarda pas à sentir ses forces, à embarrasser le cardinal[1] comme une araignée fait une mouche, à lui susciter mille défensives fâcheuses, et à le pousser à donner fatalement les mains à la ruine entière et radicale de ce fameux Port-Royal des Champs, qui palpitoit encore, et dont la cruelle dispersion de ce qu'il y restoit de religieuses, le rasement des bâtiments, le violement des sépulcres, la profanation de ce lieu saint réduit en guéret et en désert, excita l'indignation publique et fit une grande brèche à ce cardinal. De l'un à l'autre se noua la terrible affaire de la Constitution qui le perdit plus encore avec Mme de Maintenon qu'avec le Roi, lesquels, tous deux, se déclarèrent parties avec une violence qui alla toujours en augmentant, et qui donna à Monsieur de Meaux, devenu cardinal de Bissy, toute la dépouille de la confiance de Mme de Maintenon que Noailles avoit perdue, et qu'elle ne pouvoit laisser partager avec le Tellier qu'elle craignoit, et qui étoit jésuite, qu'elle n'avoit jamais aimés[2]. Ainsi, Bissy devint le premier personnage en confiance, et jusqu'où n'en abusa-t-il point! tandis que Mme de Maintenon, dupe de son hypocrisie et de son ambition, gagnée par ses bassesses et par ses louanges, se croyoit la prophétesse qui gouvernoit et qui sauvoit le vrai peuple de Dieu de l'impiété, de la révolte et de l'erreur. Dans cette idée, elle anima le Roi à toutes les horreurs, à toute la violence, à toute la tyrannie, qui furent alors exercées sur les fortunes et sur les consciences, et Bissy, son lieutenant, lui suggéroit et en obtenoit tout.

Ce[3] fut alors qu'elle nagea en plein dans la direction des affaires de l'Église, et qu'il fallut que le Tellier, avec toutes ses profondeurs, vînt compter avec elle jusque sur la distribution des bénéfices. Cela lui pesoit terriblement; mais la persécution qu'il avoit entreprise, la perte surtout du cardinal de Noailles, qu'il ne prétendoit pas dépouiller de moins que de la pourpre, de son siége et de la liberté, enfin le triomphe de leur moderne école sur les ruines de toutes les autres, étoient des objets si vifs et si intéressants pour lui, qu'il n'y avoit rien qu'il n'y sacrifiât. Une seule, il ne la put digérer; il s'y opposa en face au Roi et à Mme de Maintenon, qui ne fut pas sans crainte du succès de cette hardiesse; ce fut le choix de Fleury, qui venoit de quitter Fréjus, pour être précepteur du Dauphin; et Fleury ne l'a oublié de sa vie. Le Tellier n'a pas assez vécu pour voir, ni même pour se douter du succès inouï de ce premier degré de fortune, et il sauroit bon gré, s'il le voyoit, aux jésuites, de l'art infini avec lequel ils le manient avec tout son éloignement d'eux, et s'en servent sans qu'il s'en doute à tout ce qui leur est utile pour ruiner tout ce qu'ils craignent, et pour y substituer tout ce qui leur est avantageux; mais ce n'est pas le lieu de traiter

1. Le cardinal de Noailles.
2. Cette fin de phrase a été modifiée par les éditeurs du *Journal*.
3. Ci-dessus, p. 291.

ici cette matière. Celle de la Constitution, poursuivie avec tant de suite, d'artifice, d'acharnement, de violence et de tyrannie, fut le fruit de la nécessité pressante où les affaires chinoises et indiennes réduisirent les jésuites, et du même coup de l'ardente soif de faire régner leur nouvelle école et leur morale sur les ruines de tout ce qui y étoit opposé, pour régner eux-mêmes dans l'État et dans l'Église. L'ambition démesurée des cardinaux de Bissy et de Rohan, le premier pour sa fortune, l'autre pour augmenter la sienne, tous deux pour être chefs de parti, et l'intérêt de Mme de Maintenon de gouverner l'Église, l'État et de dominer partout, ce champ une fois ouvert, il n'y eut plus de bornes. Le goût changeant de Mme de Maintenon, déprise de l'ancienne amitié du cardinal de Noailles, engouée de la nouveauté de Bissy, divinisa toute sa conduite ; son alliance avec les Noailles qui se tourna en fureur contre le cardinal, l'enfla comme d'un sacrifice fait à la vérité et à la soumission à l'Église ; et la conduite qu'on avoit tenue contre les huguenots, après la révocation de l'édit de Nantes, fut en gros le modèle de celle qu'on tint contre tout ce qui ne put goûter la Constitution et ses distributeurs. De là les artifices pour gagner et intimider les évêques, les écoles, le bas clergé; de là cette grêle infatigable de lettres de cachet; de là cette lutte avec le Parlement; de là ces évocations, cette interdiction de tous les tribunaux ; de là ce déni de toute justice et de tout moyen d'en être protégé pour tous ceux qui ne plioient pas sous le joug nouveau et de la manière qu'on le présentoit; de là cette inquisition jusque parmi les laïques, et cette persécution ouverte; de là ce pot au noir pour barbouiller qui on vouloit et qui ne s'en pouvoit douter, pour écarter toutes sortes de personnes à la volonté des jésuites, de Saint-Sulpice, des chefs du parti qui pouvoient tout en ce genre, sans qu'il y eût de ressources ; de là tant de personnes laïques, ecclésiastiques, de tous états, de tout sexe, dans les mêmes épreuves que les chrétiens soutinrent sous les empereurs ariens et sous Julien l'Apostat, dont on sembla imiter la politique et la violence.

Godet[1], évêque de Chartres, avoit extrêmement gâté l'épiscopat; le P. de la Chaise l'avoit dignement rempli tant qu'il en avoit été le maître. Moins jésuite qu'homme de bien et d'honneur, quoique pourtant fort jésuite, il avoit cherché la science, l'esprit, les mœurs, et tant qu'il avoit pu la naissance; cette dernière qualité étoit devenue un empêchement presque dirimant, l'esprit un autre, pendant le crédit de Monsieur de Chartres ; et, comme il ne puisoit les sujets que dans les séminaires de Saint-Sulpice, il ne pouvoit choisir de savants ; mais au moins vouloit-il des gens de bien, et lui-même l'étoit trop pour faire des marchés. L'épiscopat, au commencement de cette affaire se trouva donc fort supérieur en ignorants, ultramontains de principes, en gens de rien, et dont le nom inconnu, la grossièreté et l'attachement au

1. Ci-dessus, p. 295.

petit avoient fait tout le mérite. Ce fut aussi ce qui donna le premier poids à la Constitution. Dès que le P. le Tellier fut en place, ses vues l'y gouvernèrent ; son esprit emporté et violent et son entraînement à la domination le gardèrent bien de se laisser prendre pour dupe dans ses choix, au moins autant que sa prudence le put conduire, et il n'y eut plus personne à qui il donnât d'évêchés ni de bénéfices sans être convenu avec lui des conditions. Ce secret ne put être caché longtemps ; mais il ne changea pas de conduite, et l'on comprend ce qu'on doit attendre de tels promus. Bissy le soutenoit de toutes ses forces naissantes et a bien profité de ses leçons. Tels ont été les funestes ressorts qui ont perdu l'Église de France, et qui, la dernière de toutes les nationales, l'ont enfin abattu sous le joug qui par différents chemins avoit écrasé toutes les autres sous l'empire romain.

Telles[1] furent les dernières années de ce long règne de Louis XIV, si peu le sien, si continuellement et si successivement celui de quelques autres. Dans ces derniers temps, abattu sous le poids d'une guerre fatale, soulagé de personne par l'incapacité de ses ministres et de ses généraux, en proie tout entier à un obscur et artificieux domestique, pénétré de douleur de son impuissance contre toute l'Europe réunie contre lui, réduit aux plus tristes extrémités pour ses finances et pour ses frontières, il n'eut de ressource qu'à se reployer sur soi-même et à appesantir sur son malheureux royaume, sur sa cour, sur sa famille, sur les consciences, cette dure domination, telle que, pour avoir voulu trop l'étendre et par des voies trop peu concertées, il en avoit montré la foiblesse, dont les ennemis abusoient avec mépris. Retranché même jusque dans ses tables à Marly et dans ses bâtiments, il éprouvoit, jusque dans la bagatelle de ces derniers, les mêmes artifices par lesquels il étoit gouverné en grand. Mansart, qui en étoit le surintendant peu capable, mais pourtant avec un peu plus de goût que son maître, l'obsédoit avec des projets, qui, de l'un à l'autre, le conduisoient aux plus fortes dépenses ; c'étoient autant d'occasions de s'enrichir, où il réussit merveilleusement, et de se perpétuer ces privances qui le faisoient une sorte de personnage, que les ministres ménageoient et à qui toute la cour faisoit la sienne. Il avoit l'art d'apporter au Roi des plans informes, mais qui lui mettoient le doigt sur la lettre, à quoi ce délié maçon aidoit imperceptiblement. Le Roi voyoit ou le défaut à corriger ou le mieux à faire ; Mansart, toujours étonné de la justesse du Roi, se pâmoit d'admiration et lui faisoit accroire qu'il n'étoit qu'un écolier auprès de lui, et qu'il possédoit l'architecture et les beautés des jardins aussi profondément que l'art de gouverner. Le Roi le croyoit sur sa parole, et si, comme il arrivoit souvent, il s'opiniâtroit à quelque chose de mauvais goût, Mansart admiroit également, et l'exécutoit, jusqu'à ce que le goût du changement donnât ouverture pour y en faire. Avec tout cela, Mansart, devenu insolent, se mit à fatiguer le

1. Ci-dessus, p. 296.

Roi de demandes pour lui et pour les siens souvent étranges, et fit si bien qu'il fut aussi de ceux dont le Roi se sentit fort soulagé quand il mourut. Sa brusque fin fut le commencement de la fortune de d'Antin, qui eut sa charge, fort rognée de nom et d'autorité par le démérite de n'être pas de race servile comme l'autre. Tant que Mme de Montespan avoit vécu, jamais Mme de Maintenon n'avoit souffert qu'il parvînt à mieux qu'à des bagatelles; mais, délivrée de son ancienne maîtresse, elle s'adoucit pour son fils, qui en sut bien profiter, et marcha depuis à pas de géant jusque dans la privance et une sorte de confiance du Roi, comme dans la fortune.

A[1] ces malheurs d'État, il s'en joignit de famille, et les plus sensibles au Roi. Il avoit tenu avec grand soin les princes du sang fort bas; leur rang n'étoit monté que pour élever les bâtards, et encore avec des préférences de ceux-ci pour leurs principaux domestiques infiniment dégoûtantes pour les princes du sang. De gouvernements ni de charges ils n'en avoient que ce qui avoit été rendu à Monsieur le Prince par la paix des Pyrénées et donné à son fils en épousant une bâtarde. De privances, aucunes, ni d'entrées, excepté par ce mariage qui n'avoit rien communiqué au prince de Conti; et pour de commandements d'armées, on a vu avec quel soin ils en furent tous écartés. Il fallut les derniers malheurs et toute la faveur personnelle de Chamillart, pour oser proposer d'en donner une au prince de Conti, et par capitulation de la confier, au lieu de lui, au duc d'Orléans, pour qui le Roi eut moins de répugnance; et, quand l'excès de la décadence força enfin le Roi de donner l'armée de Flandre au prince de Conti, il n'étoit plus temps, et ce prince mourut avec le regret d'une destination qu'il avoit tant et si inutilement desirée, et qui ne venoit enfin que lorsqu'il lui fallut tout quitter. Les suites des voyages du duc d'Orléans en Espagne et de l'éclat de Mme des Ursins appuyée de Mme de Maintenon, on les a vues dans les Mémoires et un peu plus dans les Additions. On vient de toucher en passant les malheurs de ce prince en Italie[2]. Depuis 1709, les plaies domestiques redoublèrent chaque année, et ne se retirèrent plus de dessus la famille royale; celle qui causa la disgrâce de M. de Vendôme fut d'autant plus cruelle, qu'elle ouvrit peu les yeux; le prince de Conti et Monsieur le Prince furent emportés près à près; Monsieur le Duc suivit au bout de l'an; Monseigneur ensuite; enfin de plus sensibles coups attaquèrent le cœur du Roi par la mort de la charmante Dauphine, son repos pour l'avenir par celle de l'incomparable Dauphin huit jours après, et le danger imminent du peu qui restoit de cette précieuse race, dont l'aîné suivit tôt après, et tout cela avant la paix, et presque tout pendant les périls les plus terribles du royaume. Mais ce qui est de plus horrible, c'est l'accompagne-

1. Ci-dessus, p. 298.
2. Phrases modifiées et supprimées en partie par les éditeurs du *Journal*.

ment de ces dernières pertes, leur cause et leurs soupçons si diamétralement opposés, les effets de ces soupçons jusque dans leur foiblesse. Mais arrêtons tout court ; tirons encore une fois le rideau sur des événements si funestes; pleurons-les toujours comme le dernier sceau des malheurs du royaume, comme le comble de la plus sensible privation, comme le chef-d'œuvre des ténèbres ; mais qu'un sage et salutaire silence en ferme aussi la bouche à jamais.

Telles[1] furent les longues et cruelles circonstances qui éprouvèrent la constance du Roi, et qui rendirent un plus solide service à sa véritable renommée, que n'avoit pu faire tout l'éclat de ses conquêtes. La grandeur d'âme que montra constamment dans de tels et si longs revers ce roi si accoutumé aux plus grands succès, et alors si abandonné de la fortune, si accablé au dehors, sans secours, sans ministres, sans généraux, pour les avoir faits de goût et de fantaisie, et pour le fatal orgueil de les former lui-même, si déchiré au dedans par les événements les plus douloureux, sans consolation de personne, et luttant seul contre sa propre foiblesse et contre les horreurs mille fois plus affreuses que les malheurs, qui lui étoient sans cesse présentées par ce qu'il avoit de plus intime, qui abusoit ouvertement et sans frein de la dépendance dont le Roi ne pouvoit et ne vouloit pas même se délivrer, quoiqu'il en sentît le poids; cette constance, dis-je, cette fermeté d'âme, cette égalité extérieure, ce soin toujours le même de tenir tant qu'il pouvoit le timon, cette espérance contre toute espérance, par courage et par sagesse, non par aveuglement, ces dehors du même roi en toutes choses, c'est là ce dont peu d'hommes auroient été capables, et ce qui auroit pu lui mériter enfin le nom de grand, qui lui avoit été si prématuré. Ce fut aussi ce qui lui acquit la véritable admiration de toute l'Europe, celle de ceux de ses sujets qui en furent les témoins, et ce qui lui ramena les cœurs de plusieurs, qu'un règne également long et dur lui avoient aliénés. Il sut s'humilier en secret sous la main de Dieu, en reconnoître la justice, en implorer la miséricorde, sans avilir sa personne ni sa couronne aux yeux des hommes, et il les toucha au contraire par le sentiment de sa magnanimité. Heureux si en adorant la main qui le frappoit et en recevant ses coups avec une dignité qui honoroit sa soumission d'une manière si singulièrement illustre, il eût porté ses yeux sur des motifs et palpables et encore réparables et qui frappoient tous autres que les siens, au lieu qu'il ne considéra que ceux qui n'avoient plus de remèdes que la douleur, l'aveu et le repentir.

Quel[2] surprenant alliage de la lumière avec les plus épaisses ténèbres ! Une soif de savoir tout, une attention à se tenir en garde contre tout, un sentiment de ses liens jusqu'au dépit, jusqu'à l'aveu, comme on le lui a vu faire aux gens du Parlement et à la reine d'Angleterre

1. Ci-dessus, p. 301.
2. Ci-dessus, p. 305.

sur son testament, une conviction de son injustice et de son impuissance, comme on l'a vu par ses propos à ses bâtards, et toutefois un abandon à eux et à leur gouvernante, devenue la sienne et celle de l'État, qui ne lui permit pas de s'écarter d'un seul point de toutes leurs volontés, et qui, presque content de s'être défendu en leur faisant sentir ses doutes et ses répugnances, leur immola tout, son État, sa famille, son unique rejeton, sa gloire, son honneur, sa raison, le mouvement de sa conscience, enfin sa personne, sa volonté, sa liberté, dans leur totalité entière, en sentant toute l'étendue de ce vaste sacrifice et en leur en faisant sentir tout le vide, tout le poids, tout ce qu'il lui coûtoit, pour au moins en recueillir quelque gré, et soulager sa servitude, sans en avoir pu rendre son joug plus léger à porter, tant ils sentirent leurs forces et le besoin pressant et continuel de s'en servir, et d'étreindre les chaînes dont ils l'avoient su garrotter, dans la continuelle crainte qu'il ne leur échappât enfin pour peu qu'ils lui laissassent la moindre liberté. Ce prince, si altier, gémissoit dans ses fers, lui qui y avoit tenu toute l'Europe, et qui avoit si fort appesanti les siens sur ses sujets, sur sa cour, sur sa famille, et qui avoit proscrit toute liberté jusque dans les consciences et les plus orthodoxes ; et ce gémissement plus fort que lui sortit au dehors et ne put être méconnu, lorsqu'il dit à la reine d'Angleterre et aux gens du Parlement qu'il avoit acheté son repos, et qu'il ne put s'empêcher en leur remettant son testament, qui lui avoit été extorqué, de leur montrer si vivement qu'on lui avoit fait faire ce qu'il ne vouloit pas, et ce qu'il ne devoit pas vouloir, lui si maître jusqu'alors et si maître encore de soi-même, et de ne dire et de ne témoigner que ce qu'il vouloit bien. Étrange violence, misère étrange, aveu arraché par la force du sentiment et de la douleur de sentir cet état et d'y succomber ! Quel spectacle ! quel contraste de grandeur supérieure à tous les désastres, et de foiblesse sous un domestique honteux, ténébreux, tyrannique ! Et quelle vérification puissante de ce que le Saint-Esprit a déclaré dans les livres sapientiaux du sort de ceux qui se sont livrés à l'amour et à l'empire des femmes ! Quelle fin d'un règne si longuement admiré, et jusque dans ses derniers revers si étincelant de grandeur, de générosité, de courage et de force, et quel abîme de foiblesse, de misère, d'anéantissement, goûtée, savourée, abhorrée, et toutefois subie dans toute son étendue et sans avoir pu élargir ni soulager ses liens ! Qui pourra sonder les jugements de Dieu ! Qui tiendra à ne s'anéantir pas en leur présence !

Les[1] Mémoires, et quelquefois les Additions, ont présenté les divers degrés par lesquels les enfants du Roi et de Mme de Montespan ont été successivement tirés du fond des ténèbres du double adultère jusqu'à l'habileté à la couronne, et plus qu'au niveau parfait des princes du sang. Le récit de ces degrés, ou en pratique, soit par adresse, soit à force ouverte, ou en titres, soit en brevets, soit en

1. Ci-dessus, p. 307.

déclarations enregistrées, formeroit seul un volume de mémoires, et un autre d'amas et de recueils de pièces. Dans tous les temps, ni le Roi ne les voulut élever à chaque fois au point qu'il fit, ni ne voulut les marier, c'est-à-dire ses fils, dans l'intime conviction de leur néant et de leur bassesse innée, qui n'étoit relevée que par l'effort de sa puissance, et qui, après elle, ne pouvoit que retomber; c'est ce qu'il leur dit à eux-mêmes plus d'une fois, quand l'un et l'autre voulurent se marier; c'est ce qu'il leur répéta au comble de leur grandeur, et tout à la fin de sa vie à six semaines près, et quand malgré lui il eut épuisé en leur faveur jusqu'à sa propre volonté, qui ploya sous sa foiblesse, comme on l'a vu, par ce qu'il leur en dit, et ce qu'il lui en échappa aussi à Messieurs du Parlement et à la reine d'Angleterre. On peut se souvenir aussi de l'ordre qu'il donna au maréchal de Tessé sur M. de Vendôme, général alors de l'armée d'Italie, et ce qu'il lui ajouta avec une sorte de dépit pour lui défendre d'éviter de commander M. de Vendôme, lequel bientôt après parvint à commander lui-même les maréchaux de France, et ceux encore qui longtemps avant lui avoient commandé les armées. C'est un malheur dans la vie du Roi qui a été continuellement en augmentant, que cette grandeur de ses bâtards, et qu'il a enfin portée au comble à la fin de sa vie, dont les derniers temps n'ont été principalement occupés qu'à la consolider, en les rendant puissants et redoutables. Les Suisses, l'artillerie, l'amirauté, les carabiniers, plusieurs régiments à eux, la Guyenne, le Languedoc, la Bretagne, les rendoient déjà assez considérables; leur rang, égalé à celui des princes du sang, avoit coûté au Roi le renversement des lois et des règles du royaume. Il lui en coûta de plus des démêlés avec des puissances étrangères, et surtout avec Rome, à qui il fallut complaire en choses solides, après avoir lutté longtemps pour obtenir que les ambassadeurs et les nonces rendissent à ces princes les mêmes honneurs et les mêmes devoirs qu'aux princes du sang, et avec les mêmes traitements réciproques.

Ce[1] même intérêt éleva les princes étrangers sur les ducs en la promotion de l'Ordre de 1688, contre le goût du Roi et la justice par lui-même reconnue et avouée au duc de Chevreuse, et les a soutenus en mille autres occasions pour les ployer aux bâtards. Cette même considération valut l'incognito si étrange et si nouveau au duc de Lorraine lors de son hommage, dont il essaya si étrangement aussi d'abuser, et cet exemple a acquis le même avantage aux électeurs de Cologne et de Bavière, à la honte de la majesté de la couronne. Le mariage inouï de M. le duc de Chartres, celui de Monsieur le Duc, ceux ensuite des filles de ces deux mariages avec M. le duc de Berry et avec M. le prince de Conti, ont opéré ce que le Roi a vu de ses yeux qu'excepté son successeur unique, la branche d'Espagne, mais exclue de la succession à la couronne par les renonciations et les

1. Ci-dessus, p. 309.

traités, et la seule Mlle de la Roche-sur-Yon, fille du prince de Conti et de la fille aînée de Monsieur le Prince, il n'y a plus qui que ce soit de la maison royale, ni mâle ni femelle, qui ne sorte directement des amours du Roi et de Mme de Montespan, et dont elle ne soit la propre mère ou la grand'mère; et, si la duchesse du Maine n'en vient pas elle-même, elle a épousé son fils. C'est un mélange que le Roi n'a cessé de faire, qu'il ne l'ait eu porté à ce comble, et, tandis que le chemin à la fortune étoit l'attachement et la protection des légitimés, celle des princes du sang, à commencer par Monsieur, y étoit un obstacle invincible. Tels furent les fruits d'un orgueil sans bornes qui fit toujours regarder au Roi avec des yeux si différents ses enfants légitimes avec les princes de son sang, et les enfants de ses amours. Il ne considéra les premiers que comme les enfants de la couronne et de l'État, grands par là sans lui et par eux-mêmes, tandis qu'il chérit les derniers comme les enfants de sa personne, et qui ne pouvoient être que les ouvrages de la puissance de ses mains. L'orgueil et la tendresse se réunirent en faveur des derniers; le plaisir de la création l'augmenta sans cesse, et fut sans cesse aiguisé d'un regard de jalousie sur les autres, par leur indépendance naturelle de son concours. Piqué de n'oser égaler la nature, il approcha du moins ses bâtards des princes du sang par tout ce qu'il leur donna d'abord d'établissements et de rangs; il tâcha ensuite de les confondre ensemble par des mariages inouïs et multipliés pour n'en faire qu'une seule et même famille; son neveu y fut enfin immolé avec la plus ouverte violence; puis, devenu plus hardi à force de crans redoublés, il mit une égalité parfaite entre les princes du sang et ses bâtards; enfin, prêt à mourir, il s'abandonna jusqu'à leur en donner le nom et le droit de succéder à la couronne. Ce ne fut pas tout: ses soins et ses dernières dispositions pour après lui ne furent toutes qu'en leur faveur. Aliéné avec art de son neveu, et soigneusement entretenu dans cette disposition, il eut beau lutter contre sa raison, et toutes sortes de raisons eurent beau prendre le dessus au fond de son âme, malgré tout ce qui avoit été si fortement pratiqué, comme la preuve de cette vérité se retrouvera à propos de ce prince, il ne put résister à ce qu'on extorqua de lui. Il subit le joug qu'il s'étoit mis sur le col et qui lui fit enfin sentir toute sa pesanteur; son successeur y fut sacrifié, et, autant qu'il fut en lui, son royaume le fut de même. Tout ce qui fut nommé par anticipation pour l'éducation du roi futur, n'eut d'autre motif que l'intérêt des bâtards et rien moins que nul autre. M. du Maine fut mis à la tête et sous lui le maréchal de Villeroy, l'homme le plus inepte à cet emploi qu'il y eût peut-être en France, et duquel il sera bientôt parlé. Les horribles preuves que Saumery avoit osé faire en 1709 de ce qui se pouvoit attendre de lui, le firent remettre dans la place de sous-gouverneur, dont il s'étoit montré si indigne. Ruffey, homme de qualité distingué et de mérite à la guerre, mais pauvre, de tout temps attaché à M. du Maine, et ayant tout son bien dans la principauté de Dombes, fut l'autre sous-gouverneur. Le reste fut choisi de même, et Mme de Maintenon fit son affaire de Monsieur de Fréjus, et en répondit; mais avec de tels entours M. du Maine ne parut pas encore suffisamment assuré; ce fut à quoi le codicille pourvut, qui précéda la mort du Roi de si peu de jours. Toute sa maison civile et militaire fut soumise directement à M. du Maine et au maréchal de Villeroy sous lui, privativement et indépendamment du duc d'Orléans, de façon qu'il n'en pouvoit être reconnu ni obéi en rien, mais les deux chefs de l'éducation en toutes choses, qui devenoient par là maîtres de Paris et de la cour, et le Régent sans sûreté et entre leurs mains. Ces précautions parurent encore insuffisantes si l'on ne pourvoyoit aux cas qui pouvoient arriver; ainsi M. le comte de Toulouse fut substitué à son frère en cas de mort, et au maréchal de Villeroy le maréchal d'Harcourt, dont pareillement Mme de Maintenon répondit, lequel par son état apoplectique étoit encore plus inepte que Villeroy, si faire se pouvoit. Le conseil de régence avoit été par le testament nommé et réglé, en sorte que toute l'autorité de la régence fut ôtée au duc d'Orléans et que ce conseil ne fut presque composé que de personnes à M. du Maine, et desquelles en particulier le duc d'Orléans avoit grand lieu d'être aliéné. Tels furent les derniers soins du Roi, et telles les dernières actions de sa puissance et de sa prévoyance, ou plutôt de sa foiblesse et des suites de toute sa vie : état déplorable qui abandonnoit son successeur et son royaume en proie à l'ambition sans bornes de qui n'y auroit jamais dû être connu, et qui exposoit l'État aux divisions et aux révolutions les plus funestes, en armant contre le Régent ceux qui lui devoient être le plus soumis, et le mettant dans l'affreuse nécessité de revendiquer son droit et une autorité dont on ne lui laissoit que le vain nom, avec la honte d'une nudité et d'une impuissance entière, et la réalité des plus instants et des plus continuels périls, portés au comble par l'âge où se trouvoient alors tous les princes du sang. Voilà de quoi la mémoire du Roi ne peut être lavée devant Dieu ni devant les hommes; voilà l'abîme où le conduisit l'orgueil, la foiblesse, une femme obscure, des adultérins auxquels il s'abandonna et qui en abusèrent sans aucune réserve, et un confesseur du caractère de celui du P. Tellier. Telle fut la pénitence et la réparation publique d'un adultère public si criant, si long, si scandaleux, et les derniers sentiments d'une âme si hautement pécheresse, prête à paroître devant Dieu, chargée de plus d'un règne dont les guerres, les bâtiments, le luxe, les profusions, et l'orgueil qui en fut la source et la nourriture, avoient consumé au dedans et au dehors tant de millions et de peuples, mis le feu sans cesse dans toute l'Europe, confondu et anéanti tous les ordres de l'État, et réduit le royaume à une misère irrémédiable, et si près de sa perte qu'il n'en fut préservé que par un miracle du Tout-Puissant.

Que[1] dire après cela de la fermeté constante et tranquille qui fit

1. Ci-dessus, p. 317.

admirer le Roi dans l'extrémité de sa vie; car il est vrai qu'en la quittant il ne regretta rien, que son égalité d'âme fut à l'épreuve de la plus légère impatience, qu'il ne s'importuna d'aucun ordre à donner, qu'il vit, qu'il parla, qu'il régla, qu'il prévit pour après lui dans la même assiette qu'un autre très libre d'esprit auroit pu faire; que tout se passa jusqu'au bout avec cette décence extérieure, cette gravité, cette majesté qui avoit accompagné les actions de toute sa vie, et qu'il y surnagea un naturel, un air de vérité et de simplicité qui bannit jusqu'aux plus légers soupçons de représentation et de comédie. De temps en temps, dès qu'il étoit libre et dans les derniers jours, ayant banni toutes affaires et tous autres soins, il étoit uniquement occupé de Dieu, de son salut, de son néant, de ce grand avenir où il étoit si près d'entrer, avec un détachement sans regret, avec une humilité sans bassesse, avec un mépris de tout ce qu'il n'étoit plus, qui forma le spectacle le plus touchant et en même temps le plus admirable, et qui se soutint toujours et le même et tout entier; sentiment de ses péchés sans la moindre terreur, confiance en Dieu tout entière, le dira-t-on, sans doute, mais toute fondée sur ses miséricordes et sur le sang de Jésus-Christ; résignation pareille sur son état et sa durée, et regrettant de ne pas souffrir. Qui n'admirera une fin si supérieure et en même temps si chrétienne, mais aussi qui, si peu instruit [qu'il soit], n'en frémira? Pour nous, contenons-nous de trembler et mettons notre bouche dans la poussière, sans attenter à ce qui n'appartient qu'au souverain juge des plus grands rois comme des moindres d'entre les hommes, et souhaitons de tout notre cœur que la confiance du Roi n'ait pas été trompée; espérons-le même puisque Dieu avoit mis en lui tant de grand et de bon, même de juste et de bonne volonté, de religion encore jusque dans ses désordres et dans ses abus, et que le triste mélange qui y a surnagé n'a été que l'ouvrage d'autrui et le malheur et la foiblesse si difficilement inséparables du trône. Achevons ses derniers jours que Dangeau a supprimés[1].

Son[2] extrémité avoit rempli l'appartement du duc d'Orléans, auparavant si vide et si dangereux à fréquenter. La foule y lima les murailles; on s'y portoit; lui-même en étoit embarrassé, lorsqu'un rayon d'espérance le vida tout d'un coup à n'y pas laisser un seul homme. Au biscuit que le Roi mangea, un mieux annoncé avec la pompe du reste de la crainte et de la flatterie détourna pour vingt-quatre heures chacun de chez le duc d'Orléans, et les courtisans se sentoient déjà coupables d'y avoir fait la presse. Leur frayeur fut de

1. Saint-Simon, ne trouvant rien dans le *Journal* pour les trois derniers jours de la vie du Roi, pensait que Dangeau n'en avait pas fait le récit; voyez ce qui a été dit à ce propos dans notre tome XXVII, p. 336-337.

2. Tout ce qui va suivre, jusqu'à la page 459, ne se retrouve pas ci-dessus, sauf l'anecdote sur le duc du Maine; c'est le canevas des dernières pages de notre précédent volume.

peu de durée ; le Roi retomba ; en même temps l'appartement désert du duc d'Orléans fut de nouveau rempli. Un empirique qui s'empara du Roi fut le signal de sa perte prochaine ; sa grossièreté fit rire quelques-uns de ceux qui en furent témoins ; mais le faut-il dire et qui le pourra croire ? C'est pourtant une des vérités qui appartiennent le plus à l'histoire, parce que c'est une de celles qui caractérisent le mieux ; M. du Maine en fit le soir chez lui parmi ses confidents une scène comique. Il raconta, avec cet art de fine plaisanterie qu'il possédoit excellemment, l'empire que cette espèce de paysan avoit pris sur la médecine, et l'humiliation de Fagon sous lui à bout de son art et de ses espérances ; et les antichambres entendirent les éclats de rire excités par ce récit et en furent indignées. Mais le testament avoit pourvu à tout ; le codicille avoit achevé ; il ne restoit plus qu'à jouir des effets de l'un et de l'autre, et à se voir affranchi des ennuyeux devoirs. Ces biens étoient imminents ; la bienséance suffoquoit tout le jour ; la contrainte a ses bornes, et on les franchissoit dans l'intime particulier. Mme de Maintenon, qui n'avoit plus rien à craindre ni à espérer, et de qui toutes les volontés étoient remplies et scellées, s'ennuya d'un mourant qui ne mouroit point. Son assiduité lui devint insupportable. Le Roi lui fit un tendre adieu et ajouta que ce qui le consoloit dans une séparation si dure étoit son âge, qui ne lui permettoit pas de le survivre longtemps, et qui les rejoindroit bientôt ensemble. Ce n'étoit point du tout le compte de Mme de Maintenon ; quelle que fût sa chute, elle vouloit vivre et régner par ses chers bâtards ; elle feignit de ne pouvoir répondre et sortit de chez le Roi les yeux fort secs et menée par le maréchal de Villeroy à travers les antichambres, sans rentrer chez elle, droit au carrosse qui l'attendoit. Elle embrassa le maréchal à la portière et elle s'en alla à Saint-Cyr. C'étoit toujours un carrosse et un attelage du Roi qui la menoit partout avec des Épinais, écuyer de la petite écurie, à cheval ; si elle changeoit de lieu, son carrosse menoit ses femmes. Elle demeura à Saint-Cyr tout ce matin-là et le reste de la journée, ce qui fit juger que le Roi ne la passeroit pas ; mais, s'étant trouvé un peu moins mal, et le lendemain encore, il la demanda plusieurs fois, et parut surpris et peiné de son absence ; cela la fit revenir au commencement de l'après-dînée, après avoir couché et dîné à Saint-Cyr. On admira une si belle tranquillité et un si beau jugement pour éviter le dernier spectacle, et abréger celui dont elle n'avoit plus rien à attendre. Le P. Tellier imita cette conduite ; le Roi le demandoit à plusieurs reprises avant qu'il se présentât ; puis il n'étoit que des instants auprès de lui, en sorte que Blouin, Mareschal et les principaux valets intérieurs étoient indignés d'un abandon si extraordinaire dans des moments si précieux, et ne se tenoient pas quelquefois de le lui dire, tandis que le curé ne bougeoit du cabinet, mais n'osoit approcher que très rarement, outre que c'étoit un ignorant grossier, très peu capable d'un tel ministère. Le confesseur avoit tiré tout ce qu'il avoit pu et s'étoit fait nommer sous-précepteur et confesseur du roi futur. Il n'étoit plus temps de rien obtenir pour sa Compagnie, ni pour leurs disciples. Il avoit pressé plusieurs fois la distribution d'un grand nombre de bénéfices, dont plusieurs fort considérables, qui vaquoient ; le Roi avoit tenu ferme à répondre qu'il ne vouloit pas se charger de ce poids-là de plus, si près de paroître devant Dieu, tellement que le bon Père s'occupoit de soins qui lui étoient plus utiles que l'assiduité de son terrible emploi, et ces soins emportoient son temps et ses pas. Il s'en comptoit d'autant plus libre que, aidé de Mme de Maintenon, il avoit paré un grand coup, et s'en étoit mis en repos. Dangeau l'indique ; mais sa tremblante politique l'a bien gardé de raconter ce fait si curieux dont il n'a donné que la date et l'entrée. C'est le discours fameux, mais terrible, du Roi aux deux cardinaux, si de tels ouvriers connoissent quelque chose de terrible ! Après qu'en leur présence et de ce qu'il y avoit là de son sang, et de courtisans intérieurs, et de valets, avec le Tellier et Mme de Maintenon, le Roi se fût expliqué sur sa foi et sur les sentiments dans lesquels il mouroit : « Messieurs les cardinaux, ajouta-t-il en regardant Rohan et Bissy, vous savez que ce n'a été que par vos conseils que je me suis conduit dans l'affaire de la Constitution ; je suis un ignorant sur ces matières, et j'ai cru ne pouvoir mieux faire, pour ma conscience, que de m'abandonner entièrement à vous. Vous savez que ç'a été avec une entière confiance ; que je n'y ai rien fait que ce que vous avez voulu, et que j'y ai fait tout ce que vous avez voulu. Si j'ai fait trop ou trop peu j'en demeure déchargé sur vos consciences, et c'est à vous à en répondre à Dieu pour moi. » La réponse des cardinaux ne fut que sécurité et louange ; mais les spectateurs furent épouvantés. Fagon, tout baissé et tout courtisan qu'il étoit, et Mareschal, dont l'âme étoit toujours droite, se taisoient en se regardant, et entendirent que le Roi reprit que, pour le cardinal de Noailles, Dieu lui étoit témoin qu'il ne le haïssoit point et qu'il avoit toujours été fâché de ce qu'il avoit cru devoir faire à son égard. Là-dessus, ces deux hommes se demandèrent entre haut et bas si on laisseroit mourir le Roi sans voir son archevêque, et sans marquer par là réconciliation et pardon ; que c'étoit un scandale nécessaire à lever. Le Roi les entendit et reprit la parole pour déclarer que non-seulement il ne s'y sentoit pas de répugnance, mais qu'il le desiroit. Ce mot interdit fortement les deux cardinaux, Mme de Maintenon surtout, et le Tellier bien davantage. Un retour de confiance dans le Roi, un autre de générosité et de vérité dans le pasteur les intimidèrent dans ces moments où le respect et la crainte fuient si loin devant des considérations plus prégnantes. Le silence régnoit ; le Roi l'interrompit pour ordonner au chancelier Voysin d'envoyer sur-le-champ à Paris chercher le cardinal de Noailles, si ces messieurs (regardant les deux cardinaux) jugeoient qu'il n'y eût pas d'inconvénient. Ils se regardèrent ; puis, s'éloignant avec Mme de Maintenon, Voysin et le Tellier, celui-ci cria tout bas ; Bissy l'appuya ; Mme de Maintenon fut de leur avis, que la chose étoit dangereuse. Rohan, plus doux, et Voysin se taisoient. Enfin il fut conclu qu'ils finiroient la scène comme ils l'avoient commencée et soutenue, en trompant le Roi et se jouant de lui. Ils s'en rapprochèrent et lui firent entendre, à travers force louanges, qu'il ne falloit pas exposer la bonne cause au triomphe de ses ennemis, et à ce qu'ils sauroient tirer d'une démarche qui ne partoit que de la bonne volonté du Roi et d'un excès de délicatesse de conscience ; qu'ainsi ils persistoient bien à approuver que le cardinal de Noailles eût l'honneur de le voir, mais à condition qu'il accepteroit la Constitution et qu'il en donneroit sa parole. Le Roi, encore en cela, se soumit à leur avis, mais sans raisonner, et le Chancelier écrivit dans le moment en conséquence, et dépêcha au cardinal de Noailles, dès que le Roi eut consenti. Les cardinaux flattèrent le Roi de la grande œuvre qu'il alloit opérer, ou en ramenant le cardinal de Noailles, ou en manifestant par son refus son opiniâtreté invincible à troubler l'Église, et son ingratitude consommée pour un roi à qui il devoit tout, et qui lui tendoit ses bras mourants. Le dernier arriva. Le cardinal de Noailles fut pénétré de douleur de ce dernier excès de l'artifice ; il avoit tort ou raison devant tout parti sur l'affaire de la Constitution ; mais, quoi qu'il en fût, l'événement de la mort instante du Roi opéroit [-il] quelque chose sur la vérité de cette matière, et pouvoit-il opérer un subit et total changement d'opinion ? Rien de plus touchant que la conjoncture, mais rien de plus étranger à la question ; rien aussi de plus odieux que ce piège qui, par rapport au Roi, de l'état duquel ils achevèrent d'abuser si indignement, et par rapport au cardinal de Noailles qu'ils voulurent brider ou noircir si grossièrement, émut tout le public contre eux avec d'autant plus de violence, que l'extrémité du Roi donna cours à la liberté que sa terreur avoit si longtemps retenue captive. Mais, quand on sut le détail et de l'apostrophe du Roi aux deux cardinaux sur le compte qu'ils auroient à rendre pour lui de tout ce qu'il avoit fait sur la Constitution, et le détail de ce qui s'étoit passé là même tout de suite sur le cardinal de Noailles, l'indignation générale rompit les digues et ne se contraignit plus. Il n'y eut personne au contraire qui blâmât, et qui ne plaignît le cardinal de Noailles, dont la réponse à Voysin fut en peu de mots un chef-d'œuvre de religion, de douleur et de sagesse. On ne peut trop louer les dispositions que le Roi fit paroître pour le cardinal de Noailles, si l'on considère l'art, l'adresse, la longue persévérance et le ménagement continuel des occasions qui naissoient sans cesse, par lesquelles Mme de Maintenon et ces bourreaux de la conscience du Roi noircissoient auprès de lui ce qu'ils lui donnoient comme ingratitude, révolte, insolence et spectacle de résistance à son maître et à son bienfaiteur, à qui des deux seroit le plus fort. On perdra encore beaucoup à son égard des sentiments de sa conduite tyrannique et barbare dans l'affaire de la Constitution, si on réfléchit à ce qu'il en attesta ces cardinaux devant Dieu. Ils se changeront aussi en compassion de son ignorance et de ses pernicieux choix, et ils s'accumuleront comme des brasiers ardents sur la tête des deux

Éminences et de la vieille Maintenon, séduite et gouvernée par le Bissy.

On ne pourra refuser d'être touché du tranquille courage avec lequel ce Roi toujours entier console ses valets, et leur demande si c'est donc qu'ils l'ont cru immortel ; mais qui ne fondroit en larmes, quand leur parlant, une de ses dernières nuits, de je ne sais quel fait : « Du temps que j'étais roi, » dit-il, et du même ton et sans chercher à rien dire, mais sans regret, mais sans foiblesse, mais pénétré de la vérité de son état présent, et pénétré en même temps de détachement, de dénûment, d'abandon, de solitude et du néant de tout ce à quoi il ne tenoit plus. Rien de plus simple et de plus court que son adieu à sa famille, ni de plus humble, sans rien perdre de la majesté, que son adieu aux courtisans, plus tendre encore que l'autre. Ce qu'il dit au roi futur a bien mérité d'être recueilli, mais affiché depuis avec trop de reste de flatterie, dont le maréchal de Villeroy donna l'exemple en le mettant à la ruelle de son lit. Le Roi, parlant à son successeur de ses guerres et de ses bâtiments, voulut apparemment omettre ses funestes amours, article plus en sa place à lui que tous les autres ; mais comment en parler devant ses bâtards, et en consommant leur formidable grandeur ! Jusque-là, rien que d'admirable, rien que d'une élévation véritablement chrétienne et royale, si l'on en excepte cette étrange omission ; mais que dire de ses discours à son neveu, qu'il rassure sur ses dispositions qui en même temps l'égorgeoient et le déshonoroient, qu'il caresse, qu'il loue, à qui il recommande son arrière-petit-fils, son successeur, et son royaume, à qui même il renvoie pour des ordres comme à celui qui alloit seul gouverner, qu'autant qu'il est en lui il l'a mis hors d'état de les gouverner ? Est-ce artifice, est-ce tromperie, est-ce dérision jusqu'en mourant ? Loin de nous cette horrible pensée au milieu de si grands traits. Le Roi se répondoit à lui-même. Il répondoit à l'impuissance de l'effet de ce qui lui avoit été extorqué, et que sa foiblesse lui avoit arraché malgré lui Disons plus ; il ne douta point, il espéra peut-être qu'un testament inique et scandaleux, propre à mettre le feu dans sa famille et dans le royaume, tel enfin qu'il n'avoit osé en révéler le secret, ne trouveroit pas plus d'appui que le testament du roi son père, si sage, si juste, si sensé, si posé, et rendu public par lui-même avec un général et véritable applaudissement. Tout ce que le Roi avoit senti de violent en faisant le sien, tout ce qu'il en avoit dit en énigme, mais si amère, en le remettant aux gens du Parlement, et en en parlant le premier et d'excès de plénitude à la reine d'Angleterre, ce codicille monstrueux nouvellement arraché presque à ses derniers moments, ce tout ensemble le rassura contre un amas si concerté de tant d'iniquités colorées, mais si mal qu'elles sautoient aux yeux ; il n'avoit jamais cru, comme il s'en étoit expliqué, qu'il en pût subsister aucune. Il s'en flatta en ce moment plus que jamais pour se rassurer, et il parla à son neveu comme fortement rempli de cette pensée ; et devant et après ce codicille, il le regarda en effet comme l'administrateur du roi futur et du royaume, et lui parla en ce sens. C'est au moins ce qu'on doit présumer.

Les derniers jours, c'est-à-dire depuis le 26 août, il ne vit plus que ses médecins en très petit nombre, son confesseur, les plus intimes ou nécessaires valets, Mme de Maintenon, M. du Maine, peu M. le comte de Toulouse, et point ou presque point le maréchal de Villeroy et le chancelier Voysin, qui se tenoient dans le cabinet près de sa chambre, et, dans un autre plus éloigné, les grandes entrées et les secrétaires d'État, tantôt les uns tantôt les autres. Le duc d'Orléans se présenta toujours avec grande circonspection pendant toute la maladie, et dans ces derniers jours il se tenoit des moments à diverses reprises dans ces cabinets, et se présentoit, un instant par jour au plus, sur le pas de la porte du cabinet dans la chambre. On oublia, dès l'entrée de ces derniers jours, de faire dire la messe; Charost, capitaine des gardes, en fit souvenir. Il en étoit encore heure; on le proposa au Roi qui témoigna que ce lui seroit une grande consolation, et il l'entendit depuis, le peu de jours qu'il vécut, avec une grande présence d'esprit. Telle fut la fin de ce grand roi, si redouté partout, mais dont on ne se peut cacher qu'il mourut entre les bras de ses bâtards et de leur vieille gouvernante, qui s'enfuit aussitôt à Saint-Cyr, d'où elle n'est jamais sortie, pas même pour un moment, depuis.

Mais[1] qui pourra ne pas s'étonner au dernier point de la paisible et constante tranquillité de ce roi mourant, et de cette inaltérable paix sans la plus légère inquiétude parmi tant de piété et une application si fervente à profiter de tous les moments? Les médecins prétendent que la même cause qui amortit et qui ôte même toutes les douleurs, qui est un sang entièrement gangrené, calme aussi et anéantit toutes celles du cœur et les agitations de l'esprit et de l'âme, et il est vrai que le Roi mourut de cette maladie. D'autres en ont donné une autre raison, et ceux-là étoient dans l'intrinsèque de la chambre pendant cette dernière maladie. Les jésuites ont constamment des laïques de tous états, et même mariés, qui sont de leur Compagnie; ce fait est certain. Tel étoit M. de Noyers, secrétaire d'État sous Louis XIII, et quantité d'autres gens bien connus. Ces agrégés font les mêmes vœux des jésuites en ce que leur état permet, c'est-à-dire d'obéissance au général et aux supérieurs de la Compagnie sans restriction. Ils sont obligés de suppléer aux deux autres par toute la protection et par tous les services qu'ils doivent aveuglément à la Compagnie, et surtout par une soumission sans bornes aux supérieurs et à leur confesseur. Ils doivent être exacts à de légers exercices de piété, que leur confesseur ajuste à leur temps et à leur esprit, et qu'il simplifie comme il veut. La politique a son compte par le secours assuré de ces auxiliaires cachés, à qui ils font bon marché du reste; mais il ne se doit rien passer dans leur âme ni quoi que ce soit qui vienne à leur connoissance

1. Ci-dessus, p. 322.

qu'ils ne le revèlent à leur confesseur, et, pour ce qui n'est pas du secret de la conscience, aux supérieurs, si le confesseur le juge à propos, et ils doivent aussi se conduire en tout suivant les ordres du confesseur et des supérieurs avec une soumission sans réplique. On a prétendu que le P. Tellier avoit inspiré au Roi longtemps avant sa mort de se faire agréger ainsi à la Compagnie; qu'il lui en avoit vanté les priviléges certains pour le salut, les indulgences plénières qui y sont attachées, et qu'il l'avoit persuadé que, quelques crimes qu'on eût commis, et dans quelque difficulté qu'on se trouvât de les réparer par la pénitence, cette profession secrète lavoit tout et assuroit infailliblement le salut, pourvu qu'on fût fidèle à ces vœux; que le général de la Compagnie, du consentement du Roi, fut admis dans ce secret; que le Roi en fit les vœux entre les mains du P. Tellier; que, dans les derniers jours de sa vie, on les entendit tous deux, l'un s'appuyer, l'autre fortifier sur ces promesses; qu'enfin le Roi reçut de lui la dernière bénédiction de la Compagnie comme un des religieux; qu'il lui fit prononcer des formules de prières qui n'en laissoient point douter et qu'on entendit en partie, et qu'il lui en avoit donné l'habit ou le signal presque imperceptible, comme une autre sorte de scapulaire, qui fut trouvé sur lui. Enfin la plupart se sont persuadés que cette pénitence faite aux dépens d'autrui, des huguenots, des jansénistes, des ennemis des jésuites ou de ceux qui ne leur furent pas abandonnés, des défenseurs des droits des rois et des nations, des canons, de la hiérarchie contre la tyrannie et les prétentions ultramontaines, et cet attachement pharisaïque à la loi extérieure et à l'œuvre de la religion, ont formé cette sécurité surprenante dans ces terribles moments, où disparoît si ordinairement celle qui, fondée sur l'innocence et la pénitence fidèle, semble le plus solidement devoir rassurer. Droits terribles de la science de tromper et de flatter, qui se soutiennent tous entiers jusqu'au tombeau et qui en savent dériver jusqu'à l'entrée des plus doux et des plus rares apanages de la sainteté, non-seulement la plus certaine, mais encore la plus exquisement favorisée. Arrêtons ici une foule de réflexions et contentons-nous, pour les autres, de leur laisser celle que doit fournir l'art incomparable de l'invention de ces jésuites laïques, et de tous les usages qui s'en présentent à tirer aux jésuites.

1241. *Le conseil de guerre à Urtebise.*

(Page 12.)

16 avril 1699. — Cet homme insupportable[1] étoit M. de Louvois; mais il ne devint tel au Roi que bien tard, et après qu'il le fut devenu à Mme de Maintenon, quand il se crut assez fort pour vivre sans dépen-

1. Voyez le passage de Dangeau, ci-dessus, p. 13, note 2, à propos duquel Saint-Simon a fait cette Addition.

dance et sans complaisance pour elle. Le Roi eut grand raison de se repentir d'une occasion certaine de finir la guerre par la gloire de battre en personne le prince d'Orange. M. de Louvois, qui vouloit la guerre, toujours la guerre, n'avoit garde de laisser saisir cette occasion unique; il séduisit les maréchaux d'Humières et de Schönberg. Le maréchal de Lorge, qui, à cause de M. de Turenne, avoit le péché originel avec M. de Louvois et dont la vérité étoit d'ailleurs incapable, par quelque considération que ce fût, de demeurer captive en chose si décisive, insista jusqu'à l'opiniâtreté et fut tondu. Il maintenoit le prince d'Orange perdu si on l'attaquoit, et que les troupes qu'il attendoit étoient hors de portée de le joindre de plus de deux jours; et les autres, qu'il avoit de quoi se bien défendre et de plus ce secours en état de le joindre pendant l'action. Il arriva qu'on eut, quatre jours après, à envoyer un trompette aux ennemis pour une bagatelle. Le prince d'Orange, ravi de s'être tiré du danger où il s'étoit trouvé exposé, et bien averti de ce qui s'étoit passé, n'en voulut pas épargner le dégoût au Roi, et chargea le trompette de dire de sa part au maréchal de Lorge qu'il étoit un homme bien averti et bien opiniâtre; qu'il se trouvoit bien heureux qu'il n'eût pas été cru; qu'il étoit perdu sans ressources, et voulut conter lui-même au trompette ses dispositions pour qu'il les dît au maréchal et qu'il vît, ou plutôt le Roi et toute son armée, qu'elles avoient été telles que le maréchal de Lorge les avoit soutenues. Il eut contentement. Le Roi sut tout lui-même de la bouche du trompette, et toute l'armée ensuite. Mais la faveur de M. de Louvois n'en souffrit aucune altération; les maréchaux de son avis n'en reçurent pas plus mauvais visage, ni le maréchal de Lorge un meilleur, qui s'en consola dans les applaudissements et les regrets de toutes les troupes. Mais ce maréchal étoit si galand homme, qu'il ne s'en est jamais consolé; il n'en parloit presque jamais, mais toujours, quand cela lui arrivoit, avec une amertume étrange[1]....

1242. *Le bombardement de Gênes conseillé par Seignelay.*

(Page 16.)

27 mai 1682. — Cette bombarde de Gênes, celle d'Alger après, et d'autres expéditions, ou qui se firent, ou qui ne s'exécutèrent point, et pour toutes lesquelles M. de Seignelay monta la flotte, furent l'effet de l'ambition de ce secrétaire d'État de la marine, qui avoit mis dans sa tête de se faire maréchal de France. On a remarqué que tous les Colbert ont été d'une valeur singulière, en cela même comme en tout très opposés aux le Tellier.

1. La fin de cette Addition formera ci-après les Additions nos 1245 et 1246.

1243. *Louvois exige le* Monseigneur *dans les lettres qu'on lui écrit.*
(Page 40.)

21 novembre 1707. — Ç'a été de tout temps une chose étrange que la puissance des ministres, qui ont toujours eu l'adresse de personnifier le Roi en eux et de lui faire accroire qu'il y alloit de son autorité, de son service et de sa grandeur. Ce fut ainsi que M. de Louvois prit un style si fier avec les gens de la plus haute qualité et des premiers grades à la guerre, et qui n'étoient point titrés, et à qui il fit ordonner par le Roi de lui écrire *Monseigneur*; c'est ainsi qu'il perdit, et pour cela seul, et à découvert, le peu de ceux-là qui ne purent s'y résoudre; c'est ainsi que Louvois écrivoit d'égal aux ducs, à qui son père, en même charge que lui, M. Colbert, contrôleur général et secrétaire d'État, et tous les autres avoient toujours écrit *Monseigneur*; c'est ainsi qu'il acquit les mêmes styles aux autres secrétaires d'État; c'est ainsi qu'ils recherchèrent et corrigèrent à ce style tous les imprimés où il se trouvoit autrement[1]....

1244. *Louvois, son caractère, son ministère et sa fin.*
(Page 53.)

16 juillet 1691. — M. de Louvois étoit le plus grand homme en son genre qui ait paru depuis plusieurs siècles, mais dont les talents ont été aussi les plus funestes à la France par les conjonctures où il s'est trouvé. Rien de plus vaste, de plus fertile, de plus juste que son esprit pour les plus grandes entreprises et pour le secret d'en masquer tous les préparatifs et les dispositions les plus immédiates, dans l'exécution exacte et entière desquelles il excelloit encore plus. Infatigable dans le travail, et dans un travail de tous les jours et de toutes les années, [il] pesoit, perçoit, dirigeoit tous les détails avec une aisance inconcevable, dont aucun ne lui échappoit jusqu'aux plus petits, et, autant que cela peut être dit d'un homme mortel et borné de sa nature, rien ne lui étoit impossible. Il connoissoit les choses et les gens avec un sens exquis, et s'en servoit à ce à quoi ils étoient propres avec un merveilleux discernement. La récompense et la punition étoient avec lui certaines, et toujours dans la proportion des gens et de leur service ou de leur manquement. En tout, d'une grande suite; le plus dangereux ennemi et le plus difficilement réconciliable, l'ami le plus sûr, le plus ardent, le plus voulant par lui-même, magnifique en tout, noble en tout, libéral à pleines mains, et faisant à ses amis et à ses proches des présents de souverain, des terres, des maisons, des régiments achetés

1. La fin de cette Addition a été placée dans le tome XV, en regard de la p. 283, sous le numéro 774.

exprès en entier, des prix entiers de belles et grandes charges à la cour ; le meilleur parent du monde, et le père des pauvres, à qui il ne refusa jamais rien, et dont les aumônes alloient entre deux et trois cent mille francs par an ; car cela dépendoit des œuvres que des personnes de piété lui proposoient de vingt, de trente, de quarante et cinquante mille francs à la fois ; vivant en petit roi chez lui, et néanmoins sans insolence, et parlant librement de sa basse naissance, et de toute la distance qui étoit entre ceux qui étoient entrés dans son alliance et lui. Il vivoit avec le Chancelier son père avec un grand respect et une grande confiance, et avec sa femme avec beaucoup de considération, et beaucoup de déférence pour ses parents et son alliance. Du reste, il aimoit les femmes et en entretenoit chèrement. Il faut finir son personnel par un bel endroit et bien rare dans un homme de sa sorte. Il eut envie d'une parfaitement belle fille qu'il avoit vue quelque part, et, comme c'étoit une fortune sûre que de condescendre à ses plaisirs, la mère, veuve et pauvre, fut assez malheureuse pour la lui amener. Dès qu'ils furent tête à tête, M. de Louvois, ravi de son bonheur, crut la posséder, et fut bien surpris de voir sa belle toute en pleurs. Il les prit pour un reste de modestie mourante ; mais il le fut bien davantage, quand elle lui témoigna son désespoir d'être ainsi livrée par une misérable mère à un péché honteux qu'elle n'avoit jamais voulu connoître et auquel elle ne pouvoit encore se résoudre. M. de Louvois ne balança pas un moment ; il la rassura, lui fit des excuses, lui protesta qu'il n'avoit jamais su que le rendez-vous ne fût pas de son consentement ; il la renvoya sans lui toucher le bout du doigt, lui donna de quoi subsister et la maria très bien peu de temps après : c'étoit une pauvre demoiselle. Mais voici la contre-partie de tant de bien.

M. de Louvois n'étoit bon qu'à être premier ministre en plein, et il est fort douteux que son esprit, tout tourné aux détails et aux entreprises, eût eu ce vaste général et cette combinaison immense qui est si nécessaire à un premier ministre pour tout embrasser, le digérer, le distribuer et l'administrer ; plus douteux encore qu'il fût instruit des intérêts de tout ce qui compose l'Europe, avec quelque suffisance, et qu'un esprit inflexible naturellement comme le sien eût pu manier des négociations avec quelque moelleuse adresse, même par l'interposition d'autrui. C'étoit un homme altier, brutal, grossier dans toutes ses manières, comme sa figure le montroit bien, qui souffroit tout pour peser et résoudre quand c'étoit subordonnément avec lui, et fort capable par sa supériorité de génie de saisir le bon et de s'y rendre contre son premier avis, de quelque part qu'il lui vînt, mais qui étoit incapable d'aucun examen, d'aucune discussion d'égal à égal, parce qu'il vouloit être maître en tout et partout, qu'il ne pouvoit souffrir aucune résistance, et qu'il brisoit les obstacles au lieu de les aplanir ; homme terrible et absolu, et qui vouloit et se piquoit de l'être. Mais à quoi il auroit été le plus excellent, ç'eût été à être sous un premier ministre ou sous un roi capable de s'en bien servir, et de le tenir de si court qu'il n'eût osé les embarquer en rien, et eût été réduit à l'unique exécution de leurs ordres, ou à leur proposer des projets de grandes choses, sans avoir le crédit et l'ascendant sur eux de les y faire entrer, qu'autant qu'ils leur auroient parus bons à leur vue et à la situation des affaires. C'est alors que, sans avoir aucun embarquement à craindre, ni aucuns pièges des vues particulières de Louvois, ils en auroient tiré des secours infinis, qui, outre un soulagement incroyable, auroient fait tout l'honneur de leur administration, et procuré les plus grands et les plus solides avantages. Mais le malheur de la France fut tel que ce grand homme fut employé dans un milieu qui fit le malheur du royaume pour plus d'un siècle, si jamais au moins il s'en peut relever, et qui fit enfin la perte de ce ministre. Il travailloit sous un roi jaloux de tout, qui vouloit paroître tout faire, et qui avoit un extrême desir de gloire personnelle. Le département de Louvois étoit la guerre, et il se trouvoit vis à-vis d'un autre ministre[1], le plus grand génie qui ait peut-être jamais paru en France pour le ministère où il étoit employé, qui étoit les finances, le commerce, la marine, les manufactures, les sciences, les bâtiments publics non militaires et les bâtiments du Roi.

Le frère de ce ministre avoit eu les affaires étrangères après Pomponne, que Louvois avoit aidé à perdre. Lui et Colbert étoient rivaux en tout, et rivaux avec une haine ouverte. Tout poussa donc Louvois à abuser du goût du Roi pour la guerre. Par là, il devenoit le maître de presque toutes les grâces ; par là, il épuisoit les fonctions du ministère des affaires étrangères ; par là, il ruinoit autant qu'il pouvoit la marine et le commerce, qui, s'exerçant loin des yeux du Roi, ne le frappoient point et ne lui laissoient que le regret aux dépenses qui s'y faisoient, et dont il aimoit mieux grossir celles de sa cour et de ses armées ; par là, il réduisoit Colbert à une dure nécessité d'expédients pour ne laisser pas manquer d'argent, quelques trésors que le Roi voulût dépenser, à exciter par là les cris publics contre lui, et des remontrances des parlements qui mettoient le Roi de mauvaise humeur contre son ministre des finances, que Louvois ne cherchoit qu'à épuiser pour perdre Colbert, et n'avoir plus ni compétiteur dans l'autorité et dans la confiance, ni contradicteur dans ses vues et ses projets. C'est ce qui engagea la guerre d'Hollande, l'occupation de la Lorraine, de la Franche-Comté, de Luxembourg, de Strasbourg, les étranges réunions de la chambre, puis du parlement de Metz, qui mirent toute l'Europe ensemble contre la France ; c'est ce qui fit les travaux de la rivière d'Eure, plus marqués au coin de la folie qu'à celui des Romains ; c'est ce qui rasa et éleva tant de places ; c'est ce qui grossit les armées à un point insoutenable et qu'on ne peut diminuer, parce que celles de nos ennemis le furent à proportion, et bien plus aisément que nous par l'étendue bien plus grande des

1. Un correcteur a ajouté ici en interligne *Colbert*.

pays à faire des recrues et de pays bien plus peuplés ; c'est ce qui fit enfin la guerre de 1688, de gaieté de cœur, pour ainsi dire ; qui la nourrit, au lieu de l'éteindre ou par la force des armes portée où il le falloit, ou par des traités, en se contentant du glorieux et de l'utile supportable aux autres ; c'est enfin ce qui poussa M. de Savoie à bout, à force d'insultes à l'insu du Roi, et le jeta malgré lui à la guerre, et ce qui désespéra toute l'Allemagne par les incendies et les barbaries du Palatinat et de presque tout le cours du Rhin et conjura toute l'Europe contre la France. Bien que M. Colbert fût mort, après avoir été réduit à forcer le premier les anciennes barrières qui retenoient encore nos rois sur les levées d'argent, et qui ont ouvert la voie à n'en plus laisser subsister pas une des plus inviolables, M. de Louvois, qui vouloit régner, ne se put déprendre de sa route. Mais voici par où il périt. Il avoit subjugué les généraux d'armée ; M. de Turenne et ceux qu'il avoit trouvés, lui avoient fait trop de peine par leur capacité et leur réputation, qui donnoient du poids à leurs avis et de l'autorité à leurs démarches, et il ne voulut du poids et de l'autorité que par lui et pour lui. C'est ce qui lui en fit avancer d'incapables de lui faire ombrage, et qui l'appliqua à tenir de si court ce peu de bons qui restoient, qu'ils ne fussent plus en état de lui échapper. De là, les projets de campagne indépendamment de ceux qui les devoient exécuter ; de là, les changements dans ces projets entamés ; de là enfin, peu à peu, le commandement de toutes les armées dévolu à lui seul, et nul mouvement, nul moyen ni liberté de profiter de ceux d'un ennemi que par l'envoi et le retour d'un courrier, qui trouvoit presque toujours l'occasion échappée. La cour étoit dans la même dépendance, et jusqu'au peu de ceux à qui la guerre générale laissoit quelque emploi au dehors, dépendoit bien plus de lui que du ministre des affaires étrangères, qui ne pouvoit rien, tandis que Louvois étoit tout-puissant. Mais cette démesurée puissance le perdit. Il sentit trop ses forces et trop peu celles de Mme de Maintenon. Ils luttèrent ; ils se brouillèrent ; il lui tint formellement rigueur. Devenu surintendant des bâtiments, à la mort de Colbert, son humeur, par trop intraitable à force de prospérité, ne put ployer sous le Roi même, dont les bâtiments furent une occasion si continuelle, qu'après ce qui s'appelleroit des prises entre des particuliers, ses amis et sa famille gagnèrent plutôt de le faire absenter de Marly, sous prétexte de s'aller reposer dans son superbe Meudon, que de le rendre complaisant aux goûts et aux fantaisies de faire et de défaire.

Mme de Maintenon sut profiter de l'humeur et des absences, et M. de Louvois, qui le sentit de plus en plus, lui donna lieu, de plus, d'intéresser la conscience par les terribles exécutions du Palatinat. Il vouloit ajouter l'incendie de Trèves, qu'il croyoit nécessaire pour ôter une place d'armes aux ennemis ou la nécessité d'occuper sans cesse tout ce pays et une place ouverte à force de troupes mieux employées ailleurs ; il avoit essuyé déjà tant de reproches de tant d'autres saccagements, qu'il n'osa prendre sur lui une destruction si odieuse. Il prit donc le parti d'en parler au Roi, qui le rejeta jusqu'à deux fois. Voulant tenter un dernier effort, il dit au Roi, en repliant son sac, qu'il avoit pris sur sa conscience la décharge de celle du Roi, qui étant l'unique raison de la conservation de Trèves contre de si décisives pour la détruire, il avoit envoyé ordre de la brûler. A l'instant, le Roi, transporté de colère, se jette sur les pincettes de la cheminée et court sur son ministre, qui fait le plongeon. Au même moment, Mme de Maintenon se jette entre eux deux et se met à vouloir ôter au Roi les pincettes, qui disoit rage à Louvois et qui conclut par lui commander de dépêcher à l'instant un contre-ordre, et ajouta de prendre garde à choisir un bon courrier, parce que, s'il n'arrivoit pas à temps, Louvois lui en répondoit de sa tête. Le ministre, éperdu, gagna la porte, et ne put cacher son trouble ni dissimuler à ses plus intimes amis qu'il se croyoit perdu. Il ne craignoit pas que le contre-ordre arrivât trop tard ; il n'avoit eu garde d'envoyer l'ordre de brûler Trèves qu'il n'eût vu le succès de sa ruse. L'ordre alloit partir à son retour, et étoit tout prêt, si le Roi n'eût témoigné que des regrets; mais un emportement si terrible dans un maître déjà fort aliéné, qui ne tomboit jamais même dans les plus légers, et cet emportement en présence de son ennemie, ne laissa plus vivre Louvois en repos. Ce fut ce qui le fit résoudre de tenter une expédition qui séparât pour un temps le Roi d'avec elle, et qui le lui livrât cependant tout entier. Chamlay, qu'un talent singulier de l'exacte connoissance des pays avoit fait une sorte d'échappé de ministre sous la protection de Louvois, et fort dans sa confidence, lui représenta vainement que ce remède deviendroit le comble de ses crimes par un essai de séparation dont Mme de Maintenon ne voudroit plus, à quelque prix que ce fût, essuyer les hasards ; rien ne put détourner Louvois de son idée. Le siège de Mons fut résolu. Le Roi le fit, et les dames demeurèrent, sans que Mme de Maintenon le put éviter; mais le ministre n'y gagna rien, et il s'aperçut tellement de sa perte, aussitôt après le retour à Versailles, qu'étant à Meudon et y menant lui-même une petite calèche où étoient sa bonne amie la maréchale de Rochefort et sa fille, il les conduisit droit dans un bassin, et ces paroles lui échappèrent assez haut pour qu'elles l'entendissent. « Je suis perdu, et, après tout ce que j'ai fait, l'osera-t-il ?» Ces dames se jetèrent aux rênes tout sur le bord du bassin, et réveillèrent M. de Louvois d'une sorte de léthargie qui le tenoit extérieurement absorbé, et dont, tout libre qu'il étoit avec elles, il demeura fort embarrassé. Le jour qu'il mourut subitement, les ordres étoient donnés pour le conduire à la Bastille, d'où il ne seroit jamais sorti. Longtemps depuis, le Roi le dit à Chamillart, qui occupa sa place; mais la mort ôta cet embarras, et sauva la fortune de son fils. La même main qui perdit le père trop puissant soutint le fils, de l'âge duquel elle n'avoit rien à craindre. Mme de Maintenon prit ouvertement la protection de Barbezieux, et flatta si bien le Roi du plaisir de le former aux affaires et d'en avoir cependant tout l'honneur, que le Roi s'en expliqua souvent d'une manière peu décente, et compta de recouvrer ainsi la gloire qu'il se croyoit dérobée par le père. Chamlay, à qui la place fut offerte, la refusa généreusement, et Barbezieux l'obtint sous la direction du Roi, la tutelle de Mme de Maintenon, et sous les yeux de Chamlay et de Saint-Pouenge. Lui et sa famille firent sagement. Ils étouffèrent tant qu'ils purent le bruit de poison qui couroit, et qui fut si fondé qu'un frotteur en fut arrêté. Ils étouffèrent avec la même prudence l'éclat de la mort de Séron, médecin du défunt ministre, arrivée peu de mois après, seul enfermé dans sa chambre au château de Versailles, sans vouloir d'aucun secours, et s'écriant dans des douleurs horribles comme un désespéré, qu'il le méritoit bien, qu'il mouroit enragé et sans ressource, et que c'étoit le juste salaire de la mort de son maître. Un tel oiseau en prison est à la fin pesant, et, y étant destiné, sa mort devient un grand soulagement et d'autant moins soupçonnée. Ce fut au moins le raisonnement d'alors, bien ou mal fondé, par le monde qui raisonne et qui sait ou qui cherche et est en lieu de savoir. C'est donc à l'ambition de Louvois que la France dut ses guerres continuelles, sa triste réputation sur la foi des traités, la perte de la marine et du commerce bien commencés, le nombre de troupes monstrueux qui a ruiné l'Europe, engagée, pour n'en être pas inondée, à l'imitation forcée de cet exemple, la réunion organisée et durable de toute l'Europe contre elle, qui, joint à l'épuisement où elle étoit tombée par une suite de tant de guerres et de tant d'autres choses, par la dépense de la construction d'un nombre démesuré de places, fit acheter si chèrement la paix de Ryswyk, laissa la France dans une situation à ne pouvoir bien profiter de la mort et du testament du roi Charles II d'Espagne, et l'Europe entière dans une union assez bien cimentée pour y mettre obstacle, arracher les pièces principales de la monarchie d'Espagne, et mettre la France au point de ne s'être sauvée que par miracle des mains de ses ennemis. C'est encore à Louvois qu'est dû l'usage, si funestement conservé par ses successeurs, de commander les armées du fond et de l'ignorance de leur cabinet, de n'avancer que des gens dont ils ne puissent avoir d'ombrage, et de perdre les autres avant que leur mérite ait assez percé pour les soutenir; la cessation d'écrire *Monseigneur* aux ducs, et de se le faire écrire par quiconque n'est pas duc ou maréchal de France, ce qui a privé les armées de grands sujets, et le fatal secret d'ouvrir toutes les lettres à la poste, qui a été si longtemps caché, qui est devenu enfin si public et dont l'abus est dégénéré en une violation entière du commerce le plus intime, le plus nécessaire et le plus innocent, comme le plus du droit naturel des familles, des amis et de tous les hommes. C'est ainsi qu'un ministre doué de tant et de si grands talents est devenu le malheur de sa patrie pour n'en avoir pas été le maître ou n'en avoir pas trouvé qui le sussent être de lui et de s'en servir dans ses justes bornes, au lieu qu'il en eût pu être le plus grand appui, sans cette malheureuse lutte entre Colbert et lui, qui a ôté à ce dernier tout le fruit de ses talents et de ses travaux. Finissons toutefois par un endroit magnifique : c'est l'hôtel des Invalides, qui le rendra immortel, non que les soldats estropiés ou vétérans ne fussent entretenus aussi bien et mieux peut-être auparavant qu'ils ne le sont dans cette maison, mais comme c'étoit chez eux ou dans les lieux qu'eux-mêmes choisissoient pour leur retraite, souvent en qualité de moines laïcs dans les abbayes qui étoient chargées de ce droit, ils ne faisoient ni le même honneur aux soins du monarque, ni ne donnoient la même confiance à leurs semblables, que ramassés ensemble dans une vaste et superbe maison à la porte de la capitale. Le chef-d'œuvre a donc été que cet entretien de tous ensemble coûtât moins au Roi et lui fit plus d'honneur que l'entretien dispersé dans toutes les parties du royaume. L'ordre admirable que M. de Louvois a établi pour l'administration du temporel et du spirituel des Invalides célébrera à jamais son grand génie, et fera une des principales décorations du dernier règne. Aussi y avoit-il élu sa sépulture : aussi le Roi l'en fit-il ôter peu de jours après qu'il y eût été mis, tant sa jalousie fut peu capable de se contraindre. Il se hâta encore, aussitôt après la mort de ce ministre, d'arrêter les bâtiments de la place de Vendôme, qui devoit être carrée, et que M. de Louvois avoit toute destinée au public. La bibliothèque du Roi avec ses dépendances, le Balancier, toutes les différentes académies, le grand conseil et le logement du chancelier de France devoient en occuper les quatre côtés. Cela avoit du grand, de l'utile, et d'autant plus que Paris, et la France entière, est pauvre en bâtiments publics. Le Roi qui a témoigné par ceux qu'il a laissés quel a été son goût là-dessus, changea toute l'économie de cette place, et la fit telle qu'elle est présentement.

1245. *Louvois empêche la déclaration du mariage de Madame de Maintenon.*

(Page 64.)

16 avril 1699. — .... Mais[1], puisque tout est mort et qu'on peut tout dire, l'origine de la haine de Mme de Maintenon pour M. de Louvois et de sa perte enfin fut telle. M. de Harlay, archevêque de Paris, lui et Bontemps, premier valet de chambre et gouverneur de Versailles, avoient été les trois uniques témoins du mariage du Roi avec cette femme, peu de jours après son retour de Fontainebleau, où il étoit allé peu de jours après la mort de la Reine. A quatre ans de là, Mme de Maintenon conduisit le Roi à la déclaration de son mariage. Il n'avoit été fait que sous la condition expresse d'un éternel silence, dont le Roi avoit senti toutes les importantes raisons ; mais, prêt à céder à la volonté de cette ambitieuse, il prit M. de Louvois dans le cabinet de sa chaise

1. Le commencement de cette Addition est placé ci-dessus, n° 1241; la fin va former l'Addition suivante, n° 1246.

percée, où il le lui confia. A l'instant, il fondit à ses pieds, les embrassa, les serra, le conjura de lui passer son épée au travers du corps, plutôt que de le réserver à voir une chose aussi mortelle à son honneur, à sa gloire, au repos et à la dignité de sa famille royale, et en dit tant et avec tant de force, et toujours à ses pieds, que le Roi lui promit qu'il n'en feroit rien, et que le mariage demeureroit enseveli. Mme de Maintenon, qui vit le Roi changé à cet égard, et changé avec une fermeté qui ne lui laissoit qu'une espérance éloignée, au moment qu'elle croyoit toucher celui de sa déclaration, ne fut pas longtemps à demêler qui avoit pu voir le Roi, et le déterminer là-dessus dans l'entre-deux, et ce fut la source de la haine implacable qu'elle ne cessa depuis de lui porter....

1246. *Occasion de la disgrâce de Louvois.*
(Page 70.)

16 avril 1699. — .... Mais[1] ce qui, amené de loin avec persévérance, la mit en état de se venger fut le voyage de Mons, qui accrut sa rage, parce que M. de Louvois obtint qu'il n'y auroit point de dames, et une folie plus encore que sottise qu'y fit M. de Louvois. Il passa par une garde de cavalerie que le Roi avoit postée. Il la trouva mal, et demanda qui l'avoit mise là, et, au lieu de s'arrêter sur ce qui lui fut répondu que c'étoit le Roi lui-même, il la changea de son autorité. Le Roi, y ayant repassé, fut surpris de ce qu'il trouva et bien plus encore de ce qu'il apprit, tellement que lui, qui se piquoit d'être général depuis les plus petites choses jusqu'aux plus grandes, se sentit si outré qu'un homme de plume, sans esprit ni commandement, eût eu cette audace que de faire cette correction publique de ce que lui-même avoit fait et quoiqu'il sût que cette garde avoit été placée par lui-même, qu'il s'en ouvrit à M. de Pomponne avec une amertume inconcevable, et qu'il lui en parla de même à plusieurs reprises différentes, tellement que cette bagatelle mit le comble à tout le reste, et que, rejoignant Mme de Maintenon après l'expédition de Mons, il ne lui fut pas difficile de profiter de cette disposition pour précipiter la perte de M. de Louvois, qui devoit être arrêté et conduit à la Bastille le lendemain du jour qu'il mourut, et, outre qu'on le sut bientôt après par des gens à qui Mme de Maintenon le dit après, le Roi le conta dans les suites à Chamillart, quand il en occupa la place, qui l'a dit à quelques gens de ses amis.

1247. *Chamlay, sa capacité et ses talents.*
(Page 79.)

14 juin 1715. — On a eu souvent lieu de parler de Chamlay, qui ne

1. Le commencement de cette Addition a formé ci-dessus les deux Additions nos 1244 et 1245.

se méconnut jamais en aucun temps, qui avoit singulièrement la science des pays et des marches des armées, et par sa bonté, sa probité, son profond secret, son fidèle attachement aux ministres sous qui il servit, il fut digne de leur confiance, de celle de M. de Turenne, de celle du Roi même, et de l'estime de toute la cour, et de l'amitié de ses plus considérables personnages.

1248. *Les justaucorps à brevet.*

(Page 132.)

27 septembre 1686. — Il faut, une fois pour toutes, dire ce que c'est que ces justaucorps à brevet. Au commencement que le Roi fut amoureux de Mme de la Vallière, et qu'il ne s'en cacha plus, la cour étoit à Saint-Germain, et Versailles au même état à peu près où Louis XIII l'avoit mis, qui n'étoit rien. Le Roi y alloit une fois ou deux la semaine, en très petite compagnie, passer une partie de la journée avec Mme de la Vallière, et imagina un habit bleu doublé de rouge avec la veste rouge, l'un et l'autre brodés d'un dessin particulier : il en donna à une douzaine de ceux à qui il permettoit de le suivre à ces petites promenades particulières de Versailles, et qui, avec cet habit et non sans le porter ces jours-là, y alloient sans demander. Dans la suite, ces habits se multiplièrent jusqu'à quarante, où ils sont demeurés fixés, et, quand il en vaque, le Roi l'accorde par un brevet expédié par le secrétaire d'État de la maison du Roi, d'où ils s'appellent justaucorps à brevet. Ils ne donnent ni privance, ni entrée quelconque ; toute la distinction est qu'ils se portent en deuil, et qu'ils se sont portés pendant tous les temps où l'or et l'argent ont été défendus sur les habits. Pendant la dernière régence, en a eu qui a voulu sans restriction au nombre, où on revient depuis, en n'en donnant plus.

1249. *Louis XIV désire que l'on fréquente sa cour.*

(Page 134.)

19 décembre 1693. — Le Roi étoit fort attaché à voir sa cour grosse, même des gens dont il se soucioit le moins, et qui par eux-mêmes n'y faisoient que foule, et c'étoit un démérite sûr de n'y être que peu et rarement, et que le Roi faisoit sentir en toute occasion qui se présentoit. Il étoit vraiment piqué contre ceux qui étoient connus de lui qui se retiroient par dévotion, et quittoient le monde et ne le voyoient plus. Il s'en expliquoit toujours avec amertume, et cherchoit occasion de la leur faire sentir, tellement qu'il falloit au moins une fois l'année s'aller présenter devant lui. C'étoit acheter à coup sûr non-seulement repos, mais considération, qu'il prenoit plaisir à témoigner.

1250. *Madame de Montespan résiste d'abord à la passion du Roi.*
(Page 176.)

17 avril 1684. — La mère de Mlle d'Esserteaux[1] avoit été fort dans la confidence du Roi pour ses amours, surtout dans les premiers commencements de Mme de Montespan, qui résista longtemps, avertit son mari, le pressa de l'emmener en Guyenne, puis succomba.

1251. *Madame de Ludres.*
(Page 187.)

13 avril 1696. — Mme de Ludres étoit de condition, de Lorraine, fille d'honneur de Madame, et avoit été un moment maîtresse du Roi; elle fut depuis chanoinesse en son pays, où elle se retira.

1252. *Madame de Montespan supplantée par Madame de Maintenon.*
(Page 199.)

15 mars 1691. — Mme de Montespan s'étoit armée contre tous les dégoûts imaginables, qu'elle recevoit depuis plusieurs années. Mme de Maintenon, qu'elle avoit fort connue à l'hôtel d'Albret, lui devoit plus d'une fois sa fortune. Elle l'avoit mise auprès des enfants qu'elle avoit eue du Roi, avec lesquels elle vint à la cour quand ils parurent. Le Roi, qui, par sa fonction, la voyoit souvent chez Mme de Montespan, en avoit pris un tel éloignement, qu'il pressa souvent Mme de Montespan de s'en défaire avec une légère récompense. Il lui donna pourtant, à force de persécutions, une partie de la somme pour l'acquisition de Maintenon pour lui faire changer son nom de Mme Scarron, et, un jour que Mme de Montespan, étant à sa toilette, pressoit le Roi en présence du maréchal de Lorge, capitaine des gardes en quartier, de donner quelque chose pour accommoder le jardin de Maintenon, il le refusa rudement, et dit plusieurs choses fâcheuses sur Mme de Maintenon. A la fin, la chance tourna. Mme de Montespan avoit toujours eu beaucoup d'humeur et de hauteur, et le Roi s'en lassa assez pour

1. Dangeau annonçait le mariage de Mlle d'Esserteaux avec le Chevalier du guet, dont la noce s'était faite à Clagny chez Mme de Montespan. Sa mère Mme d'Esserteaux (les éditeurs du *Journal de Dangeau* ont imprimé *des Herteaux*, suivant l'orthographe de Saint-Simon; c'est Esserteaux, terre de Picardie appartenant à la famille de Bery) s'appelait Madeleine Ancelin; elle était fille de la nourrice du Roi et avait depuis 1660 une des charges de femme de chambre de la reine Marie-Thérèse; voyez ci-après, p. 524, l'appendice VII relatif à la nourrice de Louis XIV.

s'en plaindre quelquefois à Mme de Maintenon, qui à la fin prit si bien la place de sa bienfaitrice, qu'elle en usurpa une que la vie de la Reine et celle de M. de Montespan avoit rendue impossible à l'autre d'espérer. Établie de la sorte, elle ne songea plus qu'à multiplier le dégoût du Roi et ses scrupules à l'égard de Mme de Montespan, et à usurper par ses fréquentes absences l'autorité et la confiance à l'égard de ses enfants, qui demeuroient toujours à la cour. Elle s'attacha surtout à M. du Maine, qui, s'apercevant de plus de l'augmentation de l'ascendant de l'une sur le Roi, et de la diminution de l'autre, prit aisément son parti là-dessus. Ce fut aussi de lui dont le Roi se servit pour porter à Mme de Montespan les premiers ordres de ne plus venir à la cour, qu'elle ne lui a pardonnés que lorsqu'elle s'est sincèrement convertie. Monsieur de Meaux, qui avoit déjà entré plus d'une fois dans les diverses séparations de ces trop célèbres amants, suivit de près M. du Maine avec des ordres si positifs, que Mme de Montespan n'a jamais vu le Roi depuis. Mais sa sœur, Mme de Thiange, continua à demeurer à la cour avec toutes ses privances et sa familiarité, et n'en sortit que pour faire quelque voyage à Fontevrault avec Mme de Montespan chez leur sœur commune, qui étoit un prodige de beauté, d'esprit, de science et d'agrément, et qui ne laissoit pas d'être religieuse et abbesse, surtout depuis qu'elle n'étoit plus attirée à la cour et dans un particulier avec le Roi et Mme de Montespan aussi indécent pour une personne de son état. Elle demeura depuis renfermée dans ses devoirs, et mourut à Fontevrault, en 1704, à cinquante-neuf ans. Mme de Montespan entra quelque temps après peu à peu dans la voie de la pénitence, et fit voir jusqu'à sa mort que la grâce surabonde où le péché a abondé. Le P. de la Tour, général de l'Oratoire, fut son conducteur et la mena par les sentiers les plus âpres et les plus difficiles.

1253. *Madame de Montespan cherche à rattraper sa faveur auprès du Roi.*

(Pages 203-204.)

23 septembre 1686. — Mme de Montespan, accoutumée à régner, et qui avoit infiniment d'esprit, sentoit sa décadence, et ne la pouvoit supporter. Ses humeurs altières avoient achevé d'écarter le Roi, qui s'en plaignoit à Mme de Maintenon, à faute d'autres, et qui, après avoir été assez longtemps à ne pouvoir la souffrir et à presser de temps en temps Mme de Montespan de la renvoyer, s'y étoit enfin accoutumé peu à peu, jusqu'à la faire succéder à la Reine. A son tour, elle la faisoit avec son ancienne maîtresse, dont elle craignoit l'esprit, la jalousie et l'ascendant ancien qu'elle avoit sur le Roi, qui, entre ces deux déités, se trouvoit mal à son aise. Les aigreurs, les hauteurs, l'habitude usée lui rendoient Mme de Montespan incommode, et sa conscience qui

l'avoit séparé de ses anciens plaisirs avec elle, et dont Mme de Maintenon s'étoit si habilement servie pour se faire épouser, étoit encore un instrument en la main de cette dernière pour achever de chasser celle dont la seule vue lui étoit également un reproche, une terreur et un embarras de tous les instants, et Mme de Montespan, qui le sentoit vivement et qui ne s'appuyoit plus que sur ses enfants et sur un reste de foiblesse du Roi pour elle, tâchoit de le rappeler par ces sortes de propos qu'elle avoit fort à la main[1].

1254. *Le petit appartement de Madame de Montespan.*

(Page 209.)

5 décembre 1684. — Ce petit appartement de Mme de Montespan étoit moins contigu au derrière du cabinet du Roi qu'il en étoit une suite. Ce fut le premier grand pas de sa disgrâce et de son éloignement[2].

1255. *Madame de Maintenon ne peut parvenir à faire déclarer son mariage avec le Roi.*

(Page 236.)

13 août 1684. — Ce conseiller d'État fit là un trait de flatterie bien hardi[3], et le Roi une réponse bien sage en ne faisant pas semblant de l'entendre. C'étoit de Mme de Maintenon qu'il vouloit parler. Cela me fait souvenir d'un autre trait plus hardi que j'ai ouï moi-même avec bien d'autres que moi. Trois ou quatre ans après la mort de Madame la Dauphine de Bavière, on ouvrit son appartement à Versailles, qui avoit toujours été fermé depuis sa mort et qui avoit été celui de la Reine, et on y étala des ornements superbes dont le Roi faisoit présent à l'église de Strasbourg. On crut cet étalage un prétexte pour rouvrir cet appartement et y accoutumer le monde, et le bruit se répandit fort que Mme de Maintenon alloit être déclarée. Au fort de ce bruit, Monsieur de Noyon[4], étant au dîner du Roi, y mena la parole à son ordinaire, et le Roi à son ordinaire le plaisanta en applaudissements de toutes ses dignités ; il y répondit qu'aussi ne desiroit-il plus rien qu'une seule chose, et, après s'être fait presser, il dit que ce seroit quand la justice du Roi auroit couronné la vertu. Chacun baissa les yeux, le Roi plus que personne, et l'évêque enfin comme les autres,

1. Voir le *Journal de Dangeau*, tome I, p. 390-391.
2. Dangeau annonçait (tome I, p. 77-78) que le Roi reprenait le petit appartement de Mme de Montespan et installait celle-ci au rez-de-chaussée dans l'appartement des Bains.
3. Voyez le *Journal de Dangeau*, tome I, p. 42.
4. Ici un correcteur a ajouté en interligne *Clermont-Tonnerre*.

qui sentit par le profond et morne silence le poids de ce qu'il avoit hasardé. Le Roi se hâta d'achever son dîner, pendant le reste duquel on eût entendu courir une souris, et passa vite dans son cabinet. Le P. de la Chaise et Monsieur de Meaux, à qui Mme de Maintenon ne l'a jamais pardonné, empêchèrent la déclaration du mariage en décidant que le Roi n'y étoit point obligé. Elle ne fut point reine à découvert, ni Monsieur de Noyon son grand aumônier. C'étoit le Clermont-Tonnerre des dits et faits duquel on écriroit un livre.

1256. *Le Roi et ses ministres; anecdote de le Tellier.*

(Pages 263-264.)

30 octobre 1685. — A propos de la mort du chancelier le Tellier, voici une anecdote de lui qui mérite de n'être pas omise. Il avoit des amis, et son fils de Louvois sut comme lui s'en faire et s'en conserver. Un ami de M. le Tellier avoit une affaire de nature à être décidée entre le Roi et le Tellier; il la lui recommanda comme chose qui lui importoit fort. M. le Tellier l'assura qu'il le serviroit de tout son possible. L'ami, surpris de cette réponse, lui en témoigna sa peine, et lui dit que, dans la place et le crédit où il étoit, on savoit bien qu'il faisoit ce qu'il vouloit et des choses bien plus difficiles et plus importantes que n'étoit celle dont il s'agissoit pour lui. « Ne vous y trompez pas, lui repartit le Tellier; vous êtes trop mon ami pour que je vous laisse rien sur le cœur et que je vous cache rien. Ce que vous dites est vrai et ne l'est pas. De vingt affaires que je porterai au Roi, je serai toujours très sûr d'en faire passer dix-neuf comme je voudrai, et tout aussi sûr aussi que la vingtième sera décidée tout au contraire; car le Roi, qui nous veut montrer à tous tant que nous sommes qu'il est le maître et qu'il se décide par lui-même, ne manque jamais à prendre cette bisque avec nous. De répondre sur laquelle des vingt affaires le sort tombera de passer outre mon avis, c'est ce dont ni moi ni pas un des autres ministres, chacun pour son sac, ne peut répondre ni à soi, ni à personne. Ainsi, vous n'avez pas tort de croire que les affaires que je porte au Roi passent comme je veux, et vous voyez que j'ai raison aussi de vous avoir répondu comme j'ai fait. Mais assurez-vous encore une fois que je ferai tout mon possible pour le succès de ce que vous desirez, et que c'est tout ce que j'y puis, et que j'espère y réussir. »

1257. *Gens qui mangent avec le Roi à l'armée.*

(Page 332.)

9 avril 1691. — Il falloit un grade très élevé aux gens de fortune pour manger avec le Roi. On voit ici que Vauban, qui étoit lieutenant général et l'âme de ses sièges, n'y avoit jamais mangé. Il falloit, sans

grade, une qualité distinguée, et à peine la plus distinguée y étoit-elle admise dans les grades subalternes, et jamais dans les plus subalternes. C'étoit à peu près de même pour Monseigneur, et un peu moins pour Messieurs ses enfants, mais rien, à cent piques près, de la confusion qui s'introduisit tout d'abord à la table de Louis XV, où le même titre en qui que ce fût qui excluoit des autres, devint titre d'admission à celle-là, qui est la domesticité des princes du sang, d'où on ne put après s'empêcher de l'accorder à tout le monde.

1258. *Le marquis d'Urfé et sa maison.*

(Page 333.)

9 avril 1715. — Le Roi fut surpris et toute la cour étonnée de voir le marquis d'Urfé accompagner en manteau l'ambassadeur de Savoie, donnant part au Roi de la mort du prince de Piémont. Il ne le pouvoit que comme sujet ou comme parent. Comme sujet il ne lui restoit presque rien sous la domination de Savoie; il étoit François et du pays de Bresse, où sa maison étoit des plus anciennes et des plus distinguées. Comme parent, et ce fut sa raison, on avoit encore plus lieu de s'étonner qu'un homme de cette qualité se rabaissât pour s'honorer à réchauffer une parenté si éloignée et qui étoit si peu à compter, puisqu'il n'en avoit aucune autre que par sa bisaïeule, femme de Jacques d'Urfé, bailli et gouverneur de Forez, laquelle l'épousa en 1554, et étoit fille de Claude, comte de Tende et de Sommerive, gouverneur de Provence, lequel étoit fils de René, bâtard de Savoie, à qui sa sœur, mère de François Ier, fit une si grande fortune aux dépens de l'État, qui mourut de ses blessures de la bataille de Pavie, et dont l'office de grand maître de France fut donné, à sa mort, à son gendre, Anne de Montmorency, depuis connétable de France et si célèbre. M. d'Urfé, avec de l'esprit et des connoissances, de l'honneur et de la valeur, toujours à la cour, n'y vécut ni en lustre ni en compagnie. Il fut le seul officier des gardes du corps qui eut l'honneur de manger avec le Roi, en considération de sa naissance, quoique ces emplois en exclussent ceux-là même que leur condition y auroit fait admettre. Il n'eut que des emplois peu proportionnés à ce qu'il étoit, et il souffrit que sa femme fût dame d'honneur de Mme la princesse de Conti, fille du Roi, par des raisons de cour, qui y fut traitée à la vérité avec beaucoup de distinction. Elle les méritoit par elle-même infiniment, et étoit sœur de Biron, longtemps après devenu duc, pair et maréchal de France. D'Urfé étoit menin de Monseigneur, le seul de ses emplois qui lui convînt; la paresse, le jeu, d'obscures amourettes le rendirent obscur lui-même. Un homme d'affaires s'empara de lui sur les fins, et, comme il n'avoit point d'enfants et qu'il étoit le dernier de sa maison, il donna tout son bien avec sujétion de porter son nom au marquis de Langeac la Rochefoucauld, petit-fils de sa sœur, mais à condition d'épouser sur-le-champ, et avec

un bien médiocre, la fille de Pontcarré, premier président du parlement de Rouen, qu'il ne connoissoit point, mais que son homme d'affaires connoissoit beaucoup. Langeac, quoique tout jeune, trouva la condition fort dure; mais il n'y eut pas moyen de reculer à la menace d'être déshérité d'un gros bien qui étoit enfin venu à d'Urfé dans sa vieillesse. Il mourut fort peu de temps après avoir vu faire ce mariage, et ce neveu mourut de la petite vérole en Italie, en 1734, quelques années après.

1259 et 1260. *Le Pape autorise Louis XIV à entendre la messe jusqu'à deux heures.*

(Page 342.)

24 novembre 1688. — Cette permission du Pape au Roi, à Monseigneur et à Madame la Dauphine, d'entendre la messe jusqu'à deux heures, montre bien le faux et l'abus du prétendu droit des princesses du sang d'entendre la messe passé midi comme tout le monde, ce qu'aucune d'elles n'a jamais osé du temps du feu Roi, non pas même ses filles si chéries. On voit dans les premières dépêches des lettres imprimées du cardinal d'Ossat, trois dispenses accordées à la reine Louise, veuve de Henri III, d'ouïr la messe dans sa chambre sur un autel portatif quand elle seroit incommodée, de manger gras en tout temps sur le seul avis de son médecin, et de communier une fois la semaine outre le dimanche, même, extraordinairement, une seconde aux grandes solennités.

28 août 1701. — On voit par cet indult du pape Innocent XI, ce que c'est que l'idée des princesses du sang qui depuis la mort du Roi n'entendent la messe que vers deux heures sans indult ni permission de personne, et quelquefois plus tard, par grandeur.

APPENDICE

SECONDE PARTIE

I

LES PORTRAITS ET CARACTÈRES DE LOUIS XIV.

L'énumération qui va suivre n'a pas du tout la prétention d'être complète; nous savons qu'on pourrait y ajouter de très nombreux articles, et nous prions qu'on veuille bien y voir seulement de simples jalons posés pour qui voudrait entreprendre une bibliographie complète des « portraits et caractères » du Roi. Nous laissons volontairement de côté les indications relatives à son enfance qu'on peut trouver dans les Mémoires du temps, et nous ne commençons qu'à partir de sa majorité.

1654. — Portrait par Mme de Motteville (*Mémoires*, éd. F. Riaux, tome IV, p. 51).

1657-58. — *Relation d'un voyage à Paris en 1657* [par deux jeunes Hollandais], publiée par Faugère, p. 103 et 291.

1658. — Autres indications fournies par Mme de Motteville, tome IV, p. 114.

Vers 1658. — Trois « portraits » insérés dans la *Galerie des portraits de Mlle de Montpensier*, publiée par le comte Édouard de Barthélemy, p. 1-4, 4-10 et 491-497. Le premier a pour auteur la comtesse de Brégis, le second un sieur Martinet, le troisième la Grande Mademoiselle elle-même. Le style ampoulé et précieux, les termes adulateurs et la partialité évidente de ces trois morceaux ne leur laissent guère de valeur historique.

1660. — Portrait par G.-B. Nani, ambassadeur de Venise, dans les *Relazioni degli ambasciatori Veneti*, publiées en 1863 par Barozzi et Berchet, série *Francia*, tome III, p. 48-50.

1661. — Nouvelle énumération de ses qualités, à l'occasion de sa prise en main du pouvoir, faite par Mme de Motteville (*Mémoires*, tome IV,

p. 251-255). — On peut rattacher à la même époque ce que l'abbé de Choisy a inséré dans ses *Mémoires*, d'après les récits de sa mère (édition Lescure, tome I, p. 15-16; comparez aussi p. 37-39 et 62).

1663. — Notes de Colbert sur son caractère, sa vie et sa conduite, dans le *Journal de ce qui s'est passé qui peut servir à l'histoire du Roi* (Pierre Clément, *Lettres de Colbert*, tome VI, p. 468-169). — A la même époque se rapporte le passage relatif à Louis XIV des « Portraits de la Cour » que Cimber et Danjou ont publiés dans les *Archives curieuses de l'histoire de France*, deuxième série, tome VIII, p. 370-374, d'après des éditions de 1667 et 1668 sous la rubrique de Cologne.

1664. — Un très bon portrait physique de Louis XIV se trouve dans la *Relation du voyage de Sebastien Locatelli, prêtre bolonais*, publiée pour la Société des Études historiques par E. Vautier, p. 126 et 208-210. — Pour la même année, nous avons le témoignage de l'ambassadeur vénitien Alvise Grimani (*Relazioni*, tome III, p. 81-84).

1665. — Autre court portrait par le successeur de Grimani, Alvise Sagredo (*ibidem*, p. 146). — Vers le même temps, le pamphlet *les Amours du Palais-Royal* débutait par un portrait du Roi (réimpression par Charles Livet, à la suite de l'*Histoire amoureuse des Gaules*, 1857, édition de la Bibliothèque elzévirienne, tome II, p. 28), et Bussy-Rabutin en traçait un autre qui est conservé dans le manuscrit 2325 de la Bibliothèque de l'Arsenal, fol. 70.

1668. — Relation de l'ambassadeur vénitien Marc-Antoine Giustiniani (*Relazioni*, tome III, p. 171-173).

1671. — Autre par Jean Morosini (*ibidem*, p. 208-209).

1673. — Walckenaer, *Mémoires sur Mme de Sévigné*, tome V, p. 83.

1677. — Portrait physique dans les *Mémoires de Primi Visconti*, p. 205, et *passim* beaucoup de détails sur le caractère du Roi.

1679 et 1683. — Portrait dans les relations des ambassadeurs vénitiens Dominique Contarini et Sébastien Foscarini (*Relazioni*, tome III, p. 313-316 et 357-359).

1681. — Les quelques lignes placées au début des *Mémoires du marquis de Sourches*, tome I, p. 11.

Vers 1685. — On peut regarder comme un portrait de Louis XIV ce tableau des qualités et des manières d'un monarque que La Bruyère insérait dans le chapitre des *Caractères* intitulé « Du Souverain ou de la République » (édition Servois, tome I, p. 388-392).

1690. — Pour cette année, nous avons le grand portrait très complet que le diplomate brandebourgeois Ézéchiel Spanheim traçait dans sa *Relation de la cour de France*, édition Bourgeois, p. 60-99, et aussi un autre rédigé par un napolitain resté anonyme que La Place avait inséré dans ses *Pièces intéressantes et peu connues*, tome III, p. 67-76, et que M. J. Lemoine a reproduit en Appendice à son édition des *Mémoires de Primi Visconti*, p. 381-388.

1694. — Relation de l'ambassadeur vénitien Nicolas Erizzo (*Relazioni* tome III, p. 581).

1695. — *Portrait de Louis le Grand*, Paris, chez Martin Jouvenel, 34 pages in-12.

Vers 1700. — *Caractères de la famille royale, des ministres d'État et des principaux personnages de la cour de France*, parus sans nom d'auteur et sous la rubrique de Paul Pinceau à Villefranche; il y en eut des réimpressions ou contrefaçons en 1702, 1704 et 1706.

1703. — *Recueil de Portraits et caractères conservé au Musée Britannique*, publié par A. de Boislisle dans l'*Annuaire Bulletin de la Société de l'histoire de France*, année 1896, p. 222-223.

1706. — Recueil analogue publié par Ed. de Barthélemy dans la *Revue française*, année 1863.

Enfin il faut rapporter à la fin du règne ce qu'ont dit de Louis XIV Mlle d'Aumale, *Souvenirs sur Mme de Maintenon*, tome II, p. 351-357, l'abbé de Saint-Pierre dans ses *Annales politiques*, Voltaire dans le *Siècle de Louis XIV*, Montesquieu dans ses *Œuvres posthumes*, enfin Mme Palatine, dont Ph. Busoni, en 1832, a groupé dans les pages 26-53 de son recueil les passages de la correspondance qui se rapportent à son royal beau-frère.

II

CHANSON SUR LE RÈGNE DE LOUIS XIV.

Gaignières nous a conservé dans son Chansonnier (Bibliothèque nationale, ms. Franç. 12693, p. 276) la pièce satirique suivante, qui date de 1705. Comme plusieurs de ses couplets renferment les mêmes critiques que celles que Saint-Simon a faites à diverses reprises sur les actes et le caractère de Louis XIV, il a semblé intéressant de la reproduire ici; elle ne figure ni dans le *Nouveau siècle de Louis XIV* ni dans le recueil d'Émile Raunié.

I

Qui veut ouïr, qui veut chanter
Une chanson nouvelle
C'est de Louis le grand guerrier
Une histoire fidèle,
Qui reçut l'éducation
La faridondaine, la faridondon,
Sous le fourbe Mazarini,
Biribi,
A la façon de barbari,
Mon ami.

II

Jeune il fut bon compagnon,
Grand abatteur de quilles;
Vieille, jeune, tout lui fut bon,
Soit veuve, femme ou fille.
Son frère fut d'autre façon,
La faridondaine, la faridondon,
Et fut, dit-on, femme et mari, etc.

III

Il prit un soleil rayonnant
Pour faire sa devise,
Se fit nommer Louis le Grand,
Fils aîné de l'Église;
Sur sa naissance et sur ce nom
Chacun sait tout ce qu'on a dit.

IV

Quoiqu'il fût un très vert galant,
Il fit fort bon ménage;
Il ne lui reste qu'un enfant
De tout son mariage.
Il en eut d'autres à foison
Qui sono tutti bastardi.

V

Il fit avec de grands fracas
Renverser des murailles;
Mais il évita les combats
Crainte des funérailles.
S'il fut brave, s'il fut poltron,
C'est un sentiment mi-parti.

VI

Quoiqu'Hercule fût un héros
Dans la paix, dans la guerre,
Louis eut bien plus de travaux
En remuant la terre,
Par cela s'accrut son renom,
Surtout dans Versailles et Marly.

VII

Il se crut plus grand que César,
Plus vaillant qu'Alexandre,
Bien plus rusé qu'un Amilcar,
Plus prudent que Cassandre.
La cour le nomme un Salomon;
Souvent on en parle à Paris.

VIII

Il ôta nos anciennes lois,
Il en fit de nouvelles,
Traitant privilèges et droits
De pures bagatelles,
Se fondant sur cette raison:
Je le veux, tel est mon plaisi.

IX

Il eut soin de tenir en paix
Son royaume sans trouble,
Voulant le bien de ses sujets
Jusques au dernier double.
Il fit dans cette intention
Passer chaque jour quelque édit.

X

Les flatteurs le nomment soleil
Qui suffit seul au monde,
Et chantent qu'il est sans pareil
Sur la terre et sur l'onde.
Quand on lui proféroit ce nom
Il disoit toujours : Grand merci.

XI

Tant qu'il fut jeune et vigoureux,
Il fit tout pour la jupe;
Mais il devint, étant goutteux,
Des faux dévots la dupe,
Qui lui font, crainte du démon,
Rendre avec soin le pain bénit.

XII

Quand son char eut de bons coursiers
Il alloit bien sans doute,
Lionne, Colbert, les Telliers
Tinrent fort bonne route.
Ils ne quittoient point le timon
Et n'alloient point comme aujourd'hui.

XIII

A présent un double bidet[1],
Une très grande rosse[2],
Un cheval borgne, un vrai criquet[3],
Traînent ce grand carrosse.
Le Roi dedans, c'est Maintenon
Qui les attèle et les conduit.

1. Chamillart avec ses deux fonctions de la guerre et des finances.
2. Torcy, qui était de grande taille.
3. Le borgne Jérôme de Pontchartrain et le petit la Vrillière.

XIV

Il jouit du plus heureux sort
Pendant quarante années,
Jusqu'à ce que certain mylord[1]
Changeât ses destinées,
Donnant à notre nation
Soufflet, gourmade et démenti.

XV

Il se vante, ce Marlborough,
La prochaine campagne,
De réduire dessous le joug
La vineuse Champagne ;
Nous verrons si le grand Bourbon
La faridondaine, la faridondon
Ira défendre ce pays,
 Biribi,
A la façon de barbari,
 Mon ami.

1. Marlborough.

III

LE MINISTÈRE DE LOUVOIS[1]

Le mémoire qui va suivre, dont la majeure partie présente les caractères d'une étude sérieuse, prend malheureusement parfois les allures d'un pamphlet. Pour cette raison, il ne mériterait peut-être pas de voir le jour, si l'on n'y retrouvait justement la plupart des critiques faites par Saint-Simon sur le caractère et l'administration de Louvois; c'est là un rapprochement qui présente un certain intérêt. Son auteur n'a pas pu être retrouvé. Le seul exemplaire que nous en connaissons est conservé au Dépôt de la Guerre, vol. 1090, n° 92; il est écrit de la main d'un secrétaire; mais il porte en interligne et sur la marge de nombreuses corrections et additions, d'une écriture très différente et très personnelle, qu'on n'a pu identifier et qui n'est certainement pas celle du premier venu. Ces corrections, qui atteignent généralement le fond même du travail, y ajoutent de l'importance, et nous les imprimons ci-après en caractères italiques. Quant à l'époque de la rédaction, elle est postérieure à la fin de la guerre de la succession d'Espagne et peut-être à 1715; mais, en tout cas, elle ne peut être abaissée beaucoup plus que les premières années de la Régence.

Observations sur la réputation de M. de Louvois.

La réputation de M. de Louvois est si fort exaltée par les gens de robe, et l'opinion publique lui est si favorable que c'est avec peine qu'on ose élever la voix contre une administration qui jouit encore de la plus grande célébrité.

La critique qu'on ose faire se bornera à l'examen des faits ; *un exposé impartial des opérations principales qu'il a faites, fera connoître si* le ministre justifie ou non la réputation qu'il a acquise ; car c'est ainsi que, à une certaine distance des temps, on peut apprécier avec quelque justesse le mérite ou les torts d'un administrateur.

Il faut considérer M. de Louvois sous deux faces : 1° comme homme d'État ; 2° comme homme de détail.

1. Ci-dessus, p. 53.

Les guerres commencées en 1672 et en 1688 sont les deux seules que Louis XIV aient faites *et qui aient pu être dirigées par ce ministre. Il convient de distinguer dans ces deux guerres les plans de* campagne dans lesquels il a influé *de ceux dont il n'a pas été le maître, de même les moyens* d'exécution qu'il a procurés *et qui ont été reçus, de ceux qu'il a refusés par ignorance ou jalousie et dont il est résulté des malheurs.*

Premier fait. — En 1672[1], lorsqu'il fut question d'attaquer la Hollande, M. de Louvois fit faire de grandes augmentations, et c'est l'époque à laquelle on peut rapporter les nombreuses armées qui parurent alors en Europe. Jusqu'à son ministère, elles n'avoient pas passé trente mille hommes; MM. de Condé et de Turenne n'en avoient jamais commandé de plus fortes, et la guerre de Hollande est *la première où* le luxe des armées, quant à leurs forces, *se soit développé et ait dépassé la proportion des efforts que chaque puissance pouvoit faire. Si la France, qui a commencé à donner le ton à cet égard, en a retiré d'abord des avantages, son épuisement et la réunion de toutes les puissances contre elle lui firent connoitre peu après les bornes de la sienne, qui succomba presque entièrement dans la guerre de la sucession qui suivit les deux dont on vient de parler.*

L'augmentation *que M. de Louvois ordonna* dans la cavalerie, *pour entrer en Hollande,* fut énorme et hors de proportion avec celle qui fut ordonnée dans l'infanterie ; *il ignoroit sans doute la nature du pays. Les dépenses inutiles qu'elle entraîna ne parvinrent pas à élever l'infanterie à la hauteur où il convenoit de la porter. L'augmentation qu'elle reçut ne fut pas dans la proportion des efforts qu'on préméditoit, de manière qae cette première opération manqua dans tous ses* principes et fit manquer en partie la conquête de la Hollande.

2° Quand le Roi eut conquis une partie *des possessions de cette république,* M. de Pomponne, ministre des Affaires étrangères, jugea avec raison qu'il étoit impossible de la garder. L'insolence des Hollandois, qui étoit l'objet de la guerre, étant châtiée, il pensa que le Roi devoit accepter les conditions de paix que la République faisoit[2], et il proposa, en repliant l'armée sur les frontières de Flandres, de prendre à revers les Pays-Bas catholiques, dont une partie pouvoit être réunie à la France et qui étoient sans défense ; il vouloit *enfin,* au lieu de pousser les Hollandois, qu'on punît les Espagnols de l'infraction faite au traité d'Aix-la-Chapelle. Mais M. de Louvois s'opposa à la justice de cette guerre, pour en soutenir une injuste, et on va voir les moyens qu'il employa pour y parvenir.

1. Il y a *1692* dans le texte.
2. *En note:* Les premières propositions des Hollandais étoient de céder Maëstricht et de donner dix millions à la France. Il est vraisemblable que, si on les eût écoutés sans les éloigner par des duretés et sans leur faire des demandes exorbitantes, ils auroient cédé le Brabant hollandais.

3° MM. de Turenne et de Condé vouloient qu'on démolît les places à mesure qu'on s'en emparoit, à l'exception de trois ou quatre principales; *ils avoient deux objets dans ce plan, celui de* prévenir l'embarras de les garder *et celui* d'ouvrir *pour toujours* la Hollande aux premières incursions de la France. M. de Louvois s'y opposa comme si on avoit pu les conserver à perpétuité. Enfin, il compléta ses fautes en engageant son maître à revenir à Paris au milieu de ses succès. Or il est à remarquer que l'activité de Louis XIV, en attaquant la Hollande, se ralentit à mesure que les Hollandois *augmentoient la leur* pour se défendre; qu'il s'arrêta à Utrecht sans motif apparent, par le conseil de Louvois, qui résista, avec l'opiniâtreté qui faisoit le propre de son caractère, aux conseils de Condé, qui ne vouloit pas qu'on laissât aux Hollandois le temps de se reconnoître, et qui vouloit qu'on marchât sur Amsterdam.

Il est vrai que Turenne, plus prudent et plus méthodique, balança cet avis, qu'on attribua à la trop grande chaleur de Condé et dont on reconnut trop tard la sagesse. Turenne vouloit qu'on assurât ses conquêtes au lieu d'en précipiter le cours.

Louvois, dont le génie étoit fécond en ressources, avoit des idées fausses sur la guerre, et préféra l'avis de Turenne, *qui se trompa cette fois, parce que son opinion favorisoit les vues qu'il avoit de porter la guerre en Allemagne pour se rendre plus nécessaire et se perpétuer plus longtemps en place et en crédit.*

L'incertitude dans laquelle il tint Louis XIV pendant quelques jours à Utrecht donna le temps aux Hollandois d'inonder le pays. Il partit alors pour Saint-Germain, *en affoiblissant* l'armée par des détachements considérables, et donna *en même temps* ordre à M. de Luxembourg, à qui il en laissoit le commandement, d'achever cette conquête, en lui ôtant *toutefois les moyens d'y parvenir*. L'armée, diminuée par ces détachements et les garnisons qu'il falloit fournir, ne fut pas seulement en état de former de nouvelles entreprises, mais fut obligée de se retirer et de perdre en détail une partie de ses troupes dans les places que M. de Louvois avoit fait garder contre l'avis des deux plus grands hommes que la France ait jamais eus.

4° M. de Louvois ajouta à cette première faute celle de faire rendre aux Hollandois, pour une rançon modique, vingt-cinq mille hommes qu'on venoit de prendre *sur leurs frontières*, de manière que par le premier de ses conseils l'armée de France fut très diminuée et par le second l'armée des ennemis *reçut une très forte augmentation.*

5° Lorsqu'on fut obligé d'abandonner la partie qui avoit été conquise, M. de Louvois envoya l'ordre de s'en retirer, comme on eût pu l'ordonner après la conclusion d'un traité de paix. On ménagea ces villes, et on leur laissa les moyens dont elles pouvoient avoir besoin pour continuer la guerre. Si Louis XIV donna alors une grande preuve d'humanité en ne submergeant pas la Hollande, M. de Louvois donna en même temps une grande preuve de son imprudence en laissant des armes à un ennemi outragé. D'où il résulte que M. de Louvois, après avoir refusé une des paix les plus avantageuses que la France ait pu faire, se trouva forcé à Nimègue de laisser aux seuls Hollandois la possession de tout ce qui leur appartenoit.

6° Au commencement de cette même guerre, le Roi étant à Metz, on mit en délibération si on fortifieroit cette ville ou si on la démantèleroit. M. de Turenne fut du premier avis, et, dans la déduction des conseils qu'il donna pour en prouver la nécessité, il disoit que l'avantage ordinaire des places étoit de couvrir les provinces, mais que Metz avoit celui particulier de couvrir le royaume, et il le démontra.

Le Roi envoya ce mémoire à M. le prince de Condé, qui étoit en Flandres, sans lui dire de qui il étoit et lui enjoignant seulement de faire connoître son sentiment. Il répondit qu'il pensoit de même que celui qui avoit fait ce mémoire, qu'il n'y avoit rien à ajouter à la force des raisons qui concluoient à fortifier cette ville, et qu'il n'y avoit que M. de Turenne en France capable de l'avoir écrit. Ainsi, sans se permettre de discussion *sur cette affaire.* la présomption étoit entière de la nécessité de fortifier cette place. Cependant M. de Louvois eut la témérité de s'y opposer, décida le Roi à reculer ses frontières en fortifiant Mont-Royal, ce qui plaçoit Trèves dans ses États, comme si le Roi pouvoit posséder et mettre un électorat dans son royaume sans renverser préalablement toutes les constitutions de l'Empire. Il falloit donc que M. de Louvois fût bien ignorant pour se flatter que les dépenses qu'il proposoit *de faire à cette place* ne fussent pas inutiles, et d'y avoir enterré des millions qu'il fallut abandonner ensuite est une des fautes majeures que la France ait jamais faite.

Une autre preuve de l'incapacité politique de ce ministre se trouve dans ce qui se passa en 1688. M. le comte d'Avaux, ambassadeur du Roi en Hollande, mandoit depuis le commencement de l'année les préparatifs que le prince d'Orange faisoit pour passer en Angleterre. Comme notre intérêt étoit d'empêcher le prince d'Orange de monter sur le trône, M. de Seignelay offrit au Roi d'armer quarante vaisseaux, qui seroient prêts assez tôt pour empêcher la flotte hollandoise de passer. M. d'Avaux ne demandoit qu'un rassemblement de troupes en Flandre pour arrêter toutes les opérations de la Hollande. M. de Louvois s'opposa à ces deux projets : il fut d'avis de faire une diversion en Allemagne. Le siège de Maëstricht eut été efficace ; mais il fit faire celui de Philipsbourg, qui, en nous attirant toute l'Allemagne sur les bras, facilita au prince d'Orange l'exécution de ses vues.

On sait que, pour des raisons qui lui étoient personnelles, il laissa succomber le corps de François qu'on avoit envoyé en Irlande pour secourir le roi d'Angleterre, et que les malheurs de cette entreprise doivent lui être seuls attribués. On sait également que, sans les succès suivis de M. de Luxembourg, la France eût succombé sur ses frontières, et que M. de Louvois fit ce qu'il put pour faire échouer toutes ses entreprises, de manière qu'en suivant ce ministre pas à pas on ne trouve que des traces d'ignorance, de jalousie ou de mauvaise foi.

Pour résumer les *différentes* opérations *de M. de Louvois*, il paroît donc que, comme ministre éclairé du département de la guerre, il a fait une faute énorme en portant l'État militaire au-dessus des forces du royaume; car il devoit lui suffire de conserver une supériorité proportionnelle de puissance, sans vouloir l'excéder extraordinairement et épuiser l'État tout à coup et sans besoin ; mais on voit clairement quelles ont été les vues de M. de Louvois, lorsqu'il a formé des armées de cent mille hommes.

Lorsqu'elles étoient petites, les préparatifs de la campagne étant peu considérables, le général, arrivant un mois d'avance sur la frontière, avoit tout le temps nécessaire pour faire ses approvisionnements. Le ministre n'influoit par cette raison que médiocrement dans la partie des subsistances, qui n'étoit alors que l'accessoire de l'objet principal des opérations, et la partie des plans de campagne lui échappoit.

Il jugea que, les armées étant plus nombreuses, les provinces frontières ne pourroient fournir à leurs approvisionnements, qu'il faudroit en tirer de tous les pays voisins et y travailler pendant l'hiver et six mois d'avance ; que cela ne pouvoit se faire que par les ordres du ministre et qu'il deviendroit par là le maître des opérations suivantes.

Il a résulté de là la dévastation de toutes les provinces voisines de celle où l'on faisoit la guerre ; que le secret de la campagne a toujours été décelé ; que les généraux ont été assujettis à une volonté souvent mal dirigée ; et enfin que l'objet principal a été soumis à des accessoires qui ont fait manquer plusieurs fois des opérations de la plus grande importance. On voit donc par ces détails qu'il n'est résulté que des désavantages très grands du parti que M. de Louvois a fait prendre de former des armées de cent mille hommes, *dont la force a fait illusion* et [qui] ont fait sa réputation.

Revenons actuellement aux *opérations* qui, dans l'opinion publique *lui* ont fait *le plus d'honneur ; on va les suivre dans l'ordre qui a paru le plus convenable pour parvenir à les bien apprécier.*

1° L'énormité et la beauté des armées que Louis XIV a entretenues. Il y a peu de mérite à les avoir élevées aussi haut, lorsqu'on ne calcule ni la dépense ni la population d'un État, et c'est plutôt faire l'apologie de M. Colbert, qui y a fourni, que de celui qui n'a opéré qu'à prix d'argent, et sans économie ni intelligence.

2° Le succès des guerres de Louis XIV[1]. Si nous avons éprouvé des

1. *En note :* On sait que Louis XIV travailloit avec ses généraux et qu'il arrêtoit des plans de campagne avec eux. Vauban, Turenne, Condé, Luxembourg, Créquy et autres ont décidé par leur génie militaire le succès des deux guerres qui se sont faites sous le ministère de M. de Louvois. Alors la France avoit une armée sur pied pendant la paix et commençoit toujours la guerre contre des puissances qui se bornoient à lever des armées quand elles vouloient faire la guerre.

revers, on les peut attribuer à M. de Louvois. On sait qu'il a fait manquer toutes les opérations des généraux qu'il n'aimoit pas, ou qui avoient été conçues par d'autres que par lui. Les préparatifs pour conquérir la Franche-Comté ont été admirés, et c'est la seule grande préparation qui ait été bien faite ; mais l'état de cette province, le peu de secours qu'elle pouvoit tirer de l'Espagne et sa position à notre égard rendoit cette conquête certaine. Il accumula d'ailleurs tant de moyens pour y parvenir que cette campagne d'hiver coûta plus au Roi que deux campagnes ordinaires. Ainsi ce n'est point l'habileté, mais la profusion, la prodigalité *et les circonstances* qui concoururent à cette conquête, et je défie qu'on en puisse citer une où le génie et l'art du ministre aient prévalu sur l'immensité des moyens.

3° L'établissement des Invalides. Il a été démontré dans ce temps-là qu'il étoit préférable d'envoyer les soldats inutiles dans leurs villages, où ils auroient donné de l'émulation aux jeunes gens et fait rentrer des sommes considérables dans l'intérieur des provinces. Il seroit resté dans les coffres du Roi l'argent qu'il en a coûté pour l'édifice ; mais la vanité du ministre l'a emporté sur tous ces avantages.

4° La manière dont ses bureaux étoient montés. Il ne lui reste donc de tout ce qui a fait sa réputation que le mécanisme de ses bureaux ; mais cet ordre méthodique n'est devenu important que par la trop grande augmentation des armées, dont le besoin n'existoit pas précédemment. D'ailleurs ce mérite constitue-t-il celui d'un homme d'État, surtout quand il est accompagné d'une hauteur insupportable et d'une dureté qui a fait perdre de bons sujets au Roi ?

Je n'ai besoin pour achever ce tableau que de retracer la conduite qu'il a tenue avec MM. de Turenne et de Luxembourg et d'ajouter aux réflexions que cette conduite présente celle qu'il fit tenir à Louis XIV, lorsqu'il souleva la Hollande par ses duretés, lorsqu'il fit ravager le Palatinat, et lorsque, par les réunions que la chambre de Metz opéra, il exerça tant d'injustices contre les princes voisins de la France[1]. On verra de plus que c'est de son despotisme, de son ignorance, de ses injustices et de sa dureté qu'est venu le soulèvement général de l'Europe qui a mis la France à deux doigts de sa perte.

Or un grand ministre auroit calculé que les petits avantages qu'il prétendoit en retirer ne pouvoient être mis en balance avec la méfiance et la crainte que cette conduite inspiroit contre son maître, et, quoique ses partisans veuillent toujours justifier par ses talents sa mauvaise foi, je crois que l'on peut prouver qu'il est même impossible de justifier l'un par l'autre.

1. On remarquera que l'auteur du mémoire ne fait aucune allusion à la conduite de Louvois à l'égard du duc de Savoie, dont Saint-Simon et d'autres ont fait un tableau si défavorable ; il n'est pas possible de donner d'explication à cette omission dans l'énumération des fautes reprochées à Louvois ; la question sera traitée par une autre plume dans le mémoire qui va suivre.

La révocation de l'édit de Nantes a mis le comble à son ministère. Il présenta l'exécution de ce projet comme *aussi juste qu'elle étoit* aisée. Il répondit sur sa tête qu'avec quelques dragons, dans trois mois, il n'y auroit pas un protestant en France; enfin il arma les François contre la France et porta au royaume des blessures dont il se ressent encore.

Tel est le tableau fidèle de l'administration d'un homme auquel on veut donner le titre de grand.

Nota : En vérifiant tous les actes du ministère de M. de Louvois, on ne trouve que l'instruction donnée par lui à M. d'Humières pour l'investissement de Gand qui n'ait pas été réclamée par personne et qui prouve que M. de Louvois avoit des connoissances militaires.

IV

LOUVOIS ET LE DUC DE SAVOIE[1]

Le mémoire qu'on va lire ci-après est extrait des Papiers de la Reynie, à la Bibliothèque nationale, vol. 17, fol. 243 et suivants; une autre copie s'en trouve dans les portefeuilles Fontanieu, n° 495; d'autres encore dans les Papiers du P. Léonard, aux Archives nationales, carton K 1327, n° 32, et au Dépôt des Affaires étrangères, *Savoie*, correspondance, supplément, vol. 93; enfin M. de Boislisle a eu naguère entre les mains une réplique, avec quelques variantes peu considérables, provenant des manuscrits du diplomate allemand Ézéchiel Spanheim, où elle est intitulée: « Mémoires secrets ou réflexions politiques de M. de Pomponne. » La copie provenant du P. Léonard porte des mentions intéressantes de la main du savant religieux. Il avait d'abord écrit en marge: « On dit M. de Saint-Évremond auteur de cet écrit; d'autres disent que c'est l'abbé de Saint-Réal. » Et il ajoute: « Cette pièce, en italien, a couru aussi l'Italie. » Puis, plus tard, il écrivit en tête du document cette mention qui semble trancher la question de l'auteur: « Ce manifeste a été fait en 1692 par M. de Saint-Évremond contre le marquis de Louvois défunt, sur la mauvaise conduite qu'il apporta à ménager le duc de Savoie; il y a un fort beau portrait du marquis et du prince d'Orange. » C'est donc, croyons-nous, à Saint-Évremond qu'il faut attribuer la paternité de ce mémoire, et il semble qu'on peut lui attribuer la date de 1692.

Réflexions sur la rupture de Savoie.

Nos derniers ministres ont eu peu d'attention aux cours étrangères. Le bonheur du règne les a laissés dans la confiance; ils ont borné leurs devoirs aux soins domestiques de l'État, et à rendre l'autorité plus décisive qu'elle n'avoit jamais été, à trouver des ressources inconnues et à porter la guerre à une régularité qui sembloit incompatible avec le génie de la nation. Les affaires du dehors n'ont pas répondu à cette prospérité intérieure. Le mépris des vieilles alliances et l'interruption des pensions ont laissé concevoir à la haine de l'Europe tous les projets qu'on a vus et qu'on voit encore contre nous. Le mal est grand; il seroit irréparable, si la France n'avoit son étoile et des ressources

1. Ci-dessus, p. 60.

qui lui sont inconnues à elle-même, et si la vivacité de ses conseils ne suppléoit aux défauts de sa politique.

Nous n'avons jamais ignoré que la cour de Rome n'eût plus de part que toute autre cour à ces ouvertures de paix et de guerre, et nous devons avoir souvent des ménagements pour elle et y veiller toujours. Les partisans des autres couronnes suivent toutes les brigues, profitent des occurrences, acquièrent sans cesse des créatures et détournent les moindres explications d'intérêt, pendant que, d'une hauteur odieuse à cette cour, nous ne relâchons rien, et qu'avec un même zèle nous soutenons d'inutiles prérogatives, comme les droits les plus essentiels, dans un temps que les États-Généraux, les cercles et l'Espagne se préparent à profiter des funestes dispositions de l'Angleterre, qui toutes concourent à leurs desseins. Jacques II, un roi irréconciliable avec les chambres, détesté des religions, fait place à son gendre, qui joint à tous les avantages naturels qui lui font mériter une couronne illégitime, un esprit supérieur, capable de maintenir l'usurpation et d'inspirer tous les conseils d'une confédération générale. Les schismes d'Allemagne se trouvent réconciliés avec la religion orthodoxe dans l'union des mêmes desseins, plus de désordre entre les couronnes et les États du nord, les Suisses ébranlés, la Pologne prévenue, la puissance ottomane affoiblie, toute l'Europe en haleine contre nous, Odescalchi sur le siège. Et, malgré toutes ces mortelles conjonctures, nous disputons les franchises à Rome par les rigueurs de Lavardin, plus capable de soutenir l'honneur que les intérêts de son maître, irritons un pape inflexible, dont la vertu et le tempérament sont également à craindre. Ottoboni, son successeur, aussi dangereux, mais plus accessible, nous occupe d'espérances ; il dissimule à sa famille, qu'on lui rend suspecte, les intentions qu'il a contre nous et sa participation à la rupture de Savoie. Cet État est lié d'origine aux Romains ; la France, l'Espagne et les deux républiques qui le touchent, lui rendent indispensable cette dépendance. Il est trop foible par lui-même : l'opposition de ces puissances, qui ne souffrent rien contre lui, et la protection de Rome, doivent assurer son repos.

A tous ces grands objets qui nous frappent, nous négligeons les expédients. Le cardinal d'Estrées fait son devoir, il presse par ses avis ; de la part de Venise et de Gênes, on ne nous fait que trop entendre que le duc de Savoie remue ; deux courriers surpris à Gênes avec leurs chiffres découvrent la correspondance du duc Charles de Lorraine et du prince d'Orange. La considération de l'alliance et du respect d'une puissance aussi considérable et redoutable que la nôtre pouvoit cesser dans la politique de Savoie, dès que l'Europe devenoit son garant, que Rome l'incitoit et que de nouvelles aigreurs se joignoient à ces dispositions.

Ç'a toujours été un intérêt capital pour nous de tenir par quelque endroit l'Italie, d'y avoir des places et des armes pour modérer l'insolence espagnole, qui s'y établit si puissamment. Nos ministres anciens avoient bien compris qu'il falloit à tout prix acheter l'engagement de la Savoie. Elle nous ouvre et nous ferme les Alpes et nous peut mettre hors d'état de conserver Casal et de défendre les frontières en Provence et en Dauphiné, où nous n'avons point de fortifications; mais rien n'étoit plus capital dans les temps difficiles que de tout souffrir au gré du duc de Savoie, dont les complexions sont d'ailleurs indomptables. Dans le cours des négociations qui le sollicitoient à la rupture, la duchesse sa femme et ses ministres l'apaisoient par la vue des funestes événements s'il décidoit contre nous. Ces derniers voulurent se servir utilement de la conjoncture pour rétablir ses finances épuisées par les dissipations immodérées de ce prince.

Dans l'échange de Bresse et par les traités de Pise, la Savoie devoit être indemnisée de sommes considérables; Henri IV s'étoit dispensé de les acquitter pour ne pas se dégarnir dans la guerre qu'il alloit porter en Allemagne, si sa mort, déplorable à la France, ne l'avoit prévenu. La minorité du défunt roi et les agitations de son règne avoient fourni de justes excuses aux empressements de la Savoie; mais tant de choses extraordinaires se sont passées dans celui-ci, par le nombre des conquêtes et des progrès immenses du Roi, qu'on n'a point eu de raison pour remettre le payement. Le duc de Savoie étoit obsédé par les négociations; sa détermination portoit un coup fatal dans le parti qu'il abandonnoit; les conduites de nos ministres ne lui étoient point agréables. Ce n'étoit pas peu pour soulever son cœur contre nous. Il écrivit au marquis de Louvois une lettre qui fut concertée dans son Conseil; elle portoit en termes généraux que tout se disposoit au mouvement du côté du Milanois; qu'il devoit garnir ses frontières et y mettre des troupes pour soutenir les entreprises des Espagnols qui seroient assistés des confédérés; que l'argent lui manquoit; qu'il laissoit au soin de ce ministre les instances à faire auprès du Roi pour le paiement d'une dette aussi légitime que celle que le traité de Pise et que l'échange de Bresse lui avoient acquise, et qu'enfin la nécessité de défendre une cause commune étant une raison pour insister au payement, elle lui faisoit espérer une prompte satisfaction. Le marquis de Louvois se fit une raison d'épargner au Roi la lecture de cette lettre; sa prudence fut un contretemps. Ce ministre avoit de grandes parties: la mémoire vaste et fidèle, le jugement prompt et solide, l'esprit décisif, capable de fournir aux applications du ministère, l'éducation médiocre, les sentiments à proportion, aimant le bien, jouissant de sa faveur sans insolence et sans vanité, très intelligent dans le détail de la guerre, au goût et à l'opinion du Roi, mais très borné dans la grande politique, dans le savoir des cours, dans le jugement des intérêts de l'Europe, qu'il n'avoit point en vue, et nullement habile dans la conduite des négociations, n'ayant attention que pour les affaires domestiques de l'État. Je ne sais si les progrès qu'on doit à son ministère pourront compenser ses fautes dans la postérité. Ce qu'il avoit d'excellent étoit à la vue de tout le monde, et ses défauts n'étoient connus que des personnes d'État. Son procédé dans l'affaire de Savoie se rapporte à tous ces caractères. Il répond au conseil du duc qu'il n'a pas cru que le Roi dût être interrompu des instances de cette lettre, qu'il avoit toutes les nations sur les bras, et que son étroite alliance avec nous et le souvenir encore tout frais des protections que la France avoit données au Piémont, l'obligeroient de recourir à d'autres ressources. Il y eut de la fierté et beaucoup de méprise dans cette réponse. Si le marquis de Louvois avoit les avis d'Allemagne et d'Italie sur les démarches et les instances qu'on faisoit en Savoie de la part de Rome et des confédérés, on ne le justifiera point; il a livré la France à de nouveaux ennemis, dans une frontière où elle peut moins porter ses forces; et, s'il ignoroit les mouvements qui agitoient déjà l'Italie, il a manqué à la vigilance de son ministère. De quelque opinion qu'on soit prévenu pour lui, on ne s'abusera point en disant que la rupture de Savoie vient de son imprudence, et les ennemis qu'elle fera naître décrieront sa mémoire.

L'Italie a été longtemps le théâtre de la guerre. La maison d'Autriche, qui avoit ses desseins de la monarchie universelle, la regardoit comme une partie indispensable aux progrès de sa politique. Le chef de l'Église, tant d'États réunis, l'Apennin, les Alpes et les mers à sa disposition, achevoient de bloquer la France, qu'elle fermoit d'ailleurs par le Rhin et par les Pyrénées. Nous lui disputâmes longtemps le terrain; il nous en coûta du sang et des catastrophes, et, dans des vicissitudes de conquêtes et d'infortunes, il fallut céder. Le Milanois, Naples et la Sicile lui demeurèrent; elle auroit peut-être contenté son ambition, si la fatalité des choses humaines ne décidoit de tout. Charles-Quint quitta l'empire, mécontent de lui-même; Philippe, son fils, ne fut pas si heureux: il avoit beaucoup de conseil et point d'action. Ses successeurs ont dégénéré, et l'Italie soulagea ses chaînes. Elle est à présent dans une espèce de liberté, qui s'est appuyée du peu d'établissement que nous avons fait chez elle par le Montferrat et par l'ouverture que nous ont donné dans le Piémont nos liaisons avec le duc de Savoie. Tout convenoit de nous y souffrir: Rome, Venise, Gênes et les cercles des princes voyoient avec plaisir l'Espagne en respect dans notre voisinage. Ils tenoient leur repos de ces deux puissances opposées chez eux, et pour peu que le marquis de Louvois eût fait agir en ces cours, et que le duc de Savoie eût été content de notre conduite, le Piémont seroit demeuré calme et nos ennemis auroient senti toujours nos forces que cette rupture funeste a divisées.

Les principes du marquis de Louvois étoient que toute l'Italie détestoit toutes les entreprises de l'Empire, que ses vieilles prétentions sur des fiefs étoient des sujets douloureux à tous les princes qui n'étoient pas bien fondés dans la discussion de ce droit, que la guerre par 90 000 hommes en présence ne pouvoit subsister, et que le duc de Savoie n'oseroit pas décider contre tant d'intérêts opposés à sa rupture, et qu'enfin, par le calcul des forces de la confédération, elle ne seroit pas moins divisée que nous par cette diversion. Les mauvais avis de Rome affoiblissoient encore beaucoup le jugement de ce ministre. Notre ambassadeur recueilloit dans les conférences des cardinaux des sentiments vagues qui manquoient ou de sincérité ou de bonnes réflexions, dont il remplissoit les dépêches, comme si les politiques de cette cour s'expliquoient ou qu'il ne fallût pas les deviner. Le marquis de Louvois manqua de pénétration; on ne peut rien imputer à son zèle; il fut surpris, et il est mort dans la douleur secrète d'avoir ignoré ce qu'un ministre doit toujours savoir.

Le prince d'Orange a tout contribué à l'événement de Savoie. Il a tous les talents supérieurs, des vues immenses, le génie admirable pour distribuer dans les temps l'exécution de ses projets, toute la délicatesse pour agir sans se laisser apercevoir, infini dans les expédients, toujours attentif, toujours présent, ne perdant jamais de vue l'ordre des dispositions et des intérêts de tous les États de l'Europe, vif pour connoître les hommes, juste pour les mettre en usage, incapable de craindre ou de s'étourdir par la quantité des affaires, sans religion, sans humanité, sans foi et sans reconnoissance, et sachant parfaitement se donner tous les dehors de ces vertus. Il s'attacha d'abord à Charles de Lorraine, prince incomparable, mais qui lui étoit bien inférieur dans le mérite de la politique. Il s'accommoda de sa sincérité, et encore plus de l'estime qu'il avoit chez l'Empereur, et de l'opinion générale qu'il avoit en Allemagne. Son indignation contre la France qui le dépouilloit, le disposoit à tous ses projets. Le prince d'Orange avoit de longues conférences avec lui qui ne furent point sues. Les premiers traits de la confédération y furent dessinés; il lui dissimula tout ce qui pouvoit offenser sa foi et sa droiture; il lui fit connoître que le retour dans ses États n'étoit possible que par la réunion des forces de toute l'Europe contre une puissance qui n'avoit plus d'ennemi qui pût l'occuper et qui étoit si bien fermée dans ses frontières, qu'il n'y avoit qu'une confédération générale qui la pût humilier. Charles de Lorraine avoua à ses alliés qu'il n'avoit connu les affaires de l'Europe que par le prince d'Orange: aussi conversa-t-il avec lui jusqu'à sa mort, sans que personne découvrît rien de cette liaison intime. On a su depuis que le prince d'Orange s'étoit chargé d'engager à cette alliance le Nord et les Espagnols et de porter Rome à ne la pas interrompre, qu'il n'avoit engagé Charles qu'à la faire goûter à l'Empereur et à donner les préventions au duc de Savoie, dont il étoit le confident secret par les pratiques des plaisirs du carnaval de Venise, qu'ils prenoient ensemble. Pour presser les démarches de ce prince, il lui rendit sensible l'importance de vaincre dans l'esprit de l'Empereur son incompatibilité avec les princes luthériens, et dans celui du duc de Savoie l'habitude de craindre la France.

Charles disposa l'Empereur sans peine; les plaies de Strasbourg et de Philipsbourg étoient encore toutes sanglantes, et son conseil préféroit la vengeance contre nous à toutes les considérations les plus pressantes de la religion. Il eut aussi avec la même facilité les agréments du duc de Savoie pour cette ligue; mais, comme la décision dépendoit de Rome et d'Italie, Charles en demeura là, et remit au prince d'Orange le soin de faire le reste. Il avoit ses créatures secrètes à Rome, avec de l'argent et de bonnes instructions; les cardinaux de Médicis, Altieri, Ginetti, Marescotti et d'Este lui étoient accessibles. Les intérêts de la France paroissoient déplorés: on insinuoit au pape que la nécessité d'une politique pressante devoit suspendre les considérations de la religion; qu'on appliquoit le fer et le feu pour la santé des hommes; que les forces des protestants employées à réduire un prince qui menaçoit toute l'Europe, jusqu'à l'autorité et au patrimoine de saint Pierre, devoient convenir au zèle de l'Église aussi bien que les autres moyens qui alloient à la même fin; que la France avoit uni tant de forces ensemble, que l'Empire et l'Espagne pourroient difficilement s'opposer à leurs progrès; qu'on pouvoit juger des suites par les événements; que la France avoit successivement envahi en Flandres, en Allemagne et en Alsace; qu'elle ne manqueroit pas, après avoir assuré le Rhin à sa domination, de passer en Italie, sous prétexte de la guerre contre l'Espagne, et de s'en emparer avec plus de succès que Charles VIII et Louis XII, qui ne purent s'y maintenir; que, pour affoiblir cette puissance redoutable, il falloit une diversion aussi importante que celle que la rupture de Savoie causeroit; qu'on y apporteroit de la précaution; que les secours des confédérés qui viendroient en Piémont seroient ménagés dans la discipline, dans les marches et dans les quartiers d'hiver, pour ne point troubler sa tranquillité et le bon état de l'Italie; qu'il ne falloit pas douter que la France, affoiblie par cette diversion, ne se rendît traitable à une paix qui feroit régner l'Église et qui redonneroit le repos à l'Europe. La cour de Rome fut abusée par ces motifs spécieux, d'autant plus que la France l'irritoit alors.

On répondit à Venise et à Gênes sur ces mêmes considérations. Ces deux républiques sont moins accessibles aux brigues et plus difficiles à tourner à l'erreur. La Seigneurie est intéressée dans la navigation, où elle est exposée à nos forces maritimes, et ne se brouille point avec nous. L'autre est sous notre couleuvrine, et nous sommes à elle en un coup de vent. Elles écoutèrent les envoyés du prince d'Orange, et quelque bon compte qu'elles nous aient rendu de leur neutralité, on leur fera voir un jour qu'elles nous ont mal servis dans cette conjoncture. C'étoit donc une conduite de la plus excellente politique au prince d'Orange, de s'être attiré les vœux et les approbations secrètes de ceux même qui ne pouvoient favoriser ouvertement les ennemis de la France. Mantoue fut gagné; il promit tout et s'engagea d'agir à mesure que, par les progrès qui se feroient en Piémont, il se verroit garanti des insultes de la France. Florence se comporta avec beaucoup de prudence: il refusa les dépêches, l'audience et toute participation à l'envoyé; il n'a pas laissé d'être soupçonné par les juifs ses tributaires qui payèrent des sommes considérables sur les ordres du prince d'Orange.

Tout se préparoit en Allemagne pour faire des troupes au duc de Savoie; il avoit à sa cour deux exprès, qui conféroient tous les jours avec lui. Cependant il ne décidoit point. Son cœur se portoit à la rupture; la confédération et le soulèvement secret de toute l'Europe assuroient sa conscience; la duchesse et les ministres le tenoient en respect; il vouloit, il craignoit, il n'osoit. Une négociation de la part de la France, quelques propositions agréables, un peu d'argent l'auroient déterminé dans le parti de son devoir. Il fit une seconde démarche de notre côté, qui donna d'autant plus d'espérance à ses ministres qu'elle ne lui fut point conseillée. Il écrivit lui-même une lettre au Roi: sa lettre étoit pleine du respect qu'il lui doit; elle étoit pressante et n'avoit rien de cette arrogance qu'inspiroient des ressources ouvertes et un parti tout prêt. Le Roi la lut et y fit beaucoup de réflexions, et laissa à son ministre le soin d'y répondre et de prendre des mesures qui seroient agréables au prince.

On ne comprendra point dans la postérité que le marquis de Louvois, qui étoit un grand acteur, ait ignoré les progrès que le prince d'Orange avoit faits dans l'esprit du duc de Savoie, quand les lettres des banquiers en répandoient le bruit partout, et personne n'imputera à ce ministre, qui a servi si utilement, d'avoir su les fatales dispositions de ce prince. Quand il fit réponse à la lettre pour le Roi son maître, bien loin d'adoucir ses instances par des propositions obligeantes de vouloir donner quelque temps aux efforts qu'on alloit faire pour son payement, il lui écrivit avec hauteur, lui fit entendre que ces empressements lui sont mal conseillés, que sa maison ne connoit que trop la protection du Roi, qu'il n'y a que ce parti pour elle, et qu'on ne donnera rien ni au temps ni à la nécessité de retenir un allié qui veut manquer de foi et de reconnoissance. Notre courrier rendit sa lettre au secrétaire des dépêches de Savoie. Elle fut lue par la duchesse et les ministres, qui se proposèrent d'abord plusieurs expédients pour la dissimuler au duc, pendant que, sur de bons avis au marquis de Louvois, on le porteroit à écrire avec plus de modération. Mais le peu d'intervalle de l'arrivée du courrier à l'ouverture du Conseil, où le duc se trouva, ne permit pas de prendre autant de mesures qu'il en falloit pour régler les inconvénients. La lettre fut lue; le duc se leva brusquement et dit ces mots, que le vif ressentiment arracha de son cœur: « C'en est trop; il faut périr, ou se venger. » Il fit entrer l'envoyé, prit le traité, et le signa. On a fait depuis plusieurs tentatives pour apaiser ce prince; elles ont été inutiles. Il est jeune, violent, emporté, ayant toutes les qualités dans le tempérament pour la colère, et nulle pour la modération. Il n'oublie point les paroles qu'il conçut d'abord, et qu'il répète à tout propos : « On m'a traité en page. »

La suite nous fera connoître que jamais rupture ne fut plus funeste. Elle épuise nos forces et nos finances, et nous livre une frontière à l'insulte, qui n'avoit pour boulevard que les Alpes et la correspondance de ce prince, et enfin elle pourroit opérer la perte de Casal et des autres postes que nous occupons en Piémont, et faire fondre dans nos provinces sans ressources et sans défense les armées des confédérés[1].

Voici en outre la note de Gaignières dont il a été parlé ci-dessus (p. 61, note 1); elle sert de commentaire à une pièce de son Chansonnier (Bibliothèque nationale, ms. Fr. 12690, p. 228):

« ... Ce fut Louis XIV qui déclara la guerre au duc de Savoie sur l'avis qu'il eut que ce duc avoit fait un traité avec ses ennemis pour entrer en France par le Dauphiné. Le premier avis qu'en eut le Roi vint par un maquereau du duc de Mantoue nommé Varani, qui, revenant à Mantoue avec une p... qu'il étoit venue chercher à Paris pour son maître, demeura quelques jours à Milan, où il entendit parler de cette ligue. Étant à Venise peu de jours après, il en parla à M. de la Haye, ambassadeur de France, et en écrivit en droiture à M. de Seignelay, secrétaire d'État, quoiqu'il ne le connût que de réputation. Ensuite, étant encore revenu à Paris chercher une autre p... françoise pour le duc de Mantoue, qui avoit marié la première parce qu'elle ne lui agréoit pas, Varani fut trouver M. de Seignelay, et lui confirma de bouche ce qu'il lui avoit écrit de Venise. M. de Seignelay le mena au Roi, à qui il dit la même chose. S. M. lui donna cent pistoles et lui assura six cents livres de pension, pourvu qu'il continuât à lui donner avis de ce qu'il apprendroit. M. de Louvois de son côté anima fort le Roi contre ce duc, parce qu'il s'étoit plaint qu'au lieu d'une simple valise pleine de lettres qui passoit d'ordinaire par ses États pour aller de France en Italie, M. de Louvois, à qui le revenu des postes étrangères appartenoit, faisoit passer une charrette pleine de marchandises et frustroit ainsi les droits du duc. Plusieurs gens croyoient que c'étoit le vrai motif de la guerre en Italie. »

1. Le manuscrit de Spanheim ajoute : « Si nous ne prévenons tous ces malheurs par une paix particulière, à quelque prix que ce soit. »

V

MORT, SÉPULTURE ET SUCCESSION DE LOUVOIS[1]

Nous réunissons ici un certain nombre de documents relatifs à la mort de Louvois et aux bruits d'empoisonnement qui coururent alors. La plupart d'entre eux ne sont point inédits; mais, comme ils se trouvent dispersés dans divers recueils ou publications, il a semblé intéressant de les rapprocher. — Nous y joignons d'autres pièces et renseignements, en partie inédits, sur la sépulture de Louvois aux Invalides, puis sur le transfert de son corps dans l'église des Capucines de la place Vendôme, et aussi sur sa fortune et sa succession.

Mort de Louvois.

Le marquis de Barbezieux au comte de Tessé[2].

« A Marly, le 21 juillet 1691.

« Cette lettre sera un peu plus sérieuse que la dernière que vous avez reçue; mais la perte que j'ai faite de M. de Louvois m'ôte toute envie de plaisanter. Il mourut lundi, plus subitement que l'on ne peut se l'imaginer. Il s'étoit plaint, un demi quart d'heure auparavant, d'avoir quelque chose dans l'estomac qui l'étouffoit. L'on le saigna du côté gauche, et, se sentant soulagé par cette saignée, il demanda qu'on lui en fît autant de l'autre bras; son médecin lui refusa par l'extrême foiblesse où il étoit. Il demanda où j'étois et qu'on m'allât quérir. J'étois malade dans mon lit; l'on me vint avertir. M. Fagon, pour qui il avoit beaucoup de considération, sur ces entrefaites entra dans sa chambre. Il commença à lui conter ce qui lui faisoit mal; mais, un moment après, il dit qu'il étouffoit; il me demanda encore avec empressement et dit qu'il se mouroit. Après ces dernières paroles, la tête lui tomba sur les épaules, ce qui fut le dernier mouvement de sa vie. J'arrivai comme la tête lui tomboit, et, voyant tout le monde désolé et ne pouvant croire ce que le triste visage de chacun m'apprenoit, je me jetai à lui; mais il étoit insensible à mes caresses, et c'en étoit déjà fait.

« L'on l'a ouvert le lendemain, et, quoiqu'il n'y ait point d'indices

1. Ci-dessus, p. 82-85.
2. Dépôt de la Guerre, vol. 1033, fol. 215; Ravaisson, *Archives de la Bastille*, tome VII, p. 139; Rousset, *Histoire de Louvois*, tome IV, p. 498.

positifs pour assurer qu'il ait été empoisonné, il n'y a cependant presque pas lieu d'en douter. Voilà comment j'ai perdu tout ce qui m'étoit le plus cher au monde. Le Roi a bien voulu me laisser dans la charge où je suis et essayer de moi. Je vous laisse à penser si je ferai tout ce qui me sera possible pour mériter qu'elle me reste.... »

Pierre Venier, ambassadeur en France, au doge de Venise[1].

« Paris, 21 juillet 1691.

« Prince sérénissime,

« Ainsi que je l'ai fait par ma dépêche précédente, je porte respectueusement à la connaissance de l'illustre Sénat ce que j'ai recueilli sur les mouvements des armées pendant cette semaine. On ne sauroit dire de quel côté restera l'avantage; le résultat définitif est caché dans les éventualités de l'avenir, de grands changements pouvant survenir par la mort de M. de Louvois, l'âme de cette immense entreprise, qu'il dirigeait par un travail infatigable avec autant de capacité que de persévérance.

« Depuis quelques jours, il prenoit des eaux minérales pour sa santé, et elles avoient produit un effet merveilleux, lorsqu'il fut subitement saisi de douleurs aiguës au moment d'entrer au Conseil, et il dut se retirer. On le saigna au côté droit, et il parut en obtenir un soulagement momentané; mais, les douleurs ayant passé du côté gauche et devenant très fréquentes, on lui fit une saignée de l'autre côté qui ne lui procura aucun soulagement. Il espéra en obtenir en buvant un verre d'eau; mais elle n'éteignit pas l'ardeur du mal et glaça la chaleur vitale, enlevant son âme de ce monde, après un quart d'heure de souffrance, sans lui donner le temps de s'occuper des intérêts si graves de la conscience.

« On attribue cette mort subite à la violence du poison, dont il y a des indices manifestes. On a trouvé le cœur flasque, avec quelques taches livides à l'intérieur. Il y a des sublimés qui agissent instantanément. Jusqu'à présent, on ne peut savoir qui a commis le crime. On soupçonne un domestique subalterne, qui est arrêté, et la justice informe pour éclaircir la vérité. Il est possible que le coup vienne d'une main élevée. Il est certain que, trois jours auparavant, il fut averti dans une lettre particulière, par un homme se disant de la religion réformée, qu'il eût à se tenir sur ses gardes; car sa vie était menacée. Il négligea cet avis et ne prit aucune précaution; le coup fut porté, et il tomba frappé. Cet événement semble à tous un grand malheur pour l'État.

1. Cette lettre, conservée en original aux Archives de Venise, a été traduite de l'italien et publiée en entier par Fr. Ravaisson, *Archives de la Bastille*, tome VII, p. 140-143; nous n'en donnons que ce qui a directement rapport à la mort de Louvois.

Louvois était regardé comme l'âme du ministère; il dirigeait les mouvements de cette vaste monarchie avec une étonnante activité, un génie étendu et une grande capacité dans les conseils. S. M. ressent tout cela, mais dissimule, afin de se donner le temps de se posséder, et a paru fort indifférente.... »

Récit du chirurgien Dionis[1].

« Le 16 juillet 1691, M. le marquis de Louvois, après avoir dîné chez lui et en bonne compagnie, alla au Conseil. En lisant une lettre au Roi, il fut obligé d'en cesser la lecture, parce qu'il se sentoit fort oppressé. Il voulut en reprendre la lecture; mais, ne pouvant pas la continuer, il sortit du cabinet du Roi, et, s'appuyant sur le bras d'un gentilhomme à lui, il prit le chemin de la Surintendance où il étoit logé.

« En passant par la galerie qui conduit de chez le Roi à son appartement, il dit à un de ses gens de me venir chercher au plus tôt. J'arrivai dans sa chambre comme on le déshabilloit. Il me dit : « Saignez-moi vite; car j'étouffe. » Je lui demandai s'il sentoit de la douleur plus dans un des côtés de la poitrine que dans l'autre; il me montra la région du cœur, me disant : « Voilà où est mon mal. » Je lui fis une grande saignée en présence de M. Séron, son médecin. Un moment après, il me dit : « Saignez-moi encore, car je ne suis point soulagé. » M. d'Aquin et M. Fagon arrivèrent, qui examinèrent l'état fâcheux où il étoit, le voyant souffrir avec des angoisses épouvantables. Il sentit un mouvement dans le ventre comme s'il vouloit s'ouvrir; il demanda la chaise, et peu de temps après s'y être mis, il dit : « Je me sens évanouir. » Il se jeta en arrière, appuyé sur le bras, d'un côté de M. Séron, et de l'autre d'un de ses valets de chambre. Il eut des râlements qui durèrent quelques minutes, et il mourut.

« On voulut que je lui appliquasse des ventouses avec scarifications, ce que je fis; on lui apporta et on lui envoya de l'eau apoplectique, des gouttes d'Angleterre, des eaux divines et générales; on lui fit avaler de tous ces remèdes, qui furent inutiles, puisqu'il étoit mort, et en peu de temps; car il ne se passa pas une demi-heure depuis le moment qu'il fut attaqué de son mal jusqu'à sa mort.

« Le lendemain, M. Séron vint chez moi me dire que la famille souhaitoit que ce fût moi qui en fisse l'ouverture. Je le fis en présence de MM. d'Aquin, Fagon, Duchesne et Séron.

« En faisant prendre le corps pour le porter dans l'antichambre, je vis son matelas tout baigné de sang; il y en avoit plus d'une pinte,

1. Ce récit, dont nous avons déjà parlé ci-dessus, p. 84, note 1, a été publié en 1710 par Dionis dans sa *Dissertation sur la mort subite*, p. 82; il fut reproduit plus tard dans les *Notes tirées du cours d'opération du chirurgien Dionis*, édition 1751, p. 867, et dans d'autres publications plus récentes.

qui avoit distillé pendant vingt-quatre heures par les scarifications que je lui avois faites aux épaules; et, ce qui est de particulier, c'est qu'étant sur la table, je voulus lui ôter la bande qui étoit encore à son bras de la saignée du jour précédent, et que je fus obligé de la remettre, parce que le sang couloit, ce qui gâtoit le drap sur lequel il étoit.

« Le cerveau étoit dans son état naturel, et très bien disposé; l'estomac étoit plein de tout ce qu'il avoit mangé à son dîner; il y avoit plusieurs petites pierres dans la vésicule du fiel; les poumons étoient gonflés et pleins de sang; le cœur étoit gros, flétri, mollasse et semblable à du linge mouillé, n'ayant pas une goutte de sang dans ses ventricules.

« On fit une relation de tout ce qu'on avoit trouvé, qui fut portée au Roi après avoir été signée par les quatre médecins que je viens de nommer, et par quatre chirurgiens, qui étoient MM. Félix, Gervais, Dutertre et moi.

« Le jugement certain qu'on peut faire de la cause de cette mort, est l'interception de la circulation du sang; les poumons en étoient pleins parce qu'il y étoit retenu, et il n'y en avoit point dans le cœur, parce qu'il n'y en pouvoit entrer. Il falloit donc que ses mouvements cessassent, ne recevant point de sang pour les continuer; c'est ce qui s'est fait aussi, et ce qui a causé une mort si subite. »

Extrait des Mémoires du marquis de Sourches[1].

« Le soir, on ouvrit le corps de ce ministre, et la famille, croyant bien faire, fit promettre aux médecins et chirurgiens que, s'ils remarquoient quelque trace de poison, ils ne le diroient à personne. Tous gardèrent leur parole; mais d'Aquin, premier médecin, qui croyoit avec raison qu'aucune parole ne le pouvoit obliger à faire finesse à son maître d'une chose qui regardoit son service, alla aussitôt trouver le Roi et l'assura que le marquis de Louvois avoit été empoisonné de cette espèce de poison qui ne fait autre chose que flétrir le cœur et empêcher tout d'un coup la circulation du sang. Le Roi demanda ensuite d'où venoit qu'on avoit voulu lui en faire finesse, et la chose devint publique. »

Extraits de la correspondance de Madame Palatine.

« 22 juillet 1691[2].

« Mal en a pris à M. de Louvois de boire son eau, comme vous l'aurez appris sans doute; mais on ne sait pas encore si c'est l'eau minérale ou

1. Tome III, p. 437, 17 juillet 1691.
2. *Correspondance*, recueil Rolland, p. 119; comparez recueil Jæglé, tome I, p. 86.

l'eau douce qui lui a fait mal. Tous les docteurs et les barbiers qui l'ont ouvert disent, — et ils l'ont signé, — qu'il est mort d'un affreux poison. En un petit quart d'heure il est passé de vie à trépas. Je l'avais rencontré une demi-heure avant sa mort, et je lui avais parlé; il semblait bien portant et avait si bonne mine que je lui dis : « Il paraît que l'eau de Forges vous fait du bien. » Il voulait par civilité m'accompagner dans ma chambre; mais je lui dis que le Roi l'attendait, et je ne voulus par conséquent pas le permettre. Si je l'avais laissé venir, il serait mort dans ma chambre, ce qui aurait été un horrible spectacle. On a déjà arrêté un de ses domestiques qu'on soupçonne d'avoir empoisonné un pot d'argent dans lequel M. de Louvois a bu l'après-midi. On saura bientôt si c'est vrai ou non. »

« 23 août 1691[1].

« S'il est vrai que M. de Louvois soit mort empoisonné, je ne crois pas que ce soit du fait de ses fils, quelque méchants qu'ils puissent être. Je crois plutôt que c'est un médecin qui a fait le coup pour plaire à une vieille femme que M. de Louvois a vivement contrariée et sur le compte de laquelle il a parlé bien librement alors qu'il menoit S. M. à Mons. »

« 14 avril 1716[2].

« Je ne sais s'il est bien vrai que Mme de Maintenon ait fait empoisonner Louvois; mais il est sûr qu'il a été empoisonné, ainsi que son médecin qui l'avoit fait périr. En mourant, ce médecin a dit : « Je meurs empoisonné; je l'ai bien mérité pour avoir empoisonné mon maître, M. de Louvois, et cela dans l'espérance de devenir médecin du Roi, comme Mme de Maintenon me l'avoit promis. » Mais on a voulu faire passer ici ce discours du docteur Séron pour une extravagance. Si elle a empoisonné Louvois, c'est qu'il avait entrepris de lui résister et de désabuser le Roi sur son compte; afin de mieux arriver à son but, il avait donné au Roi le conseil de ne pas mener cette femme à l'armée. Le Roi eut la faiblesse de lui raconter la chose; de là, suivit la mort de Louvois. C'était un méchant diable qui ne craignait ni Dieu ni diable; mais il faut convenir qu'il a fidèlement servi son roi. »

« 3 novembre 1718[3].

« Louvois a été empoisonné par son propre médecin, qui a été empoisonné à son tour; mais, avant de mourir, il a avoué. Il a dit aussi qui lui avait fait faire le coup; mais on a prétendu qu'il avait eu des transports au cerveau et qu'il avait extravagué, vu qu'il accusait la vieille ordure; mais il donnait de tels détails que nul doute n'était possible. »

1. Recueil Jæglé, tome I, p. 87.
2. Recueil Brunet, tome I, p. 226.
3. Recueil Jæglé, tome II, p. 289.

Notes de Gaignières.

Dans son Chansonnier (Bibliothèque nationale, ms. Franç. 12690), à propos d'un quatrain relatif à la mort de Louvois, Gaignières a donné ce commentaire (p. 327) :

« M. de Louvois étoit très absolu et avec cela étoit fort brutal ; ainsi il n'étoit pas surprenant que tout pliât sous lui. Aussi étoit-il fort haï. On ne doutoit même pas qu'il n'eût été empoisonné ; car il mourut subitement en un quart d'heure de temps sur les quatre heures après-midi, revenant de chez le Roi, avec qui il avoit travaillé. Il se trouva mal chez S. M. ; en arrivant chez lui, il se trouva plus pressé ; il se fit saigner et mourut en disant par deux fois : « Je m'évanouis. » On l'ouvrit ; on trouva son cœur flétri, la pointe retournée, et quelques taches livides dans son estomac. Cinq médecins ou chirurgiens, de huit qui y étoient présents, signèrent qu'il étoit empoisonné. Le Roi lui-même le dit. Ce bruit ne laissa pas de s'évanouir ensuite... »

Quelques pages plus loin (p. 332), en commentaire à une autre épigramme, il s'est étendu sur les événements qui précédèrent la mort du ministre, et il faut reconnaître qu'il est le seul à mettre sur le compte de Mme de Maintenon une intervention favorable au ministre. De qui pouvait-il tenir des renseignements de nature si secrète et si particulière? Voici son texte, que le marquis de Ségur a déjà publié dans *le Maréchal de Luxembourg*, tome III, p. 501-502 :

« M. de Louvois étoit malfaisant ; aussi étoit-il parfaitement haï de tout le monde. Nota qu'on sut depuis que la mort de M. de Louvois avoit été causée par le chagrin qu'il eut de se voir à la veille d'être perdu. Le Roi fut instruit, ce dit-on, par Mme de Maintenon que ce ministre étoit l'unique cause de la guerre. Il le reprocha à lui-même en travaillant avec lui. M. de Louvois, qui n'avoit jamais essuyé de pareilles réprimandes et qui étoit fort impatient, se fâcha et dit au Roi qu'il le supplioit de lui permettre de se retirer dans sa maison de Meudon, jeta brusquement sur la table de S. M. les papiers qu'il tenoit et sortit. Le Roi, outré de colère, fut à l'heure même chez Mme de Maintenon et lui dit que, le lendemain, il envoieroit M. de Louvois à la Bastille. Mme de Maintenon, qui vit qu'elle avoit poussé la chose trop loin, voulut la raccommoder. Pour cet effet, dès que le Roi fut sorti de chez elle, elle envoya jusqu'à trois fois chez M. de Louvois lui dire de lui venir parler et qu'elle avoit des choses importantes à lui dire. Ce ministre, fort brutal, refusa toutes les trois fois d'y aller. Elle lui écrivit elle-même et lui manda que c'étoit pour ses propres intérêts. Ce billet le fit venir. Elle lui dit que, s'il ne retournoit le lendemain au Conseil à l'ordinaire et comme si de rien n'eût été, qu'il seroit envoyé à la Bastille. Il en fut outré ; car il croyoit que le Roi, dans la conjoncture présente, ne se pouvoit passer de lui. Il suivit les conseils de

Mme de Maintenon ; mais la vue de cette disgrâce lui fit une telle impression, qu'il en mourut subitement peu de jours après. Mais on le crut empoisonné à cause de sa mort précipitée et de l'ignorance où on étoit alors de cette aventure, qui, ayant été fort secrète, se découvrit par la suite. Le Roi le regretta peu ; mais, se croyant avec raison la cause de sa mort, il laissa à la famille de ce ministre les établissements qu'il lui avoit procurés de son vivant, quoique ses trois fils fussent d'indignes sujets. »

Notes du P. Léonard de Sainte-Catherine.

Dans un recueil de notes de ce religieux conservé aux Archives nationales, reg. MM 828, fol. 15, on lit :

« 1693. M. Fagon, à présent premier médecin du Roi, a dit que M. de Louvois étoit mort de poison, qu'on lui avoit trouvé le cœur tors et toutes les parties ruinées. Après sa mort on en parla quelques jours publiquement ; mais après on changea de langage. »

Ce paragraphe fut bâtonné après coup par le P. Léonard, qui écrivit alors en marge : « Je crois cela faux. »

Par contre, d'autres notes, écrites dix ans plus tard, en 1703, et provenant également de la même source (Archives nationales, carton M 769) sont beaucoup plus formelles :

« Quand l'archevêque de Reims vit le Roi, il lui dit que M. de Louvois avoit été empoisonné. Le Roi le croyoit ; mais on lui fit entendre qu'il devoit être plus réservé sur cet article. — Dutertre, chirurgien du roi, fit l'ouverture du corps : il dit aussi qu'il avoit été empoisonné ; mais il a depuis changé de langage. C'est aujourd'hui comme une chose constante que M. de Louvois a été empoisonné : on ne sait pas par qui. »

Acte de décès de Louvois[1].

« Le seizième jour de juillet mil six cent quatre-vingt onze, est décédé au château, dans l'appartement de la Surintendance, très haut et très puissant seigneur Monseigneur Michel-François le Tellier, marquis de Louvois, ministre et secrétaire d'État, surintendant des bâtiments, des fortifications, des arts et manufactures de France, grand maître des postes, vicaire général de l'ordre de Saint-Lazare, commandeur et chancelier des ordres du Roi, âgé de cinquante-deux ans, dont le corps, ayant d'abord été apporté dans cette église paroissiale, a été ensuite transporté à Paris, dans l'hôtel royal des Invalides, pour être inhumé dans l'église ; ses entrailles laissées à Meudon aux Révérends Pères Capucins, et son cœur porté aux Capucines de la rue Saint-

1. Publié d'après les registres de l'église Notre-Dame de Versailles, par J. A. le Roi, *Histoire des rues de Versailles*, tome II, p. 34.

Honoré, par moi soussigné, supérieur de la congrégation de la Mission de Versailles et curé de la même ville, en présence de MM. Henri Moreau et François de Maricourt, qui ont signé :

MOREAU, DE MARICOURT,
prêtres de la congrégation de la Mission.

HÉBERT. »

SÉPULTURE DE LOUVOIS.

« *Brevet pour l'inhumation du corps de M. de Louvois dans l'église des Invalides*[1].

« Aujourd'hui 17 juillet 1691, le Roi étant à Versailles, la dame veuve et les enfants du feu sieur marquis de Louvois ont représenté à Sa Majesté que la mort inopinée dont le sieur marquis de Louvois a été prévenu lui avoit ôté le moyen de leur marquer le lieu où il destinoit sa sépulture ; mais, comme la direction qu'il a eu sous les ordres de Sa Majesté de l'hôtel royal des Invalides lui avoit inspiré une affection particulière pour cette maison et que, pendant sa vie, il leur a souvent témoigné qu'il avoit dessein de demander à Sa Majesté la permission d'y être inhumé, ils supplient très humblement Sa Majesté d'accorder cette marque d'honneur à la mémoire d'un sujet fidèle qui a consommé sa vie à son service et qui n'a jamais eu d'application que pour sa gloire. Et voulant Sa Majesté donner des témoignages de l'estime qu'elle avoit pour le sieur marquis de Louvois et du souvenir qu'il conservoit de ses services, Sa Majesté a permis et permet à sadite veuve et à ses enfants de faire inhumer le corps dudit sieur marquis de Louvois dans l'église dudit hôtel royal des Invalides, dans le lieu qui sera le plus convenable à cet effet, et d'y poser et faire construire un tombeau tel qu'ils voudront dans le lieu qui leur sera marqué, m'ayant Sa Majesté, pour assurance de sa volonté, commandé d'expédier le présent brevet qu'elle a signé de sa main et fait contresigner par moi conseiller secrétaire d'État et de ses commandements et finances. »

Procès-verbal d'inhumation aux Invalides.

M. C. Rousset a retrouvé sur un feuillet provenant des archives des Invalides, le procès-verbal suivant, qu'il a publié dans son *Histoire de Louvois*, tome IV, p. 547 :

« Le 16 juillet 1691, très haut et très puissant seigneur Mgr François-Michel le Tellier, chevalier, seigneur marquis de Louvois, ministre

1. Archives nationales, O[1] 35, fol. 210 ; Jal, *Dictionnaire critique* col. 810.

et secrétaire d'État au département de la guerre, etc., directeur et administrateur général de l'hôtel royal des Invalides, mourut à Versailles, et fut apporté en cet hôtel le 19 à quatre heures du matin. Son corps fut exposé sur un lit de parade, dans le chœur de l'église, depuis ledit jour 19 jusqu'au lendemain 20 à neuf heures du soir, qu'il fut mis dans la cave de ladite église, pour y rester jusqu'à ce que le dôme soit entièrement achevé ; alors il y sera transporté pour y être inhumé. »

Au-dessous, on lit : « Le 22 janvier 1699, son corps a été enlevé de cet hôtel à minuit sans pompe, pour être déposé chez les Capucines de la place Vendôme, dans un mausolée. »

Extrait des Mémoires de l'abbé le Gendre[1].

« [M. de Louvois] fut enterré, par ordre du Roi, sous le dôme des Invalides, terre vierge où personne avant lui n'avoit été inhumé, où depuis aucun autre ne l'a été. On applaudit à cette distinction que le marquis méritoit, non seulement parce qu'il avoit été le ministre de la guerre le plus éclairé qu'il y eût eu depuis la monarchie, mais encore parce que c'étoit lui qui avoit inspiré au Roi de bâtir cet hôtel royal pour servir d'asile aux officiers et aux soldats qui avoient vieilli dans le service ou qui y auroient été blessés... Quoique ce fût pour le marquis un honneur extraordinaire d'être enterré aux Invalides, sa femme, quelques mois après, le fit porter aux Capucines, où elle ornoit une chapelle pour s'y faire inhumer. On ne loua point cette tendresse mal entendue de la marquise pour son mari, à qui elle faisoit grand tort ; ce n'étoit point un lustre pour lui d'avoir un mausolée dans une église particulière, et c'en étoit un infini d'être enterré sous le dôme des Invalides, sépulture si honorable qu'un roi conquérant n'auroit pu pour lui-même en choisir de plus distinguée. »

Note du P. Léonard.

La note suivante (Archives nationales, MM 828, fol. 16 v°) fait connaître les motifs du transfert du corps de Louvois des Invalides aux Capucines :

« M. de Louvois fut enterré dans l'église des Invalides, ainsi qu'il avoit témoigné de son vivant, étant lui qui avoit inspiré et porté le Roi de bâtir, fonder, etc., cet hôtel magnifique, qui fait un des principaux ornements de la gloire de Sa Majesté. Quelque temps après, Mme de Louvois sa veuve et sa famille demandèrent au roi Louis XIV la permission de dresser au défunt un tombeau-mausolée ; ce que Sa Majesté ne voulut pas permettre[2] et dit qu'on le fasse ailleurs, cette

1. Page 132.

2. Louis XIV avait cependant accordé la permission de lui élever un mausolée dans l'église des Invalides dès l'époque de sa mort, par le brevet du 17 juillet 1691 (ci-dessus, p. 508). Il est probable que, Mme de

maison étant royale. Il y en a qui disent qu'il a été informé de la conduite de son ministre, qui ne se trouvant pas telle qu'il avoit cru (car il avoit un grand crédit sur l'esprit de ce prince), cela fut cause qu'il n'accorda pas la grâce qu'on lui demandoit. Quoi qu'il en soit, Madame sa veuve et sa famille lui dressèrent un mausolée dans une des chapelles de l'église des religieuses des Capucines proche la place de Vendôme, qu'il avoit fait construire aux dépens du Roi, et, le 22 du mois de janvier 1699, il y fut transporté et inhumé. On a été surpris qu'il n'ait pas été inhumé dans le tombeau et la cave de ses père et mère et ancêtres, qui est dans une chapelle de l'église paroissiale de Saint-Gervais à Paris. »

Échange de chapelles au couvent des Capucines entre le duc de Noailles et la marquise de Louvois.

Me Blanchet, notaire à Paris, a bien voulu nous autoriser à publier ce document et le suivant, qui se trouvent dans l'ancien minutier de son étude et qui se rapportent à la sépulture de Louvois au couvent des Capucines et au tombeau que sa femme lui fit élever dans l'église de ce monastère; qu'il veuille bien trouver ici l'expression de notre gratitude.

Par devant les notaires, soussignés, furent présents très haut et très puissant seigneur, Mgr Anne-Jules, duc de Noailles, pair et maréchal de France, chevalier des ordres du Roi, premier capitaine des gardes de S. M., gouverneur et lieutenant général pour le Roi des comtés et vigueries de Roussillon, Conflans et Cerdagne, gouverneur particulier des ville, château et citadelle de Perpignan, et général de ses armées, demeurant à Paris en son hôtel, rue Neuve-Saint-Honoré, paroisse Saint-Roch, d'une part, — et haute et puissante dame Anne de Souvré, veuve de haut et puissant seigneur Messire François-Michel le Tellier, chevalier, marquis de Louvois et de Courtenvaux, conseiller du Roi en tous ses conseils, commandeur et chancelier de ses ordres, secrétaire d'État et des commandements de S. M., demeurant à Paris rue de Richelieu, paroisse Saint-Roch, d'autre part,

Lesquels sont convenus de ce qui suit:

C'est à savoir que ledit seigneur maréchal duc de Noailles délaisse à ladite dame, de ce jour en avant, la chapelle qu'il a dans l'église du nouveau couvent des religieuses capucines dites Filles de la Passion de N.-S. J.-C., établi à Paris, quartier Saint-Honoré, dans lequel lesdites religieuses sont enterrées, en conséquence de la permission qui leur en a été accordée par le Roi,.... qui est la seconde cha-

Louvois ayant désiré reposer auprès de son mari, le Roi ne voulut pas consentir, et préféra que le corps du ministre fût transporté ailleurs. Le revirement que le temps avait produit dans les idées de Louis XIV par rapport à Louvois contribua peut-être aussi à cette décision.

pelle à main droite en entrant par le grand portail de ladite église, appelée la chapelle dudit seigneur de Noailles, tenant d'une part à la chapelle de Mme la princesse de Conti, et d'autre à la chapelle de M. de Saint-Pouenge, en laquelle chapelle il n'y a autel, balustre, ni aucuns lambris; — Et pour et en contréchange ladite dame marquise délaisse audit seigneur duc de Noailles la chapelle que ladite dame de Louvois a dans ladite église appelée la chapelle de la Vierge ou la chapelle de ladite dame de Louvois, qui est la première à main gauche en entrant par ledit grand portail, tenant d'un côté à la chapelle de Mme de Coigny et d'autre côté à un passage, et en laquelle il y a un tableau représentant la Sainte-Vierge, une balustrade de fer, au haut de laquelle sont les armes de la maison de ladite dame, et autour de ladite chapelle il y a un lambris et un plancher de bois, lesquelles armes ladite dame se réserve et aura la faculté de les faire enlever.... Fait et passé à Paris ès hôtels des parties l'an 1693 le 15e jour d'avril avant midi, et ont signé

LE MARÉCHAL DUC DE NOAILLES. DE SOUVRÉ.

Devis du tombeau à élever pour le marquis de Louvois.

Devis de l'ouvrage de marbre et bronze, et bronze doré, qu'il convient faire dans une des chapelles de l'église des Capucines de Paris, tant pour le tombeau de feu haut et puissant seigneur Messire François-Michel le Tellier, chevalier, marquis de Louvois et de Courtenvaux, conseiller du Roi en tous ses conseils, secrétaire d'État et des commandements de S. M., commandeur et chancelier de ses ordres, que pour l'autel et pour le revêtissement de ladite chapelle.

Premièrement :

Les figures dudit feu seigneur de Louvois et de Madame son épouse seront faites de marbre blanc de grandeur naturelle ;

Le tombeau sera de marbre noir ou de vert d'Égypte de sept pieds et demi de long, d'un pied trois pouces de saillie ou environ;

Ledit tombeau sera soutenu par deux consoles avec des têtes de lion au haut et des pattes de lion en bas, le tout doré d'or moulu ;

Aux deux côtés dudit tombeau, il y aura deux lampes antiques de bronze doré d'or moulu, qui seront posés sur l'arrière-corps du piédestal ;

Le piédestal qui portera le tombeau aura six pieds de haut et sept pieds neuf pouces de large ou environ, compris les saillies ; il sera de marbre blanc veiné, à la réserve de la table où sera l'inscription, laquelle table sera de marbre noir; il y aura audit piédestal les corniches, arrière-corps et moulures nécessaires.

Sur ledit piédestal au-dessous du tombeau sera fait un grand tapis de bronze doré à feu avec un carreau de même, sur lequel sera posé une couronne de marquis, ladite couronne doré d'or moulu.

Sur le pied du tombeau, il y aura deux figures de bronze de grandeur naturelle, assises, l'une représentant la Prudence et l'autre la Vigilance, avec leurs attributs.

Sous lesdites figures et tombeau, il y aura un socle de marbre blanc veiné de toute la largeur de la chapelle et d'un pied de hauteur ou environ.

Aux angles de ladite chapelle, aux côtés dudit tombeau, seront faits deux socles de marbre blanc veiné d'un pied neuf pouces de haut sur trois pieds neuf pouces de long ou environ, sur lesquels seront placés deux pilastres de même marbre, cannelés, de douze pieds de haut, compris les chapiteaux et bases, lesquels seront de bronze doré à feu.

Sur lesdits pilastres sera fait l'architrave, frise et corniche du même marbre et sur la frise seront posés des ornements de bronze doré à feu.

Sur la corniche sera élevée l'arcade de marbre blanc veiné avec ses compartiments en plafond enfoncés où seront encastrées des roses de bronze dorées à feu.

Au milieu de l'arcade, à l'endroit de la clef, sera posée une tête de mort avec quatre ailes, le tout de bronze doré à feu.

Les deux coins de l'arcade seront faits de bandes de marbre blanc veiné, lesquelles enfermeront un panneau de marbre de Bourbonnois.

Dans le fond de ladite arcade seront faits des corps de marbre blanc veiné pour enfermer toute l'architecture, et le fond du tout, tant du haut que du bas, sera de marbre de Bourbonnois.

Dans le fond du cintre au-dessus de la corniche, seront posées les armes dudit feu seigneur de Louvois avec deux lions couchés des deux côtés accompagnés chacun d'un enfant, le tout de bronze; les armes et la couronne seront dorées à feu.

En face dudit tombeau sera construit un autel de marbre blanc veiné dont l'architecture sera pareille à celle qui sera aux deux côtés du tombeau.

Tout le corps dudit autel sera revêtu de marbre blanc veiné.

Sera fait le retable dudit autel de marbre blanc veiné, élevé sur deux marches de même marbre, dans le milieu duquel, il sera posé une croix ou un soleil de bronze doré d'or moulu.

Les chapiteaux, bases et autres ornements qui doivent être mis audit autel par rapport à ceux de la face du tombeau seront de bronze doré à feu, et il y aura un chérubin aussi doré à feu sur la clef de l'arcade.

Dans le milieu de chacun socle des pilastres seront posées les armes dudit feu seigneur de Louvois et de ladite dame son épouse de bronze doré à feu.

Seront faites deux crédences de marbre blanc veiné, avec l'architecture nécessaire, suivant la place qui se trouvera dans ladite chapelle.

Et à l'égard des deux autres faces de ladite chapelle, tous les lambris seront faits de marbre, savoir tous les corps de marbre blanc veiné et tous les panneaux de marbre de Bourbonnois.

Avant que de travailler les marbres et les bronzes pour ladite chapelle et le tombeau, il sera fait dans la chapelle où se doit faire ledit ouvrage un modèle en plâtre grand comme l'ouvrage, pour juger de la proportion du tout ensemble, lequel servira de règle pour l'ouvrage à faire. Tout ce que dessus doit être exécuté conformément à ce qui sera arrêté sur le grand modèle.

Les entrepreneurs dudit ouvrage seront obligés à la fourniture des marbres, des bronzes et bronzes dorés et à la maçonnerie nécessaire pour lesdits ouvrages, tant en fondation qu'autrement, et à toutes peines d'ouvriers jusques à l'entière perfection dudit ouvrage, ladite dame de Louvois se réservant seulement à fournir le parquet dans toute ladite chapelle, le tableau de l'autel et la clôture de fer qui y doit être posée.

Les entrepreneurs s'obligeront de rendre ledit ouvrage fait et parfait en deux ans de temps, qui expireront à la fin du mois de juin de l'année que l'on comptera 1695, moyennant le prix et somme de cinquante-six mille livres, dont il leur sera payé dix mille livres par avance pour leur donner moyen d'acheter les marbres et bronzes et les mettre en état de travailler, et, à l'égard des quarante-six mille livres restant, elles leur seront payées en sept paiements, dont les six premiers seront de six mille cinq cents livres chacun et le septième de sept mille livres, qui ne sera fait qu'après l'ouvrage livré.

Furent présents sieurs François Girardon et Martin Desjardins, sculpteurs du Roi, demeurant savoir ledit sieur Girardon aux galeries du Louvre, et ledit sieur Desjardins hors la porte Richelieu rue Saint-Marc, lesquels se sont obligés solidairement l'un pour l'autre et aux renonciations accoutumées, envers haute et puissante dame Anne de Souvré, marquise de Courtenvaux, veuve dudit seigneur marquis de Louvois, demeurant en son hôtel rue de Richelieu, paroisse Saint-Roch, à ce présente, d'exécuter personnellement tout le contenu au devis ci-devant et d'autre part écrit aux charges, clauses, conditions et prix qui y sont expliqués, ce que madite dame de Louvois a eu pour agréable; ce faisant s'oblige de payer ledit prix auxdits Girardon et Desjardins, savoir les dix mille livres incessamment, trente-neuf mille livres en six paiements égaux de six mille cinq cents livres chacun, et les sept mille livres restant après la perfection de l'ouvrage.

Et en cas que ladite dame marquise de Louvois vînt à décéder avant que ledit ouvrage soit entièrement achevé, ladite dame déclare qu'elle entend qu'il le soit conformément au présent marché et que ses héritiers paient ce qui pourroient lors rester dû auxdits entrepreneurs.

Fait et passé à Paris en l'hôtel de ladite dame le 17e jour de juin avant midi 1693, et ont signé :

DE SOUVRÉ GIRARDON DESJARDINS

Suit la quittance de la somme de dix mille livres le même jour 17 juin 1693; le 30 avril 1694, quittance de six mille livres; le 9 août 1694, autre de sept mille livres; le 13 mai 1695, autre de six mille cinq cents livres; le 17 octobre 1695, autre de six mille livres; le 17 octobre 1703, dernière quittance de vingt mille cinq cents livres pour solde.

La description du tombeau, la reproduction d'une estampe qui le représente et le texte des épitaphes ont été donnés par M. Émile Raunié dans l'*Épitaphier du vieux Paris*, t. II, p. 134-137 (*Collection de documents sur l'histoire générale de Paris*).

Succession de Louvois.

Le P. Léonard a inscrit dans ses registres la note suivante (Archives nationales, MM 828, fol. 15), qui donne quelques indications sommaires sur la fortune du ministre :

« Le 17e avril 1694, le partage des biens de feu M. de Louvois fut arrêté et signé entre Mme de Louvois et ses enfants. La terre de Louvois est tombée en partage à M. de Barbezieux ; celle de Barbezieux à M. l'abbé de Louvois, avec une autre qui fait partie de celle de Meudon (*Ajouté après coup :* C'est Chaville). Celle de Montmirail en Champagne est échue au marquis de Souvré ; celle de Tonnerre au marquis de Courtenvaux. On fait état que chacun des enfants aura bien trente ou trente-cinq mille livres de rente des biens du feu sieur de Louvois, sans compter celui de Mme de Louvois, ni celui de feu M. le Chancelier ni de Mme la Chancelière, les aïeul et aïeule. »

Les indications du P. Léonard sont confirmées par les actes notariés que conserve le minutier de Me Blanchet, notaire à Paris. Feu le vicomte de Grouchy avait eu la patience de les dépouiller, et il avait bien voulu naguère nous communiquer le résultat de son travail. C'est grâce à lui que nous pouvons donner les indications qui vont suivre.

Les divers inventaires des biens tombant dans la succession furent exécutés dans les derniers mois de 1691, et il semble que ce long travail fut achevé avant la fin de l'année; le dernier inventaire, celui des livres et papiers, est daté du 29 décembre 1691.

Louvois laissait, outre sa veuve Anne de Souvré, six enfants : quatre fils, les marquis de Courtenvaux, de Souvré et de Barbezieux, et l'abbé de Louvois, ce dernier encore mineur, et deux filles, dont l'une était mariée au duc de la Rocheguyon, et dont la seconde, qui devait épouser plus tard le duc de Villeroy, n'avait que seize ans. Son frère, l'archevêque de Reims avait été désigné comme tuteur des deux mineurs.

Dans le courant de 1692, on procéda à des ventes et à des partages de certains objets. C'est ainsi que le 22 septembre, les chevaux de l'écurie furent attribués à certains des héritiers. Mme de Louvois prit pour elle quinze chevaux de carrosse et quatre de selle, estimés 4850 livres, le marquis de Barbezieux, treize de carrosse, treize de chaise et vingt et un de selle, pour 9450 livres, le marquis de Courtenvaux seulement deux mulets prisés 300 livres; le reste de l'écurie fut vendu. Le 25 novembre, on vendit de même la bibliothèque en bloc à un marchand libraire de la rue de la Harpe, pour 9243 livres.

Enfin du 1er au 17 avril 1694, on procéda au partage définitif des biens meubles et immeubles. Leur énumération est très suggestive; en voici le résumé d'après M. de Grouchy :

Maisons à Paris.

L'hôtel de Louvois, rue de Richelieu, prisé. . . .	182160 ₶ 10 s.
Quatre autres maisons joignantes dans la même rue.	184209 ₶ 10 s.
Trois maisons rue Neuve-Saint-Augustin.	62021 ₶
Sept maisons rue Sainte-Anne.	183105 ₶ 10 s.
Hôtel à Saint-Germain-en-Laye..	6000 ₶

Terres en province.

Meudon, Chaville et Ursine et le marquisat de Louvois, [estimées environ[1].	900000 ₶]
Châtellenie de Montmirail, en Brie.	477326 ₶
Tigecourt et Montcoupot, près Montmirail.	91390 ₶
Terres à Montmirail, à Montcoupot et à Vandières.	24284 ₶
Rente constituée par les habitants de Montmirail.	7000 ₶
Nogentel, près Château-Thierry.	22000 ₶
Mutry, en Champagne..	25000 ₶
Breuil-sur-Vesle.	30000 ₶
Ludes et Bisseuil, en Champagne.	27000 ₶
Villenselme (?), dans la coutume de Reims. . . .	54800 ₶
Saint-Mards-en-Othe..	86000 ₶
Bois à Chaumont-en-Vexin..	60000 ₶
Terre de la tour de Chaumont, dite Aubagne, à Chaumont, à quatorze lieues de Paris vers Senlis..	40000 ₶
Chilly et Maucourt, dans la coutume de Montdidier..	75000 ₶
Dans la coutume de Sens :	
La seigneurie de Tonnerre, Ancy-le-Franc, etc. . .	412000 ₶
Droit de 15 sous sur chaque muids de vin du comté de Tonnerre.	8000 ₶

1. M. de Grouchy, par inadvertance sans doute, a omis de mentionner l'estimation de ces terres; nous en déduisons approximativement la valeur d'après le total global de la succession.

Maison à Tonnerre	2 000 ₶	
Moulins, près Noyers	16 000 ₶	
Gigny	33 700 ₶	
Ricey	45 000 ₶	
Léziunes, Vireaux, Sambourg	113 425 ₶	
Argenteuil, près Ancy-le-Franc	148 000 ₶	
Ravières	72 500 ₶	
Dans la coutume de Bourgogne :		
Savigny-sur-Grosne	50 600 ₶	
La Tour de Lux (?)	28 750 ₶	
Beaumont-sur-Grosne	70 000 ₶	
Montfort (sans doute Montfort près Montbard)	63 000 ₶	
En Saintonge :		
Le marquisat de Barbezieux	270 000 ₶	
Dans la coutume du Maine :		
La Fournerie	54 900 ₶	
Riverelle (?) et Mésangère	28 650 ₶	
Villermont et la Basse-Barre	20 400 ₶	
Le bois de Conflans	35 350 ₶	
Marcé et la Gâtelière	51 600 ₶	
Monchanon (?) et Bonnières (?)	21 600 ₶	
Bourgon, près Mayenne	190 000 ₶	
Il était dû en outre pour augmentations de gages[1]	406 385 ₶	2 s.
Enfin le mobilier des diverses maisons était évalué à	108 208 ₶	18 s. 8 d.
Et le total de la succession s'élevait à la somme de	4 760 365 ₶	19 s.

Enfin on peut rapprocher de ce qui regarde la fortune de Louvois ce qui va suivre.

On trouve dans le Chansonnier Gaignières-Clairambault (Bibliothèque nationale, ms. Franç. 12690) diverses épigrammes et épitaphes satiriques relatives à Louvois; une partie a été insérée dans le *Nouveau siècle de Louis XIV*, tome II, p. 379-386. Dans l'une d'entre elles, il est dit que le Roi gagne à sa mort trois millions de rente. La note suivante de Gaignières (ms. Franç. 12690, p. 330) en donne l'explication :

« Outre la surintendance générale des postes du royaume, M. de Louvois avoit la jouissance du revenu des postes étrangères. On savoit bien, avant sa mort, que ce revenu, qu'il possédoit depuis plus de vingt ans, étoit exorbitant; mais, comme il avoit l'habileté de n'en tenir aucun registre et de brûler les comptes qu'on lui en apportoit toutes les semaines, on ne le pouvoit savoir au juste. Après sa mort, ce revenu

1. Je suppose que ce chapitre doit comprendre aussi les rentes constituées.

ayant été réuni au Domaine, on en offrit jusques à dix-huit cent mille livres par an. »

L'ambassadeur de Venise confirme cela dans la lettre dont nous avons donné ci-dessus un fragment (*Archives de la Bastille*, tome VII, p. 143) :

« On croit qu'il retirait tous les ans de ses charges et emplois plus de deux millions de livres. On évalue les ports de lettres pour l'étranger à un million et demi. Le Roi lui donna ce revenu, pensant qu'il ne dépasserait pas soixante mille livres, comme cela étoit au commencement, lorsqu'on remboursa les propriétaires des places de courriers ; mais il s'augmenta plus tard par la surtaxe des lettres et par l'acquisition de nouveaux territoires. Ce fonds sera reporté aux finances royales. »

VI

L'ANTIPATHIE DE LOUIS XIV POUR PARIS

Pour confirmer ce qui a été dit ci-dessus (p. 126) de l'antipathie, croissante avec le temps, que Louis XIV éprouvait pour sa capitale, nous donnons ci-dessous, d'après la *Gazette*, le *Journal de Dangeau* et les *Mémoires de Sourches*, le relevé des séjours ou des visites que le Roi fit à Paris de 1666 à 1715 :

1666, 29 avril, le Roi vient faire visite à Mlle de Guise.
21 et 22 août, visite à Monsieur malade.
2 septembre, il vient voir le buste de lui que faisait le sculpteur Varin.
3 octobre, visite la manufacture de points de France nouvellement installée rue Quincampoix.
14 octobre, visite la manufacture de glaces du faubourg Saint-Antoine et va coucher à Vincennes.
15 octobre, traverse Paris en revenant à Saint-Germain.
21 novembre, vient faire visite à Monsieur et à Madame, et à la comtesse d'Armagnac.
9 décembre, visite de condoléances à Monsieur et à Madame à l'occasion de la mort de leur fils le duc de Valois.

1667, 17 mars, promenade à Paris; le Grand Prieur le traite à dîner chez Renard dans le jardin des Tuileries.
20 avril, au Parlement pour le lit de justice.
14 mai, il vient au Palais-Royal dire adieu à Madame avant son voyage de Flandre.
28 septembre, il vient voir Monsieur malade.
15 et 26 octobre, visite les Tuileries, où il compte passer l'hiver.
9 novembre, le Roi et la Reine s'installent aux Tuileries et y restent jusqu'au 22 janvier suivant, où ils repartent pour Saint-Germain.

1668, 2 février, le Roi traverse Paris en allant de Saint-Germain à Brie-Comte-Robert pour se rendre en Franche-Comté.
24 février, traverse encore Paris au retour.
14 mars, vient au *Te Deum* à Notre-Dame pour la conquête de la Franche-Comté.

30 mars, nouveau *Te Deum* pour la paix.
7 novembre, le Roi revient à Paris pour y passer l'hiver.

1669, 29 avril, quitte Paris et retourne à Saint-Germain.
13 août, lit de justice au Parlement.

1670, 1er juillet, visite de deuil à Monsieur au Palais-Royal à l'occasion de la mort de Madame Henriette d'Angleterre.
29 novembre, le Roi revient à Paris pour l'hiver.

1671, 11 février, retour du Roi à Saint-Germain, pour ne plus revenir séjourner à Paris; il passe dorénavant tous les hivers à Saint-Germain, puis à Versailles.

1672, 15 août, le Roi et la Reine vont à Notre-Dame pour le *Te Deum* et pour la procession du vœu de Louis XIII.

1673, 23 mars, lit de justice au Parlement.
23 avril, va visiter l'abbaye de Montmartre avec la Reine.
3 novembre, visite aux duchesses d'York et de Modène.

1674, 10 avril, le Roi et la Reine viennent à Paris pour le baptême du duc de Valois dans la chapelle du Palais-Royal et assistent à la représentation de l'opéra d'*Alceste*.
21 août, *Te Deum* à Notre-Dame pour la victoire de Seneffe.
17 octobre, *Te Deum* pour la victoire d'Ensheim.

1675, 19 mars, visite du Roi à Madame au Palais-Royal.

1676 et 1677, *le Roi ne vient pas à Paris.*

1678, 26 janvier, vient à l'abbaye de Montmartre.
22 octobre, visite avec la Reine au duc de Chartres malade.

1680, *ne vient pas à Paris.*

1681, 6 décembre, vient dans la capitale pour visiter la Pépinière du Roule, le cabinet des tableaux au Louvre, la Bibliothèque et voir sa statue destinée à la place des Victoires.

1682, 29 avril, vient avec la Reine à Notre-Dame pour le baptême de la grosse cloche, qu'il nomme Emmanuelle-Louise-Thérèse.
1er mai, visite l'Observatoire et les Invalides.

1683, 20 juillet, traverse Paris en revenant de Bourgogne.

1684, 1685, 1686, *ne vient pas à Paris.*

1687, 30 janvier, à Notre-Dame pour remercier Dieu de sa guérison.
10 mai, allant à Luxembourg, passe par Paris et s'arrête à la place de Vendôme et à celle des Victoires.
7 juin, au retour, passe sur le rempart.

1688, 1689, 1690, 1691, *ne vient pas à Paris.*

1692, 26 février, vient au Palais-Royal voir Monsieur malade.
19 juillet, autre visite à Monsieur.

1693 à 1700, *il est huit ans sans venir à Paris.*

1701, 19 mai, visite aux Invalides.
20 mai, va voir à Notre-Dame le nouveau grand autel et s'arrête au Palais-Royal.

1702, 6, 7 et 8 avril, vient faire à Notre-Dame les stations du jubilé.

1703, 1704, 1705, *ne vient pas à Paris.*

1706, 28 août, va visiter l'église des Invalides.

1707 à 1715, *ne vient pas une seule fois à Paris pendant ces neuf années.*

VII

LA NOURRICE DE LOUIS XIV ET SA DESCENDANCE

On a vu ci-dessus, p. 335, que Louis XIV avait eu comme nourrice lors de sa naissance Élisabeth Ancel, dame de la Giraudière[1], et qu'elle fut remplacée trois mois plus tard, c'est-à-dire, au milieu de décembre 1638[2], par Perrette Dufour, femme d'Étienne Ancelin, voiturier ou messager de Poissy à Paris. « C'étoit, écrivait au moment de sa mort, l'annotateur des *Mémoires de Sourches* (tome II, p. 48), une pauvre paysanne du village de Montesson, proche Saint-Germain-en-Laye, laquelle fut la seule qui pût surmonter la peine qu'il y avoit à nourrir le Roi, parce qu'il mangeoit le bout des tétons de toutes ses nourrices. » Cette tradition, que le mémorialiste enregistre ainsi en 1688, c'est-à-dire quand le Roi avait déjà cinquante ans, et qui explique la retraite d'Élisabeth Ancel, est confirmée par un document tout à fait contemporain que Jal a publié dans son *Dictionnaire critique*, col. 828, d'après un manuscrit de la Bibliothèque nationale. Le bailli de Forbin, que le grand maître de l'ordre de Malte avait chargé de complimenter Leurs Majestés Très Chrétiennes pour la naissance si longtemps attendue du Dauphin, écrivait en effet dans la relation qu'il adressait au grand maître quelques jours après son audience du dimanche 13 février : « S. M. (Anne d'Autriche), pour faire paroître la crédule vénération avec laquelle elle révère la sainte relique que Votre Éminence lui a envoyée, me raconta comment par miracle la nourrice de Monseigneur le Dauphin, nommée Pierrette, femme d'un charretier de Poissy, ayant eu des duretés dans les mamelles, ulcérées des dents de S. A. R., elle avoit recommandée sa guérison à sainte Anne et même qu'avec dévotion on fit toucher la relique aux parties incommodées, ce qui ne fut pas plus tôt fait que, par miracle, ainsi l'appela la Reine, les douleurs étant cessées, ces duretés se dissipèrent, et, l'intempérie de chaleur qui causoit ces douleurs au bout et environs du tétin se modérant, la consolée nourrice continua de donner le lait à S. A. R. » Cette relique, dont l'effet avait été si merveilleux, était un doigt de sainte Anne, mère de la Sainte-Vierge[3].

1. *Gazette* de 1638, p. 508.
2. La *Gazette*, p. 748, annonce que, le 17 décembre, on procéda au choix d'une nouvelle nourrice pour le Dauphin en présence du Roi, de la Reine et du cardinal de Richelieu; voyez aussi la *Gazette* de 1639, p. 8.
3. *Gazette* de 1639, p. 100.

Toujours est-il que Perrette Dufour put continuer à allaiter son royal nourrisson, si bien que l'enfant ne fut sevré qu'au bout de deux ans; la *Gazette* annonça au public cet événement le 8 septembre 1640[1].

C'était une bonne place que celle de nourrice de l'héritier du trône. La titulaire avait 1 200 livres de gages et 1095 livres pour sa nourriture[2]; cela devait représenter presque dix mille francs de nos jours, sans compter les cadeaux et profits. Les fonctions n'étaient point très astreignantes: elles consistaient presque exclusivement à donner le sein à l'enfant, et, au besoin, la « nourrice du corps » pouvait être remplacée par une des « nourrices retenues », dont il y avait toujours plusieurs. Elle n'avait même pas à endormir l'enfant ni à veiller sur son sommeil; c'était l'office de la « remueuse », personne importante, qui touchait 300 livres de gages, 360 livres de récompense, et 1095 livres de nourriture. La surveillance pendant le jour, l'habillement, les soins divers, étaient du ressort des femmes de chambre, au nombre de neuf, commandées par une première femme de chambre, et aidées pour les besognes ménagères par une « gouvernante de la nourrice du corps », une « gouvernante des nourrices retenues », deux valets de chambre, deux garçons, une blanchisseuse, une femme de cuisine, etc. Tout ce personnel était sous la haute main de « Madame la Gouvernante de Monseigneur le Dauphin », très grande dame appartenant à la première noblesse du royaume; c'était en 1638, la marquise de Lansac, née Françoise de Souvré, fille du maréchal de ce nom; elle était aidée dans ses fonctions par une sous-gouvernante, de naissance moins illustre.

Dans ce milieu de la cour, Perrette Dufour, la paysanne de Montesson, intelligente et fine, prit des manières de dame, et, quand, sa nourriture finie, elle reçut une place de femme de chambre de la reine mère Anne d'Autriche, elle ne fut pas déplacée dans ses nouvelles fonctions. Ses gages de nourrice lui furent conservés comme témoignage de satisfaction, et elle eut en outre ceux attachés à sa nouvelle charge. Son mari, le voiturier de Poissy, reçut une place de maître d'hôtel du Roi[3], et, quelques années plus tard, en décembre 1653, Louis XIV, devenu majeur, accorda aux deux époux des lettres de noblesse et des armoiries, avec le titre d'écuyer[4]. Deux ans plus tard, en novembre 1655, il leur concédait le privilège exclusif d'établir des coches et voitures pour le transport des voyageurs et des marchandises entre Paris et Nancy et entre Paris et Strasbourg, ce qui devait être d'un revenu important [5]. Au mois de mars 1660, nouvelle concession d'un privilège semblable pour les mes-

1. Page 652.
2. *État de la France.*
3. Lettres de 1655; ci-après.
4. Le texte de ces lettres se trouvera ci-après. Les armoiries étaient : écartelé, aux 1 et 4, d'azur à la fleur de lis d'or, aux 2 et 3 d'argent au dauphin d'azur, lorré, peautré et couronné de gueules.
5. Ci-après, p. 527.

sageries de Paris à Bar-le-Duc et aux autres villes du duché de Bar [1], et ces grâces n'empêchaient pas d'autres faveurs, pensions ou gratifications, notamment une pension de quatre mille livres que la nourrice toucha jusqu'à sa mort.

Cette même année 1660 vit le mariage de Louis XIV avec l'infante Marie-Thérèse d'Espagne, et cet événement amena un changement notable dans la condition du ménage Ancelin. C'était une règle dans la maison de France que, quand le Roi ou le Dauphin se mariait, le mari de la nourrice était pourvu des fonctions avantageuses de contrôleur général de la maison de la Reine ou de la Dauphine, tandis qu'elle-même recevait la charge de première femme de chambre de la princesse [2]. Il y avait à cela une raison de convenance : la première femme de chambre couchait toujours dans la chambre de la Reine, même quand le Roi passait la nuit avec elle, et il était naturel que la femme qui participait à cette très intime privance, fût celle qui, ayant nourri le monarque de son lait, pouvait être considérée comme sa seconde mère et en avoir les sentiments. On ne dérogea point à cette habitude, et Perrette Dufour fut la première femme de chambre française de la jeune reine, qui conservait d'autre part plusieurs femmes de chambre espagnoles, dont la señora Molina est la plus connue [3]. Mais Étienne Ancelin, son mari, ne put bénéficier du même avantage; il était mort à une date que nous ignorons entre 1655 et 1660. Louis XIV accorda alors la charge de contrôleur général de la maison de la Reine au fils aîné de sa nourrice, Louis Ancelin, qui était son frère de lait, et donna à sa sœur Madeleine une place de femme de chambre ordinaire [4].

Pendant les quatorze premières années du mariage royal, le service de Mme Ancelin auprès de la jeune reine fut peu astreignant; Marie-Thérèse, très affectionnée à la Molina, qu'on disait être sa sœur naturelle, n'usait guère que de ses femmes espagnoles; ce qui laissait aux Françaises des loisirs nombreux. Perrette Dufour n'en fut que plus assidue à profiter des privances qu'elle pouvait avoir auprès du Roi. Toujours logée par sa charge et par son privilège de nourrice au plus voisin des appartements intérieurs, elle ne négligea pas d'user chaque matin de son droit de pénétrer, même avant les premières entrées, dans la chambre du Roi et de venir le « baiser » maternellement. Cette familiarité lui fut d'un grand usage pour entretenir sa faveur. Dans des circonstances particulières, elle veillait même de plus près sur lui : Mme de Motteville nous la montre [5], au début du mois de mars 1661, quand la cour était venue s'installer au donjon de Vincennes auprès de Mazarin mourant, nous la montre, dis-je, partageant la chambre où couchaient le

1. Archives nationales. X[1A] 8662, fol. 355.
2. *Mémoires de Sourches*, tome IV, p. 154 note.
3. État de la maison de la Reine en 1660 (Archives nationales Z[1A] 511).
4. *Ibidem.*
5. *Mémoires*, tome IV, p. 246.

jeune Roi et la reine sa mère, et, au petit jour du 9 mars, apprenant par un clin d'œil au monarque que son premier ministre était mort pendant la nuit.

En mars 1673, le renvoi de la Molina et des femmes espagnoles rendit à Mme Ancelin le plein exercice de ses fonctions de première femme de chambre; elle les remplit jusqu'à la mort de la Reine (1683); elle et sa fille perdirent alors leurs charges; mais le Roi, au témoignage de Dangeau[1], lui avait donné de « grosses pensions » en compensation. Elle mourut cinq ans plus tard, le 6 octobre 1688, laissant la réputation d'une « femme d'un bon sens pour une simple paysanne, qui avoit toujours bien servi et qui ne laissoit pas de grands biens à sa famille, à cause de la quantité de ses enfants[2] ». Elle fut enterrée à Gournay-sur-Marne, dont son fils aîné avait acheté la seigneurie[3]. L'acte du 2 juin 1684, qu'on trouvera ci-après, pourra donner quelques notions sur sa situation de fortune.

De son mariage avec Étienne Ancelin, Perrette Dufour avait eu au moins cinq enfants. L'aîné, Louis, né comme le Roi en 1638, exerça de 1660 à 1683, ainsi qu'il a été dit, les fonctions de contrôleur général de la maison de Marie-Thérèse; nous reviendrons tout à l'heure sur lui et sur sa postérité. Nous connaissons quatre autres enfants de la nourrice du Roi :

Madeleine, femme de chambre de la Reine, mariée par contrat du 2 février 1664 avec Marc-Philippe de Bery d'Esserteaux[4], d'une famille de Picardie, et le Roi lui donna pour sa dot une somme de douze mille livres[5]; Saint-Simon, dans une Addition au *Journal de Dangeau* que nous avons reproduite ci-dessus, p. 472, nº 1250, prétend qu'elle « avoit été fort dans la confidence du Roi pour ses amours, surtout dans les commencements de Mme de Montespan »; elle vivait encore en 1719. De son mariage, elle eut une fille appelée Marie-Thérèse, qui épousa, le 10 avril 1684, Augustin-Jean-Baptiste Choppin, sieur de Beauvais et de Gouzangrez, lequel avait acheté en août 1683 la charge de chevalier du guet de Paris; Mme de Montespan fit la noce à Clagny, et le Roi donna à la mariée une pension de mille écus (*Dangeau*, tome I, p. 7); elle mourut le 12 septembre 1719, et son mari lui survécut jusqu'en 1733.

Henri-Charles, chanoine de Notre-Dame de Paris en février 1679, abbé de Saint-Vincent de Metz en mars 1683; le bruit de sa mort courut en octobre 1697, mais c'était une fausse nouvelle[6]; il ne mourut que le 30 septembre 1707 à Gentilly près Paris[7].

Humbert, né vers 1648, qui, entré aussi dans les ordres, fut aumônier

1. *Journal*, tome II, p. 182.
2. *Mémoires de Sourches*, tome II, p. 240.
3. Cabinet des titres, Dossiers bleus, vol. 17.
4. Dossiers Bleus, vol. 17.
5. *Dictionnaire critique* de Jal, p. 920.
6. *Dangeau*, tome VI, p. 208 et 220.
7. Dossiers bleus, vol. 17; *Dangeau*, tome XII, p. 1.

de Marie-Thérèse, eut l'abbaye de Marcillac au diocèse de Cahors, qu'il résigna en 1685, et succéda à Mascaron sur le siège de Tulle en octobre 1680. En 1702, « se trouvant absolument inutile à ses peuples à cause de leur méchante humeur », disent les *Mémoires de Sourches*[1], il remit son évêché entre les mains du Roi; il est probable qu'il y fut contraint par les difficultés qu'il éprouvait dans son diocèse : nous savons du moins qu'à cette époque il était en discussion grave avec l'administration de l'hôpital de sa ville épiscopale[2]. En échange Louis XIV lui donna l'abbaye de Ham, au diocèse de Beauvais; il mourut à Paris le 26 juin 1720, à l'âge de soixante-douze ans[3]. On l'appelait par ironie « l'évêque Téton[4] », et le comte de Cosnac a raconté, dans une note des *Mémoires de Sourches*[5], une curieuse tradition conservée dans son diocèse de Tulle : ses chanoines, mécontents, auraient écrit sur les murs d'une galerie qui faisait communiquer l'évêché avec la cathédrale, ces deux mots : *Via lactea*, allusion non voilée au motif de sa nomination.

Enfin Perrette Dufour aurait encore eu un fils, nommé Philippe, dont Jal[6] a retrouvé le baptistaire, 29 juillet 1649, mais sur lequel nous ne savons rien de plus; peut-être mourut-il en bas âge.

L'aîné de tous, Louis Ancelin, seigneur de Gournay-sur-Marne, contrôleur général de la maison de la reine Marie-Thérèse, épousa le 25 juin 1674 Marie le Vassor[7]. Il perdit sa place à la mort de Marie-Thérèse (1683); l'année suivante, sa mère lui fit une donation importante, qui nous a été conservée dans les Insinuations du Châtelet de Paris[8] et qui fournit des renseignements intéressants sur leur fortune respective et sur la dot relativement considérable de soixante mille livres que Perrette Dufour pouvait donner à chacune de ses petites-filles. Lorsque la nourrice mourut en 1688, le Roi fit passer sur la tête de son fils Louis la pension de quatre mille livres dont elle jouissait[9]. Il ne lui survécut que six ans et mourut en octobre 1694[10]; de sa pension, deux mille livres passèrent, par brevet du 10 novembre, sur la tête de ses enfants, et mille sur celle de sa veuve[11], Marie le Vassor, qui survécut jusqu'en octobre 1719[12].

1. Tome VII, p. 234.
2. Bibliothèque nationale, Pièces originales, vol. 56, fol. 14.
3. *Gazette de France*, du 6 juillet.
4. *Dangeau*, tome XVIII, p. 314.
5. Tome II, p. 240.
6. *Dictionnaire critique*, col. 920.
7. Biblioth. nationale, Dossiers bleus, vol. 17.
8. Ci-après, p. 528.
9. *Dangeau*, tome II, p. 224.
10. Dossiers bleus, vol. 17.
11. Jal, *Dictionnaire critique*, col. 920; Jal a cru qu'il s'agissait de la veuve de Philippe (ci-dessus); c'est manifestement de celle de Louis.
12. Elle fut enterrée le 20 à Saint-Merry, ainsi qu'en fait foi la lettre d'invitation conservée dans le volume 8 du Cabinet d'Hozier à la Bibliothèque nationale.

Ils eurent six enfants, qui sont énumérés dans les lettres de confirmation de noblesse de juillet 1702, qu'on trouvera ci-après, et dans divers actes passés en 1719, 1720, 1722, après le décès de leur mère, lesquels sont conservés en copie dans le volume 56 des Pièces originales à la Bibliothèque nationale. Une généalogie contenue dans le volume 17 des Dossiers bleus leur attribue neuf enfants, dont un qui aurait été chanoine de Sainte-Croix-de-la-Bretonnerie et prieur de ce couvent en 1713. Il est exact qu'on trouve dans les titres de Sainte-Croix[1], en 1712, un prieur du nom de Robert Ancelin; mais le fait qu'il n'est point énuméré dans les lettres de juillet 1702 ni dans les actes de 1720 nous porte à croire qu'il appartenait à une autre famille.

L'aînée de ces six enfants fut, semble-t-il, la seule fille; on l'appela Marie-Thérèse, et, quoique d'âge nubile en 1684, elle ne se maria probablement pas, puisqu'elle est encore qualifiée de demoiselle en 1720. Puis viennent : Charles-Étienne, seigneur de Palpoix (?), qui fut gentilhomme ordinaire du Roi; — Charles-Antoine, que les lettres de 1702 appellent « autre Charles-Étienne », alors garde-marine, pourvu d'un brevet de lieutenant de frégate légère le 25 novembre 1712[2], mais qui, en 1720, n'est plus qualifié que de chevalier; — Marc-Ambroise, sieur de la Forge, d'abord mousquetaire, acheta une enseigne aux gardes françaises en mars 1704, devint sous-lieutenant en novembre 1707, et se retira en 1711[3]; — Philippe, sieur de Franconville, acheta en février 1707 une charge d'enseigne au même régiment et démissionna en juin 1713[4]; — enfin Louis-Augustin, sieur de Belloy, qui n'est pas qualifié autrement.

Tels sont les renseignements qu'il a été possible de recueillir sur la descendance de la nourrice de Louis XIV; nous croyons qu'elle s'est éteinte avec les personnages que nous venons d'énumérer; aucun d'eux ne semblant avoir contracté d'alliance. Les quatre documents qu'on va trouver ci-après compléteront cette brève généalogie.

Décembre 1653. — Lettres d'anoblissement en faveur d'Étienne Ancelin et de Perrette Dufour, sa femme, nourrice du Roi, et de leur postérité[5].

Louis, etc.

Desirant, à l'exemple du feu Roi, que Dieu absolve! notre très honoré seigneur et père, et des rois nos prédécesseurs, reconnoître les services qui nous ont été rendus par quelques-uns de ceux qui ont eu l'honneur

1. Archives nationales, carton S 996.
2. Brevet conservé dans le vol. 56 des Pièces originales; *Mémoires de Sourches*, tome XIII, p. 429.
3. Journal du régiment des gardes françaises : Archives nationales, KK 538-539; *Mémoires de Sourches*, tome X, p. 429.
4. Même Journal.
5. Archives nationales, registre X1A 8660, fol. 66 v°.

d'approcher et servir notre personne durant notre bas âge plus familièrement que nos autres officiers domestiques, pour, par quelques marques singulières de cette prééminence et de notre affection en leur endroit, les faire discerner d'avec les autres et donner à connoître à tous l'estime particulière que nous faisons d'eux,

Savoir faisons que, notre cher et bien amé Étienne Ancelin et notre chère et bien amée Pierrette Dufour, sa femme, notre nourrice, étant de cette qualité, et mettant en considération les bons et recommandables services qu'elle nous a rendus en la bonne nourriture de son lait qu'elle a fait de notre personne, en laquelle ledit Ancelin a contribué de ses soins et assiduités durant notre enfance, et nous a suivi depuis notre avénement à la couronne dans tous nos voyages, nous les avons jugés dignes d'une grâce et récompense d'honneur qui ne s'arrête pas seulement pour un temps à leurs personnes, mais qui passe et se communique perpétuellement à leur postérité....

Avons, par ces présentes signées de notre main, ledit Étienne Ancelin et ladite Perrette Dufour, sa femme, notre nourrice, ensemble leurs enfants, tant mâles que femelles, nés et à naître en loyal mariage, et leur postérité, de notre grâce spéciale, pleine puissance et autorité royale, anobli et anoblissons, et du titre de noblesse décoré et décorons; voulons et nous plaît qu'en tous actes, lieux et endroits, tant en jugement que dehors, ils soient dorénavant tenus, famés et réputés nobles, et portent le titre d'écuyer, et jouissent des mêmes honneurs, priviléges, exemptions, franchises, libertés et immunités dont jouissent et ont accoutumé de jouir les autres nobles de notre royaume nés et extraits de noble race et lignée,... leur ayant, et à leurs enfants, postérité et lignée, de notre même grâce, permis et accordé, permettons et accordons, de porter dorénavant leurs armoiries timbrées telles qu'elles sont ci empreintes[1]....

Donné à Paris au mois de décembre, l'an de grâce mil six cent cinquante trois, et de notre règne le onzième....

Novembre 1655. — Don à Perrette Dufour, nourrice du Roi, du privilége des coches et messageries de Paris à Nancy et à Strasbourg[2].

Louis, etc.

Voulant gratifier et favorablement traiter la dame Perrette Dufour, notre nourrice et femme de chambre de la Reine notre très honorée dame et mère, et femme du sieur Ancelin, notre conseiller et maître d'hôtel, en considération des bons et agréables services qu'elle nous a rendus, à icelle, pour ces causes et autres à ce nous mouvant, en confirmant notre brevet du 20e janvier 1652,...

1. Voir ci-dessus, p. 522, note 4.
2. Archives nationales, registre X1A 8662, fol. 353 v°.

Avons, par ces présentes signées de notre main, accordé et permis d'établir à ses frais et dépens des coches, carrosses, chariots et charrettes de Paris à Nancy en Lorraine et Strasbourg en Alsace, ensemble des messagers tant de cheval que de pied, avec pouvoir de mener et conduire à chaque voyage deux malliers ou plus, si elle le trouve à propos, comme aussi des messageries dans toute l'étendue du duché de Lorraine, pour la commodité du public, avec faculté de faire la traite et voiture desdites villes à Paris de mêmes coches, carrosses, chariots, charrettes et chevaux, selon qu'ils sont établis dans quelques villes de ce royaume, et de prendre les mêmes droits, avec défenses à toutes personnes, de quelque qualité et condition qu'elles soient, de s'immiscer dans la fonction et exercice desdits coches, carrosses, chariots, charrettes et chevaux messagers, sur peine de cinq cents livres d'amende et de confiscation de leurs chevaux, charrettes, équipages, lettres, paquets et hardes qu'ils porteront et feront porter,... avec liberté auxdits messagers et cochers de porter, si bon leur semble, des casaques de nos couleurs....

Donné à Paris au mois de novembre, l'an de grâce mil six cent cinquante cinq et de notre règne le treizième....

2 juin 1684. — Donation par Perrette Dufour, dame Ancelin, à son fils Louis, contrôleur général de la maison de la feue Reine[1].

Par devant les conseillers du Roi notaires garde-notes de S. M. au Châtelet de Paris soussignés fut présente dame Perrette Dufour, nourrice du Roi, veuve de feu Messire Étienne Ancelin, étant ordinairement à la cour et suite de S. M., étant de présent à Paris logée [rue] Barre-du-Bec, paroisse Saint-Médéric, laquelle, étant satisfaite de la conduite du sieur son fils aîné ci-après nommé, et considérant que, des deux charges dont il étoit pourvu au jour de son mariage dans la maison de la feue Reine[2], il n'a commencé à en jouir qu'au 1er octobre 1668, jusques auquel jour ladite dame en a reçu les gages et iceux employé à ses affaires particulières, tant pour pourvoir dame Madeleine Ancelin, sa fille. que pour l'éducation et entretènement de ses autres enfants, et que le prix qu'il a reçu de l'une desdites charges par lui vendue a été consommé en partie au payement des dettes que ledit sieur son fils avoit contractées pour l'entretien de lui et de son équipage auparavant son mariage, tant à la suite du Roi qu'ailleurs, sans qu'il en ait coûté aucune chose à ladite dame, quoiqu'elle eût déclaré son fils franc et quitte par son contrat de mariage, et l'autre charge lui étant venue en pure perte par la mort de la Reine, ladite dame, voulant lui donner

1. Archives nationales, registre Y 245, fol. 381.

2. La charge de contrôleur général était divisée en deux, que Louis Ancelin possédait ensemble.

des marques de sa considération et de son amour maternel et s'acquitter envers lui de ce qu'elle peut lui devoir, [tant] à l'occasion desdits gages par elle reçus que desdites dettes qu'elle devoit payer à sa décharge, a volontairement donné et donne par ces présentes.... à Messire Louis Ancelin, son fils, conseiller du Roi en ses conseils, contrôleur général de la maison de la feue Reine, seigneur de Gournay et autres lieux, demeurant à Paris susdites rue et paroisse, à ce présent et acceptant, les maisons et rentes qui ensuivent, c'est assavoir : une maison sise en cette ville de Paris, rue Saint-Honoré, paroisse Saint-Eustache, en laquelle est pour enseigne la Bastille, consistant en deux corps de logis, l'un sur le devant et l'autre sur le derrière, tenant d'une part à M. Bazin, d'autre à Mlle de Beauvais, aboutissant par derrière à la boucherie de Beauvais et par devant sur ladite rue Saint-Honoré, ladite maison acquise par ladite dame nourrice du Roi du sieur Jacques Chesneau et sa femme, moyennant trente mille cinq cents livres de prix principal et trois cents livres de pot-de-vin, par contrat passé par devant Gallois et Laurent, notaires, le 28 mars 1675; item, une autre maison sise en cette dite ville de Paris, rue Barre-du-Bec, tenant d'une part audit sieur donataire, d'autre au sieur Mezeret, aboutissant par derrière audit sieur Mezeret, et par devant sur ladite rue Barre-du-Bec, ladite maison acquise par madite dame nourrice du Roi de dame Marguerite le Certain, veuve de Messire François de Turmenyes, notaire audit Châtelet de Paris, par contrat passé devant Ralle et Raveneau, l'un des notaires soussignés, le 5e mars dernier passé, moyennant douze mille livres, que ladite dame promet payer en son acquit et dudit sieur son fils après la perfection du décret stipulé par ledit contrat conformément à icelui; item deux mille deux cent cinquante livres de rente sur les aides et gabelles, constituées à madite dame nourrice du Roi moyennant quarante-cinq mille livres par contrat passé.... le 4e juillet 1682; item quinze cents livres de rente, au principal de trente-trois mille livres, dues, vendues et constituées à ladite dame par les sieurs vendeurs de poisson de mer frais, sec et salé à Paris par leur écrit sous signatures privées du 19 avril 1679,... et seize cent soixante six livres treize sols quatre deniers aussi de rente constituées par les commissaires à ce députés par S. M. suivant l'arrêt du Conseil du 18 mars 1654 sur les droits de la romaine de Rouen, moyennant trente mille livres payées ès mains de M. de Guénegaud, trésorier de l'Epargne, ainsi qu'il est porté au contrat de ce fait et passé.... le 11 janvier 1655; — pour par ledit sieur Ancelin, ses hoirs et ayant cause jouir, ordonner, faire et disposer desdites maisons et rentes ainsi que bon leur semblera et comme de chose leur appartenant,... à commencer ladite jouissance du jour du décès de ladite dame Ancelin, qui s'en réserve la jouissance par usufruit sa vie durant,... cette donation faite par ladite dame audit sieur son fils.... à la charge du cens, rentes et redevances seigneuriales que lesdites maisons peuvent devoir, et à la condition expresse que lesdits biens donnés seront et demeureront propres audit sieur Ancelin et aux siens de son côté et ligne, et encore ladite donation faite par ladite dame audit sieur son fils à la charge que, au cas que ladite dame pendant sa vie ne pourvoie pas par mariage damoiselle Marie-Thérèse Ancelin, sa petite-fille, qui est présentement auprès d'elle, ou que ladite dame ne laisse pas parmi ses autres effets, meubles et argent la somme de soixante mille livres dont elle prétend doter sadite petite-fille, et qui est la même somme par elle donnée à dame Marie-Thérèse de Bery d'Esserteaux, aussi sa petite-[fille], à présent épouse de Messire Augustin-Jean-Baptiste Choppin, seigneur de Gouzangrez, chevalier et capitaine du guet de cette ville de Paris, ledit sieur Ancelin comparant, père de ladite damoiselle, parfournira de ses deniers et autres effets ce qui se trouvera manquer de ladite somme de soixante mille livres, et, en l'un ou l'autre desdits cas, s'il arrivoit que dame Marie le Vassor, mère de ladite damoiselle Ancelin, vînt à prédécéder ledit sieur Ancelin, ladite damoiselle ne pourra demander audit sieur son père pour sa part et portion dans la succession de ladite dame sa mère aucunes choses pendant sa vie ni l'inquiéter pour raison de ce, — et en outre à la charge par ledit sieur Ancelin de continuer, après le décès de ladite dame, à faire dire et célébrer par chacun jour de l'année à perpétuité, tant pour le repos de l'âme dudit feu sieur son mari que de la sienne et de leur famille, une messe, et de donner pour l'honoraire du prêtre qui la célébrera, pain, vin, lumière, ornements et autres choses nécessaires vingt sols par jour; pour servir à la célébration de laquelle messe, ladite dame veut et entend qu'il soit délivré et mis ès mains dudit sieur son fils tous les ornements, linges, argenterie, parements et chasubles qui servent de présent actuellement à sa chapelle.... Fait et passé à Paris en la maison où les parties sont ensemblement demeurantes, susdite rue Barre-du-Bec, l'an mil six cent quatre-vingt quatre le second jour de juin après midi, et ont signé la minute des présentes demeurée en la possession dudit Raveneau, l'un desdits notaires soussignés.

Juillet 1702. — Confirmation de noblesse pour les descendants d'Étienne Ancelin et de Perrette Dufour, nourrice du Roi[1].

Louis, etc.

Nos chers et bien amés Charles-Étienne, autre Charles-Étienne[2], Marc-Ambroise, Philippe, Augustin-Louis et Marie-Thérèse Ancelin, enfants de Louis Ancelin, vivant écuyer, contrôleur général de la maison de la Reine notre très chère et très amée compagne et épouse, nous ont fait remontrer que, par nos lettres patentes du mois de décembre 1653,... nous aurions anobli feu Étienne Ancelin, leur aïeul, aussi

1. Archives nationales, registre X1a 8696, fol. 271.
2. Il faut lire *Charles-Antoine.*

contrôleur général de la maison de ladite dame Reine[1], ses enfants et postérité, en considération de l'honneur que Perrette Dufour, sa femme, auroit eu d'être notre nourrice, et de celui qu'elle avoit encore d'être première femme de chambre de ladite dame Reine; mais, comme, par notre édit du mois de septembre 1664, nous avons révoqué toutes les lettres d'anoblissement accordées depuis l'an 1634, nous réservant de confirmer celles que nous jugerions à propos, les suppliants espèrent que nous voudrons bien ajouter cette grâce à la première et leur faire expédier de nouvelles lettres,...

A ces causes, voulant traiter favorablement les suppliants, tant en considération des services de leurs aïeul et aïeule et de leur père que de ceux qu'ils continuent de nous rendre, l'un en qualité de l'un de nos gentilshommes ordinaires[2] et l'autre dans nos gardes-marine[3], de notre grâce spéciale, pleine puissance et autorité royale, nous avons nosdites lettres du mois de décembre 1653,... confirmé et confirmons par ces présentes signées de notre main, et en conséquence avons maintenu et maintenons lesdits suppliants et autres enfants descendant en loyal mariage dudit feu Étienne Ancelin et de ladite Perrette Dufour en leur qualité de nobles et d'écuyers....

Donné à Marly au mois de juillet, l'an de grâce mil sept cent deux et de notre règne le soixantième....

1. Ceci est une erreur : Étienne Ancelin était mort avant le mariage du Roi.
2. C'est Charles-Étienne (*État de la France*, 1712, tome I, p. 236).
3. Charles-Antoine.

ADDITIONS ET CORRECTIONS

Page 55, note 3. Voici le passage des *Mémoires de Foucault* (p. 257) auquel il a été fait allusion : « En 1688, le Roi avoit fait travailler à la citadelle de Cherbourg par M. de Vauban ; elle étoit fort avancée, lorsque M. de Louvois, *pour donner du chagrin à M. de Seignelay plutôt que pour le bien de la place*, obtint du Roi un ordre pour la faire démolir, aussi bien que le châtelet de Valognes, sous prétexte que le prince d'Orange, ayant formé le dessein de faire une descente en Normandie, se saisiroit de cette place..... La démolition de Cherbourg étoit achevée, lorsque je suis venu en Basse-Normandie, et il ne m'a resté qu'à régler les comptes des entrepreneurs de la démolition. J'ai été à Cherbourg, où je n'ai trouvé qu'un chaos de débris de tours, de bastions et de murailles renversées. Il y avoit autrefois un château ; M. de Vauban, ayant cru le poste important, le fit enceindre de fortifications régulières, et la dépense fut considérable ; mais, à peine furent-elles au cordon, que M. de Louvois, ennemi juré de M. de Seignelay, secrétaire d'État de la marine, fit comprendre au Roi que cette place étoit commandée par des hauteurs ; que, si les Anglois faisoient une descente à la Hougue, ils se rendroient aisément maîtres de cette place, en sorte qu'il obtint du Roi que les fortifications seroient entièrement démolies. »

Page 58, note 4. Nous reproduisons ci-après quelques lettres relatives aux incendies du Palatinat en 1688-1689 ; elles sont extraites des tomes V et VI de l'ouvrage publié à la Haye en 1763 sous le titre de *Recueil de lettres pour servir d'éclaircissement à l'histoire militaire du règne de Louis XIV* et qu'on attribue au P. Griffet ; la fermeture prolongée du Dépôt de la Guerre nous a empêché de recourir aux originaux qui doivent y être conservés. On verra dans ces lettres que l'inspirateur des destructions fut Chamlay, pour des raisons militaires que Louvois adopta complètement ; mais elles montreront aussi combien les généraux français, Duras, Tessé, Montclar et autres, exécutèrent de mauvaise grâce ces ordres barbares et quels tempéraments d'humanité ils y apportèrent, jusqu'à encourir les reproches et la disgrâce du ministre.

Dès le 27 octobre 1688, Chamlay écrivait à Louvois (tome V, p. 197) : « .... J'oserai même vous avancer une chose qui ne sera peut-être pas de votre goût, qui est que, dès le lendemain de la prise de

Mannheim, je mettrois les couteaux dedans et ferois passer la charrue dessus. Cette place ne vous est bonne à rien.... et sera peut-être un obstacle et une pierre de scandale pour la paix.... Pour conclusion de tous ces raisonnements, bons ou mauvais, tandis que vous n'êtes pas inquiétés et que vous êtes les maîtres, ruinez, démolissez et mettez-vous par là en état d'être absolument maîtres du Rhin, en sorte que le pays des quatre électeurs du Rhin, lorsque la guerre recommencera, devienne la première proie de vos troupes et leur fournisse d'excellents quartiers d'hiver. Par cette disposition vous engagerez ces princes, par une nécessité indispensable, à devenir tributaires du Roi et à entretenir même un corps de troupes allemandes à son service.... »

La proposition est adoptée, l'exécution prescrite. MM. de Montclar et de Tessé ont ordre de détruire Heidelberg. Ils obéissent, mais avec quels regrets! Voici ce qu'écrit Tessé à Louvois le 4 mars 1689 au sujet de la belle résidence des électeurs palatins (tome V, p. 298) : « Je ne crois pas que de huit jours mon cœur se retrouve dans sa situation ordinaire. Je prends la liberté de vous parler naturellement; mais je ne prévoyois pas qu'il en coûtât autant pour faire exécuter soi-même le brûlement d'une ville peuplée à proportion de ce qu'elle est comme Orléans. Vous pouvez compter que rien du tout n'est resté du superbe château d'Heidelberg. Il y avoit hier à midi, outre le château, quatre cent trente deux maisons brûlées; le feu y étoit encore. Le pont est si détruit qu'il ne pourroit l'être davantage, et les trois plus grands et plus beaux moulins que j'aie jamais vus ont été consumés et les meules mises en pièces, tout le grain emporté, le fourrage totalement consumé et fort peu de vin resté.... J'ai fait mettre à part les tableaux de la maison Palatine; cela s'appelle les père, mère, grands mères et parents de Madame, avec intention, si vous me l'ordonnez ou me le conseillez, de lui en faire une honnêteté, et de les lui faire porter quand elle sera un peu détachée de la désolation de son pays natal; car, hormis elle, qui peut s'y intéresser; il n'y a pas de tout cela une copie qui vaille douze livres.... »

Quoi qu'en dise Tessé, l'exécution avait été volontairement mal faite. L'intendant La Grange, féroce exécuteur des ordres du ministre, l'en avertit de Strasbourg, le 17 mars (*ibidem*, p. 308) : « ... Je vous ai mandé de Mannheim qu'il y avoit eu quatre cents maisons de brûlées de huit cents dont la ville [d'Heidelberg] est composée, parce que M. de Montclar et M. le comte de Tessé me l'avoient assuré, et même le dernier affecta de me faire parler, étant chez lui, à un des principaux de ladite ville qu'il avoit envoyé chercher, qui me dit la même chose. J'ai néanmoins su le contraire en m'en revenant, par un capucin que j'ai vu à Spire, qui m'a dit que le feu avoit bien été mis en cinquante endroits, mais que comme les troupes étoient sorties de la ville peu après, les bourgeois l'avoient éteint, de manière qu'il n'en étoit pas brûlé plus de trente ou trente-cinq maisons. Ils étoient apparemment avertis de ce qui se devoit passer, puisque la plupart avoient de l'eau jusque dans leurs greniers... » Le 22 mars (*ibidem*, p. 322), M. de Montclar, vivement réprimandé, se disculpa sur les difficultés de l'exécution et la nécessité de ne point immobiliser les troupes plusieurs jours à surveiller l'incendie.

Chamlay persiste dans ses projets de destruction de tout le pays; il hésite cependant pour Trèves. La lettre suivante qu'il écrit au ministre le 26 mars 1689 de la forteresse de Mont-Royal montre son désir de conserver cette ville (tome V, p. 337) : « ... En même temps que l'on songe au salut de Mont-Royal, il faut penser à Trèves et achever d'en raser les murailles et le port, de manière qu'on ne puisse point s'y établir ni s'en servir. Il seroit à souhaiter que cette ville ne fût point où elle est; mais, comme il seroit d'un scandale terrible de détruire une ville aussi ancienne et aussi considérable que celle-là, seroit-ce un mauvais expédient, pour la rendre inutile aux ennemis sans cependant la perdre, de proposer à M. l'électeur de Trèves, d'obtenir une neutralité de l'Empereur et de l'Empire pour cette place, sans quoi on la brûleroit ?.... »

Trèves ne fut pas brûlée, peut-être, ainsi que le raconte Saint-Simon (ci-dessus, p. 68-70), par la répugnance personnelle de Louis XIV; mais Spire, Worms, Oppenheim le furent. M. de Duras essaya par la lettre suivante (tome VI, p. 10-11) de faire revenir Louvois sur sa résolution, ou au moins d'obtenir des facilités et des adoucissements pour les malheureux habitants : « .... J'ai examiné ce que vous me mandez pour la destruction des villes de Spire, Worms et Oppenheim. De la grandeur dont sont ces villes-là et les habitations qu'il y a dedans, au peu de troupes que nous y avons, et à la diligence qu'il y auroit à apporter pour avoir consommé cela avant la campagne, je n'estime point qu'on puisse songer à démolir les maisons comme l'on a fait à Mannheim, où l'on a employé un temps infini. Ainsi je crois qu'il vaut mieux brûler ces villes, et ensuite on jettera aisément à bas les pignons et murailles que le feu aura épargnées, qui ne seront pas considérables, parce que la plupart des maisons sont bâties de bois. Pour cet effet, j'ai prié M. de la Fond de partir demain d'ici et de se transporter à Oppenheim, Worms et Spire, d'y faire assembler les magistrats et de les avertir de la résolution que le Roi a été obligé de prendre pour empêcher que les ennemis ne se saisissent de ces villes pour les fortifier, de leur donner quelques jours pour retirer leurs meubles et leurs effets, de leur proposer des établissements avec franchises pour quarante ans, en Alsace pour les protestants, et dans le comté de Bourgogne et en Lorraine pour les catholiques, de leur fournir des chariots pour les y transporter eux et leurs meubles, et de les empêcher de les faire passer au-delà du Rhin dans le pays ennemi, et, après que lesdits meubles et effets seront retirés, j'ordonnerai qu'on mette le feu partout, et ensuite qu'on abatte les pignons et murailles que le feu n'aura pas détruit. Voilà à mon avis le seul parti qu'on puisse prendre là-dessus, qui sera toujours bien fâcheux; mais, dans l'apparence qu'il y a que les ennemis, ne pouvant faire aucun siège, songeroient à rétablir ces postes, et dans la nécessité indispensable où l'on se trouve de les en empêcher, il est malaisé de n'en pas venir à cette extrémité....

« Depuis ma lettre écrite, la douleur de détruire des villes aussi considérables que Worms et Spire m'a porté de représenter à S. M. le mauvais effet qu'une pareille désolation pourroit faire dans le monde pour sa réputation et pour sa gloire, et à la supplier très humblement de vouloir bien me faire savoir diligemment ses derniers ordres. Je ne puis disconvenir que, de la manière dont ces places sont situées, de la commodité, de la grandeur et de la considération dont elles sont, si les ennemis venoient à s'en saisir et à les fortifier, ne pouvant attaquer aucune des places fortes du Roi, ces établissements pourroient nous faire beaucoup de mal et leur procurer de grands avantages. Je suis persuadé même qu'ils ne sauroient rien faire de plus utile ni de plus considérable pour le bien de l'Empire, et c'est dans cet esprit que je vous l'ai mandé; mais, comme ces raisons entraînent indispensablement la ruine de ces villes-là, qui est un parti fort fâcheux et qui donne à toute l'Europe des impressions d'aversion terribles, je ne puis me dispenser de le représenter, et ces remontrances ne retarderont en rien l'exécution de ses ordres, si S. M. persiste à le vouloir absolument.... M. de la Fond obligera ces peuples à ôter tous leurs effets et meubles des maisons et à les transporter entre ci et sept ou huit jours dans les places fortes du Roi, et leur fera fournir des chariots pour les voiturer, et fera mettre ce qu'ils ne pourront point emporter dans les églises cathédrales et dans les palais des évêques. Pendant ce temps-là, le courrier aura le loisir de revenir, et on sera en état à son retour à la fin de la semaine de mettre le feu. On ne perdra, comme vous voyez, aucun temps; car on ne sauroit donner à ces pauvres gens-là moins de six ou sept jours pour retirer leurs effets. »

Le courrier rapporta des ordres formels. Voici comment le général rendit compte de l'exécution; le 28 mai, il écrit (*ibidem*, p. 24-25): « Votre lettre et le duplicata m'ont été rendus. Lorsque j'ai pris la liberté d'écrire au Roi en faveur de ces malheureux de Spire, Worms et Oppenheim, la pitié seule a eu part à la très humble remontrance que j'ai eu l'honneur de lui faire; mais dans le fond, je vois que S. M., vu l'importance de ces postes et les suites fâcheuses que pourroient avoir de semblables établissements, pourroit difficilement se dispenser d'ordonner la destruction de ces villes.

« Pour exécuter donc les derniers ordres du Roi, j'ai mandé dès ce matin à MM. de Montclar, de Tilladet et de Coigny, qui commandent à Worms, Spire et Oppenheim, de presser autant qu'ils pourroient l'évacuation des meubles et effets des bourgeois, afin qu'on soit en état de mettre le feu mercredi prochain. J'ai ordonné qu'avant de mettre le feu on rompît toutes les eaux, et, après que les maisons seront brûlées, on renversera les pignons et murailles que le feu aura épargnées, et on ne conservera que les églises cathédrales. J'envoie présentement M. de Vivans à Worms pour aider le marquis de Tilladet, et je lui ai ordonné de chasser tous les bourgeois de la ville, aussitôt que les meubles en seront dehors. J'ai pressé M. de la Fond de charger les magistrats de ces villes de voiturer diligemment leurs effets, et d'avertir les supérieurs et supérieures des maisons religieuses qui y sont établies qu'ils pourroient se retirer dans les couvents de leurs ordres en Alsace, Lorraine et Comté de Bourgogne, et même à Mayence, et que S. M. leur donneroit par charité du blé et du vin pour subsister pendant un an.... » Puis, le 31 (*ibidem*, p. 39) : « .... Oppenheim et Worms sont entièrement brûlées. On n'a pu sauver l'église cathédrale de Worms : le vent a porté les flammes dans le clocher, et on n'a pu les éteindre. J'en aurai demain des nouvelles plus particulières, aussi bien que de Spire, où on ne mettra le feu que demain matin.... » Enfin le 2 juin (*ibidem*, p. 46) : « .... Oppenheim, Worms et Spire sont entièrement brûlés. J'ai été aujourd'hui à Worms; il n'y reste pas une maison. On n'a pu sauver les églises cathédrales, et on n'a pu empêcher que le vent n'y portât le feu. J'ai ordonné à MM. de Tilladet et de Tessé de faire ruiner les deux églises de Spire et de Worms et de les faire sauter, et de démolir autant qu'il sera possible les pignons qui restent sur pied... »

Citons encore comme preuve de la répugnance des généraux cette lettre de Louvois à M. de Duras, du 3 septembre suivant (tome V, p. 280) : « ... Comme S. M. a été informée que les ordres que vous avez donnés pour brûler Bade n'ont pas été exécutés à moitié, y ayant plus de la moitié des maisons qui n'ont pas été brûlées, S. M. vous recommande de les faire toutes brûler jusques à la dernière, pendant que l'armée passera au Fort-Louis, et cependant de lui faire savoir quel est celui que vous aviez chargé de cette expédition, afin que S. M. puisse le faire punir, son intention n'étant pas de souffrir davantage que les officiers manquent à la ponctuelle exécution de ce qui leur est commandé pour son service. »

Page 64, note 2. Dans le fragment de relation attribuée à l'ambassadeur vénitien Erizzo et qui a été inséré en 1827 au tome V des *Mélanges publiés par les Bibliophiles français*, on trouve ce passage, à propos du projet de déclaration du mariage du Roi : « [Mme de Maintenon] avoit fait auprès du Roi un effort, et S. M. y avoit consenti à condition que l'on rendît la chose agréable au Dauphin. L'archevêque de Paris, homme pieux, frère du maréchal-duc de Noailles, se chargea de parler au Dauphin. On m'a assuré que celui-ci fit ouvrir une fenêtre et répondit : « Si un autre qu'un prêtre ou un « évêque me faisoit cette proposition, je le ferois jeter par cette « fenêtre. »

Page 153, note 5. Robert de Salnove, dans sa *Vénerie royale*, édition de 1655, p. 138 et suivantes, a décrit le cérémonial spécial des chasses du roi de France. Sans être un aussi enragé chasseur que son père, Louis XIV aima beaucoup cet exercice. Bien souvent un cerf ne lui suffisait pas : en novembre 1654, on en prend quatre en un seul jour à Versailles (*Gazette*, p. 1207). Il était jeune alors ; mais la vieillesse ne diminua pas son ardeur : cinquante ans plus tard, en octobre 1704, trois sont pris « bout à bout » à Fontainebleau, et, l'année suivante, l'exploit se répète dans une chasse conduite et ordonnée par la duchesse du Maine (*Dangeau*, tome X, p. 139 et 442). En 1713 et 1714, Mme de Maintenon écrit à la princesse des Ursins qu'un seul cerf ne suffit plus au Roi, qu'il lui en faut deux, que les rendez-vous sont souvent à trois lieues du château, que la chasse dure six ou sept heures, que cela se répète tous les jours, et qu'il ne s'est jamais mieux porté (recueil Bossange, tomes II, p. 404 et 440, et III, p. 120). Même quand il a la goutte, il ne peut renoncer à ce plaisir (*Sourches*, tome IX, p. 235). Après la paix d'Utrecht, il augmente considérablement les dépenses de la vènerie, en chiens, chevaux et piqueurs, tant à Versailles qu'à Marly, et le remplacement du vieux duc de la Rochefoucauld comme grand veneur par le comte de Toulouse favorise cette augmentation (*Dangeau*, tome XV, p. 68, 95, 106 et 120 ; notre tome XXIV, p. 171). Le résultat est que, dans le voyage de Fontainebleau d'octobre 1714, on ne prend pas moins de soixante cerfs (*Dangeau*, tome XV, p. 267). Pour fournir à ces hécatombes, on entretenait dans les forêts royales un nombre énorme d'animaux, et surtout à Marly (*ibidem*, tome XII, p. 388), d'où on put enlever dans l'hiver de 1705 cent trente cerfs et daims pour mettre dans le bois de Boulogne, sans qu'il y parût (*ibidem*, tome X, p. 484, 486 et 490). Chaque année, les plus belles têtes étaient réservées pour orner la galerie des Cerfs à Fontainebleau (*ibidem*, tomes XIV, p. 216, et XV, p. 5). Cependant, en 1700, le Roi s'était fait dresser des meutes moins vites que par le passé ; malgré cela, il était tout à fait extraordinaire que ses chiens manquassent le cerf (*ibidem*, tomes VII, p. 341, et XII, p. 180). Lorsque la chasse était commencée, ou même simplement décidée, rien n'arrêtait le Roi, ni les chaleurs torrides de juillet, ni les orages ou les pluies torrentielles de l'automne ; les dames étaient parfois « mouillées à faire pitié », trempées jusqu'aux os ; « mais tout étoit bon pour être des parties du Roi » (*Dangeau*, tomes VI, p. 461, XI, p. 418, XIV, p. 432 ; *Sourches*, tomes X, p. 360, et XIII, p. 230). Les rigueurs de l'hiver étaient parfois une occasion de divertissement particulier : en février 1711, la grande pièce d'eau de Marly étant gelée, le Roi y donna pour la duchesse de Bourgogne une représentation de chasse au cerf (*Dangeau*, tome XIII, p. 328-329). — S'il laissait à Monseigneur la chasse au loup, Louis XIV ne négligeait pas celle du daim, du chevreuil ou du sanglier ; une fois même, il fut en grand danger de la vie du fait d'un vieux solitaire qui fonça sur lui (*Lettres de Mme de Maintenon*, édition 1806, tome I, p. 136-137). — Les courtisans, qui avaient obtenu la faveur de suivre toujours le Roi à la chasse du cerf, portaient des habits spéciaux, et cela avait remplacé en quelque sorte les justaucorps bleus à brevet; on ne les portait que sur permission très spéciale. Dangeau raconte (tome XIV, p. 432-433) que le prince Ragotzi, lorsqu'il vint en France, ayant remarqué ces habits, s'en fit faire un, et qu'il alla s'excuser au Roi lorsqu'on l'eût averti de sa bévue, mais que Louis XIV lui répondit gracieusement : « Monsieur, vous m'avez fait plaisir; un homme comme vous fait honneur à l'équipage. » Cependant, comme, dans les derniers temps, les permissions s'étaient beaucoup multipliées, et que ce grand nombre incommodait le Roi, il décida, en mars 1715, qu'il n'y aurait que les six plus anciens qui pourraient le suivre sans demander (*Dangeau,* tome XV, p. 391). Les dames aussi avaient un costume spécial : justaucorps rouge, perruque et petit chapeau, dans l'intérieur duquel on mettait une vessie de porc pour éviter les coups de soleil; la jeune duchesse de Bourgogne inaugura cet habit en janvier 1699 ; mais, un jour qu'elle devait être marraine de l'enfant du concierge de Marly, elle se rendit à la Paroisse dans ce costume; le curé « ne trouva pas qu'elle fût en habit décent »; il refusa de procéder à la cérémonie, et on l'approuva (*Dangeau,* tome VII, p. 13 et 349; *Sourches,* tome VI, p. 116; *Lettres de Tessé,* recueil Rambuteau, p. 201-202; *Correspondance de Madame,* recueil Jæglé, tome II, p. 199; Émile Bourgeois, *le Grand siècle,* p. 270). Outre les cavaliers, il y avait à chaque chasse des calèches pour les dames et les seigneurs qui n'allaient point à cheval (notre tome XV, p. 45). — La chasse n'était pas toujours suivie de la curée; Dangeau (tome XV, p. 242) a mentionné une des dernières auxquelles assista Louis XIV, en septembre 1714, à Fontainebleau, « dans la grande allée, sous les fenêtres de Mme de Maintenon. Le spectacle en fut fort beau : M. le comte de Toulouse marchoit à la tête de tous les chasseurs; il y avoit près de deux cents chiens et plus de cent flambeaux; Monsieur le Comte sonna la première fanfare ».

Page 160, note 3. Dès 1665, alors qu'on commençait de nouveaux bâtiments à Versailles, Colbert avait bien compris les défauts de l'emplacement et des constructions projetées : « Tout ce que l'on projette de faire n'est que rapetasserie, qui ne sera jamais bien, écrivait-il dans un mémoire destiné peut-être à Louis XIV (*Musée des archives nationales,* n° 857; *Lettres de Colbert,* tome V, p. 266-268). Toutes les belles maisons doivent être élevées, et le plus d'élévation est toujours le mieux. Celle de Versailles est presque cachée de la pièce d'eau du fond par le parterre en amphithéâtre.... Tout homme qui aura du goût et de l'architecture, et à présent et à l'avenir, trouvera que ce château ressemblera à un petit homme qui auroit de grand bras, une grosse tête, c'est à dire, un monstre en bâtiments.... Il n'y a pas d'apparence que le Roi veuille occuper plus de terrain que celui que cet endroit peut naturellement produire, d'autant que, pour en occuper davantage, il faudroit tout renverser.... Mais il faudra bien se donner de garde ni de vouloir joindre une pièce du petit château avec une du grand, ce qui ne se peut jamais sans tort, ni revêtir ou joindre au mur du petit du dedans de la cour un autre mur orné de colonnes et de marbre et élevé pour cacher les combles, d'autant que ce petit château seroit alors enfermé entre un grand mur et un grand corps de logis, ce qui pourroit être blâmé plus que toute autre chose.... Il restera donc à prendre le parti ou de ne rien faire qui vaille en conservant ce qui est fait, ou de ne rien faire que de petit en le rasant. En l'un et en l'autre, la mémoire éternelle qui restera du Roi en ce bâtiment sera pitoyable. Il seroit à souhaiter que le bâtiment tombât, quand le plaisir du Roi sera satisfait. »

Page 273, note 2. Nous pouvons donner quelques renseignements sur le personnel de service de Mme de Maintenon. En février 1685, un de ses domestiques, nommé Nicolas Houssart, épousa Noëlle Riollet, fille d'une de ses femmes (Archives nationales, Y 247, fol. 236 v°); au contrat assistèrent : Abel Deslandes, son écuyer, Pierre Manseau, son maître d'hôtel, damoiselle Anne Balbien, sa première damoiselle d'honneur, les demoiselles de Daudet et Roydot, ses damoiselles, Pierre Roger, son valet de chambre, François Dumont, son officier, Claude de Semoge (?), son écuyer de cuisine, Pierre Goullet et Jacques Mercier, ses domestiques. Huit ans plus tard, le 9 août 1693, ce même Jacques Mercier ou le Mercier, devenu son valet de chambre, épousa Marie-Anne Bongars, fille d'un marchand de soieries (*ibidem*, registre Y 262, fol. 270); malheureusement aucun de ses camarades n'est mentionné parmi les assistants. Le maître d'hôtel Pierre Manseau est le plus connu de tous, avec Nanon Balbien; il fut chargé de l'intendance de Saint-Cyr et a laissé sur cette maison et sur Mme de Maintenon des *Mémoires*, dont le manuscrit, acheté en 1753 par La Beaumelle, existe encore dans les archives de la famille Angliviel et a été publié en 1902 par Taphanel. Pierre Manseau, qui se titrait sieur de Mauvières, eut, avant 1698 (*État de la France*, 1698, tome I, p. 165) une des trente-deux charges de valet de chambre ordinaire du Roi; il y joignit en 1699, celle de « porte-écritoire de S. M. » et céda alors au sieur de Lisle, dont nous allons parler, sa place de maître d'hôtel chez la marquise. Ces fonctions ne l'empêchèrent pas d'acquérir en juillet 1707 une charge de secrétaire du Roi au parlement de Metz; mais nous ne savons si c'est lui qui obtint en janvier 1706 une commission de contrôleur des gages et augmentations de gages créés en décembre 1705 (reg. O[1] 50, fol. 9 v°). En avril 1710, le Roi lui accorda un brevet de retenue de douze mille livres sur sa charge de valet de chambre, et il fut désigné, en septembre suivant, comme payeur des rentes à la place de son parent Claude Manseau (reg. O[1] 54, fol. 51 et 196). Son successeur comme maître d'hôtel de Mme de Maintenon fut Élie Raffeneau, sieur de Lisle, qui cumula cette charge avec celles d'un des douze chefs de paneterie-bouche du Roi, de porte-arquebuse du duc de Berry et de contrôleur de la bouche du même prince (*État de la France*, 1712, tomes I, p. 89, et II, p. 73 et 76). Peut-être était-il le fils d'une gouvernante que Mme de Maintenon avait eue dans son enfance, chez sa tante de Villette (Lavallée, *Correspondance générale de Mme de Maintenon*, tomes I, p. 30, et V, p. 335).

Page 303, note 1. Le P. Léonard de Sainte-Catherine nous a conservé dans ses Papiers (Archives nationales, M 763, n° 1, fol. 184-185) le mémoire suivant sur le surnom de Grand donné à Louis XIV; il est daté de « Paris ce jeudi 10 mai 1703 », mais ne porte pas de nom d'auteur :

« M. Bayle a consulté plusieurs personnes de littérature avec lesquelles il est en commerce en France pour savoir d'eux quand le Roi a commencé à prendre le nom de Louis-le-Grand, et à cette occasion Bayle avoit trouvé dans les fastes de Louis-le-Grand écrits par le P. de La Londe, jésuite, que le nom de grand n'avait été donné au Roi qu'en 1680.

« Ceux qui ont fait la vie du Roi par médailles, n'ont point marqué cette époque digne de la curiosité des savants, quoiqu'ils aient donné une première médaille où le Roi est appelé *Ludovicus Magnus*. Cette médaille est la première de l'année 1673 et faite à l'occasion de la prise de la ville de Maestricht, faite au mois de juin 1673. La médaille qui précède celle-ci ne donne au Roi que le nom de Louis XIV. M. de Launay, garde des poinçons et carrés des médailles et monnoies de France, prétend que c'est la ville de Paris qui a commencé à donner au Roi le nom de Grand. Il le prouve par une médaille d'étain qu'il a, depuis peu, découverte, et que MM. les prévots des marchands et échevins de la ville de Paris ont fait frapper en 1672. La face de cette médaille représente le Roi avec cette légende : *Ludovicus Magnus*. On voit au revers une femme et ces mots dans l'exergue : *Felicitas publica*. Cette médaille est de M. Warin. Il y a dans la cour de l'hôtel de ville une figure du Roi, au pied de laquelle on lit ces mots : *Ludovicus Magnus*, et au-dessous : *Felicitas publica*. On ne doute pas que dans les fondements de cette statue, on ne trouve plusieurs médailles semblables à celle de M. de Launay.

« M. Warin est mort au mois d'août; il est constant que la médaille en question est de sa façon, elle doit donc avoir été frappée avant le mois d'août 1672. M. de Launay ne sait point encore quelle a été l'action du Roi qui a donné lieu à la ville de Paris d'ériger une statue, et de frapper une médaille avec la nouvelle qualité de Grand ; mais il est facile de s'en instruire par les registres de la ville qui feront mention de la fondation et de la dédicace de la statue du Roi, et de la médaille dont le poinçon est aussi dans les archives de la ville.

« Comme on va réimprimer la vie du Roi par médailles, corriger les fautes de la première édition dont je fais un recueil, et ajouter les médailles qui ont été omises, M. de Launay vient d'envoyer à M. l'abbé Bignon la médaille d'étain frappée par Warin avec copie de la lettre de Bayle qui a donné lieu à sa recherche. J'ai vu cette lettre il y a environ trois ans. Je me suis informé pourquoi MM. de l'Académie des médailles n'ont pas fait mention de cette première médaille qui donne au Roi le nom de Grand, et qui est si importante pour l'histoire. C'est, dit-on, parce que cette médaille n'est point de leur invention. Ce motif me paroît trop bas et indigne des gens d'esprit et de probité qui composent l'Académie; j'aime mieux croire que ces messieurs ont omis cette médaille parce qu'elle n'étoit pas encore, comme plusieurs autres, de leur connoissance, et parce que le poinçon de cette médaille ne s'est point trouvé parmi ceux qui sont aujourd'hui à la garde de M. de Launay.

« L'abbé Mezzabarba, qui est auprès d'un des nonces, a fait le panégyrique du Roi, en latin, en françois et en italien par des médailles et inscriptions qui ne sont point dans la Vie du Roi par médailles; c'est une chose à voir. »

Page 369, note 11. Voici comment du Peyrat décrit la cérémonie de la cène dans son *Histoire ecclésiastique de la cour de France*, 1645, p. 774: « La cérémonie aujourd'hui observée à la cour le jeudi saint est telle. Le mercredi auparavant, pendant les Ténèbres auxquelles S. M. assiste, l'un des aumôniers servants et le premier médecin du Roi, suivi des chirurgiens et barbiers, se rendent en un lieu où est assemblé un grand nombre de pauvres jeunes enfants, parmi lesquels on en choisit treize petits, les plus agréables, qui sont visités par le premier médecin et par les chirurgiens et barbiers du Roi, pour voir s'ils sont nets et n'ont point aucunes fistules ou gales sur le corps, et notamment aux pieds, et ces treize petits enfants étant trouvés tels qu'il est nécessaire pour être présentés le lendemain, qui est le jeudi saint, devant le Roi à la cérémonie du lavement des pieds, ils sont mis par M. le grand aumônier sur un rôle signé de lui, lequel est mis entre les mains du trésorier des aumônes et offrandes du Roi, afin qu'il donne ordre à ce qui est nécessaire pour la cérémonie en ce qui dépend de sa charge.

« Le jeudi saint, dès six heures du matin, ces treize petits pauvres sont menés à la fourrière, où le barbier du commun de la maison du Roi leur rase les cheveux et coupe les ongles du pied à chacun; puis on les fait chauffer et on leur baille à déjeuner, et les officiers de la fourrière leur lavent après les jambes et les pieds avec de l'eau tiède et des herbes odoriférantes, afin que S. M. n'en reçoive aucune mauvaise odeur. Cela fait, ils sont habillés d'une petite robe de drap rouge, ayant un chaperon à hache attaché derrière, avec deux aunes de toile qui leur pendent depuis le col jusques en bas, où sont enveloppés leurs pieds, et sont conduits par leurs pères et mères ou quelqu'un de leurs parents en la salle où se doit faire la cérémonie, et assis le long d'un banc, le dos tourné contre la table où le Roi doit servir, et le visage vers la chaire où le grand aumônier, ou autre prélat choisi pour faire ce jour le service divin devant S. M., doit faire l'exhortation sur le sujet de cette cérémonie.

« L'exhortation faite, on chante le *Miserere*, à l'issue duquel le grand aumônier ou autre prélat qui a fait l'exhortation, donne l'absolution. Puis le Roi s'avance vers les enfants, et, prosterné à deux genoux, commence à laver le pied droit au premier et le baise, et ainsi continue aux autres. Le grand aumônier de France tient le bassin d'argent doré, et l'un des aumôniers servant tient le pied de l'enfant, que le Roi lave, essuie et baise après.

« Ce lavement étant fait, les enfants sont passés de l'autre côté de la table, où ils sont servis par le Roi chacun de treize plats de bois, les uns pleins de légumes, les autres de poisson, et d'une petite cruche pleine de vin, sur laquelle on met trois pains ou échaudés, et puis le Roi passe au col à chacun d'eux une bourse de cuir rouge, dans laquelle il y a treize écus, laquelle est présentée à S. M. par le trésorier des aumônes. Tous ces mets sont présentés au Roi par les princes du sang royal qui se trouvent lors auprès de S. M., le premier maître d'hôtel, en l'absence du grand maître de France, marchant devant eux avec son bâton de premier maître d'hôtel en grande cérémonie; et derrière les enfants il y a un aumônier servant qui prend tous les plats sitôt que le Roi les a mis sur la table et les remet dans des paniers ou corbeilles qui sont tenus par les pères et mères ou parents des enfants, auxquels le tout appartient. »

Dans sa livraison de mai 1715, p. 127-133, le *Mercure galant* rendit compte de la cérémonie de la cène faite à Versailles par le Roi le jeudi saint, 18 avril : « Le Roi alla à neuf heures et demie du matin, accompagné de Monsieur le Dauphin [le futur Louis XV, qui avoit cinq ans], de M. le duc d'Orléans et de tous les princes, dans la salle des gardes, où l'on avoit dressé une chaire pour le prédicateur. Il y trouva treize petits enfants couverts d'un drap rouge, avec un grand linge qui leur pendoit au col, et M. le cardinal de Rohan, grand aumônier, en habits pontificaux. La cène fut prêchée par M. l'abbé Foissard [grand vicaire d'Évreux], dont le sermon fut très applaudi, surtout le compliment qu'il fit à S. M.... A la fin du sermon, M. le cardinal monta en chaire, ayant la mitre sur la tête et la crosse à la main; les chantres commencèrent d'entonner l'antienne *Intret*; M. le grand aumônier, ayant dit les oraisons accoutumées, donna l'absoute, et le Roi alla incontinent laver les pieds des apôtres : ayant versé de l'eau dessus et essuyé avec un linge, il les leur baisa. Cette cérémonie finie, on servit les pauvres dans cet ordre : M. Desgranges, maître des cérémonies, précédé d'un huissier, suivi de M. le marquis de Dreux, grand maître des cérémonies, de treize maîtres d'hôtel chacun avec leur bâton de commandement, de M. le marquis de Livry, premier maître d'hôtel, qui portoit aussi son bâton, de Monsieur le Duc, grand maître de la maison du Roi, portant un bâton parsemé de fleurs de lys d'or avec une couronne au bout. Ils marchoient les premiers, et, en passant devant S. M., faisoient une révérence. Ensuite venoit Monsieur le Dauphin portant un plat de bois, sur lequel étoient trois petits pains avec une galette; M. le duc d'Orléans, portant un plat de même, sur lequel étoit une cruche pleine de vin avec une coupe par-dessus, le tout de bois; M. le comte de Charolois, M. le prince de Conti, M. le prince de Dombes, M. le comte d'Eu et M. le comte de Toulouse, portant chacun un plat de poisson, de légumes, de confitures ou de fruits, suivis du grand échanson, du grand pannetier et des gentilshommes servants, qui faisoient en tout treize, qui portoient aussi des plats de bois ornés de fleurs. En arrivant devant S. M., ils faisoient une révérence en lui présentant le plat, que le Roi donnoit en même temps aux pauvres. Cette cérémonie recommença jusqu'à treize fois dans le même ordre, parce qu'on sert treize plats à chaque pauvre, qui étoient treize. Il faut remarquer qu'on alloit prendre ces plats dans une autre salle assez éloignée, et que Monsieur le Dauphin fit treize fois le voyage, comme les autres princes, marchant avec beaucoup de fermeté et portant son plat avec beaucoup d'adresse, suivi toujours de Mme de Ventadour, sa gouvernante. »

TABLES

I

TABLE DES SOMMAIRES

QUI SONT EN MARGE DU MANUSCRIT AUTOGRAPHE.

Suite de 1715.

II

TABLE ALPHABÉTIQUE

DES NOMS PROPRES

ET DES MOTS OU LOCUTIONS ANNOTÉS DANS LES *MÉMOIRES*

N. B. Nous donnons en italique l'orthographe de Saint-Simon, lorsqu'elle diffère de celle que nous avons adoptée.

Le chiffre de la page où se trouve la note principale relative à chaque mot est marqué d'un astérisque.

L'indication (Add.) renvoie aux Additions et Corrections.

A

B

C

D

E

F

I

J

L

N

O

P

S

T

U

V

W

III

TABLE DE L'APPENDICE

PREMIÈRE PARTIE

ADDITIONS DE SAINT-SIMON AU *JOURNAL DE DANGEAU*.

(Les chiffres placés entre parenthèses renvoient au passage des *Mémoires* qui correspond à l'Addition.)

SECONDE PARTIE

I

II

III

IV

V

VI

VII

TABLE DES MATIÈRES

CONTENUES DANS LE VINGT-HUITIÈME VOLUME.

FIN DU TOME VINGT-HUITIÈME.

CHARTRES. — IMPRIMERIE DURAND, RUE FULBERT.

www.ingramcontent.com/pod-product-compliance
Ingram Content Group UK Ltd.
Pitfield, Milton Keynes, MK11 3LW, UK
UKHW020306200726
13857UKWH00001B/99